CHIRURGIE DER MILZ

VON

HANS-JOACHIM STREICHER

PRIVATDOZENT DR. MED.
OBERARZT DER CHIRURGISCHEN UNIVERSITÄTSKLINIK MARBURG/LAHN

MIT 91 ABBILDUNGEN
DAVON 4 FARBIGEN

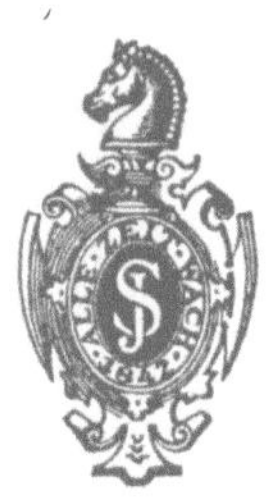

SPRINGER-VERLAG
BERLIN · GÖTTINGEN · HEIDELBERG
1961

ISBN 978-3-642-92828-4   ISBN 978-3-642-92827-7 (eBook)

DOI 10.1007/978-3-642-92827-7

Vorwort

Kaum ein anderes Gebiet chirurgischer Tätigkeit ist mit den Arbeits- und Forschungsgebieten benachbarter Disziplinen, insbesondere der Inneren Medizin, aber auch der Physiologie und Biochemie, so eng verknüpft wie die Milzchirurgie. Daß der Verlust der Milz mit dem Leben zu vereinbaren ist, ist seit dem Altertum bekannt. Die funktionelle Bedeutung des Organs wurde jedoch erst in den letzten Jahren weiter aufgeklärt und ist noch Gegenstand der Forschung. Wir sehen die Milz heute nicht mehr als ein mehr oder minder überflüssiges Organ an, sondern als ein sehr wichtiges, da es besonders bei Belastungen und in Notfallsituationen sehr nützlich ist. Für die Indikation zur Entfernung des rupturierten Organs hat dies keine Konsequenz, da Naht und Tamponade ein wesentlich größeres Risiko in sich schließen als die Exstirpation, wohl aber für die Entfernung einer pathologischen Milz. Hierbei ist das Verständnis von oft schwierigen und komplexen Kreislauffunktionen, von immunologischen und hormonalen Vorgängen sowie von Zellbildungsstörungen notwendig. Für den Chirurgen bringt dies die Notwendigkeit mit sich, sich mit kreislaufphysiologischen, hämatologischen, immunbiologischen und endokrinologischen Fragen auseinanderzusetzen.

Viele Fragen sind noch offen, alles ist im Fluß. So fand man neuerdings z. B. bei den corpusculären hämolytischen Anämien nicht nur abnorme Erythrocytenformen, sondern von der Norm abweichende Hämoglobinstrukturen oder bei der splenopathischen Markhemmung Antikörper und Fermentstoffwechselstörungen der Erythrocyten und Leukocyten, insbesondere eine Störung der Glykolyse. Wir befinden uns mit unserer Betrachtungsweise von Krankheitsvorgängen ganz offensichtlich auf dem Wege von der Morphologie über die Physiologie zur Biochemie hin.

In der vorliegenden Monographie haben wir es unternommen, die physiologischen Grundlagen kurz darzustellen, dann die wichtigsten Krankheiten, bei denen eine Milzexstirpation zweckmäßig erscheint, abzuhandeln und schließlich im 3. Teil operationstechnische Ratschläge sowie Bemerkungen zur Vorbereitung, Nachbehandlung, Erkennung von Komplikationen und schließlich zur Begutachtung zu geben.

Der Arbeit liegen Beobachtungen bei 231 Splenektomien der Heidelberger (1943—1958) und der Marburger Chirurgischen Klinik (seit 1. 5. 1959) zugrunde sowie Erfahrungen, die wir bei Anastomosenoperationen, Splenektomien bei Magen-Carcinomen, sowie bei zahlreichen Begutachtungen splenektomierter Patienten sammeln konnten. Zum andern sind die Ergebnisse eigener tierexperimenteller Untersuchungen, soweit sie nicht von rein theoretischem Interesse sind, mit verwertet. Die im letzten Jahrzehnt lawinenartig angewachsene Literatur wurde gesichtet, ausgewertet und verarbeitet.

Die Monographie hätte nicht entstehen können ohne das Interesse, das meine chirurgischen Lehrer, Herr Prof. K. H. BAUER und Herr Prof. SCHWAIGER, der Arbeit entgegenbrachten. Ihnen gilt daher mein erster Dank. Darüber hinaus bin ich allen Kollegen, die uns Kranke überwiesen haben, bei Konsilien und in der Diskussion durch Anregungen und Kritik viele Probleme weitertrieben, zu Dank verpflichtet, vor allem den Heidelberger und Marburger Internisten, den

Herren Prof. Bock, Prof. Gross, Prof. Linke, Prof. Matthes und Priv. Doz. Dr. Sandkühler sowie ihren Mitarbeitern. Herrn Priv. Doz. Dr. Diezel, patholog. Institut, und Herrn Dr. Soder, Chirurg. Klinik der Univ. Heidelberg, danke ich für die Überlassung von histologischem Präparat, Herrn Dr. Hettler, dem Leiter unserer Röntgenabteilung, für die Angiographien, Herrn Dr. Heidenblut, Berlin, Herrn Prof. Holder, Heidelberg, und Herrn Priv. Doz. Dr. Sandkühler für die Überlassung von Abbildungen. Meinen besonderen Dank möchte ich Frl. Ingrid v. Marchtaler für die verständnisvolle und sorgfältige Anfertigung der zahlreichen Abbildungen (2, 6, 16, 24, 28, 29, 48, 69, 85, 88, 89, 90) und vieler schematischer Darstellungen aussprechen. Herrn Dr. Redecker, der das Register anfertigte, und den Helfern und Mitarbeitern, die zum Gelingen der Arbeit durch das Lesen der Korrekturen beitrugen, gebührt hierfür mein Dank. Dem Springer-Verlag Heidelberg möchte ich an dieser Stelle ganz besonders danken für sein stetiges Entgegenkommen bei der großzügigen und sorgfältigen Ausstattung sowie der raschen Drucklegung des Buches.

Marburg (Lahn), Mai 1961   H.-J. Streicher

Inhaltsverzeichnis

Erster Teil

Allgemeines, Anatomie, Physiologie

I. Einleitende Betrachtungen zur Milzchirurgie 1

II. Geschichtliches 2

III. Anatomie 6
    A. Entwicklungsgeschichte 6
    B. Topographie und chirurgische Anatomie 6
    C. Innenbau und Histologie 9
    D. Cytologie 12

IV. Physiologie und pathologische Physiologie 13
    A. Untersuchungsmethoden 14
        Experimentelle Splenektomie S. 15. – Teilexstirpation und Parabioserver-
        suche S. 15. – Vergleichende Untersuchungen des Blutes in Arteria und
        V. lienalis S. 15. – Injektionen von Milzextrakten, Preßsäften, Autolysa-
        ten S. 15. – Röntgenbestrahlung S. 15. – Reizung S. 16. – Veränderungen
        des Blutstroms S. 16. – Milztransplantationen S. 16.
    B. Beziehungen zwischen Milz und anderen Organen 16
        1. Milz, peripheres Blut und Knochenmark 16
            a) Blutbildung in der Milz 16
            b) Zellabbau 17
            c) Pathologischer Erythrocytenabbau (Hämolyse) 18
            d) Milz- und Blutzellumsatz 18
                α) Erythrocytäres System 19
                β) Granulocytäres System 22
                γ) Thrombocytäres System 25
            e) Splenopathische Markhemmung (Hypersplenismus) 26
        2. Milz und Leber 31
        3. Milz und Herzmuskel 33
        4. Milz und endokrines System 33
    C. Die Milz als Organ des reticuloendothelialen Systems 35
        1. Die Phagocytosefähigkeit 35
        2. Antikörperbildung 39
        3. Milz und Strahlenschäden 42
    D. Die Milz als Kreislauforgan 42
    E. Milz und Stoffwechsel 51
        Milzfieber S. 51. – Wasserhaushalt S. 52. – Elektrolyte S. 52. – Kohlen-
        hydrate S. 53. – Fette S. 53. – Proteine S. 54.

Zweiter Teil

Milzkrankheiten

V. Allgemeine Diagnostik 55
    A. Klinische Untersuchungen 55
    B. Röntgenuntersuchungen 56
        Allgemeines S. 56. – Kontrastdarstellungen der Nachbarorgane S. 57. –
        Hepatolienographie S. 57. – Arteriographie S. 58.
    C. Laboruntersuchungen 59
        Allgemeines S. 59. – Hämatologische Untersuchungen S. 59. – Leber-
        diagnostik S. 60.

D. Splenoportographie und -manometrie 61
1. Der transmesenteriale Pfortaderkatheter. 61
2. Splenoportographie 64
3. Der Lebervenenkatheter 65
E. Milzpunktionen 65
Indikation S. 66. – Kontraindikationen S. 66. – Technik S. 66. – Cytologie des Milzpunktats S. 67.
F. Funktionsuntersuchungen 68
1. Adrenalin- und ACTH-Test 69
2. Leukocytenreizkurven. 69
3. Intrasplenaler Adrenalintest 69

VI. Mißbildungen und Lageveränderungen 71

VII. Milzverletzungen 73
A. Ursachen und Unfallmechanismus 73
B. Klinischer Befund 74
C. Verlauf und Operationsindikation 75
D. Zweizeitige Milzruptur 77
E. Spontanrupturen 78
F. Offene Milzverletzungen 80
G. Behandlung der Milzverletzungen 81
1. Vorbereitung und Operation 81
2. Nachbehandlung 84
3. Spätkomplikationen 85
H. Ergebnisse 86

VIII. Infektmilz 88
A. Akute Infekte 88
B. Chronische Infekte 89
1. Kala-Azar (Leishmaniose) 89
2. Malaria 90
3. Bilharziose 92
4. Tuberkulose 93
5. Lymphogranuloma benignum (Morbus Besnier-Boeck-Schaumann) . . . 95
6. Lues 95
7. Brucellosen 96
8. Virusinfekte 96
9. Rheumatische Splenomegalien 96
10. Autoaggressionskrankheiten 97
11. Morbus Felty 97
12. Mykosen 98
C. Milzabsceß 98

IX. Splenomegalien bei Blutkrankheiten 100
A. Erythrocytäres System 100
1. Perniziöse Anämie 100
2. Hämolytische Anämien 100
a) Familiärer hämolytischer Ikterus (Kugelzellanämie) 102
b) Makrocytäre atypische hereditäre hämolytische Anämien . . . 110
c) Elliptocytenanämie 110
d) Sichelzellanämie (Trepanocytose) 111
e) Chronische familiäre Erythroblastenanämie (Thalassaemia) . . . 111
f) Erworbene hämolytische Anämien 112
3. Porphyrie 113
4. Polycythämie 114
a) Typ Vaquez-Osler 114
b) Erythroblastosen 114
5. Milztumoren bei kindlichen Anämien 114
6. Aplastische Anämien 115
a) Panmyelopathie 115
b) Agranulocytose 115
c) Osteomyelosklerose 116
B. Leukocytäres System 117
1. Leukosen 117
Die Myelose S. 117. – Die Lymphadenose S. 118. – Unreife, akute Leukosen S. 118. – Die Therapie S. 118.

2. Die splenomegale essentielle Neutropenie (M. Wiseman-Doan) 119
3. Die cyclische Neutropenie 119
4. Das Felty-Syndrom 119

C. Thrombocytäres System 120
  1. Essentielle Thrombopenie (Morbus Werlhof) 120

X. Splenomegalien bei Erkrankungen des reticuloendothelialen Systems 128
  A. Granulomatöse Reticulosen 128
    1. Lymphogranulomatose (Hodgkin-Sternbergsche Krankheit) 128
    2. Lymphoblastoma macrofolliculare (Morbus Brill-Symmers) 130
    3. Lipoidgranulomatose 132
  B. Speicherkrankheiten 132
    1. Morbus Gaucher 132
    2. Morbus Niemann-Pick 133
    3. Morbus Hand-Schüller-Christian 133
    4. Seltenere granulomähnliche Reticulosen 134
        Das eosinophile Granulom S. 134. – Die Abt-Letterer-Siwesche
        Krankheit S. 134. – Die hepato-splenomegale Lipoidose S. 134. – Die
        Dysostosis multiplex S. 134. – Die Glykogen-Speicherkrankheit S. 134
  C. Reticulosen 135
        Reticuloendotheliosen S. 135. – Makro-Globulinämie S. 135.

XI. Die hepatolienalen Krankheiten 137
  A. Milzcirrhose (Morbus Banti) 137
    1. Pathogenese und Verlauf 139
    2. Differentialdiagnose und Indikationsstellung 142
    3. Operation und Ergebnisse 146
  B. Hämodynamische Milzdekompensation 148
    1. Milzvenenstenose und Thrombose 151
    2. Pfortader-Stenosen und Thrombosen (Prähepatischer Block) 151
    3. Intrahepatische Pfortaderkompression (Intrahepatischer Block) 153
      a) Die Lebercirrhose 153
          Klinik und Verlauf S. 153. – Therapie S. 154.
      b) Hämochromatose 155
      c) Hepatolenticuläre Pseudosklerose (Morbus Wilson) 155
      d) Seltene Ursachen eines intrahepatischen Blocks 155
    4. Posthepatischer Block 156
    5. Therapie des portalen Hochdrucks 156
      a) Allgemeines 156
      b) Ballontamponade 156
      c) Operative Therapie 157
        α) Direkte blutstillende Methoden 158
        β) Indirekte, den portalen Druck senkende Methoden 159
          Die Splenektomie S. 159. – Arterienligaturen S. 161. – Anasto-
          mosenoperationen S. 161.
      d) Ergebnis der chirurgischen Therapie des portalen Hochdrucks 163

XII. Gefäßbedingte Milzerkrankungen 166
  A. Milzinfarkt 166
  B. Stauungsmilz 167
        Akute Stauungszustände S. 167. – Chronische passive Pfortaderstauung
        S. 167. – Die aktive portale Hypertension S. 168.
  C. Aneurysmen der Milzgefäße 168
    1. Aneurysma der Arteria lienalis 168
    2. Intralienale Aneurysmen 170
    3. Arteriovenöse Aneurysmen 170

XIII. Amyloidmilz 171

XIV. Milzcysten 172
    1. Klinik 172
    2. Verlauf und Behandlung 173
    3. Pathologische Anatomie 173
        Blutcysten S. 174. – Lymphcysten S. 174. – Mißbildungscysten S. 174.
XV. Echinokokkose 174
  A. Echinococcus cysticus (granulosus) 175

      1. Klinik 176
      2. Therapie 177
   B. Echinococcus alveolaris 177

XVI. Geschwülste 179
   A. Gutartige Tumoren 179
      Hämangiome S. 180. – Lymphangiome S. 180. – Fibrome S. 180.
   B. Bösartige Milztumoren 180
      Angiosarkome S. 180. – Sarkomatosen S. 181. – Das Plasmocytom
      S. 181. – Therapie 181. – Metastasen S. 182.

Dritter Teil

Operationen an Milz und Milzstiel

XVII. Chirurgische Therapie 183
   A. Diagnostische Eingriffe 183
      1. Milzpunktion 183
      2. Die Probeexcision 184
   B. Organerhaltende Eingriffe 184
      Die Kapselnaht S. 184. – Die Tamponade S. 185. – Die Marsupialisation
      S. 185. – Die Splenopexie S. 185. – Segmentresektionen S. 186.
   C. Splenektomie 186
      1. Vorbehandlung und Vorbereitung 186
      2. Anaesthesie 188
      3. Freilegung der Milz 188
         a) Abdominelle Methoden 189
            Vertikalschnitte S. 189. – Schrägschnitte S. 189. – Querschnitte
            S. 190.
         b) Transthorakale, transdiaphragmale Milzfreilegung 191
         c) Die Thorako-Laparotomie 191
      4. Operatives Vorgehen 192
            Rupturen S. 192. – Die wenig vergrößerte Milz S. 192. – Große Milzen
            S. 193. – Große Milzen mit Adhäsionen S. 193. – Splenektomie bei
            Blutgerinnungsstörungen S. 195. – Stauungsmilzen S. 195. – Die
            inoperable Milz S. 195. – Milzabscesse S. 196.
      5. Sog. technische Splenektomie 196
      6. Splenektomie während der Gravidität 196
      7. Postoperative Behandlung und Frühkomplikationen 197
            Die Überwachung S. 197. – Die Kontrolle des Blutbildes S. 197. – Die
            Magensonde S. 198. – Die orale Flüssigkeitszufuhr S. 198. – Postopera-
            tive Hypotonien S. 198. – Atonien S. 199 – Thromboseprophylaxe
            S. 199. – Milzfieber S. 200. – Thoraxorgane S. 200. – Leber- und
            Nierenkomplikationen S. 201. – Nahtdehiszenz S. 201.
   D. Sogenannte Ersatzoperationen 202

XVIII. Operationen am Milzstiel 202
   A. Arterienligaturen 202
      1. Arteria lienalis 202
      2. Arteria coeliaca 203
      3. Arteria hepatica 203
   B. Die Anastomosenoperation 205
      1. Portocavale Seit-zu-Seit-Anastomose 205
      2. Die portocavale End-zu-Seit-Anastomose 207
      3. Die splenorenale Anastomose 207
      4. Andere Anastomosenoperationen 208

XIX. Der Splenektomierte 208
   A. Postoperative Beschwerden 208
   B. Spätergebnisse und Ausfallserscheinungen 211
   C. Begutachtungsfragen 212

Literaturverzeichnis 213

Sachverzeichnis 230

ERSTER TEIL

Allgemeines, Anatomie, Physiologie

I. Einleitende Betrachtungen zur Milzchirurgie

Die operative Chirurgie der Milz ist ihrer Natur nach gleichförmig, besteht sie doch fast ausschließlich in der Exstirpation des Organs.

Die Indikation zur Milzexstirpation konfrontiert uns jedoch mit einer großen Mannigfaltigkeit von Problemen. Auch die neusten Erkenntnisse physiologischer und pathophysiologischer Zusammenhänge haben die offenen Fragen eher noch vermehrt als vermindert.

Da die normale Milz ohne wesentliche Folgen für den Patienten entfernt werden kann, könnte man die Hauptaufgabe der Milz mit PARACELSUS darin sehen, Krankheit zu erzeugen, sowie exstirpiert zu werden. Nun ist die Milz aber andererseits ein solitäres Organ mit einem ganz spezifischen Bau und einem Minutenblutvolumen, das fast dem der Niere entspricht. Bedenkt man dies, so kommen doch Bedenken, ob der Verlust dieses Organs völlig gleichgültig sein kann und ob die Indikation zu seiner Entfernung ohne zwingenden Grund, z. B. aus operationstechnischen Gründen gestellt werden darf.

Es ist nun ein prinzipieller Unterschied darin zu sehen, ob eine bis dahin normale Milz — z. B. in der Folge einer Ruptur — oder ein pathologisch verändertes Organ entfernt wird. Ebenso wie sich die pathologischen Milzfunktionen von denjenigen normaler Milzen prinzipiell unterscheiden, sind die entsprechenden Folgen eines Milzverlustes verschieden. Es gibt pathologische Prozesse, bei denen die Entfernung der Milz absolut kontraindiziert ist und stets zu einem schlechten Ausgang führt, andere, bei denen die Milz „krankheitsdominant" ist und ihre Entfernung zur klinischen Ausheilung der entsprechenden Krankheit führt, wieder andere, wo eine isolierte Milzkrankheit durch die Exstirpation vollständig geheilt wird.

Wenn wir von Milzkrankheiten und in diesem Zusammenhang von Milzfunktionen sprechen, so verwenden wir damit das Begriffsmittel einer Zeit, deren medizinisches Denken wesentlich durch die Lehre MORGAGNIs „Vom Sitz der Krankheit in den Organen" und von der „Cellularpathologie" RUDOLF VIRCHOWs geprägt wurde. Gerade das Beispiel der Milz zeigt uns aber, wie HEGGLIN es nachdrücklich gefordert hat, daß wir uns von der Vorstellung freimachen müssen, unser Organismus sei nur eine Zusammenstellung von im Bindegewebe gelagerten, durch Gefäße kanalisierten und durch Nerven und Hormone gesteuerten Organen. Die Beziehungen der Milz zur Blutzellbildung und Ausschüttung aus dem Knochenmark, ihre Zellabbau- und Phagocytosefähigkeit, ihre Regulationsaufgabe im Pfortaderkreislauf, ihre Beziehung zu hormonalen Regulationen machen deutlich, daß mit Denk- und Arbeitsweise der Organpathologie die Probleme der Milz nicht mehr weiter aufgeklärt werden können. Die Beziehungen der Organe zueinander und ihre Abhängigkeit voneinander ist viel größer, als wir im allgemeinen annehmen. Es ist notwendig, die Abhängigkeiten und Störungen an entfernten Organen quantitativ und qualitativ zu erfassen und die biologischen Reaktionsweisen aufzuklären. Bei unserem Gegenstand sind insbesondere hämatologische, kreislaufphysiologische und immunbiologische Untersuchungen von großem Interesse. Ihre Ergebnisse, gepaart mit klinischer Erfahrung, finden ihren Niederschlag in der Indikationsstellung zur operativen Entfernung des Organs.

Das Operationsrisiko ist durch die Fortschritte der allgemeinen Chirurgie, so durch den Ausbau des Bluttransfusionswesens, die Infekttherapie mit Sulfonamiden und Antibiotica, durch die moderne Anaesthesie, die Ergebnisse der Endokrinologie — um nur die wichtigsten zu nennen — so klein geworden, daß die Mortalität von Jahr zu Jahr gesenkt wurde und die Zahl der operierten Splenomegalien entsprechend zunahm.

II. Geschichtliches

Das Besondere an der Milz ist, daß ihr Verlust keine nennenswerten Ausfallserscheinungen hinterläßt. Dies mag mit ein Grund dafür sein, weshalb das Interesse an diesem „mysterii plenum organon" seit GALEN nicht nachgelassen hat. Im Altertum glaubte man, die Milz beeinflusse die menschliche Psyche und das Gemüt. So sagt PLINIUS, daß die Milz das Lachen mache und meint daher, durch eine Entfernung der Milz büße der Mensch sein heiteres Gemüt ein. Er schreibt weiter, daß die Milz zwar entbehrlich sei und daß sie bei Läufern, wenn sie ein Hindernis beim Laufen war, gebrannt wurde, ja, daß selbst Tiere, denen man sie entfernt hatte, am Leben blieben. Für das Altertum dürfen wir aber die aus der experimentellen Splenektomie beim Tier gewonnene Kenntnis, daß ein Individuum ohne Milz lebensfähig ist, nicht als allgemein anerkannt voraussetzen. Die dogmatische Säftelehre, die durch GALEN neuen Auftrieb erhielt, sprach der Milz als Produzent der schwarzen Galle eine so wichtige Entgiftungsfunktion zu, daß sie kaum für entbehrlich gehalten werden konnte. In der Tat ist bis heute nicht bekannt, ob im Altertum bei Menschen Splenektomien vorgenommen worden sind.

Die körperliche Not des Menschen ist die Wurzel ärztlichen Handelns. Am Beginn der Milzchirurgie steht als Eingriff der Not die operative Entfernung einer durch eine offene Bauchwunde prolabierten und verletzten Milz unter Verschluß dieser Wunde, um eine Heilung und Lebensrettung möglich zu machen. Der erste sicher überlieferte Bericht der Entfernung einer solchen prolabierten Milz stammt aber erst von VIARD, der 1581 eine solche Operation vornahm.

PARACELSUS, in der für die geistige und politische Entwicklung Europas so bedeutenden ersten Hälfte des 16. Jahrhunderts lebend, lehnte die Humoralpathologie ab und hielt die Milz für ein entbehrliches Organ, „das Fieber, Härten und Fäulnis erzeugen könne" und das besser zu exstirpieren sei. Milzvergrößerungen scheinen in dieser Zeit häufig gewesen zu sein, was man wohl mit Recht auf die verbreiteten, ernährungsbedingten Lebererkrankungen und auf Malariainfektionen zurückführen darf (s. Abb. 1). 8 Jahre nach PARACELSUS' Tod führte ZACCARELLI (1549) auf Veranlassung des Paracelsus-Schülers FIOVARANTIS in Palermo die Exstirpation einer großen Malariamilz bei einer 24jährigen Griechin aus. Die Kranke genas, die Milz wurde — der Sitte der Zeit entsprechend — einige Tage öffentlich ausgestellt.

Die Erkenntnis, daß die Milz ein entbehrliches Organ sei, setzte sich allgemein durch. Um so dringlicher wurde die Frage gestellt, warum im Organismus ein so großes, reichlich vascularisiertes, anscheinend überflüssiges Organ vorhanden sei. Unter den zahlreichen Forschern, die sich mit der Milz beschäftigten, ist MALPIGHI, der in der zweiten Hälfte des 17. Jahrhunderts in Bologna lehrte, zu nennen. Er setzte den Schlußstein zu HARVEYs Lehre vom Blutkreislauf durch die Entdeckung der Capillaren und des Übertritts des Blutes durch dieselben von den

Arterien in die Venen. Bei seinen Kreislaufstudien mit dem Mikroskop entdeckte er die nach ihm benannten Malpighischen Körperchen der Milz und stellte ihre engen Beziehungen zum Gefäßsystem fest. In der Milz konnte er nun nicht den Übergang der Capillaren in die venöse Blutbahn sehen. Er nahm daher für dieses Organ eine offene Blutbahn an, deren Existenz bis heute problematisch ist und die ein Streitobjekt der anatomischen und physiologischen Forschung des Milzkreislaufs darstellt. Um die Aufklärung der anatomischen Struktur der capillaren Endarterien machten sich vor allem HENRY GRAY und JOHANNES MÜLLER verdient. THEODOR V. BILLROTH beschrieb die nach ihm benannten kavernösen Milzsinus.

Diese anatomischen Erkenntnisse liefen den klinischen Erfahrungen und therapeutischen Erfolgen weit voraus. In den Jahrhunderten nach PARACELSUS wurden zwar immer wieder vereinzelt prolabierte und von FERRERIUS (1711) sogar eine erkrankte Milz entfernt. Die Mortalität war bei diesen Operationen sehr hoch. Sie wird mit 50—75% angegeben. Einer aktiven chirurgischen Therapie standen die hohe Infektionsgefahr der Laparotomie und die gefürchtete Nachblutung ebenso entgegen, wie

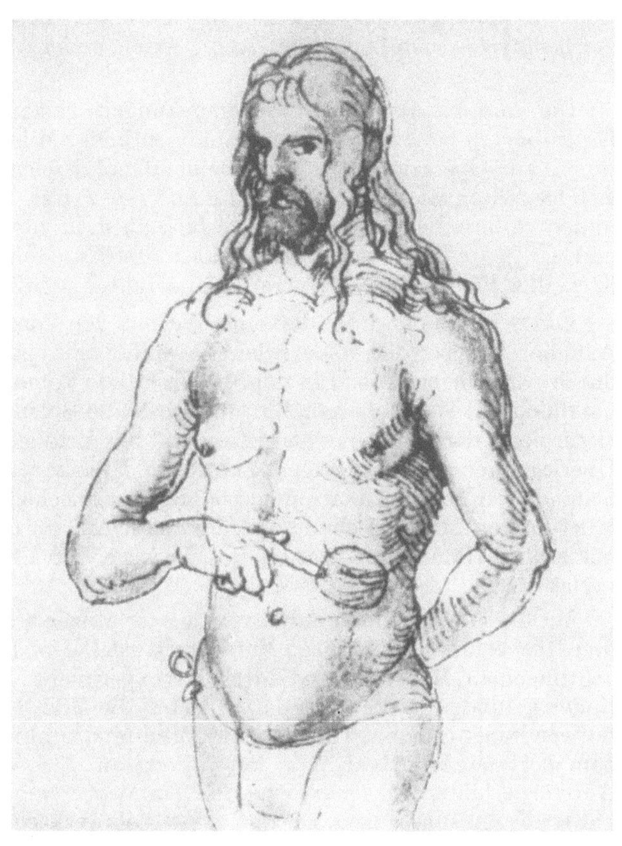

Abb. 1. Albrecht Dürer (1471—1528), Selbstbildnis; 3 Jahre vor seinem Tode sandte er dieses Bild mit dem Bemerken „do ist mir we" seinem Arzte

das Fehlen einer ausreichenden Betäubungsmöglichkeit des Patienten. Eine weitere Ursache für den oft unglücklichen Ausgang ist in der ungenügenden Differenzierungsmöglichkeit der „Milztumoren" zu sehen. 1857 bezeichnete daher SIMON die Milzentfernung als eine „schlechte Operation", ja geradezu als einen „Fehler".

Erst durch die Einführung der Narkose, der Asepsis und der exakten Operationstechnik mit Blutstillung gegen Ende der zweiten Hälfte des vorigen Jahrhunderts wurden Eingriffe an inneren Organen in größerem Rahmen möglich. Die Chirurgie begann sich aus der sog. externen Medizin zur operativen internen Medizin zu entwickeln. Waren bis zum Jahre 1877 etwa 75 Fälle prolabierter Milzen entfernt worden, so sind 1887 bereits 74 Splenektomien wegen Milzerkrankungen unter Ausnahme der prolabierten Milzen operiert (ADELMANN). Hiervon wurden 16 geheilt. VULPIUS stellte 121 Splenektomien mit einer Mortalität von 50%

zusammen (1894) und schon 6 Jahre später teilen BESSEL und HAGEN (1900) 360 aus der Literatur gesammelte Fälle mit einer Mortalität von 38% mit.

Ganz in der Vorstellungswelt der Organpathologie MORGAGNIs und der Cellularpathologie RUDOLF VIRCHOWs beschrieb der Florentiner Pathologe BANTI (1883) eine Krankheit, die mit einer starken Milzvergrößerung begann, zu einer Anämie führte und schließlich von einer Lebercirrhose mit Ascites gefolgt war. BANTI empfahl, da er die Ursache der Krankheit in die pathologisch veränderte Milz projizierte, in konsequenter Weise die Splenektomie. Diese wurde darauf, nachdem zuvor bei myeloischen Leukämien wenig Erfolg erzielt worden war, mit guten Ergebnissen ausgeführt.

Die aus histologischen Untersuchungen gewonnene Erkenntnis, daß die Erythrocyten bei hämolytischen Anämien in der Milz vermehrt abgebaut werden, führte zur Operationsindikation beim hämolytischen Ikterus (1906). Die ersten Erfolge teilten MICHELI (1911) und KAHN (1912) mit. Die Erfolge waren so gut, daß in den verflossenen 50 Jahren von Jahr zu Jahr mehr Kranke operiert wurden, und wir heute bei einer guten Indikationsstellung eine klinische Heilung in etwa 92% aller Fälle bei einer Operationsmortalität von 2—3% erreichen.

KATZNELSON nahm an, daß entsprechend den Vorgängen bei der hämolytischen Anämie auch bei der essentiellen Thrombopenie das Fehlen der Thrombocyten durch vermehrten Abbau in der Milz zustande komme und empfahl 1917 zur Behandlung des Werlhofschen Blutungsübels die Splenektomie. SCHLOFFER in Prag exstirpierte darauf die ersten Milzen und der Erfolg schien die zuvor angestellten Überlegungen zu rechtfertigen. Zahlreiche Kranke wurden durch Milzexstirpation behandelt. Einige Indikationen, wie die myeloische Leukämie, toxisch-infektiöse Milztumoren, Milzschwellung bei perniziöser Anämie oder die Exstirpation der Milz bei echter Hämophilie wurden als Irrwege der Therapie erkannt und wieder verlassen.

Mit der zunehmenden Zahl exstirpierter Milzen trat die Frage nach dem durch den Milzverlust verursachten Funktionsausfall erneut fordernd auf. Durch Beobachtungen am Menschen und durch Tierexperimente konnte eine Reihe von Funktionen gefunden werden, bei deren Ablauf die Milz beteiligt, aber nicht unbedingt notwendig ist (LAUDA, HEILMEYER). Man fand funktionelle Beziehungen der Milz zum portalen Kreislauf, eine Beteiligung am Stoffwechsel, Speicherfunktionen, Antikörperbildung gegen Toxine und Tumorproteine, gegen körperfremde eiweißhaltige Fremdsubstanzen. Darüber hinaus entdeckte man die Wirkung der Milz auf andere ferne Organe. Man fand Beziehungen vor allem zum Knochenmark und zu den endokrinen Organen. Nach Milzverlust tritt eine Störung im Eisenstoffwechsel ein, das Eisen wird nicht mehr richtig in das Hämoglobinmolekül eingebaut und die Erythrocyten werden ungenügend entkernt, was morphologisch durch das Auftreten von Jollykörperchen noch nach Jahr und Tag nachzuweisen ist. Auch bei angeborenem Milzmangel sind Jollykörperchen vorhanden. Verschwinden sie einige Zeit nach der Splenektomie wieder, so liegt der berechtigte Schluß nahe, daß eine Nebenmilz sich entwickelt hat. Auch zum Herzmuskel konnten Beziehungen gefunden werden. So wies REIN und seine Schule eine rationellere O_2-Ausnützung am hypoxämischen Herzmuskel durch einen von Leber und Milz bereitgestellten Stoff nach. Wir selbst konnten eine Beteiligung an der γ-Globulinsynthese und an der Erythrocytenregeneration feststellen. Die Mobilisation und Bereitstellung von Leukocyten auf Reize hin erfolgt nach Splenektomie langsamer, dafür aber ausgiebiger. Dies sind nur einige Beispiele. Man könnte noch andere Untersuchungen, z. B. über den O_2-Bedarf des Gewebes mit und ohne Milz und über Leukocytenverbrauch hier anführen.

Diese Ergebnisse klinischer Forschung zeigen, daß für die Erhaltung des Pfortaderdruckes, der O_2-Sättigung der Leberdurchblutung während der Verdauung sowie bei körperlicher Anstrengung oder im Schock der Milz eine ebenso große Bedeutung zukommt wie für die Bereitstellung von Bausteinen zur Synthese bestimmter Proteine und Antikörper, aber auch für die Ausreifung von Zellen im Knochenmark und bei der Tätigkeit endokriner Drüsen. Die Milz ist zwar kein lebensnotwendiges Organ, was wir schon seit dem Altertum wissen; doch muß sie als ein nützliches und im Notfall für das Individuum sehr wichtiges Organ angesehen werden. Dennoch werden wir rupturierte Milzen entfernen müssen, weil die Gefahr der Nachblutung bei der Tamponade oder Naht ein viel größeres Risiko in sich schließt, als die Gefährdung durch das Fehlen der Milz für das weitere Leben des betroffenen Patienten. Wie so oft haben wir auch hier nur zwischen einem größeren und einem kleineren Risiko die Wahl.

Wie Funktionen der normalen Milz sind auch pathologische Milzfunktionen in den letzten Jahren weiter aufgeklärt worden. Nicht nur physiologische Untersuchungen und Beobachtungen haben unsere Erkenntnisse erweitert, auch anatomische Untersuchungen brachten nützliche Ergebnisse. So hat die Milzpunktion, welche zunächst zum Nachweis von Erregern — meist von Typhusbacillen — um die Jahrhundertwende durchgeführt wurde (VIDAL, HAYASHIHAVA, NICOLLE, ARAVANTINOS), Wechselwirkungen zwischen den verschiedenen Blutbildungsstätten aufgezeigt. Punktionstechnik, Indikationsstellung sowie die Auswertung des Punktates konnten in den folgenden Jahren wesentlich verbessert werden (NAGY, MÉLÉ, INTROZZI). MÖSCHLIN hat an Hand all dieser Ergebnisse sowie auf Grund von Erfahrungen an 300 eigenen Punktionen, Indikationen und Kontraindikationen herausgearbeitet. ABEATICI und CAMPI aus der Dogliottischen Klinik in Turin führten nach ausgedehnten Tierversuchen die Splenoportographie, die durch Einbringen von Kontrastmittel in die punktierte Milz eine Darstellung des Pfortadersystems ermöglicht, ein.

Diese Methode, verbunden mit Druckmessungen und Serienangiogrammen, die nicht nur eine anatomische Darstellung, sondern auch funktionelle Größen erfassen lassen, ist heute aus der Diagnostik des Pfortaderhochdrucks nicht mehr wegzudenken. Weitere Möglichkeiten bietet die selektive Coeliacaarteriographie. Hierbei wird ein transcutan durch eine dicke Kanüle in die Femoralis eingeführter Katheter retograd in die Aorta bis zum Coeliacaabgang vorgeführt und ein Kontrastmittel injiziert. Mittels eines Röntgenseriengerätes läßt sich Art und Weise der Verteilung des Blutes in die Äste der Coeliaca, sein Weg durch die Milz und sein Verhalten in der Pfortader und auch in der Leber nach Intensität und Dauer bestimmen. Kombination mit einem Lebervenenkatheter gestattet weiterhin die Injektion von Stoffen in die A. coeliaca bzw. A. lienalis, deren Erscheinen quantitativ und zeitlich mittels eines Lebervenenkatheters abgenommen werden kann.

Die jüngsten Beobachtungen lassen erkennen, daß die Milz nicht nur Antikörper gegen körperfremde Substanzen bildet, sondern daß sie als Hauptorgan der Autoantikörperbildung anzusehen ist. Sie spielt daher heute bei der Erforschung der Autoaggressionskrankheiten eine ganz besondere Rolle. Inwieweit die Splenektomie als Therapie solcher Autoaggressionskrankheiten geeignet ist, wird die Zukunft zeigen.

Die Milz ist zwar nicht mehr, wie GALEN sagt, ein „mysterii plenum organon", alle ihre Probleme sind jedoch noch lange nicht gelöst und warten darauf, daß ihre Zeit kommt. Wenn wir die Entwicklung der Milzchirurgie von ihren Anfängen bis zum heutigen Stand überblicken, so sehen wir ihre Abhängigkeit von der Grundlagenforschung, von anderen Zweigen der Medizin, ja von den Erkenntnissen und

Tendenzen jeder Zeit. Alle Fortschritte sind eingeschlossen in diese Geschichtlichkeit der Wissenschaft. Spezialisierung ist das Schicksal der Wissenschaft schlechthin. Ohne sie sind Fortschritte nicht möglich, jedoch ist die Spezialisierung heute nicht mehr auf Organe, sondern auf Funktionszusammenhänge gerichtet.

Auch die Chirurgie der Milz ist nicht mehr mit den Augen MORGAGNIs und VIRCHOWs als ein auf ein Organ beschränktes Teilgebiet ärztlichen Wirkens zu betrachten, sondern eingefügt in den physiologischen Kreis von Funktionszusammenhängen im Sinne einer *funktionellen Chirurgie.*

Der Chirurg, der sich mit der Milz befaßt, ist auf das Wissen des Hämatologen, des Serologen, des Histologen und Cytologen, des Endokrinologen, des Bakteriologen, auf die Ergebnisse der Kreislaufforschung, Blutgerinnungs-, Proteine- und Allergieforschung — um nur die wichtigsten zu nennen — angewiesen. So tragen zahlreiche Spezialgebiete und die allgemeine Chirurgie dazu bei, eine Synopsis der Milzchirurgie zu ermöglichen.

III. Anatomie

A. Entwicklungsgeschichte

Die Milz entsteht aus dem mittleren Keimblatt; sie ist also in ihrer Gesamtheit mesodermaler Abkunft. In der 4.—5. Embryonalwoche tritt sie als Bindegewebsverdickung im Bereich der Hinterwand der Bursa omentalis im mesogastrium dorsale in Erscheinung. Zunächst ist sie mehrhöckrig und wächst dann über ihr Ursprungsgebiet hinaus ins Peritoneum hinein. Bis auf eine kleine Brücke, die die Hilusgefäße und Nerven umschließt, schnürt sie sich vom Mesogastrium dorsale ab. Das Peritoneum überzieht das Organ auf der Oberfläche, ohne sich an der Bildung der Milz selbst zu beteiligen. Im 2.—3. Embryonalmonat hängt sie nur noch mit ihrem Hilus am Ursprungsgebiet fest. Die Malpighischen Körperchen bilden sich im 5.—6. Embryonalmonat und nehmen auch sogleich die Bildung von Lymphocyten auf. Im 6.—7. Monat entstehen in der Milz nicht nur Lymphocyten, sondern sämtliche Elemente des Blutes, wie Erythrocyten, Granulocyten und Thrombocyten. Diese Blutbildung in der Milz erlischt nach der Geburt verhältnismäßig rasch und wird bis auf die Lymphocytopoese vom Knochenmark übernommen. Erst danach kommt es zur völligen Ausbildung der Milzstrukturen. Die Milz wiegt bei der Geburt etwa 9 g.

Während die primären Blutzellen von mesodermalen Endothelien der ersten Gefäße gebildet werden, entstehen sie vom 2. Keimlingsmonat ab in der Leber, später, wie wir oben gesehen haben, auch in der Milz und vom 5. Monat ab schon im Knochenmark. ROHR unterscheidet dementsprechend eine mesoplastische, eine hepatolienale und eine myelogene Periode der Blutbildung.

B. Topographie und chirurgische Anatomie

Die Milz liegt im linken Oberbauch innerhalb des Rippenbogens und folgt in ihrer Längsachse etwa der 10. Rippe. Ihre Außenfläche liegt dem Zwerchfell locker an. Sie ist damit ein Organ des Oberbauchs, liegt oberhalb des Querdarms und des großen Netzes; andererseits ist sie — wenn auch subphrenisch gelegen — im weitesten Sinne ein Organ des Thorax, das innerhalb des Rippenbogens liegt und normalerweise nicht palpabel ist. Aus dieser ihrer Lage ergeben sich für die topographische Anatomie und für die Operationstechnik Konsequenzen (s. S. 183ff.).

Das Organ ist während des Lebensablaufs nicht immer von gleicher Beschaffenheit und auch beim einzelnen Individuum recht variabel. Form, Größe, Lage und Innenbau variieren bei verschiedenen Tierarten erheblich mehr, als wir das bei anderen Organen sehen (v. HERRATH).

Die normale Milz wiegt etwa 150—180 g. Sie verkleinert sich postmortal um $^1/_3$ bis zur Hälfte durch Auspressen des in ihr enthaltenen Blutes. Ihre Länge mißt etwa 12, ihre Breite 6—7, die Dicke 3—4 cm. Sie hat beim Kind die Form einer dreiseitigen Pyramide oder eines Tetraeder, beim Erwachsenen mehr die einer abgeplatteten Bohne. Größe, Form und Gewicht sind weitgehend vom Blutgehalt beeinflußt und hierdurch erheblichen funktionellen Variationen unterworfen; das maximale Fassungsvermögen für Blut wird auf 150—200 cm³ geschätzt.

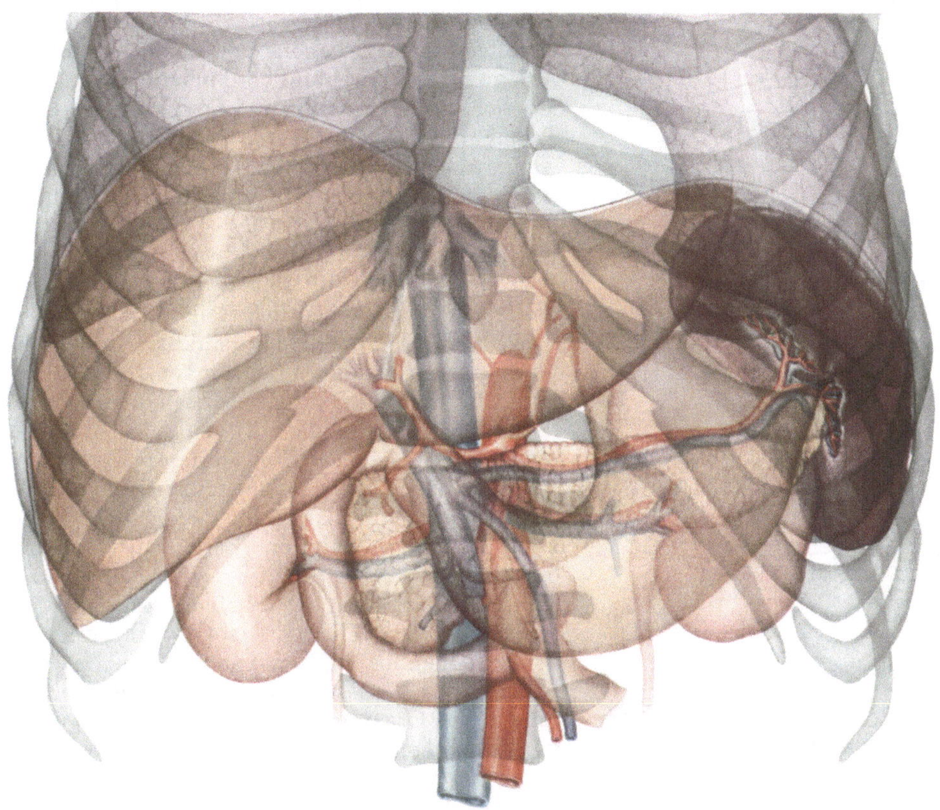

Abb. 2. Synopsis des Oberbauches

Das Organ — mit Peritoneum überzogen — ist weich und verformbar. Nach BENNINGHOFF ist seine Gestalt eine Funktion seiner Lage. Ist der Magen gefüllt, so gleicht es dem Segment einer Mandarine, dessen konvexe Außenfläche dem Zwerchfell, die beiden anderen Flächen dem Magen und der Niere aufsitzen (s. Abb. 2). Ist der Magen hingegen entleert, sieht die Milz eher einer unregelmäßigen, dreiseitigen Pyramide ähnlich, deren Basis dem Quercolon aufsitzt (CREMER). Mit dem wechselnden Füllungszustand der Milz selbst und dem ebenfalls wechselnden Zustand der Nachbarorgane wird das Organ verformt und seine Berührungsflächen verschieben sich. Die Vorderkante der Milz (Margo anterior s. crenatus) ist scharf und weist fast regelmäßig einige kleinere oder größere Kerben auf, während die Hinterkante (Margo posterior s. obtusus) stumpfer ist. Zum Magen hin zieht sich die mit Gefäßen durchzogene Pars gastrolienalis des Mesogastrium dorsale, zum Zwerchfell die Pars phrenicocostalis; nach unten sitzt

die Milz dem Ligamentum phrenicocolicum auf, welches den Abschluß der Milz-
nische bildet.

Nicht selten finden sich besonders im Ligamentum gastrolienale, aber auch in
der übrigen Umgebung der Milz, z. B. im Pankreas oder im Mesenterium, eine oder
mehrere Nebenmilzen. Nach Sektionsstatistiken sind Nebenmilzen in etwa 20%
aller Fälle vorhanden. Diese Nebenmilzen können auf verschiedene Weise entstehen. Einmal durch eine Persistenz der frühembryonalen Incisur (Lienes succenturiatae). Hierbei werden sie von den Milzgefäßen selbst versorgt im Gegensatz zu
den sog. Lienes accessoriae, die eine eigene Gefäßversorgung haben und einer dystopen
Anlage ihre Entstehung verdanken. Eine dritte Möglichkeit ist die intrauterine oder postnatale
Traumatisierung mit Versprengung von Milzgewebe auf dem Peritoneum, das sich dort implan-
tieren und zu echten Nebenmilzen heranwachsen kann (s. auch S. 71 u. 209).

Die Längsachse der Milz verläuft im Liegen etwa entlang der 10. linken Rippe links, im
Stehen liegt sie wesentlich steiler. Die Milz bedeckt den Schwanzteil des Pankreas und ist in
ihrem oberen Anteil von der linken Lunge überlappt, so daß dieser perkutorisch nicht scharf
abzugrenzen ist (s. Abb. 2). Palpabel ist eine normale Milz nicht. Ihre vordere Begrenzung
soll eine Linie, die von der Spitze der 11. Rippe zum Sternoclaviculargelenk gedacht werden
kann, nicht überschreiten. Bei einem schmalen, langen Thorax, wie ihn der Astheniker besitzt,
steht die Milz höher als bei einem kurzen, breiten pyknischen Thorax (SSOSON-IAROWITSCH).

Am Milzhilus auf der Konkavseite, am Hinterrand der Facies gastrica treten die Blutgefäße in das Organ ein und aus. Sie sind begleitet von Nervengeflechten (plexus lienalis) und wenigen Lymphgefäßen. Die Arteria lienalis ist der stärkste Ast des Tripus Halleri aus der Arteria
coeliaca. In ihrem Verlauf zur Milz sendet sie einige Äste zur Versorgung des Magens und
Pankreas ab. Sie selbst verläuft meist oberhalb, gelegentlich auch hinter oder vor, ja selbst
durch das Pankreas (s. Abb. 3). Sie teilt sich dann in zwei größere Äste auf, die sich meist
wieder zwei- oder dreiteilen. Diese haben untereinander keine Anastomosen, so daß eine ent-

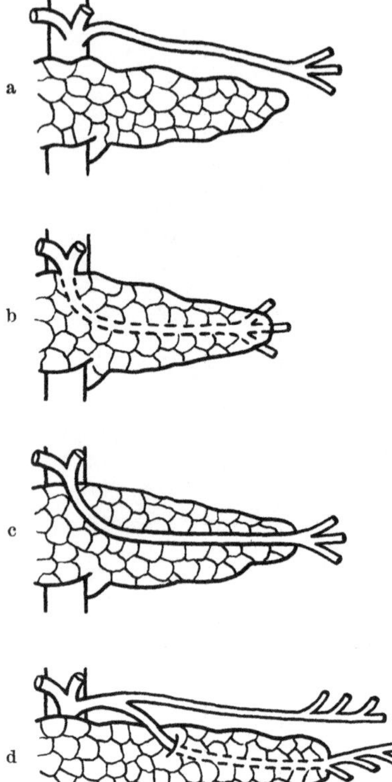

Abb. 3 a—d. Verlaufsmöglichkeiten der Arteria lienalis (nach HENSCHEN). a) su-
prapankreatischer Verlauf (etwa 85 bis 90 %); b) retropankreatischer Verlauf
(etwa 7—8 %); c) antepankreatischer Verlauf (etwa 3%); d) intrapankreatischer
Verlauf (sehr selten) Bei intrapankreatischem Verlauf ist oft eine zweite, meist
extrapankreatisch verlaufende Arterie vorhanden. (Siehe auch Abb. 88)

sprechende Anzahl (meist drei oder vier) scharf voneinander abgetrennter Ver-
sorgungsbezirke resultiert. Diese Segmente sind quer zur Längsachse des Organs
angeordnet (s. S. 204).

In der Hälfte aller Fälle ist die Aufteilungsstelle der Arteria lienalis zwischen
Pankreas und Milzhilus gelegen, in 40% hinter oder im Pankreasschwanz und nur
in 10% dicht vor dem Eindringen der Gefäße in die Milz selbst, am Hilus
(s. Abb. 86). Die segmentale arterielle Versorgung diente als Grundlage von
neuerdings durchgeführten Segmentresektionen des Organs nach Verletzungen.

Die V. lienalis, aus mehreren Wurzeln am Milzhilus entspringend, verläuft caudal der Arterie meist entlang der Hinterfläche des Pankreas und nimmt in ihrem Verlauf die Venae gastricae breves und die V. gastroepiploica sinistra auf. Verbindungen sind zur V. thoracica longitudinalis sinistra vorhanden. Die V. lienalis ist der größte der 3 Äste der Pfortader und dient wohl mit als Druckausgleichsventil für den Pfortaderdruck. Sie nimmt meist vor ihrem Übergang in die V. portae die V. mesenterica inferior auf.

Die mit den Arterien in den Hilus eintretenden Nerven kommen vom Sympathicus und Vagus. Sie versorgen die Milz segmentweise und stammen aus dem Plexus coeliacus. Der Plexus lienalis hat Verbindungen zur linken Niere und Nebenniere. Am Hund läßt sich eine segmentale Innervierung durch Kontraktion eines Segments bei Dilatation eines Nachbarsegments feststellen. Es besteht keine Veranlassung anzunehmen, daß diese anatomische und funktionelle Segmentierung nicht auch beim Menschen vorhanden sei.

C. Innenbau und Histologie

Die Milzkapsel und die das Organ in Form von Schäften und Balken durchziehenden Trabekel sind aus cholagenen und elastischen Fasern aufgebaut, die von einer wechselnden Menge glatter Muskulatur begleitet sind. In den Trabekeln verlaufen die zu- und abführenden Gefäße sowie die Nerven. Die glatte Muskulatur bei ausgesprochenen Kreislaufmilzen, wie sie Pferd, Elefant, Katze besitzen und die bei Pfortaderstauung auch bei Stauungsmilzen des Menschen als kompensatorische Hypertrophie besonders ausgeprägt sein können, ist in der Lage, das Organ zu verkleinern und gleich einem Schwamm auszupressen, während bei ihrer Erschlaffung das Bindegewebe und der arterielle Blutdruck passiv die Milz zur Entfaltung bringen. Die Milzkapsel ist mit Serosaendothel überzogen, im kontrahierten Zustand fein gefältelt fühlt sie sich etwas rauh an; ist die Milz prall elastisch, so ist die Kapsel glatt und spiegelnd.

Versuchen wir den feinen Bau der Milz zu erkennen, indem wir dem Blutstrom folgen! Zwischen dem Balkengerüst der Trabekel findet sich das feine Verzweigungsnetz des reticulären Bindegewebes. Die durch seine Maschen gebildeten Räume stehen untereinander in Verbindung. Die zunächst in den Trabekeln laufenden Gefäße spalten sich im Reticulum auf. Die aus den Trabekelarterien entspringenden kleinen, im Reticulum gelegenen Arterien werden hier von lymphatischem Gewebe umscheidet. Man spricht daher von Zentral- oder Follikelarterien. Die Lymphscheiden oder Lymphfollikel, etwa 0,2—0,8 mm im Durchmesser große Knötchen, nach ihrem Entdecker Malpighische Körperchen geheißen, stellen die weiße Pulpa der Milz dar. In ihnen entstehen die Lymphocyten (Abb. 4). Die Zentralarterien spalten sich nun in ihrem weiteren Verlaufe nach Verlassen der Malpighischen Körperchen in multiple, feinste Ästchen, sog. Pinselarterien auf. Diese sind von Reticulumzellen dicht umgeben, 6—8 μ weit, und entsprechen Arteriolen bzw. arteriellen Capillaren. Die umgebenden reticulären Zellen dienen wahrscheinlich dem Stoffwechsel, sowie vor allem der Absperrung, bzw. Drosselung der Gefäße (Hülsencapillaren).

Durch den Ventilmechanismus wird ein Rückfluß des Blutes — vor allem bei Milzkontraktion — verhindert. Hierdurch wird erreicht, daß auch bei der kontrahierten Milz die arterielle Durchströmung nicht nachläßt und so die Ausschüttung zurückgehaltener oder gespeicherter Erythrocyten voll wirksam werden kann. An dieser Stelle sind wir nun nicht klüger, als es die Zeit MALPIGHIs schon war. Die Frage nämlich, ob die Hülsencapillaren direkt in die venösen Sinus münden, ob

also eine geschlossene Blutbahn besteht oder ob sie sich in die Maschen des Reticulums ergießen, ist bis heute nicht eindeutig entschieden. Es werden mehrere
Theorien diskutiert:

   1. Die Endcapillaren münden direkt in die venösen Sinus (geschlossene Blutbahn).

   2. Die capillarartig ausgezogenen Hülsenarteriolen münden in die Maschen des Reticulums.
In diesem verteilt sich der arterielle Strom und findet engen Kontakt mit dem reticulären
Gewebe. Dort können Zellen auch längere Zeit festgehalten und gespeichert, ja sogar abgebaut
werden. Dieses sog. offene Blutgefäßsystem würde eine Besonderheit darstellen insofern, als

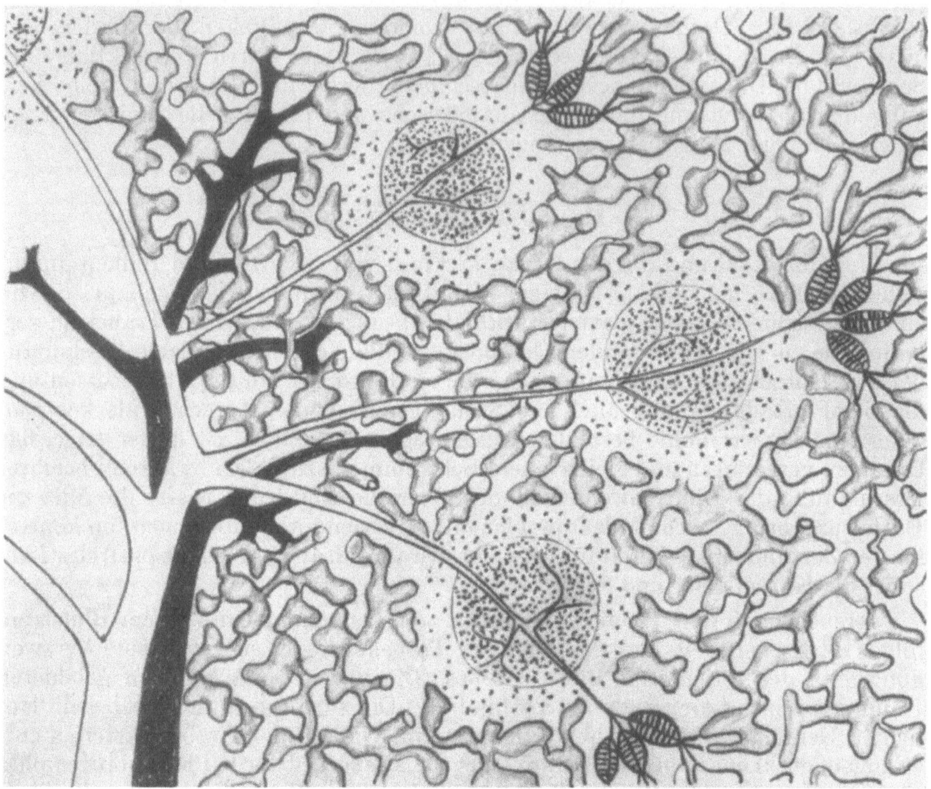

Abb. 4. Schematische Darstellung der Blutgefäße in der Milz, nach Verlassen der Trabekel

hierdurch einmal Blut außerhalb von Gefäßen gespeichert werden kann und zum anderen eine
innige Verbindung — ohne Capillarwand — zwischen Reticulumzellen und Blut stattfinden
würde.

   3. Es besteht eine geordnete offene Blutbahn, wobei an die Möglichkeit gedacht wurde,
daß sich im Reticulum funktionelle Röhrensysteme durch Kontraktion der Zellen zwischen
Arteriolen und Sinus bilden, die zeitweise einen Kurzschluß bewerkstelligen können.

Nach neueren Beobachtungen, vor allem am lebenden Tier mittels Quarzstabmikroskop glauben KNISELY, PECK und HOERR, an der Mäuse- und Ratten-
milz eine direkte Einmündung der arteriellen Capillaren in die Sinus festgestellt zu
haben. Sollten sich diese Versuche reproduzieren lassen, so würde dies ein Ende des
Streites um die geschlossene und offene Blutbahn der Milz bedeuten. Denn an In-
jektionspräparaten sah man, wenn von der arteriellen Seite her injiziert wurde,
ebenso wie postmortal das Injektionsmaterial bzw. rote Blutkörperchen im weiten
Maschenwerk des Reticulums. Wurde dagegen von der venösen Seite her injiziert,

so erhielt man lediglich eine Füllung der Sinus, ohne daß das injizierte Mittel in die Maschen des Reticulums gelangte.

Diese Sinus sind etwa 30 μ, gelegentlich aber auch bis zu 80 μ breite und 150 bis 200 μ lange Gebilde. Die Wände der Sinus, insbesondere die Weite ihrer Poren sind verstellbar (Abbildung 5). Die Wand selbst besteht aus einer dünnen Membrane von endothelartigen Zellen. Dazwischen bestehen Lücken, die sich öffnen und schließen können. Umsponnen ist der ganze Sinus von Längsfasern und dazu senkrecht verlaufenden, ringförmigen Fasern, die sich kontrahieren können. Am Anfang und Ende eines jeden Sinus sind diese querverlaufenden Fasern besonders verstärkt und dadurch in der Lage, einen Sinus von der Blutzufuhr abzusperren, ebenso den Blutabfluß aus ihm zu verschließen (Abb. 6). Sind diese Sperren alle geöffnet, der Sinus kontrahiert und die Sinuswand dadurch völlig abgedichtet, so leitet er das arterielle Blut rasch den Venen zu. Sind

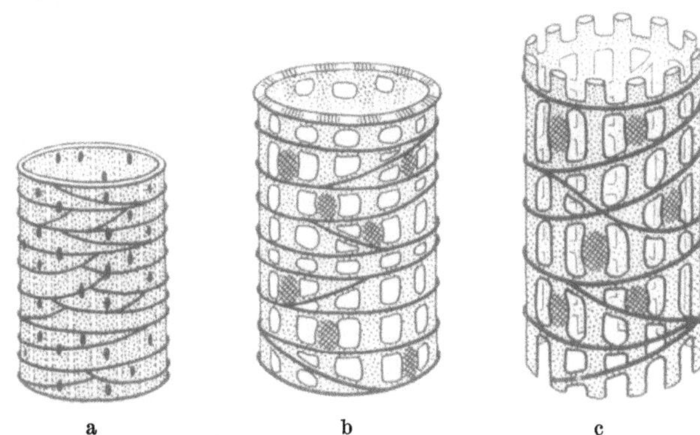

Abb. 5a—c. Schematische Darstellung der Milzsinus. Sie können, nach OBERNIEDERMAYR, ihren Durchmesser und damit ihr Fassungsvermögen sowie die Weite ihrer Poren verstellen. a) kontrahiert; b) mittelweit; c) maximal erweitert (nach K. ROHR in: Das menschliche Knochenmark)

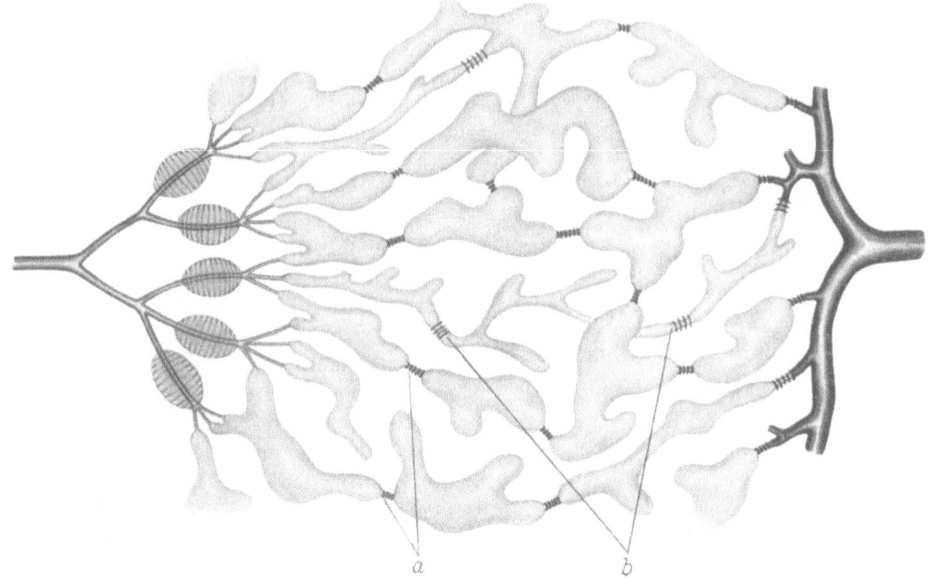

Abb. 6. Schematische Darstellung der Funktion der Milzsinus. An der Stelle des Einflusses und am Ende der Sinus bestehen Verstärkungen der zirkulären Fasern, die einen Verschluß bewerkstelligen können. Durch wechselweise Betätigung dieses Verschlußmechanismus werden normalerweise die Sinus alternierend gefüllt und entleert. Werden nun alle Sinus — z. B. im Schock — plötzlich entleert und bleiben sie bei eröffneten Verschlußmechanismen eng gestellt, so kann eine große Blutmenge schnell von der arteriellen zur venösen Seite hinübergeschoben werden.
a Enggestellte Verschlüsse, die Sinus sind erweitert und mit Blut, das in ihnen eingedickt wird, aufgefüllt; b Verschlüsse weit, Sinus kontrahieren sich, Blut fließt rasch hindurch

dagegen die Sinus erweitert, so können sie Blut speichern, ja sie können es sogar eindicken, indem Plasma durch die reusenartigen Sinuswände in das Reticulum gelangt. Hierdurch wird das Blut in seiner Zusammensetzung verändert. Nicht alle Sinus sind ständig in Funktion, so daß man Speicher- oder Arbeitssinus von Stromsinus unterschieden hat [KNISELY u. Mitarb., Abb. 6].

Das reticuläre Gewebe mit seinen Maschen, die venösen Sinus und das in ihnen enthaltene Blut werden als rote Pulpa bezeichnet im Gegensatz zur weißen, die aus den Malpighischen Körperchen besteht. Die Pulpavenen führen das Blut aus den Milzsinus in die Trabekelvenen und von dort der V. lienalis zu.

D. Cytologie

In der Milz finden sich Zellen verschiedenster Systeme. Zunächst die Elemente wenn man sie so bezeichnen darf — des Bewegungsapparates. Es handelt sich um Bindegewebszellen und Muskelfasern der Kapsel und der Trabekel. Dann finden sich alle Zellen der arteriellen und venösen Blutgefäße. Als dritte folgen die Zellen der weißen Pulpa. Es sind die lymphatischen Reticulumzellen, Lymphoplasten und Lymphocyten. Die Zellen der roten Pulpa beschließen die Reihe. Insbesondere handelt es sich dabei um Sinusendothelien und Zellen reticulären Gewebes. Daneben finden sich zahlreiche von Endothelien oder vom unreifen Reticulum stammende Bindegewebszellen, die als Phagen (Makrophagen, Erythrophagen, Siderophagen, Pigmentmakrophagen) in Erscheinung treten (s. Abb. 7), ebenso sind myelocytäre Zellen, reticuläre Plasmazellen und die Zellen des durchströmenden Blutes zu finden.

Der Streit, ob in der normalen Milz des Erwachsenen auch myeloische Zellen zu finden sind, ist noch nicht eindeutig entschieden. Der Anschauung, daß es sich bei den immer wieder aufgefundenen wenigen Myelocyten um aus der Peripherie eingeschwemmte und in der Milz aus dem Blut abfiltrierte Zellen handelt, steht die Theorie von ihrer autochthonen Entstehung in der Milz gegenüber. Auch ganz normale, nach einer Ruptur exstirpierte Milzen lassen jedenfalls einige Myelocyten stets erkennen. Es soll jedoch hier nicht verkannt werden, daß die Milzruptur einen sehr starken Reiz auf das Knochenmark ausübt, der sehr schnell in Erscheinung

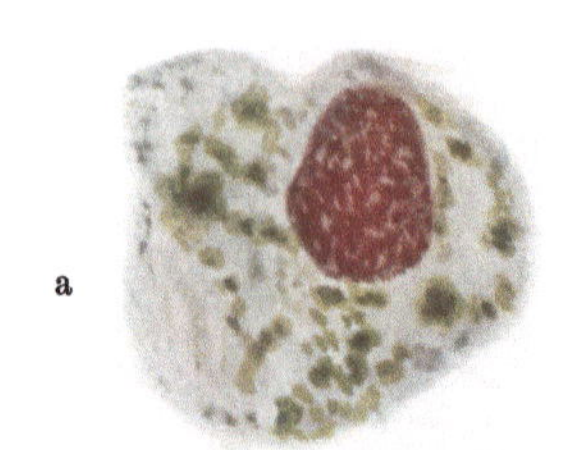
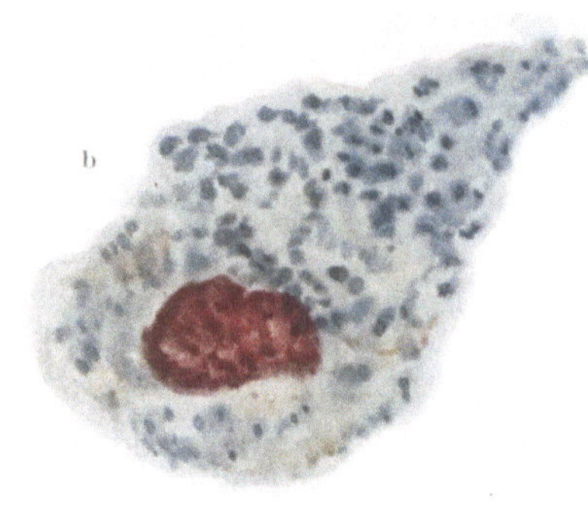
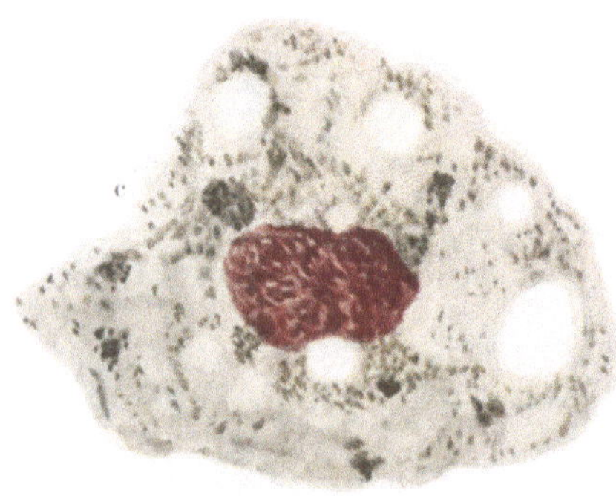
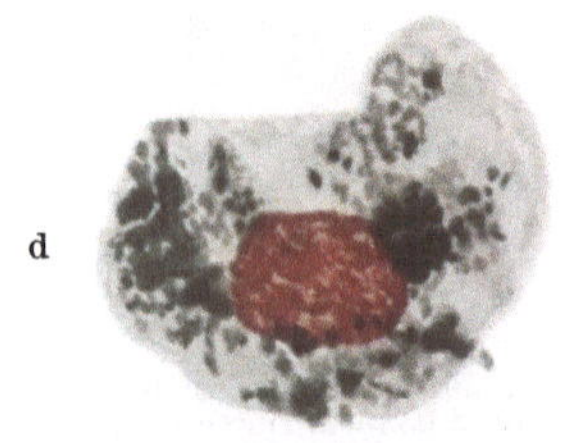

Abb. 7 a—d. Makrophagen.
a) Hämosiderinmakrophage; b) sogenannter blauer Pigmentmakrophage (nach MOESCHLIN c) u. d) Pigmentmakrophagen

treten kann, wie es auch die sich stets sehr rasch entwickelnde periphere Leukocytose dokumentiert. In Milzpunktaten, z. B. von Entzündungen, finden sich immer wieder einige myeloische Zellen, sehr viel seltener Erythroblasten (s. a. S. 67).

Im Milzpunktat sind größere Gefäße und Gewebe aus den Trabekeln sehr selten, da sie dem Sog der Punktion einen stärkeren Widerstand entgegensetzen als das weiche Gewebe der roten und weißen Pulpa. Das Punktat ist — vergleicht man mehrere Fälle oder mehrere Ausstriche eines Falles — [verhältnismäßig regelmäßig zusammengesetzt und die Variationsbreite der Häufigkeit einzelner Zellarten gering, so daß dem Milzpunktat ein großer diagnostischer Wert zukommt. Die Werte des normalen Milzpunktates (Splenogramm) sind in Tab. 1 aufgezeichnet.

Tabelle 1

Zellart	Mittel %	Variationsbreite %
Sinusendothelien	0,3	0,1 — 0,4
Makrophagen	0,03	0 — 0,1
Große Reticulumzellen	0,05	0 — 0,1
Capillarendothelien	0,2	0 — 0,8
Fibroplasten und Fibrocyten .	0,05	0 — 0,1
Plasmazellen	0,2	0,1 — 1,2
Gewebsmastzellen	0,1	0 — 0,1
Reife Myelocyten	0,05	0 — 0,2
Metamyelocyten	0,02	0 — 0,1
Stabkernige Neutrophile . . .	1,1	0,9 — 1,6
Segmentkernige Neutrophile . .	4,0	2,3 — 5,2
Eosinophile	0,4	0,1 — 0,8
Basophile	0,1	0 — 0,2
Monocyten (myeloische) . . .	0,01	0 — 1,3
Adenoblasten	0,15	0,05— 0,4
Lymphoblasten	0,9	0,6 — 1,4
große Lymphocyten	0,58	0,3 — 1,3
kleine Lymphoblasten	3,6	2,3 — 5,2
kleine Lymphocyten	87,6	84,0 —90,0
Gesamtlymphocyten	88,4	84,3 —92,0
Mitosen	0,04	0 — 0,1

IV. Physiologie und pathologische Physiologie

Wir werden uns im folgenden mit den Funktionen der normalen Milz und der durch Krankheit veränderten Milz zu befassen haben, soweit dies für unsere chirurgische Fragestellung von Bedeutung ist. Auf Einzelheiten physiologischer und pathophysiologischer Forschung kann naturgemäß im Rahmen dieser chirurgischen Abhandlung nicht eingegangen werden. Wir werden der Milz vor allem als Organ des Kreislaufes, der Blutbildung und des Blutabbaus, als Organ des reticuloendothelialen Systems und als „Innersekretorischem Organ" besondere Beachtung schenken.

An zahlreichen Funktionen hat die Milz Anteil, ohne daß sie diese allein bewältigen würde. Die Ausfallserscheinungen nach operativer Entfernung des Organs zeigen sich — dies sei vorweggenommen — in vorübergehenden Störungen an, deren Bedeutung nie so groß ist, daß der Milzverlust nicht mit dem Leben zu vereinbaren wäre oder auch nur eine Verminderung der Lebenserwartung bedeuten würde.

Das umfangreiche Material experimenteller Forschung und klinischer Beobachtung zu deuten und einzuordnen ist schwierig, zumal die Schlüsse, die verschiedene Beobachter gezogen haben, oft einer späteren kritischen Beurteilung nicht standhielten. Es ist weiterhin ein Unterschied darin zu sehen, ob eine gesunde Milz infolge einer Ruptur oder ob ein durch Krankheit vergrößertes, pathologische Funktionen ausübendes Organ exstirpiert wird. Das eine Mal handelt es sich um den Verlust normaler Funktionen, über deren Bedeutung absolut keine Einigkeit besteht, das andere Mal um die Beseitigung pathologischer Zustände, die z. T. als gesteigerte normale Funktionen, zum wesentlich größeren Teil jedoch als Dysfunktionen aufzufassen sind. Wie über die Funktionen keine Einigkeit besteht, so

ist die Frage nach Ausfallserscheinungen nach Verlust des Organs nicht beantwortet. Die Mehrzahl der Autoren sieht die Milz als ein leicht entbehrliches, mehr
oder minder überflüssiges Organ an, dessen Verlust belanglos sei, dessen Ausfall bis
auf wenige hämatologische Veränderungen symptomlos ertragen würde. Ja, es
scheint fast ein Dogma geworden zu sein, daß die Splenektomie keine wesentlichen
Funktionsausfälle zur Folge haben soll. Nur wenige Autoren nehmen eine Minderung der Leistungsfähigkeit an, die sich besonders bei Belastung zeige. Daß die
Milz ein entbehrliches Organ ist, wird seit Jahrhunderten bejaht und ist eindeutig

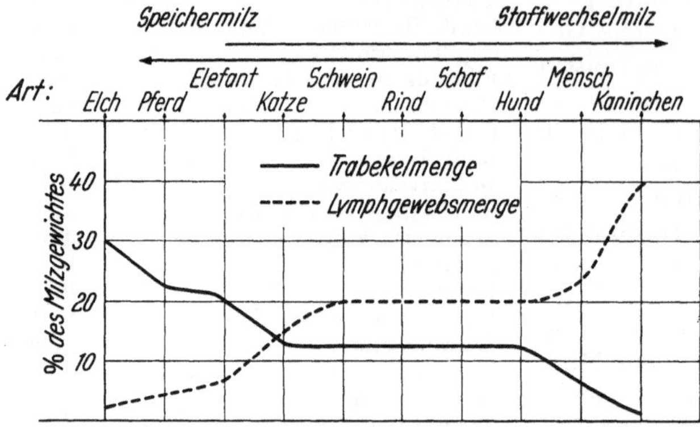

Abb. 8. Vergleich des Gehaltes an Lymphgewebe und Trabekelmenge bei verschiedenen Säugetiermilzen (nach
VON HERRATH)

entschieden. Ob sie ein überflüssiges Organ ist und ob ihr Verlust unter bestimmten
funktionellen Belastungen nicht einen Nachteil für das betroffene Individuum darstellt, ist weitgehend offen.

Eine weitere Schwierigkeit liegt in der Übertragung von Ergebnissen des Tier-
versuchs auf die Verhältnisse beim Menschen. Das größte Gewicht muß daher den
am Menschen selbst erhobenen Befunden zukommen. Beim Tier sind der anatomische Aufbau und die hauptsächlichsten Funktionen der Milz bei den einzelnen
Tierarten stark differierend und nicht ohne weiteres vergleichbar. Es sind im allgemeinen zwei Haupttypen festzustellen. Einmal der Typ der hämodynamischen
Milz, die histologisch als Trabekelmilz gekennzeichnet ist. Sie findet sich vor allem
bei Raubtieren und bei Wiederkäuern, Schweinen und Pferden. Die zweite Gruppe
von Milzen sind die Abwehrmilzen, welche sich vor allem bei Nagetieren und auch
beim Menschen finden (v. HERRATH, HÖPKE). Histologisch sind diese als Sinus-
milzen gekennzeichnet. Aber nicht nur durch speziell entwickelte und gerichtete
Funktion haben sich verschiedenartige Milztypen entwickelt, sie unterscheiden sich
auch sehr stark in der Größe und im Blutgehalt sowie im prozentualen Anteil von
weißer und roter Pulpa. So ist die Milzgröße, bezogen auf das Körpergewicht bei
Maus, Ratte und Pferd, recht groß, wogegen Meerschweinchen, Kaninchen und
Rind relativ kleine Milzen haben (v. HERRATH). Die Blutspeicherungsmöglichkeit
bei Pferd und Hund ist erheblich, beim Menschen dagegen relativ klein. Dieses
verschiedene morphologische und physiologische Verhalten des Organs muß vor
der Wahl des Versuchstieres zu Experimenten beachtet werden, da sich die eine
Milzart mehr für Kreislaufversuche, eine andere mehr für hämatologische oder
immunbiologische Versuche eignet (s. Abb. 8).

A. Untersuchungsmethoden

Methoden, Funktionen der menschlichen Milz zu prüfen sind noch wenig entwickelt. Viele Untersuchungsarten sind unspezifisch oder prüfen nur einen ganz

kleinen Ausschnitt, wie z. B. die Leukocytenreizkurven (s. S. 69). Man hat daher auf Grund von Ausfallserscheinungen nach Splenektomien auf Milzfunktionen zu schließen versucht. Dabei ist von Nachteil, daß im Einzelfall bei der Entfernung normaler Milzen keine Ausgangswerte gewonnen werden können, weil der Eingriff als Notfallsoperation meist nach Rupturen ausgeführt werden muß und andererseits die Ausgangswerte bei pathologisch veränderten Milzen und die durch deren Entfernung auftretenden Funktionsänderungen nicht ohne weiteres auf normale Milzen übertragen werden können. Weiterhin muß betont werden, daß Beobachtungen nach Splenektomien normaler Milzen auch nicht unbedingt auf den Milzverlust als solchen zurückzuführen sind. Kommt es doch, z. B. durch die Ruptur und die damit verbundene Blutung, sowie durch den operativen Eingriff als solchen — dies auch beim Tierversuch — im Organismus zu Regulationsstörungen, Reaktionen also, die vom Wegfall der Milzfunktion als solcher abgetrennt werden müssen. Weiterhin ist der Milzverlust mit einer erheblichen Einengung des Pfortaderkreislaufs verbunden — ist doch die V. lienalis sein größter Stamm —, was zu Beeinträchtigungen der Kreislaufverhältnisse an der Leber, evtl. auch am Magen und am Pankreas führt. Solche Veränderungen müssen beachtet, wenn möglich durch Vergleichsversuche ausgeschaltet werden, bevor Funktionsänderungen nach Splenektomie auf den Verlust von „Milzfunktionen" bezogen werden können.

Der *Tierversuch* soll Befunde am splenektomierten Menschen ergänzen, jedoch nicht ersetzen. Im Experiment werden zur Klärung von Funktionen der Milz eine Reihe von Versuchsanordnungen angewandt. Die gebräuchlichsten seien hier kurz angeführt.

1. **Die experimentielle Splenektomie** besitzt den Vorteil, daß der Zustand des Versuchstieres und seine Funktionen vor dem Eingriff als Vergleichsgrundlage ermittelt werden können. Der Zeitpunkt der Nachuntersuchung nach Organentfernung ist von Bedeutung. Wird sofort nach dem Eingriff untersucht, so ist der Operationsschock mit in Rechnung zu stellen. Der Vorteil gegenüber späteren Untersuchungen liegt darin, daß noch keine Kompensation der verlorengegangenen Funktionen durch andere Organe oder Organsysteme eingetreten ist. *Milzfunktionen* sind so eher zu erkennen, während die *Bedeutung des Milzverlustes* besser durch Untersuchungen einige Zeit nach Splenektomie zu erfassen sind.

2. **Teilexstirpation und Parabioseversuche** sind darauf gerichtet, die für eine bestimmte Funktion notwendige Milzmenge zu ermitteln und die humorale Wirksamkeit von Milzfunktionen aufzuzeichnen. Jedoch hat sich neuerdings zeigen lassen, daß es bei den Parabioseversuchen in vielen Fällen nicht nur zu einem Säfteaustausch der Parabionten, sondern zu einem regelrechten Blutaustausch kommen kann. Wie durch radioaktiv markierte Erythrocyten nachweisbar ist, können diese bis zu $^2/_3$ von einem in den andern Parabionten gelangen (LAUDA, FLAUM, BRÜDA und PFEIFFER, BURKHARDT).

3. **Vergleichende Untersuchungen des Blutes in Arteria und V. lienalis** lassen den Einfluß der Milz auf die Blutzusammensetzung erkennen und damit Schlüsse auf deren Funktionen zu.

4. **Durch Injektionen von Milzextrakten, Preßsäften, Autolysaten** werden Reaktionen ausgelöst, die auf die Milz bezogen werden dürfen, wenn diese sich durch Extrakte anderer Organe nicht auslösen lassen. Weiterhin hat man neuerdings die Milz durchspült und hierdurch Extrakte gewonnen. Nach Durchtrennung von Vagus oder Sympathicus gewonnene Durchspülungsflüssigkeiten wurden in ihrer Wirkung analysiert und miteinander verglichen.

5. **Röntgenbestrahlung** der Milz oder Ganzkörperbestrahlung nach Abschirmung der Milz läßt wichtige Funktionen des Organs erfassen. Hierbei kann der

Zeitpunkt der Bestrahlung, die Dosis und die bestrahlte Körperoberfläche wechselnd variiert werden.

6. Die **Reizung** des freigelegten Organs durch Medikamente, z. B. durch Adrenalin, Barbiturate, CO_2 oder mittels der am Hilus eintretenden Nerven lassen Reaktionen der Milz selbst oder solche an entfernten Organen studieren (BARCROFT u. Mitarb., REIN).

7. Durch **Veränderungen des Blutstroms,** z. B. Arterien- und Venenunterbindungen, durch Ableitung des Venenblutes unter Umgehung der Leber direkt in die Pfortader sind Untersuchungsmöglichkeiten gegeben.

Besonders wichtig sind Beobachtungen und Untersuchungen am Menschen selbst, wenn zur Behandlung des Pfortaderhochdruckes eine Anastomose oder Arterienunterbindung vorgenommen wurde. Solche Beiträge zur pathologischen Physiologie liegen leider noch in sehr geringer Zahl vor.

8. **Milztransplantationen** sollen klären, ob bestimmte Funktionen der Milz an das Organ an Ort und Stelle, oder an das Milzgewebe als solches gebunden sind.

Wenn wir bedenken, daß das Milzgewebe kein spezifisches Gewebe ist — 85% aller Zellen sind lymphatischen Ursprungs, der Rest reticuloendotheliales Gewebe, Bindegewebe und glatte Muskulatur —, daß keine Zellart, die in der Milz vorkommt, nicht auch in anderen Organen gefunden werden könnte, so wird das Fehlen einer spezifischen lebensnotwendigen Funktion verständlich. *Die Bedeutung des Organs ist in der besonderen Anhäufung und Zusammensetzung lymphatischer und reticulärer Zellen, ihrer sonst im Organismus nicht gegebenen Verhältnisse zum Gefäßsystem an einer bestimmten Stelle im Organismus zu sehen.* Hier liegt unseres Erachtens auch der Ansatzpunkt zu weiteren, fortführenden Untersuchungen. Das Problem der Milz scheint uns nicht so sehr ein qualitatives, sondern ein quantitatives und lokales zu sein.

Um aber eine solche quantitative Beteiligung der Milz bei bestimmten Funktionen nachzuweisen, ist es notwendig, nicht nur konstante Größen vor oder nach Milzverlust oder vor und nach einem der oben angeführten experimentellen Eingriff miteinander zu vergleichen, sondern Funktionsabläufe vor allem unter Belastung zu studieren. Solche *Funktionsabläufe und Belastungsversuche* wurden in den letzten Jahren schon verschiedentlich vorgenommen. Sie sind geeignet, wie wir selbst zeigen konnten, strittige Fragen zu lösen oder wenigstens einer Lösung näher zu bringen (HARTENBACH, STÖRMER und KAUTZSCH, STREICHER).

B. Beziehungen zwischen Milz und anderen Organen

1. Milz, peripheres Blut und Knochenmark

Die Milz ist neben dem Knochenmark, dem größten Organ der Blutbildung (2600 g), und dem lymphatischen Gewebe das dritte Organ, das mit Blutbildung und Blutabbau aufs engste verknüpft ist.

a) Blutbildung in der Milz

Etwa 20% des Volumens der menschlichen Milz sind sog. weiße Pulpa. Diese (Malpighischen Körperchen) dient der Produktion von Lymphocyten. Im reticulären Anteil der Milz entstehen Monocyten (ALDER). Ob diese, wie einige Autoren annehmen, losgelösten Endothelien (Makrophagen) gleichzusetzen sind, soll dahingestellt bleiben (UNDRITZ). Neben den ortsständigen Speicherzellen im Reticulum werden in der Milz freie Makrophagen — auch mit dem vagen Begriff „Histiocyten" bezeichnet — gebildet (Abb. 7). Diese Makrophagen benennt man, wenn sich die phagocytierten Zellen differenzieren lassen, besser als Pigmentmakrophagen, Erythromakrophagen, Siderophagen, Bakterienmakrophagen. Leukocyten, Thrombocyten und Erythrocyten finden sich in der gesunden Milz beim erwachsenen Menschen nur sehr selten. Am ehesten werden noch Blutbildungsherde der weißen Reihe, also Myelocyten und jugendliche Leukocyten gefunden, während erythropoetische und thrombocytopoetische Herde sehr selten sind. Die unreifen mesenchymalen Zellen der Milz haben aber eine „Erinnerung" an ihre embryonale Tätigkeit behalten und sind in der Lage, unter pathologischen Umständen eine regelrechte Blutzellbildung wieder aufzunehmen. Diese extramyeloische Blutbildung tritt entweder vikariierend bei Knochenmarkinsuffizienz oder bei Osteo-Myelo-Sklerosen, auch bei durch Metastasen verödetem Knochenmark auf, ebenso bei den Hämoblastosen (s. a. S. 12).

b) Zellabbau

Der Auf- und Abbau der *Erythrocyten* mit Hämoglobinsynthese und Hämoglobinabbau bei einer durchschnittlichen Lebensdauer der Erythrocyten von etwa 120 Tagen pro Zelle (v. HEVERSY, MARTENEZ, MÖSCHLIN und ROHR) stellen eine große Dauerleistung des Organismus dar, an welcher Milz und Leber hervorragend beteiligt sind. Der Abbau der Erythrocyten in der Milz geschieht in der roten Pulpa, wobei Sinusendothelien, Reticulumzellen und Makrophagen wirksam werden. Die Milz ist in der Lage, abnorm gealterte oder abnorm geformte und gestaltete Erythrocyten aus dem Blut zu eliminieren, und kann sogar aus den Erythrocyten selbst Einschlußkörper entfernen. Man erklärt das Vorhandensein von Jollykörpern nach Splenektomie damit, daß die Milz normalerweise Jollykörperchen aus den Erythrocyten entfernt (s. auch S. 20). In der Milzvene finden sich wesentlich mehr Makrophagen als in der Arterie, die in der Leber aufgefangen und dort weiter abgebaut werden. Das aus den Erythrocyten freiwerdende Hämoglobin kann vom Reticulumendothel der Milz, aber auch von dem der Leber weiter ab- und umgebaut werden. Es muß hier noch betont werden, daß nicht ausschließlich das RES dieser Organe das Hämoglobin zu Bilirubin abzubauen in der Lage ist, sondern dieser Abbau überall sonst im Organismus durch jegliches endotheliale und reticuläre Gewebe erfolgen kann; und zwar immer dann, wenn Erythrocyten zerfallen sind und Hämoglobin aus ihnen frei wird (ASCHOFF, DIRR und KLEMM, MCNEE, LEPEHENE). Normalerweise werden aber nun die meisten Erythrocyten in der Milz abgebaut, nicht etwa, weil die Milz eine gesteigerte hämolytische Funktion hätte, sondern weil die Verweildauer der Erythrocyten in den Sinus und im Reticulum der Milz eine längere ist und die Erythrocyten sich durch die Lagerung dort verändern. Besonders alte Erythrocyten und abnorme Erythrocyten werden eliminiert (PONDER). Neuere Versuche haben gezeigt, daß der Erythrocytenabbau mit und ohne Milz gleich intensiv ist, das heißt, daß nach Splenektomie die Lebensdauer der Erythrocyten nicht verlängert ist (SCHLEGEL und BÖTTNER, BERLIN). Die Milz ist eine Abbaustelle der Erythrocyten, vielleicht eine bevorzugte, vielleicht aber auch die Abbaustelle der Wahl, jedoch nicht die einzige. Das bei dem Erythrocytenabbau freiwerdende Hämoglobin wird z. T. bereits hier zu Bilirubin umgebaut (VAN DEN BERGH, GÄNSSLEN, HEILMEYER, ERNST und SZAPPANYOS). Hämosiderin wird nur z. T. in der Milz gespeichert. Das beim Erythrocytenzerfall freiwerdende Eisen nimmt die Milz aus der Blutbahn wahrscheinlich vor allem als Ferritin auf. Sie ist in der Lage, dieses wieder in einer rasch mobilisierbaren Form zu speichern.

Verschiedene Untersucher haben gefunden, daß die Resistenz der Erythrocyten gegenüber hypertonischen Kochsalzlösungen im Milzvenenblut geringer ist als im übrigen Organismus, insbesondere im Blut der Milzarterie. Hieraus schloß man, daß die Milz die Erythrocyten spezifisch verändert. In dem nach Adrenalininjektion aus der Milz frei werdenden Reserveblut finden sich zahlreiche kugelige Erythrocyten, Targetzellen und Zellkernreste, die sonst wohl in der Milz eliminiert werden.

Auch *Granulocyten* und *Thrombocyten* können in der Milz, vor allem unter pathologischen Bedingungen abgebaut werden. Sicherlich ist hier jedoch nicht die Milz der alleinige Ort, an dem Blutzellen zerstört werden.

c) Pathologischer Erythrocytenabbau (Hämolyse)

Bei den hämolytischen Anämien kommt es zum gesteigerten Zerfall und Zellabbau in der Milz. Dies hat nach dem Gesetz der ausgeglichenen Regeneration eine entsprechend vermehrte Ausschüttung von Zellen aus dem Knochenmark zur Folge. Ausdruck findet dieser erhöhte Zellumsatz in einer Vermehrung des Serumbilirubins und in einer Erhöhung der Proerythrocytenwerte (Reticulocyten) im peripheren Blut. Es ist also bei allen hämolytischen Zuständen stets ein gesteigerter Zellumsatz vorhanden. Dies hat aber nicht nur Folgen für den Hämoglobin- und Eisenstoffwechsel, sondern auch für den Proteinstoffwechsel (S. 103). Der Streit ist alt, ob für die gesteigerte Hämolyse eine Mehrfunktion der Milz verantwortlich zu machen sei, oder ob die primäre Störung im Knochenmark liege. Nach den Ergebnissen neuerer Forschungen und Überlegungen können zwei verschiedene Hauptformen hämolytischer Anämien unterschieden werden. Einmal die *cellulär bedingten* hämolytischen Anämien, bei welchen pathologische Erythrocyten vom Mark gebildet werden. Diese werden, transfundiert man sie einem gesunden Individuum, auch von dessen Milz aus dem Kreislauf rasch eliminiert. Die zweite Form sind die *serologisch bedingten* Anämien. Hier sind Antikörper im Serum vorhanden, welche die Erytrocyten auflösen. Transfundiert man einem solchen Kranken gesunde Erythrocyten, so werden diese im Serum des Kranken aufgelöst und führen evtl. zu einer schweren hämolytischen Krise. Durch experimentelle Untersuchungen scheint geklärt, daß Kugelzellen selektiv in den Sinus zurückgehalten werden, während Normocyten passieren (EMERSON). Ob normalerweise ältere Zellen bei Nachlassen der Elastizität der Zellmembranen Kugelform annehmen und dann ebenfalls aus dem Blut in der Milz abgefangen und gefiltert werden oder ob dieser Vorgang mit der Zunahme des intracellulären Kaliumgehalts zusammenhängt, ist nicht eindeutig geklärt. Während beim hämolytischen Ikterus nach Splenektomie der vermehrte Untergang von Zellen aufhört und damit auch die Markhyperplasie und der gesteigerte Zellfarbstoff- und Proteinumsatz abgestoppt wird, bedingt die Entfernung der normalen Milz keine Änderung des normalen Erythrocytenabbaus, wie wir oben gesehen haben. Bei den serologisch bedingten Hämolysen werden durch das RES — vor allem in der Milz — Antikörper gebildet (s. Abb. 48). Die Splenektomie ist hierbei nur wirksam, wenn das RES der Milz Hauptproduzent dieser Antikörper war (s. auch S. 112ff.).

d) Milz- und Blutzellumsatz

Die Zellzusammensetzung des peripheren Blutes ist sehr komplexen Steuerungsmechanismen unterworfen. Zellbildung im Knochenmark, Zellausschwemmung aus dem Mark, Zellverteilung im peripheren Blut und Zellabbau werden einzeln, oft sogar durch mehrere Faktoren reguliert. Diese Regulatoren wirken so sinnvoll aufeinander — durch verschiedene Abhängigkeiten und Rückkopplungen untereinander —, daß im Endeffekt Zellzahl und Zellverteilung im peripheren Blut den jeweiligen Anforderungen entsprechen. Stoffliche Vorbedingungen, neurale Reize, hormonale Effekte und andere humorale Einflüsse steuern diese Vorgänge. Die Milz ist in verschiedene dieser Regulationsmechanismen eingeschaltet, doch ist keiner auf ihr Vorhandensein angewiesen. So treten nach Milzverlust zwar Änderungen von Funktionsabläufen ein, jedoch kommt es nicht zu vollständigen Funktionsausfällen oder zu einer Fehlregulation irgendeines Systems.

α) *Erythrocytäres System*

Eine Änderung der Blutkonzentration scheint nach Splenektomie, wie zahlreiche Hämatokrituntersuchungen zeigen, nicht einzutreten. Die gelegentlich beschriebenen Veränderungen scheinen uns ebenso wie Erythrocyten- und Hämoglobinveränderungen auf die voraufgegangene Milzruptur, auf die Operation und auf regeneratorische Wundheilungsvorgänge zurückzuführen zu sein. Wird längere Zeit nach der Splenektomie nachuntersucht, so sind die Werte des roten Blutbildes im allgemeinen normal oder die Abweichungen hiervon so gering, daß sie nicht verwertet werden können. Bei Durchsicht der Literatur variieren die Angaben über die Verhältnisse des roten Blutbildes erheblich. Wir konnten 19 Autoren finden, die sich für einen Abfall des Hämoglobins und der Erythrocyten nach Splenektomie aussprachen, 14 Autoren die keine wesentlichen Veränderungen sahen und 22 die eine Vermehrung registrierten. Ein eindeutiger Effekt auf die Gesamtzusammensetzung des roten Blutbildes, auf Erythrocyten und Hämoglobin scheint demnach auszubleiben, sonst hätte man nicht so widerspruchsvolle Ergebnisse gefunden. Weiterhin ist zu bedenken, daß der im peripheren Blut evtl. abzulesende Effekt ein Resultat des Wechselspiels verschiedener Kräfte darstellt, wobei einmal die eine, das andere Mal die andere Komponente ein Übergewicht bekommen kann oder gar beide sich gegenseitig aufzuheben vermögen.

Welche Einzelfaktoren können dies wohl nun sein? Einmal wurde, wie oben gesagt, eine zellabbauende Funktion der Milz angenommen. Durch ihren Wegfall könnte ein Anstieg der Werte des roten Blutbildes in der Peripherie erklärt werden. Es scheint aber ein Naturgesetz zu sein, daß normalerweise in allen Geweben eine ausgeglichene Regeneration besteht, d. h. daß die Menge des der Nekrose anheimfallenden Gewebes der Menge des neugebildeten entspricht, in der Weise, daß Abbauprodukte des jeweiligen Gewebes die Neubildung dieses Gewebes speziell anregen. Würden weniger rote Blutzellen abgebaut, und weniger neu gebildet, so müßte die Zahl der Proerythrocyten im peripheren Blut zurückgehen. Dies ist jedoch nicht der Fall. Die Proerythrocyten (Reticulocyten) steigen stets etwas an. Jedoch ist auch die Lebensdauer der Reticulocyten nicht verändert.

Es scheint sicher zu sein, daß die Milz auf den *Eisenstoffwechsel* (s. S. 52) einen Einfluß hat und daß durch vermehrte Eisenausscheidung nach Splenektomie bei eisenarmer Ernährung eine Eisenmangelanämie auftreten kann. Die Vermehrung der Reticulocyten hingegen wäre auf eine vermehrte Erythrocytenneubildung und Ausschwemmung aus dem Knochenmark zurückzuführen. Untersuchungen des Knochenmarks selbst geben auch keine eindeutigen Ergebnisse. Einige Autoren sahen eine Steigerung, einige gar keine Beeinflussung, andere sogar eine Abnahme der Erythropoese nach Splenektomie. Das einzige Faktum, worüber sich die Autoren einig zu sein scheinen, ist die Beobachtung der *Proerythrocytenausschwemmung* in den ersten Tagen nach Splenektomie. Diese überschreitet jedoch nicht wesentlich das auch sonst nach Blutverlusten und Operationen beobachtete Maß. Auch bei der experimentellen Splenektomie geht bei schonendster Operationsmethode immer etwas Blut verloren. Dazu darf die in der Milz selbst enthaltene Blutmenge nicht zu gering veranschlagt werden. Durch verschiedene experimentelle Methoden läßt sich ein Proerythrocytenanstieg erreichen. Er tritt z. B. nach Aderlaß auf, auch wenn das Blut später reinfundiert wird, ebenso wie nach Anlage eines Pneumothorax nach intravenös gegebenem Histamin oder nach einer Ventrikulographie beim Kaninchen. RUTHENSTROTH-BAUER hält den bei all diesen Manipulationen eintretenden relativen O_2-Mangel für den entscheidenden Faktor bei der Auslösung eines Proerythrocytenanstiegs.

HIRSCHFELD und WEINERT haben 1914 das konstante Auftreten von *Jollykörpern* in den Erythrocyten nach Milzexstirpation mitgeteilt. Die Zahl der Jollykörperchen variiert von Fall zu Fall. Sie werden nicht nur als Zeichen der operativen Milzentfernung, sondern auch bei Milzatrophie oder nach völliger Zerstörung der Milz durch Krankheitsprozesse sowie bei der seltenen Milzaplasie in den Erythrocyten gefunden. Auch bei Tieren zeigen sich unabhängig vom Alter und Gesundheitszustand nach Milzverlust konstant Jollykörper. In Parabioseversuchen konnte gezeigt werden, daß die einem der beiden Tiere belassene Milz die Funktion der Erythroblastenentkernung intakt hält, wogegen nach Exstirpation auch dieser Milz bei beiden Tieren Jollykörper in den Erythrocyten auftreten. Teilresektionen zeigten, daß $^1/_7$—$^1/_{10}$ gut erhaltenen Milzvolumens ausreichend ist, um normale Verhältnisse zu erhalten.

Weiterhin finden sich beim Splenektomierten nach Knochenmarksreizung mehr *Normoblasten* im peripheren Blut, als dies normalerweise der Fall ist. Bei Vergiftungen tritt rascher und häufiger Binnenkörperbildung auf. Ob diese Beobachtungen alle auf eine Fernwirkung der Milz auf das Knochenmark zurückzuführen sind oder ob die Milz nicht einen Teil dieser Binnenkörper eliminiert, sei dahingestellt.

Im peripheren Blut findet sich nach Splenektomie eine erhöhte Zahl von *Siderocyten*, — dies sind Zellen mit Einschlüssen nicht ins Hämoglobin eingebauter Eisenverbindungen — ebenso von *Targetzellen*, d. h. flachen Erythrocyten mit mangelhafter Hämoglobinanreicherung. Diese unvollkommenen Zellen haben oft einen vergrößerten Durchmesser. Alle diese sichtlich unreifen und unfertigen Elemente lassen eine Zunahme der osmotischen Resistenz der Erythrocyten erkennen, die aber nicht konstant auftritt.

Der Milzverlust hinterläßt also als Dauersymptom das Vorhandensein von Jollykörperchen in den Erythrocyten des peripheren Blutes sowie das Auftreten offensichtlich unreifer Erythrocytenformen. Eine Kompensation tritt auch im Laufe vieler Jahre hier nicht ein. Weiterhin scheinen die vollständige Hämoglobinsynthese mit Eiseneinbau ins Hämoglobin und eine regelrechte Erythrocytenentkernung auf humoralem Wege zu fehlen.

Einige Autoren haben beobachtet, daß eine verlorengegangene *Erythrocytenmenge* beim splenektomierten Tier langsamer *regeneriert* wird. Wir selbst haben solche *Aderlaßversuche* beim Hund durchgeführt und hierbei beobachten können, daß Erythrocytenzahl und Hämoglobin beim milzlosen Tier — die Hunde waren etwa ein halbes Jahr vorher splenektomiert worden — tiefer und schneller absinken als bei den Kontrollen und daß sie langsamer wieder ansteigen.

Eine verminderte Reaktionsfähigkeit des Knochenmarks fanden auch COOK und ALAFI. Sie zeigten, daß splenektomierte Mäuse unter Hypoxie sehr viel langsamer ihre Erythrocytenzahl zu steigern vermögen.

Elektrophoretische Untersuchungen bei unseren Versuchstieren zeigten ebenso wie Nachuntersuchungen an Patienten, die wegen einer Milzruptur splenektomiert worden waren, eine Verminderung der Albumine und eine Vermehrung der γ-Globuline, während α- und β-Globuline der Norm entsprachen (Abb. 9 u. 10). BREU u. Mitarb. fanden bei 8 nachuntersuchten Fällen die Albumine vermindert, β- und γ-Globuline vermehrt. Beim Vergleich der Erythrocyten und Hämoglobinkurven unserer Versuchstiere mit den Elektrophoresediagrammen nach Aderlaß fanden wir, daß eine schnellere Erholung der Depression des roten Blutbildes bei den Tieren eintrat, bei denen die Albumine nur wenig vermindert waren und die γ-Globuline sich rasch wieder erholten. Eine daraufhin durchgeführte genaue Kontrolle der Serumproteine ergab, daß das splenektomierte Tier insbesondere seine γ-Globuline wesentlich langsamer regeneriert als ein Tier mit Milz. Normalerweise fallen die Serumproteine nach Aderlaß etwa bis zum 5. oder 8. Tage ab, steigen vom 8.—12. Tag wieder langsam an, wobei die Albumine langsamer als die

Globuline regenerieren. Um den 17. Tag sind die Serumproteine bis auf individuelle Varianten
wieder normal. Bei den splenektomierten Tieren wurde ein Anstieg der Gesamtproteine in
keinem Fall vor dem 10. Tage beobachtet. Die Albumine regenerierten ebenso wie die γ-Globu-
line ausgesprochen langsam, während die α- und β-Globuline keinen Unterschied erkennen
lassen. Bis zum 20. Tage sind bei den meisten Tieren die Proteine nicht auf den Ausgangswert
zurückgekehrt.

Sind unsere Beobachtungen und die daraus gezogenen Schlußfolgerungen richtig, daß der Verlust und Ersatz der Serumproteine einen wesentlichen Einfluß auf
die Regeneration der roten Blutzellen hat, so müßte das splenektomierte Tier bei

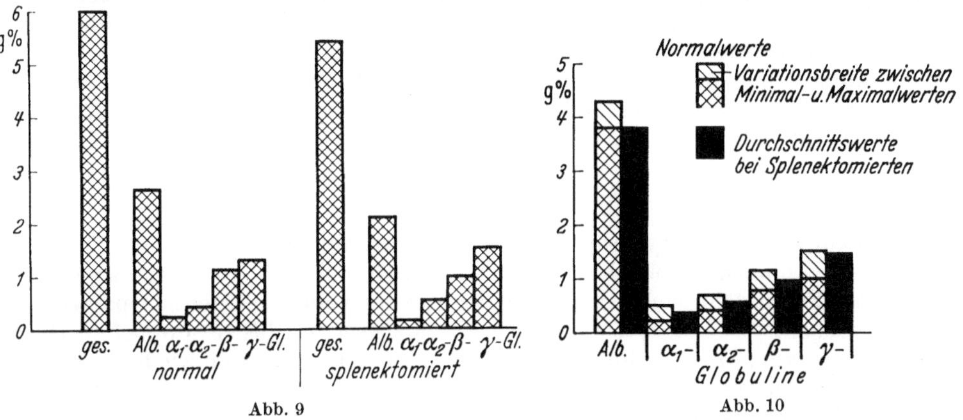

Abb. 9   Abb. 10

Abb. 9. Elektrophorese beim Hund; li. normales Verhalten, re. 60 Tage nach Splenektomie. Man sieht eine
Verminderung der Gesamtproteine, ebenso der Albumine und α-1-Globuline, γ-Globuline sind deutlich vermehrt

Abb. 10. Elektrophoretisches Verhalten der Serumproteine bei splenektomierten Patienten. Die Durchschnittswerte von 23 längere Zeit splenektomierten Kranken (schwarze Säulen) sind mit Normalwerten verglichen

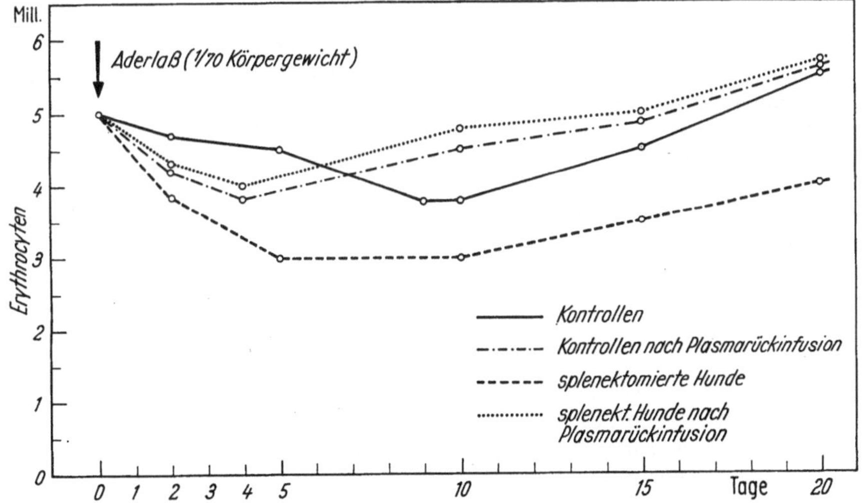

Abb. 11. Erythrocytenregenerationskurve nach Aderlaß mit und ohne Plasmarückinfusion

erhaltenen Serumproteinen seine verlorenen Erythrocyten und sein verlorenes
Hämoglobin ebenso schnell regenerieren wie ein normales, nicht splenektomiertes
Tier. Wir haben daher den Versuch unternommen, die Regeneration der roten
Blutzellen bei Reinfusion des Plasmas zu untersuchen. Hierbei zeigte sich, daß
keine Differenz in der Regenerationsgeschwindigkeit des Hämoglobins und der

Erythrocyten beim splenektomierten Tier und den Kontrolltieren mehr besteht, wenn das Plasma nach dem Aderlaß rückinfundiert wird (s. Abb. 11).

Die Regenerationsgeschwindigkeit der roten Blutkörperchen ist also abhängig von der zuvor erfolgten Regeneration der Serumproteine. Ein splenektomiertes Tier regeneriert seine Serumproteine, insbesondere seine γ-Globuline jedoch langsamer als ein Tier mit Milz.

Zusammenfassend läßt sich sagen, daß eine gewisse Labilität des Eisenstoffwechsels mit vermehrtem Eisenbedarf beim Splenektomierten eintreten kann und die Markreaktionen etwas träger verlaufen und langsamer einsetzen. Unter Belastung (Aderlaß) regeneriert ein splenektomiertes Individuum seine roten Blutzellen langsamer als Folge einer verlangsamten Proteinsynthese. Eine das Knochenmark hemmende Wirkung, die von der Milz ausgeht, ließ sich mit Sicherheit nicht nachweisen. Insbesondere tritt aber nach Splenektomie keine Enthemmung oder gar „Entfesselung" der Erythropoese ein.

β) Granulocytäres System

Eindeutiger als die Erythropoese scheint die Granulocytopoese auf die Splenektomie, wie zahlreiche Beobachtungen an Patienten und am Versuchstier zeigen, zu reagieren. Es entsteht nach Entfernung der Milz stets eine bei anderen Operationen nicht beobachtete Leukocytose, die den Ausgangswert oft bis zur doppelten Höhe übertreffen kann. Sie hält einige Wochen bis Monate an, um dann wieder abzuklingen. Einige Autoren haben ein längeres Bestehenbleiben der Granulocytose beschrieben. Wir selbst konnten bei 32 nachuntersuchten, wegen einer Ruptur splenektomierten Patienten eine Leukocytose noch viele Jahre nach der Operation bei etwa $^1/_3$ aller Patienten beobachten. Bei den übrigen $^2/_3$ lagen die Werte an der oberen Grenze der Norm oder etwas darüber.

Bei einem operativen Eingriff erfolgt stets als Reaktion eine Leukocytose des peripheren Blutes. Die Leukocytenzahl an sich ist ebenso wie die der Erythrocyten eine Resultante verschiedener Größen (und durch mehrere Regulationsmechanismen gesteuert), die nur z. T. vom Vorhandensein der Milz abhängig sind. Der Anstieg nach Splenektomie ist jedoch ohne Zweifel höher und hält länger an als nach anderen Operationen.

Wir fanden beim Hund nach Milzexstirpation einen Anstieg der Leukocyten auf etwa die doppelte Höhe des Ausgangswertes, und einen Abfall in der Folge auf $^1/_3$ Höhe über dem Ausgangswert über Wochen und Monate. Bei der Ratte fanden wir die gleichen Verhältnisse, die den Ergebnissen von PALMER u. Mitarb. entsprachen, die bei Albinoratten ebenfalls eine sonst nicht zu beobachtende Leukocytose, die für längere Zeit anhält, feststellen konnten (s. Abb. 12).

Die Leukocytose beruht ohne Zweifel auf einer vermehrten Produktion von weißen Blutzellen bzw. deren Ausschüttung aus dem Knochenmark ins periphere Blut. Ob ein verminderter Abbau durch das Fehlen der Milz zusätzlich in Frage kommt und ob er — wenn er vorhanden ist — zahlenmäßig überhaupt eine Rolle spielt, ist nicht eindeutig entschieden. Jedoch scheint ein solcher verminderter Leukocytenabbau nach Splenektomie äußerst unwahrscheinlich.

Im Tierexperiment konnte an Parabioseratten, sowie durch Teilresektionen von Milzen gezeigt werden, daß der Effekt der Milz auf die Granulopoese spezifisch ist. Ein Rest von 10% Milzgewebe genügt, um den Leukocytenanstieg zu verhindern. Dies zeigt, daß es sich um einen auf humoralem Wege übertragenen Stoff handelt, der eine gewisse Mark-„Hemmung" bedingt und nach Splenektomie wegfällt. Es wird dem entgegengehalten, daß durch die Milzexstirpation nicht nur das Mark enthemmt werde, sondern auch das lymphatische System. Dagegen kann gesagt werden, daß die Lymphocytose erst einige Tage bis Wochen nach der Splenektomie auftritt, was natürlich auch durch den Wegfall eines großen Teils an lymphatischem Gewebe durch die Organentfernung als solche erklärt werden könnte. Es könnte auch sein, daß der

Einfluß der Milz auf das Mark recht rasch von den anderen Regulatoren übernommen wird.
Diese Annahme würde den Rückgang der Granulocyten zur Norm bei einem Teil der Patienten
erklären. Die länger bestehende Granulocytose wäre dann ebenso, wie die später einsetzende
Lymphocytose nicht mehr auf den Ausfall eines Regulationsstoffes in der Milz zurückzuführen,
sondern auf einen Mehrbedarf an Abwehrkräften nach Ausfall des Abwehrorganes Milz.

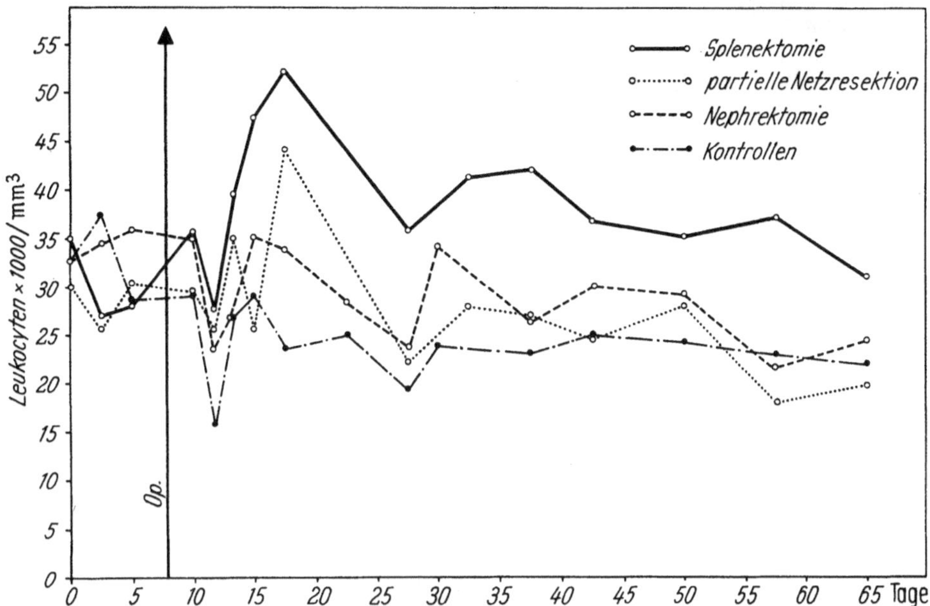

Abb. 12a. Leukocytenzahl der Albinoratte nach Splenektomie und anderen Vergleichsoperationen. Die Splenektomie bewirkt eine deutliche, längere Zeit anhaltende Vermehrung der Leukocyten, die bei anderen Operationen
nicht beobachtet wird (nach PALMER u. Mitarb.)

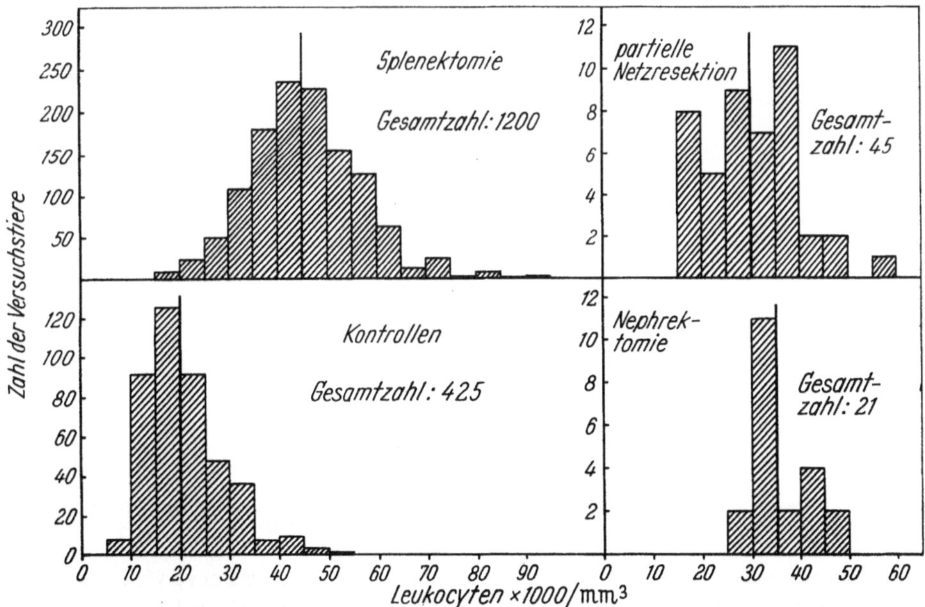

Abb. 12b. Streuungsbreite und Mittelwert der Leukocytenzahl der Albinoratte nach Splenektomie, Netzresektion
und Nephrektomie, verglichen mit den Zahlen nicht operierter Tiere (nach PALMER u. Mitarb.)

In allen Fällen, in denen die Leukocytose länger oder gar dauernd erhalten
bleibt, ist eine besonders ausgiebige granulocytäre Reaktion auf Reize hin nachweisbar, was sich auch im Tierversuch zeigen ließ. MÖSCHLIN, KELLER, LINKE,

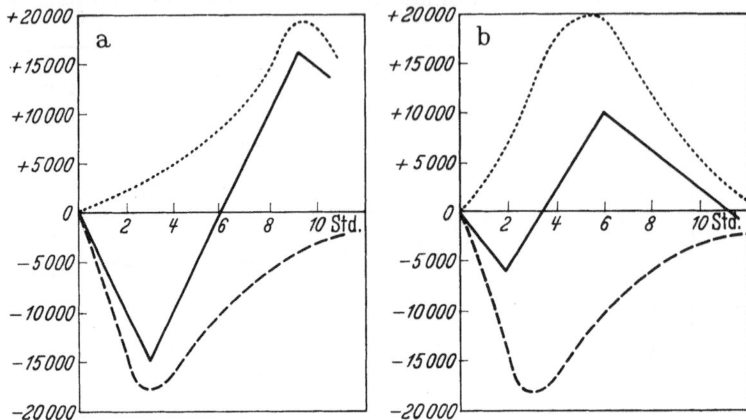

Abb. 13. Die Leukocytenreizkurve (ausgezogene Kurven) stellt eine Resultante aus Zellabbau in der Peripherie
(gestrichelte Kurve) und Zellausschüttung aus dem Knochenmark (punktierte Kurve) dar. Die Minuskomponente
(Zellabbau) ist in beiden als gleich groß angenommen. Li. die Leukocytenreizkurve beim splenektomierten Versuchstier, re. die Normalkurve zum Vergleich. Die stärkere negative Schwankung der Kurve, das spätere Eintreten
der überschießenden positiven Schwankung ließe sich zwanglos durch ein beim splenektomierten Tier verzögert
reagierendes Knochenmark deuten (punktierte Kurve li.)

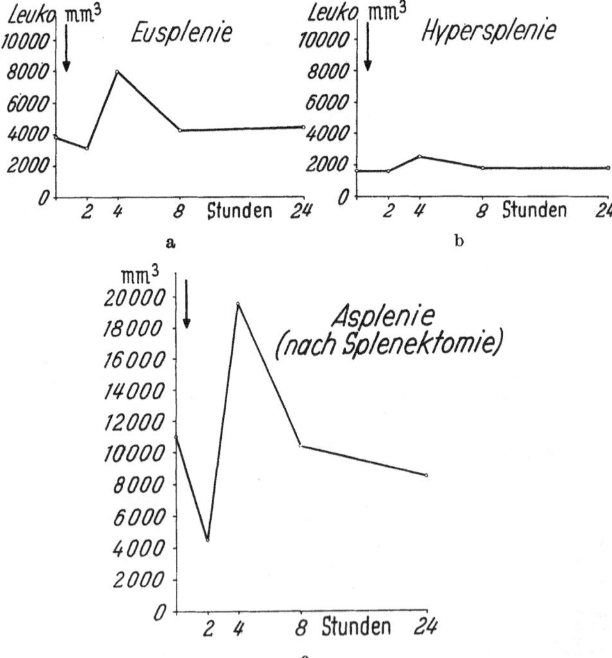

Abb. 14a—c. Leukocytenreizkurven. a) Bei normalen Versuchspersonen; b) bei splenopathischer Markhemmung;
c) nach Exstirpation einer normalen, rupturierten Milz

HEILMEYER haben auch beim Menschen Knochenmarksreizkurven von Leukocyten nach Splenektomien fixiert, deren Verlaufsform für Milzverlust kennzeichnend ist.

Wir haben solche Reizversuche bei über 180 Ratten und 50mal beim Menschen ausgeführt und dabei beobachtet, daß die Kurven oft zweiphasig verlaufen, also die Resultate eines Zellverbrauchs in der Peripherie und einer Zellausschüttung aus dem Knochenmark darstellen (Abb. 13). Aus der Verlaufsform läßt sich eindeutig ein Unterschied vor und nach Splenektomie erkennen und insbesondere auch bei kranken Milzen (Hypersplenismus) eine vollständige Aufhebung oder eine schwere Beeinträchtigung der Reaktionsmöglichkeit des weißen Markes zeigen (s. S. 69). Der Milzverlust bedingt eine unausgeglichene, etwas verzögerte, aber stark überschießende Leukocytenregulation mit extrem tiefen Minimal- und extrem hohen Maximalwerten (s. Abb. 14) (KRESTOW, SCHMIDT, STREICHER).

Aber nicht nur die Granulocyten sind nach Splenektomie vermehrt, eine Eosinophilie tritt ein, was besonders beim Auszählen in der Kammer feststellbar

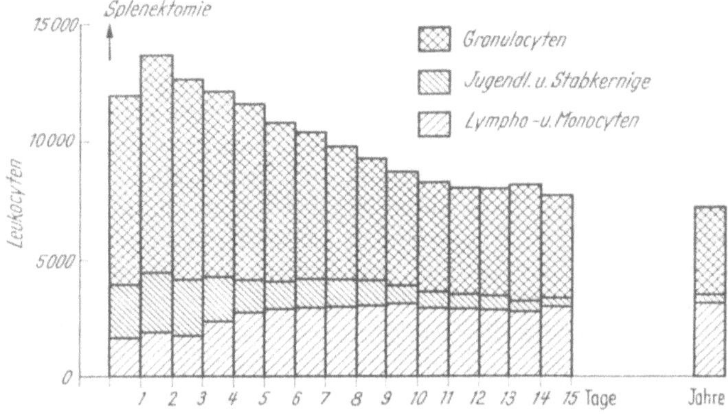

Abb. 15. Verhalten der Leukocyten nach Exstirpation einer rupturierten Milz (Durchschnittswerte von 30 Patienten). Die einzeln stehende Säule rechts zeigt die Werte bei der Nachuntersuchung (2—12 Jahre)

ist. Die Eosinopenie auf Aderlaß und ACTH ist verringert. Während die Granulocytose bei einem Teil der Fälle langsamer oder rascher zurückgeht, bleibt eine erst nach mehreren Tagen, gewöhnlich nach 2—3 Wochen eintretende Lymphocytose über viele Monate, ja Jahre erhalten (s. Abb. 15). So kann also wohl als gesichert angesehen werden, daß nach Milzverlust eine Vermehrung der Leukocyten eintritt, die mehr oder minder lange bestehen bleibt. Bei allen nachuntersuchten Patienten lagen die Leukocytenwerte an der oberen Grenze oder über der Norm, bei einem Drittel bestand auch nach Jahr und Tag eine ausgesprochene Leukocytose. Weiterhin findet sich eine verzögerte, stets überschießende Leukocytose auf Reize hin.

Man gewinnt den Eindruck, daß ein Verlust an Abwehrfunktion nach Splenektomie nicht nur durch eine Vermehrung der γ-Globuline, sondern auch durch Vermehrung weißer Blutzellen wettgemacht werden soll.

γ) *Thrombocytäres System*

Der dritte Markanteil, das thrombocytenbildende System erfährt nach Splenektomien eine erhebliche Steigerung seiner Funktion mit einer Vermehrung der Thrombocyten im peripheren Blut. Diese ist meist von kurzer Dauer, selten werden längere Thrombocytosen gefunden. Von einigen Autoren wird gleichzeitig eine Vermehrung der blättchenbildenden Megacaryocyten angegeben. Dies spricht für den Wegfall einer die Thrombocytenbildung zügelnden Funktion. Nur wenige Autoren nehmen eine vermehrte Zerstörung von Thrombocyten in der Milz selbst an. Dies scheint sehr unwahrscheinlich, da die Milz andererseits Thrombocyten speichern kann, ohne daß dieselben der Autolyse anheimfallen. Die Thrombocytenvermehrung kann postoperativ so starke Ausmaße annehmen, daß einige Autoren eine akute Thrombosegefahr für den Patienten daraus ablesen, was wir jedoch nicht bestätigen können.

Die *Blutgerinnung* ist nicht nur von der Höhe der Thrombocytenzahlen abhängig. Auch andere Gerinnungsfaktoren, wie der Quickwert und die Faktoren 2, 5 und 7 spielen eine Rolle und sind, wie die Untersuchungen von STÖRMER und KAUTSCH zeigten, nach Milzexstirpation verändert. Dennoch sind Thrombosen und Embolien entgegen allen Erwartungen nach Splenektomie äußerst selten. MÜLLER aus unserer Klinik hat zahlreiche Patienten genau mittels Thrombelastographie nach HARTERT (s. Abb. 33) sowie durch Überwachung der Thrombocytenzahlen untersucht. Er fand bis auf eine Zunahme der Gerinnungsfähigkeit des Blutes nach 5—7 Std. postoperativ, die dann wieder auf normale Werte zurückgeht, keine besondere Thrombosegefährdung für den splenektomierten Patienten.

Dies entspricht unserer Beobachtung, daß bei über 200 Splenektomien nicht mehr Thrombosen auftraten als nach anderen entsprechenden Operationen.

Anders sind die Verhältnisse, wenn die präoperativ oft notwendige Cortisontherapie über die Operation hinaus weitergeführt wird. Man sieht dann verkürzte Thrombelastographiewerte. Auch haben wir bei solchen Fällen manifeste Thrombosen und Infarkte gesehen. Es besteht ganz offenbar ein hemmender Einfluß der kranken Milz auf das Nebennieren-Hypophysenvorderlappensystem, das die präoperative Cortisontherapie bei vielen Splenomegalien notwendig macht (s. Abb. 19). Ist die Milz entfernt, so sollte die Cortisontherapie so rasch wie möglich abgesetzt werden (s. S. 202).

Die Thrombocytose nach Splenektomien hält im Gegensatz zur Leukocytose nicht sehr lange an. Wir haben sowohl bei unseren Fällen, als auch beim Studium der Literatur gesehen, daß die Thrombocytenvermehrung bis auf wenige Ausnahmen recht kurz ist und meist vom 15. Tage ab langsam aber kontinuierlich abzusinken pflegt. Bei Nachuntersuchungen fanden sich die Thrombocyten in keinem unserer Fälle vermehrt. GRIFFONI und MARINONI gaben an, neuerdings zwei thrombocytenregulierende Faktoren in der Milz getrennt zu haben. Beim einen handelt es sich um einen thrombocytenvermindernden, beim zweiten um einen eine Thrombocytose auslösenden Milzfaktor.

Stark beeinflußt wurde die Frage der milzbedingten Hemmung der Thrombocytenbildung im Mark durch Beobachtungen bei der essentiellen thrombocytopenischen Purpura. Diese Krankheit (Morbus Werlhof) wird als Teil eines „Hypersplenismus", also als ein Mehr oder Zuviel einer humoralen Funktion angesehen. Es scheint jedoch so, daß die bei kranken Milzen gewonnenen Erkenntnisse nicht ohne weiteres auf normale Milzen übertragen werden können. Es handelt sich wahrscheinlich mehr um Dysfunktionen als um Hyperfunktionen (s. auch S. 120ff.).

Aus exstirpierten Milzen konnten Extrakte gewonnen werden, die am Tier eine Thrombocytopenie auszulösen in der Lage sind. Ob es sich hier um markhemmende Substanzen oder um Thrombocytolysine handelt, ist nicht eindeutig entschieden. Doch scheint sich die Waage mehr auf die Seite der Markhemmung zu neigen. *Zusammenfassend läßt sich sagen, daß soviel als gesichert anzusehen ist, daß nach Splenektomie eine starke Thrombocytenvermehrung von meist recht kurzer Dauer eintritt; längeres Anhalten ist selten.*

e) Splenopathische Markhemmung (Hypersplenismus)

„Hypersplenismus" ist ein häufig gebrauchter Krankheitsbegriff. Diese Bezeichnung wird nicht nur für die splenopathische Markhemmung angewandt, für die sie zweifellos eine gewisse Berechtigung hat, sondern auch für hämolytische Krankheitsbilder. Hier ist sie sicher nicht am Platze. Der Begriff „Hypersplenismus", der von CHAUFFARD geprägt wurde, erfreut sich als Schlagwort großer Beliebtheit in der Klinik. Dazu muß gesagt werden, daß die normale Funktion der Milz nicht genügend geklärt ist, als daß wir eine Knochenmarkhemmung als absolut gesichert

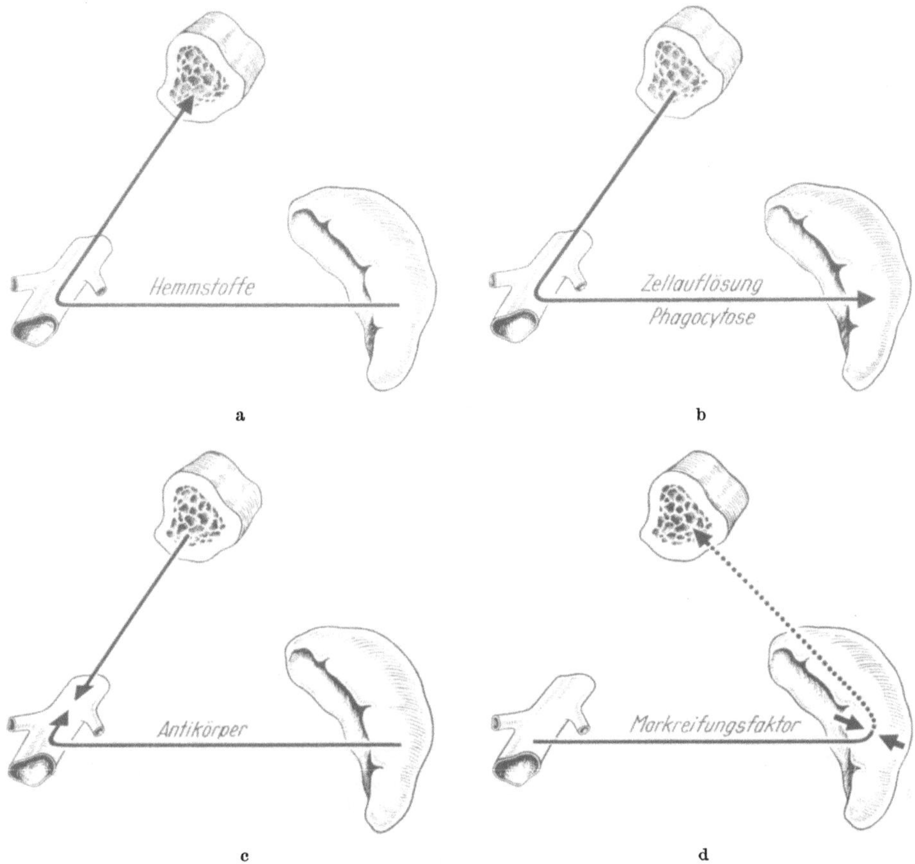

Abb. 16a—d. Wirkungsmechanismen des Hypersplenismus. a) *Direkte splenogene Markhemmung* durch einen in der Milz entstehenden, auf das Knochenmark einwirkenden Stoff; b) *gesteigerter Zellabbau* in der Milz; c) *Antikörperbildung* in der Milz (Immuno-Hypersplenismus); d) *indirekte splenogene Markhemmung* durch Zerstörung eines knochenmarkstimulierenden, im Blutserum vorhandenen Stoffes durch die Milz

in allen Fällen ansehen können. Lediglich eine Regulation des Marks, die nach Splenektomie zu einer Mehrproduktion an Zellen führt, ist gesichert. Wir gebrauchen deshalb den exakteren Begriff „Splenopathische Markhemmung", der besagt, daß eine kranke Milz eine Hemmung des Knochenmarks verursacht. Charakteristisch für die splenopathische Markhemmung ist:

1. Eine pathologisch veränderte, meist auch vergrößerte Milz,
2. ein hyperplastisches Mark mit mangelnder Zellausschüttung,
3. als dessen Folge eine Zellverminderung im peripheren Blut,
4. Beseitigung all dieser Symptome durch Splenektomie.

Die oben genannten drei Hauptsymptome der splenopathischen Markhemmung können durch die folgenden 4 Möglichkeiten entstehen:

a) Die Milz hemmt auf humoralem Wege Zellreifung und Zellausschwemmung aus dem Knochenmark *(direkte splenogene Markhemmung)* (Abb. 16a).

b) Gesteigerter Zellabbau in der Milz *(Cytolyse und Phagocytose)* (Abb. 16b).

c) In der Milz entstehen Antikörper, die im peripheren Blut Zellen zerstören *(Immuno-Antikörper-Hypersplenismus)* (Abb. 16c).

d) Gross führt als weitere Möglichkeit die Zerstörung eines das Knochenmark stimulierenden Plasmafaktors durch die überaktive Milz an (Abb. 16d).

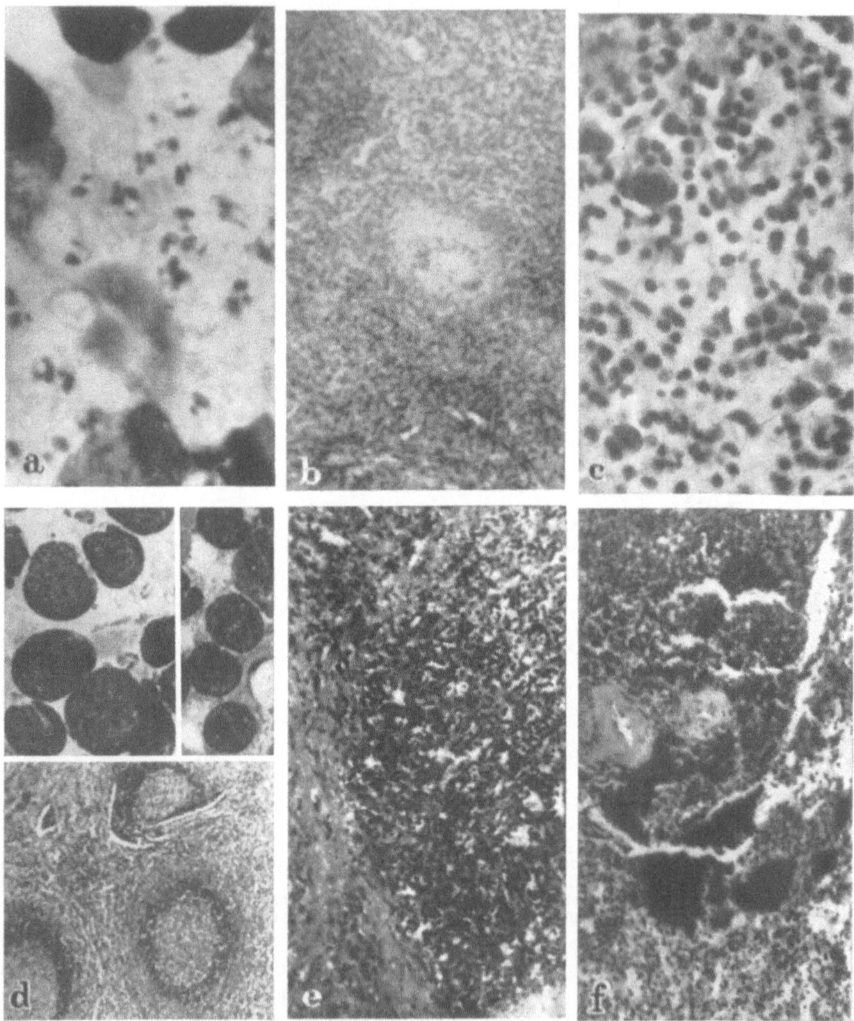

Abb. 17a—f. Mikrophotogramme verschiedener Milzen, die alle einen Hypersplenismus ausgelöst hatten. a) Milzpunktat bei Kala Azar. Die kleinen länglichen Gebilde sind die Zellkerne der Leishmania donovani, neben denen stets ein Blepharoplast liegt. Die Erreger liegen in der Mehrzahl intracellulär. Die dunklen rundlichen Gebilde am Ober- und Unterrand des Bildes sind die Zellkerne von Reticulumzellen; b) Milztuberkulose (histologischer Schnitt eines Operationspräparates). In der Mitte eine Langhanssche Riesenzelle mit Palisadenstellung der Zellkerne; c) Morbus Hodgkin (Mikrophotogramm des histologischen Schnittes eines Operationspräparates); d) Morbus Brill-Symmers (li. oben: Milzpunktat mit großen protoplasmaarmen, unreifen Reticulumzellen, re. oben: Ausstrich aus der exstirpierten Milz, unten: histologisches Übersichtsbild); e) Milzcirrhose (Morbus Banti), histologischer Schnitt eines Operationspräparates; f) Thorotrastspeicherung (histologischer Schnitt eines Operationspräparates)

Welche Krankheiten sind es nun, die eine Markhemmung hervorrufen? Wir haben gefunden, daß praktisch alle mit einer Milzvergrößerung einhergehenden Prozesse zu einer Markhemmung führen können. Es ist auffällig, daß so bemerkenswerte pathologische Funktionen wie die Hemmung der Blutzellbildung durch Ursachen der verschiedensten Ätiologie entstehen (Abb. 17). Das wirksame Prinzip scheint hier in jedem Fall eine Hyperplasie der Splenocyten zu sein, bei gleichzeitiger vermehrter Blutdurchströmung bzw. pathologischen Kreislaufverhältnissen. Bei der splenopathischen Markhemmung läßt sich eine idiopathische Form unbekannter Genese von symptomatischer Markhemmung bei bekannten Milzkrankheiten unterscheiden. Im anglo-amerikanischen Schrifttum wird auch von primärem oder sekundärem Hypersplenismus gesprochen.

Die Erfolge der Splenektomie sind bei primär von der Milz ausgehenden Cytopenien gut (etwa 85—95%), während sie bei Systemerkrankungen (sog. sekundäre Hypersplenien) im allgemeinen nicht befriedigend sind (FERRIS u. Mitarb., SCHWARTZ und HARTZ).

In der Liste der Krankheiten, die eine Markhemmung auslösen können, finden sich eine ganze Reihe akuter und chronischer Infekte (wie Bilharziose, Kala-Azar, Morbus Bang, Morbus Boeck, Morbus Felty, Morbus Pfeiffer, Malta-Fieber, Milz-Tuberkulose, Milz-Lues) sowie Stauungsprozesse bei Lebercirrhose, Milzvenenthrombose, Pfortaderthrombosen oder Pfortaderstenosen; weiterhin Erkrankungen, die vom Reticulum ausgehen oder verschiedene Granulome, wie z. B. Morbus Hodgkin, Morbus Brill-Symmers, sarkomatöse Reticulosen, Morbus Gaucher, Morbus Niemann-Pick oder gar Neubildungen (also Milzsarkome, Hämangiome, Myelome) (Abb. 17)

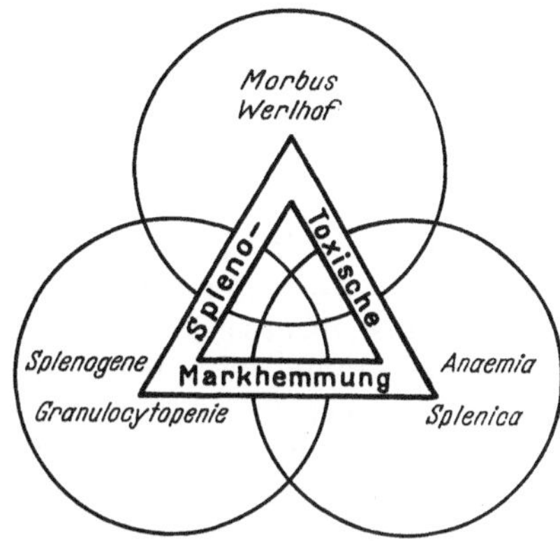

Abb. 18. Syndrom der depressiven Hypersplenie. Reine Formen sind selten, meist sind alle drei Gruppen der Zellbildungsreihe im Mark ergriffen

(SCHOUSBOE, FILIPPI, ENGELBERTH-HOLM, CREMER, HEILMEYER und BEGEMANN, STREICHER, BERNARD und AUVERT, EVANS und DOAN, u. a.).

Die Markhemmung kann nun die gesamte Zellproduktion im Knochenmark, also rotes, weißes und thrombocytenbildendes System betreffen, oder aber sie kann mehr oder minder auf eines dieser Systeme beschränkt bleiben, wobei reine Formen verhältnismäßig selten sind (Abb. 18). In den meisten Fällen sind bei bevorzugter Hemmung eines Systems auch die beiden anderen Systeme mehr oder minder mitgegriffen. Eine isolierte Hemmung der Erythropoese (Anaemia splenica) ist recht selten. In der überwiegenden Mehrzahl dieser Fälle ist zumindest das leukocytäre System mitgegriffen.

Wir selbst haben einen Kranken mit Lebercirrhose und isolierter splenomegaler Markhemmung des erythropoetischen Systems beobachten können. Über längere Zeit waren Leukocyten und Thrombocyten stets im Bereich der Norm. Durch konservative Behandlung konnte der Zustand einigermaßen stationär gehalten werden, solange, bis schließlich zusätzlich sich ein hämolytisches Syndrom hinzugesellte. Durch die Hämolyse mit ihrem raschen Zellverschleiß in der Peripherie kam es bei der gleichzeitig bestehenden Markhemmung zu einer sehr rasch zunehmenden, gefährlichen Anämie. Diese machte die Splenektomie erforderlich. Der Erfolg war gut. Beide Symptome, hämolytisches und splenotoxisches wurden durch die Entfernung der Milz beseitigt. Einen spontan geheilten Fall auf entzündlicher Basis, der mit einem hämolytischen Syndrom begann und dann zusätzlich eine Markhemmung erlitt, beschreibt HEILMEYER.

Ausgeprägte Markhemmungen bei hämolytischen Anämien scheinen aber nicht häufig zu sein (s. S. 105 u. 106).

Ebenso selten wie die *reine Hemmung der Erythropoese* ist eine isolierte splenopathische Neutropenie. Klinisch ist es bei diesen Fällen stets notwendig, differentialdiagnostische Überlegungen anzustrengen, ob es sich um eine Krankheit sui generis, oder um eine symptomatische, sekundäre Markhemmung bei einer Affektion der Milz handelt. Gerade bei den sekundären, symptomatischen Formen sind Vor- und Nachteile der Splenektomie besonders kritisch abzugrenzen. Wir selbst konnten in unserem Material 18 splenopathisch bedingte Granulocytopenien finden. Insgesamt handelte es sich 13 mal um eine mehr oder minder ausgeprägte Lebercirrhose mit und ohne portale Stauungserscheinungen, einmal um eine Miliartuberkulose der abdominellen Organe, einschließlich der Milz. Nur in einem Fall war eine primäre idiopathische Neutropenie — Typ Wiseman-Doan — anzunehmen (s. S. 119).

Auch das *thrombocytenbildende System* ist verhältnismäßig häufig von der Hemmung mitbetroffen. Hier jedoch kommen reine Formen von Thrombocytopenien sehr viel öfter vor, als wir reine Formen von Neutropenien oder reine splenopathisch bedingte Anämien beobachten. Die symptomatischen Formen müssen unbedingt von den primären Thrombocytopenien — Morbus Werlhof — abgegrenzt werden (s. S. 120).

Wie das Syndrom der splenopathisch bedingten Cytopenien zu erklären ist, kann auch heute noch nicht eindeutig gesagt werden. Die Möglichkeit der Cytolyse in der Milz ist ebenso gegeben wie bei der hämolytischen Anämie, die für Thrombocyten und Granulocyten neuerdings wieder mehr diskutiert wird (VICHA, KUNZ). Dem entgegen steht die Annahme einer Hemmwirkung der Milz auf das Knochenmark, die sich vor allem auf die Ergebnisse der Markpunktionen stützt. Die Cytopenien in der Peripherie wären zwar zwanglos durch einen Mehrverschleiß in der vergrößerten Milz erklärbar. Das hyperplastische Mark jedoch mit seinen Reifungshemmungen, mit seiner Vermehrung von unreifen und jugendlichen Zwischenformen, läßt sich nicht sehr gut durch einen vermehrten Nachschub im Sinne einer Hyperfunktion erklären. Zumal dann ja auch in der Peripherie, ebenso wie bei den hämolytischen Anämien vermehrte Proerythrocyten (Reticulocyten) und dazu jüngere Granulocytenformen gefunden werden müssen. Dies ist jedoch nicht der Fall. Es sind zahlreiche Experimente durchgeführt worden, um die Einflüsse der Milz auf das Knochenmark nachzuweisen.

BOCK und FRÄNZEL konnten seinerzeit wahrscheinlich machen, daß auch die normale Milz eine gewisse Hemmung auf das Knochenmark ausübt. Sie konnten, indem sie das Blut der V. linealis beim Versuchstier direkt der V. cava unter Umgehung der Leber zuführten, Cytopenien erzielen. Ebensolche Cytopenien sind durch Milzvenenligatur, durch eine experimentelle Milztuberkulose oder durch Milzblockade nach Verabreichung von Gelatine, Albumin, Polyphenylalkohol oder von Cellulose oder anderen Polymeren zu erreichen (DOAN und SABIN, JOMBRES, KISSMEYER-NIELSEN, HUEPER u. Mitarb., PALMER, EICHWALD, CARTWRIGHT und WINDROBE). Auch durch verschiedene Organextrakte und durch intraliale Oestrogeninjektionen gelang es, Markhemmungen zu erzeugen (AWEZZU, MORETTI, CASTETS und MARMAREC).

Selbst beim Menschen erreichte man mit Milzextrakten eine Verminderung der Erythrocyten bei gesunden Versuchspersonen und beim Polyglobuliekranken. Doch hält die Verminderung der Zellzahlen nicht lange an. Im Tierversuch wurden vor allem Thrombocytopenien erzeugt. Die Extrakte wurden meist mit Aceton zubereitet, seltener mit Kochsalz oder Ringer-Lösung allein. Die inzwischen aufgetretene Frage, ob Reifungshemmung und Hemmung der Ausschwemmung der Zellen aus dem Knochenmark vom gleichen Stoff reguliert werden, ist noch offen. Es wird jedoch angenommen, daß zumindest die Thrombocyten-Ausschwemmung und ihre Menge im peripheren Blut von verschiedenen Prinzipien gelenkt werden

(Molten). Wir selbst fanden bei unseren hämolytischen Anämien die Leukocyten im Reizversuch ebenso wie bei Markhemmungen reagierend, ohne daß ihre Gesamtzahl vermindert war. Wir glauben daraus schließen zu dürfen, daß Reifung und Ausschwemmung durch verschiedene Prinzipien reguliert werden (s. S. 105 und S. 106, Abb. 54). In Tierversuchen konnte mit Extrakten menschlicher pathologischer Milzen, die eine partielle oder teilweise Hemmung der Markfunktion ausgelöst hatten, ähnliche Ausfallserscheinungen am Tier erzielt werden. Auch mit Durchströmungsflüssigkeiten, die durch Perfusion exstirpierter menschlicher Milzen gewonnen worden waren, konnte teilweise oder totale Hemmung der intraossalen Blutbildung erreicht werden (Tomoda).

Überblickt man diese zahllosen Versuche, so zeigt sich, daß ganz verschiedenartige Reize der Milz in der Lage sind, Cytopenien und z. T. auch erhebliche Markhemmungen zu erzeugen. Ob normalerweise die in der Milz entstehenden Hemmstoffe in der Leber inaktiviert werden, ist trotz zahlreicher inzwischen angestellter Versuche noch nicht eindeutig entschieden. Zwar scheinen einige Untersuchungsergebnisse hierfür zu sprechen, doch stehen andere Beobachtungen dem entgegen.

Sicherlich darf man die Ergebnisse, welche an pathologischen Milzen gewonnen wurden, nicht ohne weiteres auf Normalfunktionen übertragen. Die Beobachtungen an Patienten mit portocavalen Anastomosen sind auch nicht eindeutig.

Die pathologische Milz verursacht nicht nur eine Verminderung der Gesamtleukocytenzahl, sondern reagiert auch auf Reize hin wesentlich langsamer oder gar nicht mit einer Granulocytenausscheidung.

Moeschlin, Linke, Heilmeyer u. a. konnten durch Reizversuche zeigen, daß nach Entfernung einer solchen Milz rascher Granulocyten mobilisiert werden als vor der Operation. Wir haben diese Versuche bei zahlreichen Patienten reproduzieren können und das genaue Verhalten der Granulocytopoese auf Reize hin am gesunden Versuchstier studiert. Hierbei zeigte sich, daß nach Entfernung einer vorher gesunden Milz der Reizversuch anders verläuft als zuvor (Abb. 13 u. 14). Wir fanden, daß sowohl der Leukocytenverschleiß nach Splenektomie auf Pyrexalreiz wesentlich größer ist als normalerweise, als auch die Reaktion des Knochenmarks zwar langsamer, aber extrem stark erfolgt und länger anhält. Die Regulation ist daher unausgeglichen, verzögert und zeigt minimal und maximal erheblich hohe Werte (s. auch S. 24 u. 86).

Es ist sicher, daß die normale Milz regulierend auf die Zellen des peripheren Blutes und auf ihre Neubildung im Knochenmark einwirkt; ebenso auch, daß in der Milz entstandene myelotrope Stoffe in normaler Leber eine Umwandlung erfahren oder dort gespeichert werden. Der Milzverlust ändert die Reaktionsweise des Knochenmarks auf Reize. Pathologische Milzen mit Hyperspleniesyndrom heben die Reizwirkung meist vollständig auf. Solange die diesen biologischen Reaktionsabläufen zugrunde liegenden Substanzen nicht isoliert sind, läßt sich über ihre Eigenschaften, ihre Wirkungsweise, ihre Entstehung und ihren Abbau nichts Endgültiges sagen.

2. Milz und Leber

Zwischen Milz und Leber bestehen wechselseitige Verbindungen. Einmal dadurch, daß das gesamte aus der Milz kommende Blut durch die Pfortader der Leber zugeführt wird und hierdurch Stoffe, die in der Milz entstehen oder abgebaut wurden, an die Leber weitergereicht werden. Nimmt durch vermehrte arterielle Blutzufuhr die Durchströmung der Milz zu, so fließt dieses vermehrte Blutvolumen über die Pfortader in die Leber. Und umgekehrt kann es Rückstauungen von Pfortaderblut in die Milz geben, wenn die Leberpassage behindert ist. Die Arteria lienalis und die Arteria hepatica haben beide ihren gemeinsamen Ursprung in der Arteria coeliaca (Abb. 2).

Aber nicht nur durch die arterielle Gefäßversorgung und die Verbindung durch die Pfortader besteht eine gegenseitige Einflußnahme der beiden Organe aufeinander, sondern auch durch die Versorgung mit sympathischen und parasympathischen Nerven aus dem Ganglion coeliacum. Auf Grund dieser anatomischen Verbindung wirken Leber und Milz bei vielen funktionellen Vorgängen zusammen und ergänzen sich. Es muß hier vor allem der Abbau von Erythrocyten und Hämoglobin zu Bilirubin, der in der Milz beginnt und in der Leber fortgesetzt wird, genannt werden (s. S. 17). Das RES von Leber und Milz reagiert gleich oder ähnlich und hat viele gemeinsame Funktionen. Auch unter pathologischen Verhältnissen kann das RES beider Organe betroffen sein. Die große Bedeutung der Milz für den Pfortaderkreislauf und damit für die Leber haben wir weiter unten (s. S. 42ff.) ausführlich beschrieben. Durch Kontraktion der Milz im Schock kommt es zur Auspressung des Reserveblutes, zur Bildung von Kurzschlüssen durch einen besonderen Schleusenmechanismus, der gestattet, daß das Blut ähnlich einer arteriovenösen Fistel rasch und insbesondere ohne Abnahme an O_2-Sättigung der Pfortader und damit der Leber zugeführt wird, die ebenfalls ihr Blut auspreßt. Hierdurch wird der Vena cava und dem rechten Herzen eine verhältnismäßig große Blutmenge angeboten. In Ruhe, während der Verdauung und bei Muskelarbeit reguliert die Milz wesentlich die der Leber zugeführte Pfortaderblutmenge (s. Abb. 28). Fällt die Milz durch Krankheit oder Verlust aus, so sind diese Regulationsmechanismen gestört (s. S. 47). In der Milz entstehende Substanzen werden in der Leber z. T. abgebaut oder umgebaut. Gelangen diese Substanzen unter Umgehung der Leber in den Kreislauf, so können sie dort bestimmte Effekte auslösen. So konnten BOCK und FRÄNZEL wahrscheinlich machen, wie wir oben gezeigt haben, daß die Milz eine die Reifung der Zellen im Knochenmark hemmende Substanz erzeugt, die normalerweise in der Leber abgebaut, verändert oder gespeichert wird. Ähnlich ist zum Zustandekommen des Milz-Leber-Herzmuskelmechanismus (REIN, SCHMIER) das gemeinsame Funktionieren beider Organe erforderlich. Auch von außen in die Milz eingebrachte Substanzen, wie z. B. Adrenalin, verlieren ihre Wirkung, wenn sie die Leber passieren. Hierauf beruht ein neuerdings von BOLLER und DEIMER ausgearbeiteter Test (s. S. 69) einer intralienalen Adrenalininjektion, der Aufschluß darüber gibt, ob das Milzvenenblut die Leber passiert oder über Kollateralen den großen Kreislauf erreicht (Abb. 38).

Erkrankt die Milz durch eine akute oder chronische Entzündung, so kommt es zur Milzschwellung und zur Hyperämie. Das vermehrte Blutvolumen der Milz wird der Pfortader und damit der Leber zugeführt, was für die Leber nicht ganz gleichgültig ist. Es kann zu Störungen in den portalen Feldern kommen, die sich zunächst in einer Infiltration, später auch in Bindegewebsvermehrung äußern. Ein und dieselbe Schädigung kann aber auch Leber und Milz gemeinsam betreffen, wenn sie sich an einem bestimmten, in beiden Organen vertretenen Gewebe abspielt, sei es am reticuloendothelialen System oder am Gefäßsystem. Beispiele sind Speicherkrankheiten oder Speicherungsprozesse (z. B. durch Thorotrast, Amyloidose u. a.). Aber auch Cirrhosen können gleichzeitig am RES der Leber und der Milz, ja sogar im Knochenmark lokalisiert sein. Man hat nicht zu Unrecht von Mesenchymatosen gesprochen. Umgekehrt kann es auch bei Erkrankungen der Leber, insbesondere wenn diese mit einer Erhöhung des Durchströmungswiderstandes einhergehen, zur Rückstauung des Pfortaderblutes und damit zur Milzstauung kommen. Diese Prozesse sind uns besonders von den Lebercirrhosen bekannt, die den Hauptanteil der Ursachen der portalen Hypertension mit etwa 85% stellen (s. auch S. 153).

3. Milz und Herzmuskel

Keine der Beziehungen der Milz zu den anderen Organen ist so exakt untersucht, wie die Beziehungen der Milz zum Herzmuskel. REIN und seine Schule haben die humorale Fernwirkung der Milz auf den O_2-Stoffwechsel des Herzens, besonders bei Sauerstoffmangel, eingehend untersucht und durch zahlreiche Experimente weiter aufgehellt. Er nannte den wirksamen Stoff, der noch nicht isoliert werden konnte, Hypoxylienin. Durch elektrische Reize der Hilusnerven wurde in Anoxie die Herztätigkeit verbessert. Der Blutdruck steigt noch während der Herzbelastung wieder an und bleibt längere Zeit erhöht. Es wird bemerkt, daß der Herzstoffwechsel sich durch die Zufuhr von Substanzen aus der Milz nach Reizung der Milznerven in seinem Wirkungsgrad erheblich verbessert. MESSMANN und SCHMIER konnten zeigen, daß bei gesteigertem arteriellen Druck und Vermehrung des Herzminutenvolumens die Coronardurchblutung sich verminderte, ohne daß Zeichen einer Durchblutungsstörung auftraten. Auch die auf Grund dieses Versuches wahrscheinliche Sauerstoffeinsparung konnte erwiesen werden, verbunden mit einem gleichzeitigen Rückgang der CO_2-Abgabe. Irgendwelche Zeichen einer Erhöhung des anaeroben Stoffwechsels ließen sich nicht finden, so daß nur die Annahme einer Rationalisierung der Herzarbeit die beobachteten Phänomene erklären kann. Die Substanz, die diese intensive Erhöhung des Wirkungsgrades des Herzstoffwechsels auslöst, ist nicht isoliert. Doch ist sie — soviel kann wohl heute schon gesagt werden — kein Eiweißkörper und nicht großmolekular. Eine intakte Leber ist Voraussetzung für die Wirkung der aus der Milz stammenden — evtl. in der Leber umgebauten — Stoffe. Ob die Substanzen nur am Herzmuskel oder auch an anderen Organen wirksam werden, ist nicht bekannt.

Die Bedeutung des Milz-Leber-Herzmuskel-Prinzips für den Menschen und seine Veränderung bzw. sein Ausfall nach Milzverlust wird unterschiedlich beurteilt. Die Kompensationsmöglichkeit des menschlichen Organismus ist wahrscheinlich so groß, daß unter einer normalen, einem Patienten zumutbaren Belastung sich die Wirkung solcher Substanzen nicht nachweisen läßt. So zeigten z. B. Untersuchungen an 33 Patienten mit Leberverletzungen und 19 Patienten mit Milzverletzungen 2 Jahre nach der Verletzung weder am Kreislauf noch im EKG in Ruhe, bei Arbeit und bei Sauerstoffmangel in der Unterdruckkammer irgendwelche Ausfallserscheinungen (HERMANUZ und WESTERBERG).

4. Milz und endokrines System

Unter innerer Sekretion verstehen wir die Abgabe von Hormonen aus epithelialem Drüsengewebe. Diese Inkrete werden humoral im Körper verteilt wirksam und ihr Fehlen ruft Ausfallserscheinungen hervor, welche durch die Zufuhr der spezifischen Substanz verhindert, bzw. beseitigt werden können. Unter dieser Definition kann die Milz nicht als Produzent echter Hormone angesehen werden, denn einmal ist sie kein epitheliales Organ, zum andern lassen sich die Ausfallserscheinungen nach Splenektomie durch Milzextrakt nicht sicher verhindern oder kompensieren. Dennoch zeigt die Milz als mesenchymales Organ eine ganze Reihe von „Fernwirkungen", induziert durch Stoffe, die im Blut und Säftestrom gelöst sind und, wie die oben angeführten Parabioseversuche zeigen, mit ihm übertragen werden können. Wir haben die Beziehungen der Milz zum Knochenmark und zum Herzmuskel bereits oben als Beispiele der Fernwirkung in der Milz entstandener Substanzen zu anderen Organen besprochen.

Beziehungen der Milz zu Organen der inneren Sekretion haben besonders dazu beigetragen, daß von Milzhormonen gesprochen wurde. Diese Beziehungen zum endokrinen System beruhen entweder auf einer gleichsinnigen oder einer antagonistischen Wirkung. Ob es sich hierbei um direkten Einfluß auf die betreffenden

Organe oder um die Bereitstellung von Substanzen, die als Katalysatoren im Erfolgsorgan wirksam werden, handelt, läßt sich heute noch nicht mit Sicherheit sagen.

So wurde wahrscheinlich gemacht, daß ein Antagonismus zwischen Schilddrüse und Milz besteht. Nach Schilddrüsenexstirpation vergrößere sich die Milz und nach Splenektomie vergrößere sich die Schilddrüse. Die vagotrope Tendenz des vegetativen Systems wird im Tierexperiment durch zusätzliche Splenektomie wieder ausgeglichen (SCHLIEPHAKE, ASHER). Beziehungen der Milz zur Hypophyse, zu den Keimdrüsen werden, seit eine vermehrte Prolanausscheidung nach Splenektomie beobachtet wurde, immer wieder diskutiert (SAUERBRUCH und KNAKE, PAREY und GUMME).

Der Effekt auf den Hypophysenvorderlappen, bzw. auf die Nebennierenrinde wird an vermehrter Ausscheidung von 17-Ketosteroiden erkennbar (SONDERMANN). Andere Untersuchungen — vor allem Tierexperimente — konnten keinen Einfluß der Milz auf die Nebennierenrinde nachweisen. Andererseits liegen Beobachtungen vor, daß es nach Hypophysektomie zur Atrophie der Milz kommt (FASS und EIDENMÜLLER, SCHLIEPHAKE). Die Milzen von 15 Patientinnen der Heidelberger Klinik, die eine Radiogoldausschaltung der Hypophyse wegen metastasierendem Mamma-Carcinom erhalten hatten, zeigten 5 mal normale, 8 mal erhöhte und nur 2 mal verminderte Milzgewichte (HERFARTH). In dem Wirkungsdreieck Hypophysenvorderlappen-Nebennierenrinde-Milz-Knochenmark, scheint die Milz eine hemmende, bzw. regulierende Funktion auszuüben (s. Abb. 19).

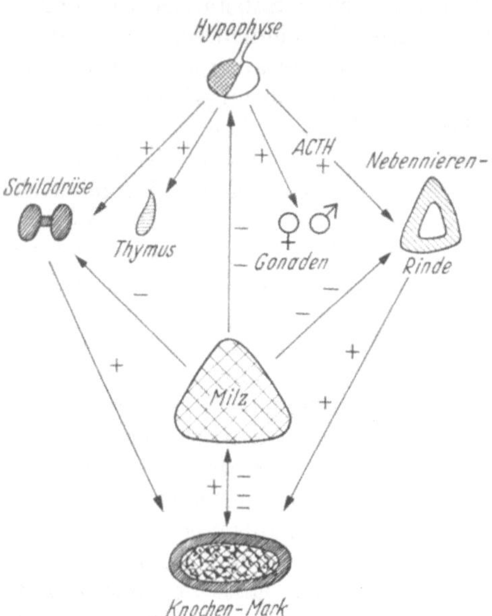

Abb. 19. Beziehungen der Milz zum Knochenmark und zum endokrinen System

Wie zwischen Schilddrüse und Milz scheinen Beziehungen zwischen Milz und Thymus zu bestehen (Abb. 19). Die Exstirpation des einen Organs soll eine Hyperplasie des anderen bedingen. Ob es sich hierbei nicht hauptsächlich um Änderungen des Sympathicotonus und damit um Änderungen der Stoffwechsellage handelt, ist nicht eindeutig entschieden; die Befunde würden durch diese Annahme am sichersten erklärt. Man hat auch Entwicklungsstörungen bei jugendlichen Individuen auf eine vorausgegangene Splenektomie zurückgeführt. Solche Beobachtungen sind jedoch nicht in jedem Falle von Splenektomie — auch nur andeutungsweise — nachweisbar, wie dies für eine Hormonwirkung zu fordern wäre (BAGGIO, SALKIND, SILVESTRINI).

RADOSSAVLIEVITC hat einen Fall mitgeteilt, bei welchem es im Alter von 22 Jahren nach Entfernung eines Milztumors — wahrscheinlich bei M. Banti nach ausgeheilter, früherer Malariainfektion — zur vollständigen Beseitigung des infantilen Habitus, zur ersten Menstruation mit völliger Beseitigung der genitalen Hypoplasie und nach einiger Zeit zur Geburt eines gesunden Kindes kam. Bei einem 27 jährigen Patienten konnte noch Längenwachstum und ein Ausgleich von Hypoplasien durch die Splenektomie erreicht werden (FREYMANN). Es ist eine

Eigenart der Milz, daß ihre pathologischen Funktionen sehr viel eindrucksvoller sind und sich leichter erfassen lassen als die normale Physiologie des Organs.

Wenn wir die Leistungen der Milz, soweit sie humoral an anderen Organen oder an fernen Funktionen wirksam werden, zusammenfassen, so ist zu sagen, daß die diesen Prinzipien zugrunde liegenden Stoffe nicht als Hormone bezeichnet werden dürfen, es sich jedoch um Substanzen handelt, die vom reticuloendothelialen System gebildet werden und z. T. Charakter von Antikörpern haben, zum anderen Teil Produkte des Stoffwechsels darstellen. Diese Substanzen sind bisher nicht isoliert worden, sind flüchtig, keine Eiweißkörper und nicht großmolekular. Sie wirken im Sinne eines Ausgleichs im Regulationssystem, das die Verhältnisse verschiedener Organe und ihre Funktion zueinander koordiniert. *Die aufgeführten Beispiele der Milz-Knochenmark-Beziehung und der Beziehung der Milz zu endokrinen Organen sind nur ein Teil eines, wie wir meinen möchten, entwicklungsgeschichtlich älteren Regulationsprinzips, das neben der nervösen und hormonalen Steuerung humorale Fernwirkungen verschiedener Organe und Organsysteme zueinander unterhält.*

C. Die Milz als Organ des reticuloendothelialen Systems

An allen Funktionen des reticuloendothelialen Systems nimmt die Milz lebhaften Anteil. Beherbergt sie doch etwa $^1/_4$ der gesamten reticulären Zellen. Weiterhin nimmt man an, daß etwa ein Drittel aller lymphatischen Zellen in ihr vereint sind. Gerade die menschliche Milz hat neben ihrer Aufgabe als Kreislauforgan eine ganz besondere Bedeutung als Abwehr- und Immunisierungsorgan. Diese Abwehrfunktion erfolgt durch Bildung von Lymphocyten und Makrophagen, vor allem jedoch durch die Bildung von Antikörpern sowie durch die Speicherfähigkeit der Milz. In der Milz werden aus dem strömenden Blut ständig alte und pathologische Zellen, Zelleinschlüsse wie Jollykörperchen, Pigmente, Zellreste, ja auch Bakterien und Protozoen abgefiltert und weiter abgebaut. Man hat daher nicht zu Unrecht die Milz als Lymphknoten der Blutbahn bezeichnet.

1. Die Phagocytosefähigkeit

Phagocytosefähigkeit der Milz beruht einmal auf ihren anatomischen Voraussetzungen: Die großen Milzsinus, in denen das Blut eingedickt werden kann und in denen es zum völligen Stillstand oder wenigstens zur Stromverlangsamung kommt, und das Reticulum der roten Pulpa sind geeignet, allein auf mechanische Weise eine physikalische Reinigung des Blutes wie in einem Schlammfang zustande zu bringen. Darüber hinaus sind in der roten Pulpa zahlreiche Makrophagen lokalisiert, die als „histiocytäre Uferzellen" eine besondere Affinität zu allen Fremdstoffen haben, die sie gierig phagocytieren.

Bei zahlreichen Infektionskrankheiten finden sich *Erreger* in der Milz, die hier abfiltriert und festgehalten werden und der Auflösung anheim fallen.

Überleben die Erreger, kommt es zu Infektionen der Milz selbst, die bis zur Abszeßbildung führen können. Mit der Auflösung als solcher ist es jedoch nicht getan. Es ist wahrscheinlich, daß dieselben Zellen, die mit den Toxinen und Noxinen in Berührung kommen, durch die Auflösungsvorgänge und die chemische Umsetzung der bei der Auflösung körperfremder Proteinkörper geleisteten Arbeit zur Antikörperbildung angeregt werden. Antikörper werden auch an das periphere Blut abgegeben und gelangen in den Kreislauf, so daß die Abwehrwirkung nicht nur eine lokale ist, sondern eine allgemeine wird (s. Abb. 24).

Pigmente, die beim Blutabbau frei werden, Malariapigment oder parenteral in den Körper eingebrachte Substanzen wie Farbstoffe, großmolekulare Polysaccharide, kolloidale Blutersatzmittel, Thorotrast u. a. mehr werden im Reticulum der Milz, insbesondere in den Splenocyten, nachdem sie aus dem Blut abgefiltert sind, abgelagert und über lange Zeit gespeichert. Fremdkörper werden vor allem perifolliculär abgelagert. Dies hängt mit der Durchströmung der roten Pulpa zusammen, die man in eine subcapsuläre perifolliculäre, und in eine interfolliculäre Zone nach HERRLINGER einteilt, wobei die perifolliculäre Zone weniger oder keine Sinus enthält.

Auch *Lipoidspeicherung* kann in gesunden Milzen beobachtet werden. Bei den sog. Speicherkrankheiten (s. S. 132) ist sie extrem gesteigert. Hinzu kommt dort noch eine starke Lipoidämie. Vermehrte Speicherung führt zur Hyperplasie des Organs, zum sog. *spodogenen Milztumor*. Die Speicherzellen haben ein aufgetriebenes schaumig wabiges Protoplasma, der Kern ist oft ganz an die Wand gedrückt und passiv verändert.

Bei *gesteigerter Hämolyse* finden sich in der Milz teilweise intracellulär in Makrophagen, Pulpazellen und Reticulumzellen, z. T. auch in und zwischen den Fibrillen gelagerte Hämoglobinabbauprodukte, die oft in Kristallform, meist jedoch in feinsten amorphen Körnchen über das Protoplasma verteilt sind. Bilirubinkristalle kommen vor allem bei Kindern zur Beobachtung, während Erwachsene, vor allem in höheren Lebensaltern, Hämosiderin speichern. Malariapigment entsteht in den Parasiten selbst aus Hämoglobin und tritt nach Zerstörung der Erythrocyten ins Plasma über. Es wird im gesamten RES, vor allem jedoch in der Milz abgefiltert und gestapelt. Größtenteils liegt es als schwarz-graues Pigment extracellulär, seltener in Granulocyten und Makrophagen (s. Abb. 7).

Von außen in die Blutbahn eingebrachte Substanzen, wie Kohlepigment, welches gelegentlich aus anthrakotischen Lymphknoten in die Blutbahn gelangt oder das in Emphysemlungen die Gefäßwand passieren kann, werden im Reticulum der Milz abgelagert (ARNOLD).

Wir selbst konnten mehrere Patienten beobachten, die erhebliche *Thorotrastablagerungen* nach Arteriographien zeigten. Zwei Patienten wurden wegen stärkerer abdomineller Beschwerden mit Markhemmung splenektomiert und dadurch die Symptome gebessert. Die Splenektomie empfiehlt sich vor allem dann, wenn Beschwerden von seiten der Milz vorhanden sind und mehr Thorotrast in der Milz, weniger in der Leber abgelagert ist. Nach Messungen von THIERBACH u. Mitarb. verhält sich die Ablagerung und damit die Strahlenmenge in den betroffenen Organen wie folgt:

Milz	16
Leber	1
Knochenmark	0,07

Die Thorotrastablagerung nimmt im Laufe der Jahre in der Milz zu, aus der Leber hingegen wird die Substanz auf dem Lymphwege teilweise eliminiert und liegt dann in den periportalen Lymphknoten oder gelangt sogar von der Leber in die Milz. Es kommt zu bevorzugter Speicherung in der Milz, weil das Reticulum der Milz zu Hyperplasie neigt und das gesamte Organ bei Speicherung größer wird und in der Lage ist, mehr Thorotrast zu speichern als eine normale Milz. Bei einem unserer Kranken fand sich 13 Jahre nach cerebraler Angiographie eine fast isolierte Thorotrastablagerung in der Milz, wogegen die Leber fast frei war. Die Strahlenbelastung ist, worauf K. H. BAUER schon vor über 20 Jahren hinwies, wesentlich stärker als man früher geneigt war anzunehmen, insbesondere weil sie für das ganze Leben in gleicher Intensität vorhanden bleibt. Thorotrast wird deshalb heute nicht mehr verwandt, zumal andere, gleichwertige Kontrastmittel zur Verfügung stehen (s. auch S. 57).

Fallbericht. Krankenblatt Nr. 6 135/57. R. F., 37 Jahre, ledige Hilfsarbeiterin, mit 3 Jahren Poliomyelitis, Verkürzung des re. Beins, statische Beschwerden.

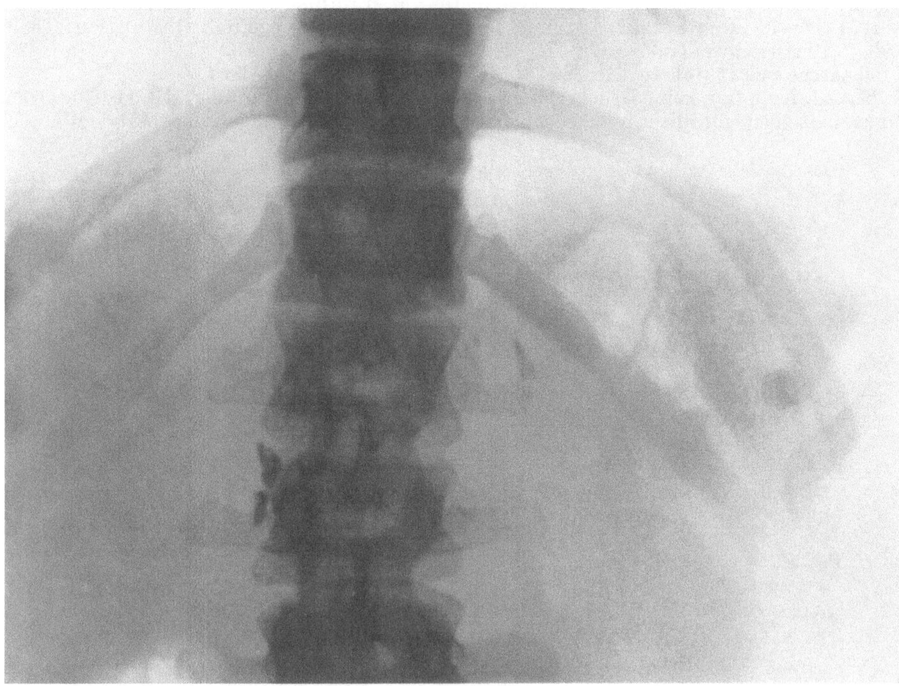

Abb. 20. Die Röntgenaufnahme des Oberbauches zeigt eine Thorotrastablagerung in den portalen Lymphknoten und in der Milz. Die Lymphknotenkette zieht von der Gegend neben dem 2. LWK nach schräg rechts oben über die WS hinweg neben den 1. LWK links hin. Die parallel der 11. Rippe und im 11. Intercostalraum liegende Milz läßt eine kleinfleckige Verschattung erkennen

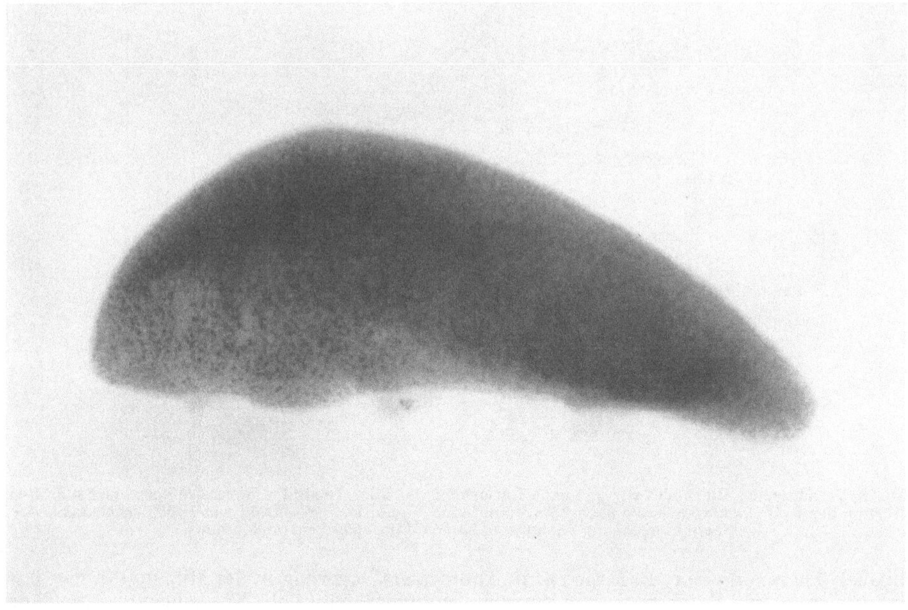

Abb. 21. Die Röntgenaufnahme der exstirpierten Milz zeigt multiple fleckförmige Schatten. Es handelt sich um abgelagertes Thorotrast

1944 Carotis-Angiographie wegen Verdachtes auf Hirntumor, Thorotrast.

1951 Tonsillektomie. 1952 Appendektomie. Seit 1953 Völlegefühl, Obstipation, Tachykardie, „Herzbeschwerden".

Menarche mit 15 Jahren, Menses 28/3. Keine Geburten, kein Abort.

Befund. Kopf frei, keine Druckschmerzen, Cor und Pulmo unauffällig, RR 110/70, Druckschmerzhaftigkeit vor allem in Oberbauchmitte und an der Appendektomienarbe, Milz nicht

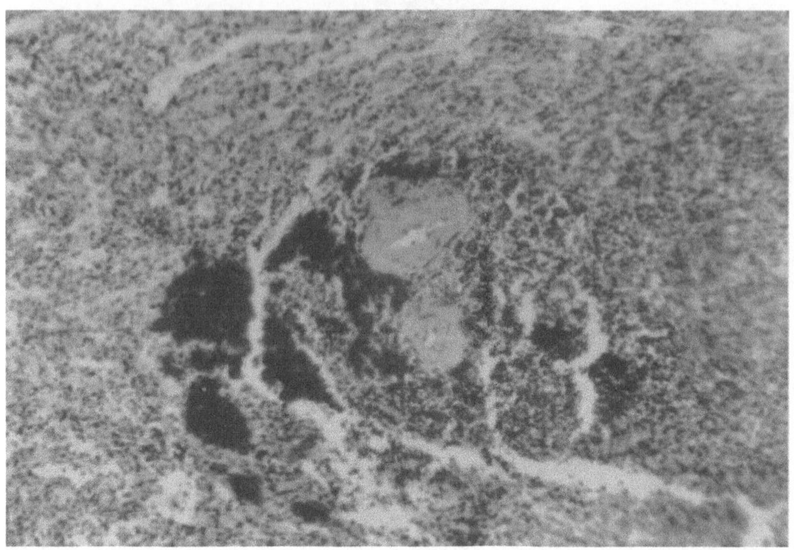

Abb. 22. Histologischer Befund der Milz von Abb. 21. Die dunklen Flecken entsprechen dem abgelagerten, meist perifolliculär gelegenen Thorotrast

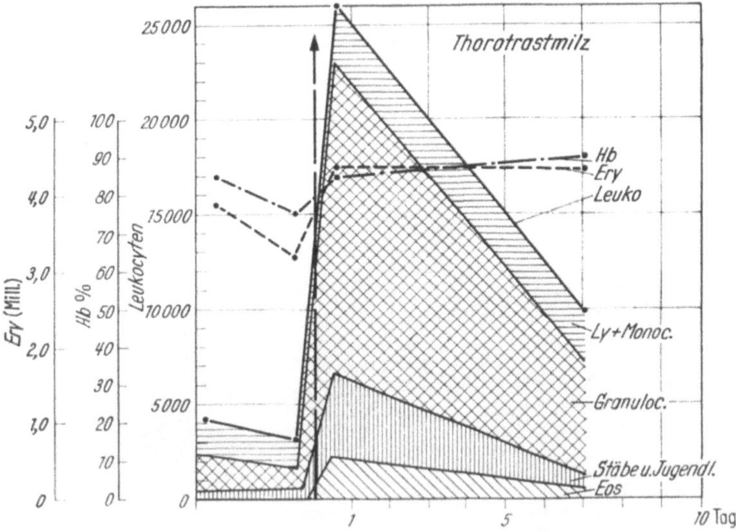

Abb. 23. Verhalten des Blutbildes vor und nach Entfernung der Thorotrastmilz. Excessive überschießende Reaktion der Granulocytopoese, die nach 7 Tagen auf eine Gesamtleukocytenzahl von 10000 zurückgeht. Nachuntersuchung nach einem halben Jahr 7500 Leukocyten/mm³

palpabel. Thoraxorgane o. B. Magen o. B. Thorotrastablagerung in der Milz und in den parapankreatischen und praehepatischen portalen Lymphknoten (Abb. 20). Leber frei von Thorotrast. Gesteigerte Radioaktivität über der Milz, jedoch nicht über der Leber nachweisbar. BKS 10/20. Serum-Bilirubin 1,0. Urin: Ubg normal, Urobilin negativ, Bilirubin negativ.

Wegen der Gefahr der Thorotrastablagerung für die Patientin und der Möglichkeit, in diesem Fall den Hauptanteil zu entfernen, wurde die Splenektomie durchgeführt. Milzgewicht 110 g. Das Röntgenbild der Milz zeigt multiple Herdschatten (Abb. 21). Die histologische Untersuchung läßt das abgelagerte Thorotrast in Klumpen vereinigt größtenteils perifolliculär erkennen (Abb. 22). Durch diese perifolliculäre Ablagerung entsteht das etwas unregelmäßige Bild und die Anordnung des Thorotrasts in Klümpchen, wie es auf Abb. 20 und 21 zu erkennen ist. Das Blutbild ließ präoperativ niedrige Leukocytenwerte erkennen, außerdem eine Thrombocytopenie von 95000 Thrombocyten. Die Milz hatte also eine ausgesprochene splenopathische Markdepression ausgelöst, auch aus diesem Grund war die Splenektomie dringend indiziert. Postoperativ stiegen die Leukocyten schlagartig an, ebenso gab es einen Proerythrocytenanstieg bis zu $12^0/_{00}$ am 2. Tage. Auch die Thrombocyten kletterten postoperativ auf eine Höhe von 363500 an, gingen aber dann auf Werte um 158000 zurück (s. Abb. 23). Bei einer Nachuntersuchung nach einem Jahr war das Blutbild ausgeglichen, die Thrombocyten um 220000.

2. Antikörperbildung

Seit langem bekannt ist die Tatsache, daß die intakte Milz Ratten vor der *Bartonellensepsis* schützt (M. MAYER). Entfernt man das Organ, geht ein hoher Prozentsatz der Tiere an der Infektion zugrunde. Es gibt zwei Möglichkeiten zur Erklärung dieses Mechanismus. Man kann einmal annehmen, daß die Milz die Krankheitserreger abfängt und vernichtet. Dies ist jedoch wahrscheinlich nicht der Fall, denn die Milzen der Ratten zeigen keine Vergrößerung vom Typ einer Infektmilz, auch findet man in den entfernten Milzen keinerlei Bartonellenanreicherungen. In Parabioseversuchen konnte gezeigt werden, daß auch ein splenektomiertes Parabiosetier frei von Bartonellensepsis bleibt, wenn nur der Parabiosepartner seine Milz besitzt. Die verbliebene Milz des Parabiosegesellen hypertrophiert nicht selten bis auf das viereinhalbfache, jedoch nicht im Sinne einer Infektmilz, sondern als Ausdruck einer effektiven Mehrleistung. Hierbei handelt es sich dem echten Wortsinn nach um einen „Hypersplenismus". Durch diese Versuche schien bewiesen, daß die Milz einen Stoff an den Kreislauf abgibt, der das Auftreten der Bartonellenkrankheit bei der Ratte verhindert und der nicht cellulär gebunden ist, sondern humoral auch außerhalb des Kreislaufs gelangen kann und gelangt (MAYER, MARMO, LAUDA).

Die Milz ist ohne Zweifel ein besonderes Zentrum der *Antikörperbildung*. Es werden von ihr Antikörper gegen Bakterien, gegen Zellen und gegen körperfremde, evtl. auch gegen körpereigene Proteine gebildet (Autoaggressionskrankheiten). Diese Anti- und Immunkörperbildung in der Milz ist auf ihren Reichtum an reticuloendothelialen Elementen zurückzuführen. Die Antikörperbildung ist sicherlich eng verknüpft mit der zweiten Funktion der Milz, die wir oben besprochen haben, ihrer Phagocytose- und Abbaufähigkeit körperfremder Substanzen, insbesondere in diesem Zusammenhang körperfremder Zellen, Bakterien und Proteine (s. Abb. 24).

Nach Milzverlust konnte eine Resistenzminderung gegen Trypanosomen, Staphylokokken, Paratyphus, Colibakterien bei Versuchstieren nachgewiesen werden. Experimentelle Infektionen gehen nach Splenektomie leichter an, während der Verlauf spontaner Infektionen von der Anwesenheit der Milz unabhängig ist. Der Komplementgehalt des Kaninchens wurde nach Splenektomie stark vermindert gefunden, war jedoch nach 60—80 Tagen wieder normal. Eine keimtötende Eigenschaft des Blutes soll nach Milzexstirpation ebenfalls über 35—40 Tage schwinden. Die Tuberkulinempfindlichkeit des Kaninchens verstärkt sich nach Splenektomie, Cortison wirkt dem entgegen. Diese beim Tier gemachten Beobachtungen lassen sich nicht ohne weiteres auf den Menschen übertragen. Doch scheint eine gewisse Abwehrschwäche kurze Zeit nach Splenektomie auch bei der Entfernung normaler rupturierter Milzen vorhanden zu sein. Zahlreiche Fälle werden in der Literatur mitgeteilt; insbesondere bei Kindern konnten neuerdings FOWARD und OSMOR eine gesteigerte Infektanfälligkeit nachweisen. Unter unseren Operierten findet sich ebenfalls ein Kind mit einer auffallend schweren Pneumonie und metapneumonischem Empyem ein Jahr nach Splenektomie. Auch eine Aktivierung chronischer Krankheiten wie Tuberkulose oder Malaria wird im Schrifttum mitgeteilt.

Es scheint so, daß eine Abwehrschwäche in der ersten Zeit nach Splenektomie häufiger ist, später aber selbst schwere Infektionen ohne Unterschied überstanden werden. *Man kann also zusammenfassend sagen, daß eine dauernde Infektschwäche beim Menschen nach Splenektomie nicht nachweisbar und statistisch zu sichern ist,*

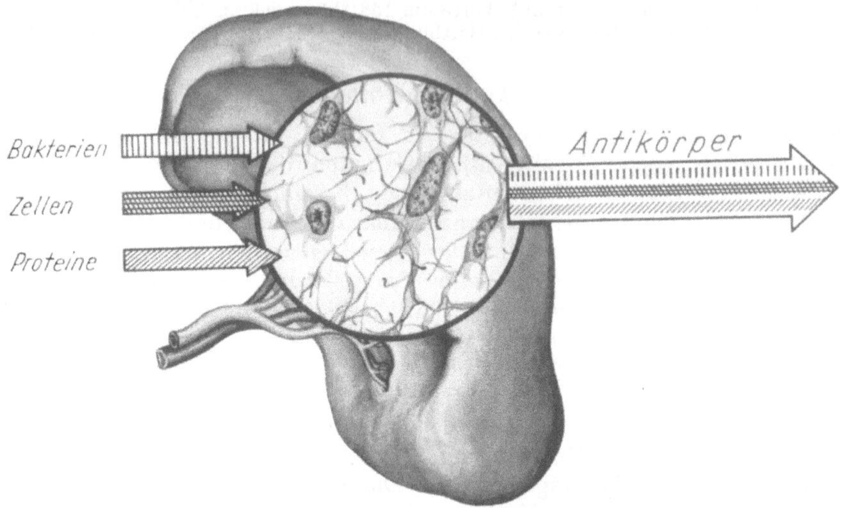

Abb. 24. Schematische Darstellung der Antikörperbildung im reticuloendothelialen System der Milz

daß aber die ersten Wochen und Monate evtl. bis zum 2. Jahr eine gewisse Anfälligkeit gegen Infekte, vor allem bei Kindern, vorhanden ist.

Die Antikörperbildung kann sich unter pathologischen Umständen nicht nur gegen Bakterien, gegen körperfremde Proteine, sondern auch gegen körpereigene Proteine und Zellen richten. Ob der Hypersplenismus (s. S. 26) auch in die Reihe der Antikörperkrankheiten einzuordnen ist, bleibt abzuwarten. Bisher sind irgendwelche Antikörper hierbei nicht regelmäßig nachgewiesen worden. In anderen Fällen dagegen, z. B. bei erworbener hämolytischer Anämie, bestehen Antikörper gegen Erythrocyten. HEILMEYER hat neuerdings wahrscheinlich gemacht, daß auch beim Morbus Werlhof nicht nur Antikörper gegen Thrombocyten, sondern auch gegen die Capillarendothelien gebildet werden. Sicher ist, daß bei der essentiellen Thrombocytopenie (s. S. 120) nicht nur ein Thrombocytenmangel und eine Thrombocytenschwäche, sondern auch eine Erkrankung der Capillarendothelien vorliegt. Eine Antikörperwirkung gegen beide verwandte Zellarten ist durchaus denkbar. Im Tierexperiment ist eine Sensibilisierung gegen Capillarendothelien möglich. HEILMEYER hat einen Fall von schwerer hämorrhagischer Diathese mit jahrelang bestehenden schwersten Darmblutungen beobachtet. Er fand eine allgemeine Herabsetzung der Capillarresistenz und außerdem konnte MÜLLER von der Heilmeyerschen Klinik mit der Fluorescenzmethode sowie durch den Globulin-Konsumptionstest (nach COOMBS) die Anwesenheit von Auto-Antikörpern nachweisen. Da nach diesen Untersuchungen mit großer Wahrscheinlichkeit vorhandene Autoantikörper gegen Capillarendothelien angenommen werden mußten, empfahl HEILMEYER die Splenektomie.

Durch den Nachweis, daß ein Großteil der *Autoantikörper* in der Milz selbst gebildet wird, gewinnt die Milz bei den sog. *Autoaggressionskrankheiten* an Bedeutung. Sollte wirklich bei solchen Fällen durch die Splenektomie eine Besserung erzielt werden, so würden, wie HEILMEYER sagt, neue Aspekte zur Splenektomie vor allem bei den Kollagenkrankheiten, bei einer Reihe rheumatischer Erkrankungen, bei der Nephritis, bei der Hashimoto-Thyreoiditis, beim Lupus erythematodes und anderen Autoaggressionskrankheiten eröffnet (s. a. S. 97).

Nicht nur gegen bakterielle und protozoische Infektionen, auch gegen *Impftumoren* bietet die Milz im Tierversuch einen gewissen Schutz. So gehen transplantierte Tumoren, ja selbst Mäuse-Tumoren auf Ratten nach Splenektomie in einem höheren Prozentsatz an, als dies sonst der Fall ist. Über Beobachtungen an Menschen liegen hierüber wenig Berichte vor. Carcinome sollen nach Splenektomie ein rascheres Wachstum zeigen, was jedoch auch nach anderen Eingriffen beobachtet wird, da jede Operation einen Wachstumsreiz auslöst. Wir selbst konnten keinen auf den Milzverlust zurückzuführenden Unterschied im postoperativen Verlaufe bei totalen Gastrektomien und Kardiaresektionen mit und ohne Splenektomie finden. HARTENBACH jedoch konnte zeigen, daß Carcinomkranke, bei denen gleichzeitig die Milz entfernt worden war (Magen-Carcinom) eine wesentlich kürzere Überlebenszeit hatten.

HOEPKE kommt das Verdienst zu, die Reaktion der Milz auf experimentelle und spontane Tiertumoren ausführlich studiert zu haben. So konnte gezeigt werden, daß das RES mit vermehrter Bildung von Lymphocyten und Plasmazellen reagiert bei Impftumoren, bei Reiztumoren (Benzpyren) und beim spontanen Mammacarcinom der Maus. Thymus und Milz wurden als die Hauptstützen cellulärer und humoraler Abwehrvorgänge erkannt. Aber auch Nebenniere und Leber bilden in außergewöhnlicher Zahl Lymphocyten. Bei Benzpyrenratten blieben bis zu 80% der Tiere tumorfrei nach Behandlung mit Thymusfrischzellen; ebenso war mit Milzfrischzellen einer durch Walker-Tumor aktivierten Milz ein Rückgang der Tumoren bei 20% der Tiere zu erzielen. Die Lymphocyten und Histiocyten lagern sich um die Geschwulst an und wirken auf sie schädigend ein, Gefäße sprossen stärker in der Geschwulstumgebung. Bei erschöpftem RES sind diese Reaktionen nicht möglich. Die Versuche sollten zeigen, daß dem RES, insbesondere dem der Milz bei Versuchstieren, eine ausgesprochen antiplastische Wirkung innewohnt, besonders dann, wenn es zuvor aktiviert wurde. Träger dieser tumorfeindlichen Wirkstoffe ist insbesondere das lymphatische RES (HOEPKE, FLUHR, WEISS und GEHLEN, MISELLI).

Die an Impftumoren gewonnenen Ergebnisse sind nicht ohne weiteres auf die Pathologie des menschlichen Carcinoms übertragbar. Die Seltenheit von Milzmetastasen im Gegensatz zu Lebermetastasen und Knochenmarksmetastasen wurde zum Beweis einer Tumorabwehr der Milz herangezogen, ja sogar Milzextrakte zur Carcinombehandlung verwandt. Nun sind zwar Milzmetastasen absolut selten, relativ — bezogen auf das Einzugsgebiet des durchströmenden Blutes — jedoch der Größe des Organs durchaus entsprechend. Von den meisten Autoren wird festgestellt, daß die Milz nicht mehr und nicht weniger Carcinommetastasen hat als ihrer anatomischen Lage und ihrem Blutdurchstrom entspricht (HITZLER, WALTER).

Die Hypophysenvorderlappen-NNR-Funktion ist nach Splenektomie gestört. Die Abwehrfunktion besteht nach den Tierexperimenten gegen Impf- und Transplantationstumoren, wobei die Betonung auf Transplantation und nicht auf Tumoren liegt. Dies zeigt sich auch daran, daß *homoioplastische Hauttransplantationen* nach Splenektomie wesentlich leichter gelingen als bei Tieren mit erhaltener Milz. Die *Wundheilung* nach Splenektomie scheint ebenfalls etwas verzögert zu sein; sowohl bei unseren Patienten als bei Tierversuchen sahen wir selbst ebenso wie andere Autoren relativ häufig Nahtdehiszenzen. Ob dies auf einen Verlust an RES und lymphatischer Substanz zurückzuführen ist oder aber auf ein Überwiegen und eine überschießende Nebennierenrindenfunktion, ist noch unbekannt (s. auch S. 33 u. 84) (PELLOJA, STREICHER und HERION).

Alle geschilderten Abwehrmechanismen sowohl gegen Bakterien, Protozoen oder Impftumoren lassen sich durch die hervorragende Eigenschaft der Milz, als Teil des RES, Antikörper zu bilden, erklären. Experimentell konnte gezeigt werden, daß Versuchstiere auf Antigengaben nach Splenektomie langsamer und mit geringerer Intensität Antikörper bilden. Auch beim Menschen liegen solche Beobachtungen vor (RAUSCH, SCHÖNLEBE, SCHLIEPHAKE).

3. Milz und Strahlenschäden

Es wurde beobachtet, daß Versuchstiere ohne Milz gegen Bestrahlung empfindlicher sind. Der Prozentsatz der überlebenden Tiere ist bei gleicher Strahlendosis nach Splenektomie geringer. Man kann die Tiere gegen eine tödliche Strahlendosis dadurch schützen, daß man die Milz während der Bestrahlung abdeckt. Exstirpiert man die abgedeckt gewesene Milz später, so ist dennoch eine Schutzwirkung vorhanden. Die Zeitdauer, die die Milz nach Bestrahlung im Organismus vorhanden sein muß, um einen Schutz zu gewähren, beträgt nach neueren Tierversuchen nur 15 min. Versuche mit Milzextrakten zeigten bei Ganzkörperbestrahlungen mit schnellen Elektronen einen Effekt auf bestrahlte Ratten. Die behandelten Tiere regenerierten vom 3. Tage an ihr Knochenmark rascher, insbesondere die Erythropoese war lebhafter. Die völlige Regeneration des Knochenmarks war bei den bestrahlten und mit Milzzellsuspension behandelten Tieren in 14 Tagen, bei den unbehandelten in 21 Tagen abgeschlossen (THOM und HÜBNER). Diese Beobachtungen machen wahrscheinlich, daß eine normale Milz nicht nur eine Zügelung des Knochenmarks, sondern, wie wir dies oben durch unsere Blutregenerationsversuche nach Aderlaß zeigen konnten, eine die Erythropoese fördernde Regulation ausüben kann. Die Antikörperbildung nach Ganzkörperbestrahlung ist unterdrückt und läßt sich durch Milzhomogenat partiell wiederherstellen (LA VIA u. Mitarb., NICOLAJEVA und PROPATOVA, ELLINGER u. Mitarb.). Die Schutzwirkung der Milz gegen Strahlen ist ein weiteres Beispiel dafür, daß das Vorhandensein oder Fehlen der Milz nicht völlig gleichgültig ist.

D. Die Milz als Kreislauforgan

Die Milz ist anatomisch und physiologisch dadurch gekennzeichnet, daß sie zwischen den großen Kreislauf und den Pfortader-Kreislauf eingeschaltet ist. Durch die stark erweiterungsfähigen Sinus und die Möglichkeit des Abflusses von Blutflüssigkeit evtl. auch von zelligen Elementen ins Reticulum der roten Pulpa ist eine gewisse Blutspeicherung in der Milz möglich. Durch die Elastizität der Milzkapsel und des Trabekelsystems kann auf Reize hin (CO_2, Adrenalin, sympathische Nerven) das Organ zur Kontraktion und damit zur vermehrten Blutausschüttung in den Pfortader-Kreislauf gebracht werden. Bei den einzelnen Tierarten ist die Größe der in der Milz gespeicherten Blutmengen verschieden, beim Hund z. B. ist sie größer als beim Menschen.

Durch den Blutkreislauf ist die Milz aufs engste mit der Leber verbunden. In der Milz aufgelöste Proteine strömen ebenso der Leber zu wie abgebaute Zellen und Bilirubin, die in der Leber eliminiert werden. Ist bei einem Passagehindernis, z. B. beim Pfortader-Hochdruck, nur noch ein geringer Blutstrom durch die Leber vorhanden, so gelangt Pfortaderblut unter Umgehung der Leber in den großen Kreislauf und kann zu Intoxikationserscheinungen führen (porto-cavales Kurzschlußsyndrom nach HENNING). Auch in die Milz injiziertes Adrenalin verliert normalerweise durch die Leberpassage seine Wirkungsfähigkeit, da es dort abgebaut wird. Ist jedoch ein Umgehungskreislauf vorhanden, so wird durch das intralienal eingebrachte Adrenalin ein Blutdruckanstieg in der Peripherie erzeugt. Dies haben BOLLER und DEIMER dazu benutzt, einen Test beim portalen Hochdruck auszuarbeiten, der eine Auskunft darüber gibt, ob und wieviel Blut unter Umgehung der Leber in den großen Kreislauf gelangt (s. S. 69).

Wenn man von der Beziehung der Milz zum Kreislauf spricht, müssen 2 Dinge beachtet werden: Einmal hat die Milz selbst einen so geringen Stoffwechsel und einen so erheblichen Blutdurchstrom, daß es unwahrscheinlich ist, daß ihre Entfernung für den Kreislauf gleichgültig sein könnte. Zweitens ist durch die Pfortader die Milz aufs innigste mit der Leber verbunden und Erkrankungen der Milz können ebenso wie Erkrankungen der Leber durch die Pfortader auf das Nachbarorgan einen Einfluß ausüben (s. S. 137 ff.).

Wenn wir also von der Milz als Kreislauforgan sprechen, so ist dies nur möglich, wenn wir gleichzeitig über die Pfortader und die Leber etwas sagen. Der Druck in der Pfortader ist genau so wie jeder andere Blutdruck von 3 Faktoren abhängig. 1. von der vis a tergo des Zustroms, 2. von der Gefäßbeschaffenheit und 3. vom Widerstand in der Peripherie bzw. in dem zu durchströmenden Organ. Dies heißt in unserem speziellen Fall, daß der Pfortaderdruck reguliert wird: vom arteriellen Blutdruck der A. lienalis und von der Kontraktionsfähigkeit und der Elastizität der Milz, dann von der Wandmuskulatur der Pfortader selbst und der Darmperistaltik und schließlich vom Capillarsystem der Leber. Diese Faktoren vermögen den Druck im portalen System zu regulieren, so daß er, obwohl das Blut bereits ein Capillarsystem durchströmt hat, höher ist als in den peripheren Venen.

Die Entleerung des portalen Systems als *Notfallsfunktion*, wobei Pfortader, Milz und Leber sich kontrahieren, setzt ein Intaktsein ihrer einzelnen Teile voraus. Die Blutmenge, die aus diesem System dem Herzen rasch zugebracht werden kann, wird außerdem in der Leber noch mit Glucose versorgt, so daß neben Sauerstoffträgern auch Brennstoff zur Verfügung steht. Die Menge dieses Blutvolumens beträgt etwa 20% des venösen Zuflusses zum Herzen beim Hund (BARCROFT). Diese „Notfallsfunktion" wird durch starke Reize des Sympathicus, durch Adrenalin, Veritol, Pervitin, O_2-Mangel, Blutdruckabfall, Tyroxin, Histamin, aber auch durch Muskelarbeit, Wärmeverlust, Blutverlust und Oligämie ausgelöst. Hierbei wird nicht nur die Milz — als Teil des gesamten portalen Systems — wie ein Schwamm ausgepreßt, sondern es kommt zu einem vermehrten Angebot von in der Milz gespeicherten, eingedickten Erythrocyten. Beim Menschen ist diese Speicherfunktion geringer als beim Hund.

Neben dieser maximalen Kontraktionsfähigkeit zeigt die Milz physiologischerweise einen rhythmischen Wechsel zwischen Kontraktion und Dilatation. Sie dient als „Pumpe" für das portale System. Die Dauer einer Milzaktion — Systole und Diastole — wird mit 45—60 sec. angegeben. Diese Tätigkeit der Milz ist wiederum abhängig vom Druck in der Pfortader. Nimmt dieser zu, z. B. bei der *Verdauungshyperämie*, wird die Milzaktion langsamer und hört schließlich ganz auf.

Die Milz kann nach völliger Erschlaffung durch Festhalten der korpusculären Blutelemente und Abgabe des Plasmas an die Lymphgefäße und Venen eine nicht unerhebliche Erythocytenmenge speichern. Gleichzeitig kommt es zu einer Kontraktion der sehr muskelkräftigen A. lienalis und damit zu einer Verminderung der durch die Milz dem portalen System zugeführten Blutmenge. Während der Verdauungshyperämie stammen nur etwa 8—12% der gesamten Pfortader-Blutmenge aus der Milz (s. Abb. 28).

Staut man bei einem Versuchstier plötzlich die Pfortader an, so steigt in ihr der Druck. Dieser Druckanstieg ist beim splenektomierten Tier wesentlich höher und erfolgt rascher als bei intakter Milz. Das Organ dient also nicht nur als „Motor"

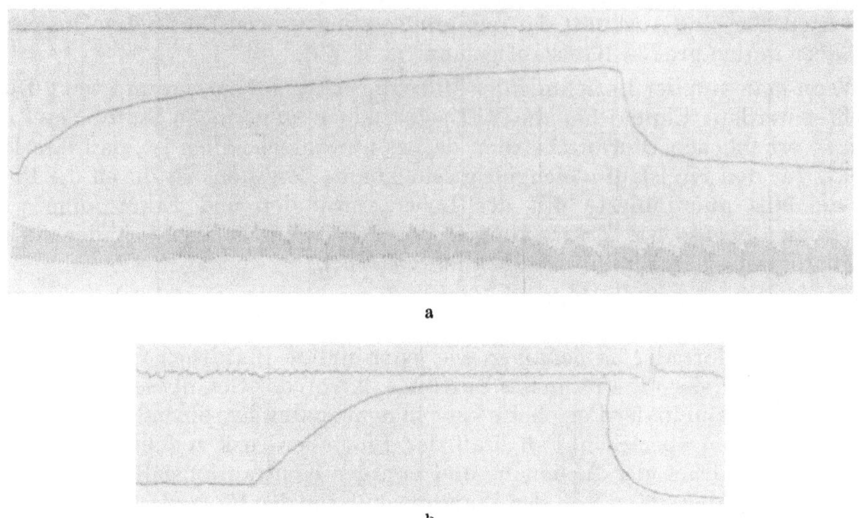

a

b

Abb. 25a u. b. a) Die Kurve zeigt einen Stauversuch der Pfortader beim Hund. Der Pfortaderdruck (mittlere Kurve) steigt langsam an. Die plötzliche Unterbrechung des Pfortaderflusses führt zu einem kurzen Atemstillstand — an der Aortendruckkurve unten links sichtbar — und schließlich zu einem Absinken der absoluten Höhe und der Amplitude des Aortendruckes (siehe unten). Am Venendruck (obere Linie) werden nach Unterbrechung des Pfortaderstromes Atemschwankungen sichtbar, die nach Freigabe der Pfortader (rasches Absinken der mittleren Kurve) wieder verschwinden; b) der Druckanstieg beim splenektomierten Tier erfolgt wesentlich rascher und ist insgesamt etwas höher

sondern auch als *elastisches Ausgleichsorgan*, das Druckschwankungen im portalen System auszugleichen trachtet (Abb. 25).

Der Speicherungs- und Entspeicherungsmechanismus der Milz ist jedoch nicht die einzige Möglichkeit, durch die ein Einfluß der Milz auf den Kreislauf ausgeübt wird. Das splenektomierte Tier zeigt normalerweise einen etwas erhöhten arteriellen Druck, einen tieferen Cava- und Pfortaderdruck. Auch die O_2-*Sättigung des Pfortaderblutes* beim splenektomierten Hund ist durchschnittlich um 10% niedriger als vor der Splenektomie. Setzt man die Versuchstiere einem *Schock* aus, so ertragen die splenektomierten Tiere bei gleich großer Blutentnahme den Schock wesentlich schlechter als die Kontrollen, und zwar steigt normalerweise im beginnenden Schock bei noch darniederliegendem arteriellen Blutdruck der Cavadruck und der Pfortaderdruck an, was beim splenektomierten Tier nicht der Fall ist. Nach 20 min (s. Abb. 26 u. 27) liegen die Werte bei den splenektomierten Tieren noch sehr tief. Hinzu kommt, daß die O_2-Sättigung des Pfortaderblutes bei ihnen weiter absinkt, wodurch die Leber ein sehr sauerstoffverarmtes Blut erhält. Schließlich kommt es zur Konstriktion der Lebersinusoide und damit zum Rückstau des Pfortaderblutes unter weiterer O_2-Abnahme. Wir glauben die Beobachtung, daß fast $1/3$ unserer splenektomierten Tiere die Schockversuche nicht überlebten, während die Kontrollen alle am Leben blieben, hierauf zurückführen zu dürfen.

Der durch die Milz im Blutungsschock ausgelöste Druckausgleichmechanismus ist komplexer Natur und beruht auf der Möglichkeit, das Reserveblut auszuschütten, den Strömungswiderstand zu verringern und wahrscheinlich auch darauf, Substanzen freizusetzen, die vor allem auf die Lebergefäße und die Venen im Splanchnicusgebiet wirksam werden. Wir beobachteten bei gesunden Hunden im beginnenden Blutungsschock, daß das arterioportale Druckgefälle eine Verminderung zeigt, daß der Druck im portalen System ansteigt, auch wenn der

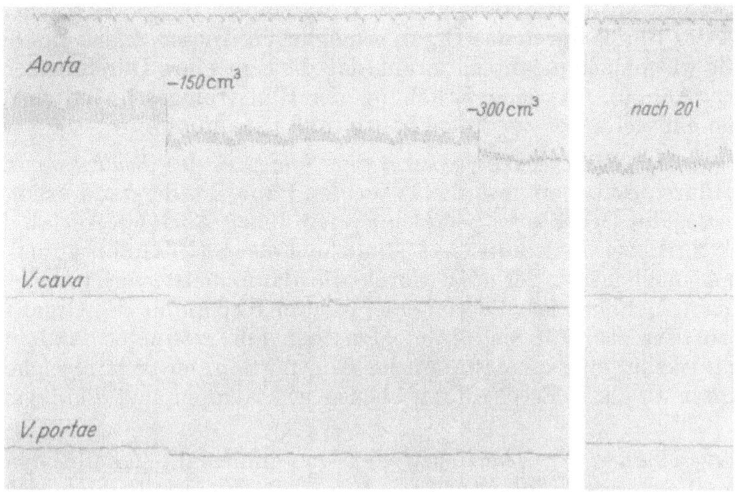

Abb. 26. Blutdruckkurven bei einem Hund im Blutungsschock. Der arterielle Druck (Aorta) sinkt stark ab, außerdem kommt es zu einem Amplitudenschwund. Auch der Cavadruck und der Druck in der Pfortader sinken. Nach 20 min ist der arterielle Druck noch immer nicht wieder angestiegen, obwohl die Amplitude etwas zugenommen hat. Der Pfortader- und Cavadruck hingegen haben sich wieder angehoben

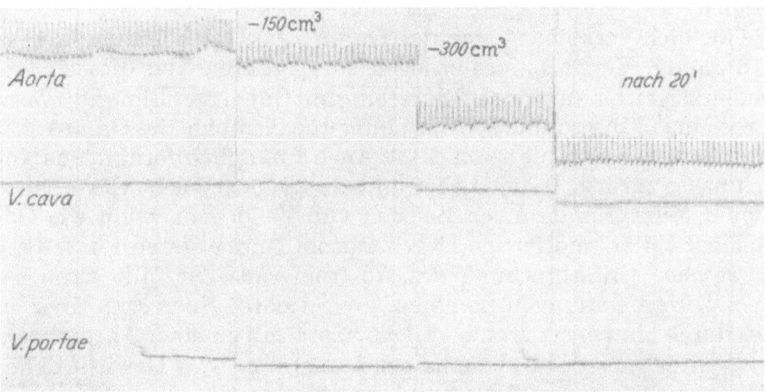

Abb. 27. Druckkurve bei einem splenektomierten Tier im Blutungsschock. Im Vergleich mit Abb. 26 (normales Kontrolltier) sind nach 20 min die Venendrucke noch nicht erholt. Dieses Phänomen ist bei allen splenektomierten Tieren zu beobachten

arterielle Druck noch darniederliegt. In den ersten Minuten mag dies durch die Ausschüttung des in der Milz gespeicherten Reserveblutes bedingt sein. Nach 10—20 min hält dieser Druckanstieg in der Pfortader noch an, ja er nimmt zu diesem Zeitpunkt sogar zu (Volumenhochdruck). Das arterioportale Druckgefälle nimmt ab. Nach Splenektomie fehlt dieses Phänomen vollständig. Hier ist das arterioportale Druckgefälle nach 20 min größer und nimmt oft im Laufe der Zeit noch mehr zu als zu Beginn des Schocks. Der Anstieg des Pfortaderdruckes ist von der Anwesenheit der Milz und einer gesunden Leber abhängig, jedoch nicht durch die Ausschüttung des Reserveblutes erklärbar. Ist das Versuchstier nicht splenektomiert, so steigt die O_2-Sättigung in der Pfortader an, vor allem nimmt aber die arterioportale Differenz (APD) deutlich ab. Wir glauben aus diesen Beobachtungen auf eine kürzere Verweildauer des Blutes in der Milz schließen zu dürfen (ALDER, CRELL, DOMENJOZ und FLEISCH, GIRON und GIACOBBE, HENSCHEN und REISINGER, HERRLINGER, JÄGER, LIPPAY, MELGREN, SMITH, STEPHENS, STREICHER, TROELL).

Wir nehmen an, daß arterio-venöse Kurzschlüsse in der Milz einen raschen Durchfluß des Blutes durch das Organ ermöglichen. Dieser *Schleusenmechanismus* beruht, wie wir meinen möchten, darauf, daß die Sinus ihre Durchmesser sehr verkleinern (s. Abb. 6), was eine Erhöhung der Blutstromgeschwindigkeit und des Drucks um ein vielfaches zur Folge haben muß (STREICHER).

Störungen der Speicherungsfunktion der Milz und des *Schleusenmechanismus* können dadurch eintreten, daß die Leber den Capillarwiderstand erhöht, was zu einem Anstieg des Druckes im portalen System führt. Auch ein Ausfall der Darmperistaltik z. B. bei Peritonitis hat ähnliche Folgen (USADEL), zumal die Entspeicherungsmöglichkeit der Milz durch die dann meist vorhandene septische Schwellung aufgehoben ist, die von einer akuten Hyperämie des Organs begleitet wird. Normalerweise läßt sich beim Menschen am eröffneten Abdomen durch Adrenalininjektion eine oft erstaunliche Kontraktion der Milz erreichen. Barbiturate führen zu ihrer Erschlaffung ebenso wie Atropin und Parasympathicusreizung.

Die *Unterbindung der Arterie und Vene* hat immer die Totalinfarzierung des Organs zur Folge mit ausgesprochenen Intoxikationserscheinungen. Die isolierte Unterbindung der A. lienalis führt zu keiner vollständigen Nekrose der Milz, die Ernährung erfolgt durch Kollateralgefäße, doch kommt es zu mehr oder minder ausgeprägten anatomischen Veränderungen (Kapselverdickung, Follikelfibrose, Verschwinden der lymphatischen Elemente), die Funktionsverluste nach sich ziehen. Schließlich verkleinert sich das Organ. Die Unterbindung der Vene führt zu einer Stauung. Versuchstiere erliegen zum größten Teil dieser Stauung. Die überlebenden zeigen eine extreme Schwellung mit Ödem und Blutextravasaten, dann eine Sklerose und Fibrose mit Schrumpfung und Atrophie des Organs. Eine anhaltende Vergrößerung wurde nie beobachtet. Auch anfänglich vorhandene Kollateralen bilden sich meist zurück. In der Leber finden sich nach solch schweren experimentell gesetzten Milzveränderungen Zeichen von Zelldegeneration wie Ödem, Zellhypertrophie, hyaline und fettige Degeneration. In der ersten Phase bei akut einsetzender rascher Unterbrechung des Abstroms aus der Milz kann es zu ganz erheblichen Milzaufstauungen kommen. So berichtet SECRETEN über einen Fall, bei dem es durch ein penetrierendes Ulcus ventriculi zu einer Thrombose zunächst der Venen, später auch der A. lienalis gekommen war. Das Gewicht der aufgestauten Milz betrug 2250 g. Auch STEINDEL beschreibt einen Kranken, bei dem nach Pankreasoperation innerhalb von 15 Std. eine „Verblutung in die Milz" eintrat. Die bei der Operation noch normale Milz wog bei der Sektion 1235 g.

Eine *Entnervung* der Milz hat beim Versuchstier ebenfalls eine Atrophie zur Folge, nachdem primär oft eine Überdehnung mit Verlust des Tonus und der Kontraktionsfähigkeit vorausgeht. Ein Funktionsverlust des RES und ein Effekt auf das Blutbild sind ebenso feststellbar, doch sind die Befunde nicht einheitlich und durchweg schwächer als nach Splenektomie (AIGA, BIANCHI u. Mitarb., COMAHIDZE, CASTIGLIONI und PEPERE, HOLTZ und SCHUMANN, KAWANISHI, KULEMEIER, LÖFFELER, LOI und SANTOBRONI, LUCCESE, MORATTI, NAEGELIE und REINBOLD, PAPILIAN und RUSSO, PIERRO, REDI, ROMANENKO, ROSSI, SOSONKIN, SUGIMURA).

Normalerweise führt die Milz 10—35% der Gesamtblutmenge dem portalen System zu. Die zugeführte Blutmenge variiert aus funktionellen Gründen erheblich (s. Abb. 28). Es wechselt in Ruhe, während der Verdauung, bei Muskelarbeit nicht nur das Gesamtvolumen, sondern auch der Anteil des Milzvenenblutes an der Gesamtmenge des Pfortaderblutes. Deshalb ist auch, selbst wenn wir eine

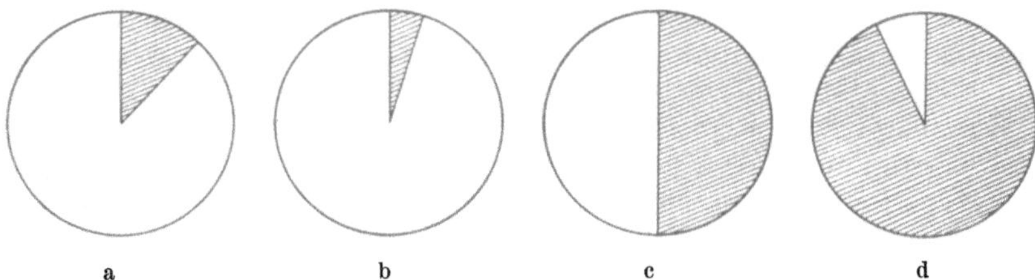

Abb. 28. Schematische Darstellung der Blutvolumenschwankungen des Milzblutanteils der Pfortader bei verschiedenen Funktionszuständen. a) In Ruhe, b) während der Verdauung, c) bei der Arbeit, d) im Schock. Die Gesamtvolumenschwankung ist nicht berücksichtigt

lamellare Strömung in der Pfortader voraussetzen, wie dies von zahlreichen Autoren postuliert wurde (SÉRÉGÉ 1907, HENSCHEN, HIMSWORTH und GLYNN), niemals ein Teil der Leber nur von Milzvenenblut und ein anderer nur von Blut aus der V. mesenterica inferior durchströmt (s. Abb. 29). Vor allem sprechen aber

fermentchemische Untersuchungen gegen eine solche Zuordnung einzelner Leberabschnitte zu einem bestimmten Einflußgebiet. SCHUMACHER konnte zwar zeigen, daß die verschiedensten Fermentsysteme in den einzelnen Leberläppchen eine verschiedene Verteilung haben und daß man aus ihrer topographischen Lokalisation auf ganz bestimmte Funktionen schließen darf; eine unterschiedliche Verteilung zwischen rechtem und linkem Leberlappen wurde aber nicht gefunden.

Der *Verlust der Milz* setzt, wie wir dargelegt haben, den Zufluß zum portalen System herab, beraubt dieses eines, wenn auch beim Menschen nicht sehr großen, doch im Notfall sehr wichtigen Blutdepots, macht die Wirksamkeit des Schleusenmechanismus zu

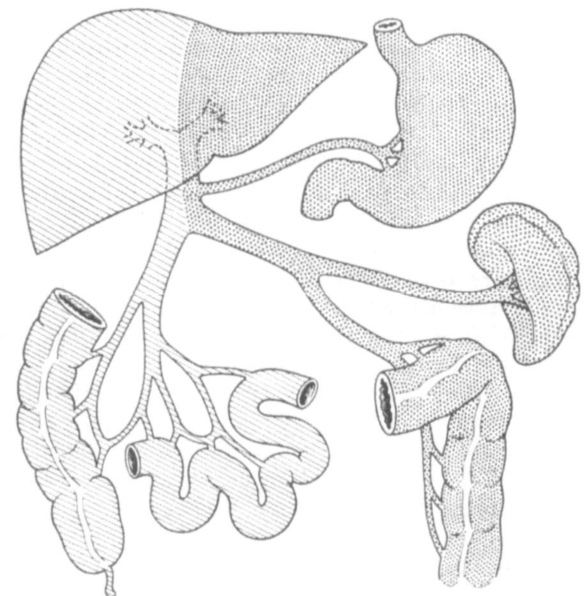

Abb. 29. Schematische Darstellung der sogenannten Zweistromtheorie. Durch eine lamilläre Strömung im Pfortadergebiet wäre erklärbar, daß Blut aus Magen, Milz und Colon descendens vor allem in den linken Leberlappen, und Blut aus Dünndarm und Colon ascendens in den rechten Leberlappen gelangt.

nichte und beraubt damit das portale System eines wichtigen Regulationsprinzips.

Außerdem sinkt die O_2-Sättigung im portalen System um 10%. Für das portale System mag dies zumindest für eine gewisse Übergangszeit und in Notfällen von Bedeutung sein. Druckschwankungen können nicht so rasch wie vorher ausgeglichen werden. Die normalerweise auftretende Arbeitshyperglobulie bleibt nach

Splenektomie zunächst aus (ABDERHALDEN und ROSKE, COMBES, VIALE), kehrt jedoch nach einigen Monaten bis spätestens 2 Jahren wieder, so daß angenommen werden muß, daß andere Blutdepots in der Lage sind, Erythrocyten zu speichern. Hierbei ist vor allem an die Capillaren der Haut, der Darmwand, der Lunge zu denken (ABDERHALDEN und ROSSKE, COMBES, VIALE, RADOSAVLJEVIC und SEKULIC, WOLLHEIM und LENSING).

Stauungszustände im portalen System können dadurch entstehen, daß einer oder mehrere Faktoren, die Einfluß auf diesen Druck nehmen, gestört werden; es kann also durch eine akute aktive Hyperämie, d. h. durch vermehrten Zustrom, oder durch Erkrankungen der Pfortaderwand und 3. durch Erkrankungen, die den Capillarwiderstand der Leber heraufsetzen, der Druck ansteigen. Zu Beginn einer portalen Hypertension kann eine der 3 Hauptursachen für das Zustandekommen des Hochdrucks verantwortlich gemacht werden, im weiteren Verlauf treten aber unweigerlich die anderen hinzu, so daß reine Formen fast nur in Frühstadien beobachtet werden. Kommt es nun zu Stauungszuständen — ganz gleich aus welcher Ursache heraus: arterieller Zustrom, Capillarsystem der Leber oder Pfortaderwandung —, besteht der Druck längere Zeit, aber nicht kontinuierlich, sondern wechselnd, so kommt es zu einer Hypertrophie der elastischen Elemente in der Milz (Trabekel und Kapsel). Insbesondere wird auch die rote Pulpa hyperplastisch, es kommt zu Bindegewebsvermehrung und schließlich ist die Milz ihrer Aufgabe, Druckausgleiche im Portalsystem zu bewerkstelligen, nicht mehr gewachsen, sie wird insuffizient. Wir haben den pathophysiologischen Zustand der kongestiven Milzhyperplasie mit hämodynamischer Milzinsuffizienz vor uns. Die Milzgröße ist hierbei unabhängig vom Grad der Stauung. Wesentlich für ihr Zustandekommen sind zwei pathogenetische Prozesse, einmal die remittierende portale Stauung (Leber, Pfortader) und zum anderen die aktive Hyperämie mit Splenomegalie. Der Zustand der hämodynamischen Milzdekompensation (EWERBECK, PATRASSI) tritt nicht plötzlich, sondern nach und nach ein. Ist der Abfluß behindert, so kommt es zu einem Anstieg des arteriellen Druckes in der Milzarterie als Reaktion auf das Hindernis. Dieses soll überwunden werden. Zeiten gesteigerten Druckes wechseln mit solchen niedrigen Druckes ab.

Die *reine Stauungsmilz* ist hochrot, glatt, prall elastisch und hat noch ein geringes Reaktionsvermögen, da die Trabekel zunächst hyperplastisch und gut erhalten sind. Solche Stauungsmilzen finden sich bei akuten Entzündungen (Splenitis, während der Gravidität, auch während anderen akuten Erkrankungen im Abdomen, wie z. B. bei Hepatitis, Appendicitis). Man hat von einer funktionellen, meist reversiblen hämodynamischen Milzinsuffizienz gesprochen. Bildet sich der Zustand nicht zurück, so kommt es zur eigentlichen Cirrhosemilz. Diese ist unregelmäßig, meist etwas größer, grau-rötlich verfärbt mit stärkerer Vermehrung des reticulären und fibrösen Bindegewebes. Die nun morphologisch fixierte, mit Fibrose einhergehende Milzinsuffizienz führt zu weiteren Schädigungen an Pfortader und Leber. Die dem Stadium der fixierten mit Fibrose einhergehenden Milzdekompensation vorausgehende funktionelle reversible hämodynamische Milzinsuffizienz zeigt in Zeiten mäßiger Blutzufuhr zum portalen System eine völlige Druckentlastung. Nur bei einer funktionellen Mehrbelastung, wie bei Verdauungshyperämie, Muskelarbeit, steigt der Druck übermäßig an. Wesentlich am Zustandekommen des Zustandes der Milzfibrose ist der Wechsel des Drucks.

Ist der Druck gleichmäßig erhöht, so spricht man von einer *passiven Hyperämie* der Pfortader und der Milz. Diese kommt durch eine zentrale Stauung, z. B. bei Pericarditis adhäsiva und constrictiva, bei Tricuspidalstenosen oder -insuffizienzen sowie bei Thrombosen der V. cava caudalis zustande *(suprahepatischer Block)*. Sie führt zu cyanotischer Atrophie der Milz mit schließlicher Induration des Organs. Die passive portale Hypertonie spielt daher für die Klinik keine Rolle. Ist der portale Hochdruck fixiert und die Milz dekompensiert, so können Druckunterschiede nicht mehr ausgeglichen werden. Aber nicht nur die Starre der Milz macht sich störend bemerkbar, sondern auch der vermehrte Zufluß aus der vergrößerten Milz. Unglücklicherweise erhält das vergrößerte Organ — auch wenn diese Vergrößerung ursächlich durch einen erhöhten Capillarwiderstand in der Leber oder durch Veränderungen der Pfortader, also durch Stauung, bedingt ist — eine durch die Pathogenese des Zustandes erklärbare, dem vergrößerten Volumen entsprechende arterielle Zufuhr. Diese beträgt bei portaler Hypertension etwa 30 bis 50% des gesamten Volumens des Pfortaderzustroms. Das Milzarterienblut gelangt nun ungepuffert durch die starre, ihrer Druckausgleichsmöglichkeit beraubten Milz ins portale System. Die Milz wirkt wie eine arteriovenöse Fistel. Ihre Sinus sind reaktionsarm, der Aufenthalt des Blutes in der Milz verringert, wodurch die O_2-Abgabe gering ist. Die Arterioportale-Differenz, normalerweise 15—30% O_2, fällt auf Werte um 5—1,5% (s. auch S. 141 u. 159).

Die mangelhafte Abflußmöglichkeit führt nun dazu, daß die Venen sich erweitern und auch die Kollateralen im Bereich der Kardia, des Oesophagus oder der Nabelgegend (Caput medusae) als Überflußventile erweitert und varicös umgewandelt werden. Die Kollateralvenen verlieren die Elastizität ihrer Wand durch Degeneration des elastischen Bindegewebes. Die übrigen Gefäße im portalen System sind oft nur gestaut. Die Ausdehnung der Varicen ist nicht von der Höhe des Druckes im portalen System abhängig, sondern individuell verschieden. Bei Druckschwankungen durch vermehrte Zufuhr kann es leicht zur Ruptur der erweiterten Venen im Oesophagus und oberen Magendrittel und damit zur gefährlichen, lebensbedrohlichen Blutung kommen.

In diesem Endzustand der aktiven portalen Hypertension gibt es kaum einen einzigen Fall, der einen reinen Überfüllungshochdruck, einen gefäßbedingten Stauungshochdruck (sog. extrahepatischen Block) oder Lebercapillarwiderstandshochdruck (intrahepatischen Block) darstellen würde. War die Ursache des portalen Hochdrucks eine übermäßige Blutzufuhr, so kommt es im Verlauf der Dekompensation der Milz ebenso zu Veränderungen in der Gefäßwand der Pfortader evtl. mit sekundärem Ansatz von Thromben und nicht so selten führt der wechselweise, jedoch immer mehr zunehmende Hochdruck in der Leber zu einer von den portalen Feldern ausgehenden Stauungscirrhose der Leber, ähnlich der Lungenfibrose bei pulmonaler Hypertonie. Geht der Hochdruck aber von der Leber selbst aus — meist ist eine Cirrhose die Ursache —, kommt es auch hierbei nicht nur zu Milzveränderungen, sondern sehr häufig auch zu Veränderungen im Bereich der Pfortader selbst. Umgekehrt bleiben auch primär von der Pfortader ausgehende Erkrankungen nur sehr selten auf diese allein beschränkt, es kommt stets die aktive Hyperämie hinzu und in einigen Fällen in Spätstadien Veränderungen der Leber.

Aus klinischen Gründen hat es sich als vorteilhaft erwiesen, die hier beschriebenen pathologischen Zustände der aktiven portalen Hypertension nach dem zum Zeitpunkte der Diagnose bestehenden Hauptfaktor, der Richtung des Blutstroms folgend, in einen *Überfüllungshochdruck*, in einen *prähepatischen, einen intrahepatischen* und einen *posthepatischen portalen Block* einzuteilen (s. Abb. 30).

Die diesen pathophysiologischen Zuständen entsprechenden klinischen Krankheitsbilder, Milzcirrhose (Morbus Banti), Pfortaderthrombosen und -stenosen sowie splenomegale Lebercirrhosen überschneiden sich nun in ihrer klinischen Symptomatologie, je nachdem, zu welchem Zeitpunkt der Erkrankung wir unsere Feststellung treffen. Unglücklicherweise sind auch die Ursachen, die zu den genannten Krankheiten führen, wie wir gesehen haben, verschiedenartig, lediglich die Pathogenese

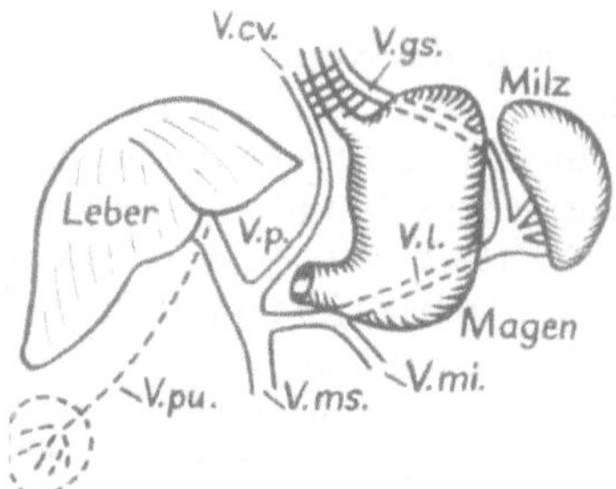

Normal

V.pu. = Vena paraumbilicalis
V.p. = Vena portae
V.cv. = Vena coronaria
            ventriculi
V.gs. = Vena gastroepi-
            ploica sin.
V.L. = Vena lienalis
V.mi. = Vena mesent. inf.
V.ms. = Vena mesent. sup.

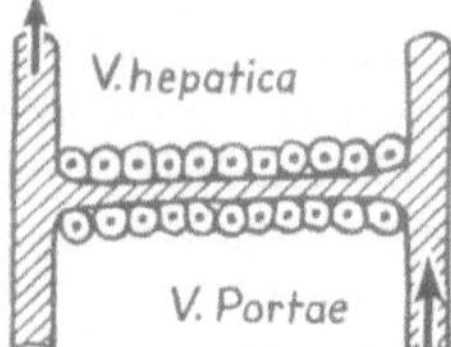

I. Überfüllungshochdruck

(Normale Leber staut zurück)

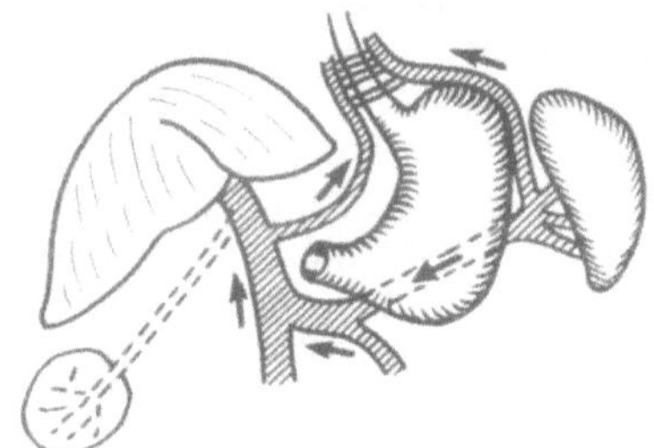

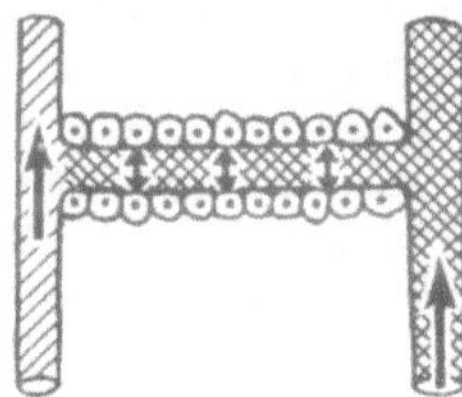

II. Stauungshochdruck

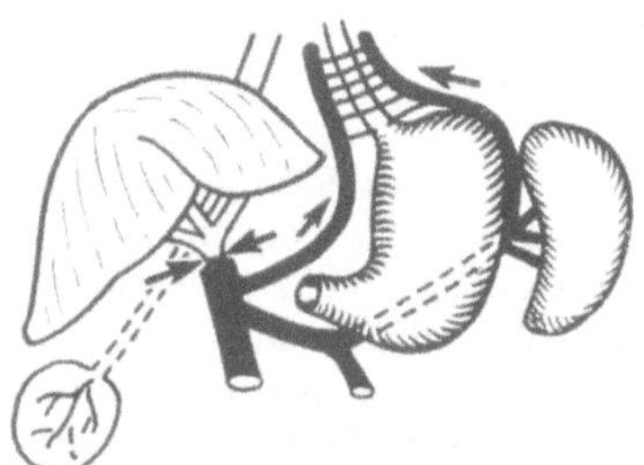

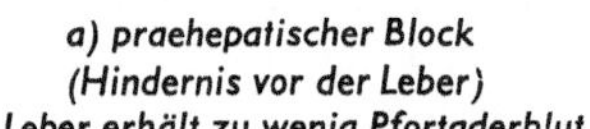

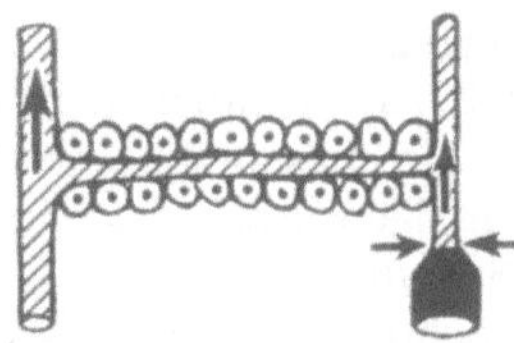

a) praehepatischer Block
(Hindernis vor der Leber)
Leber erhält zu wenig Pfortaderblut

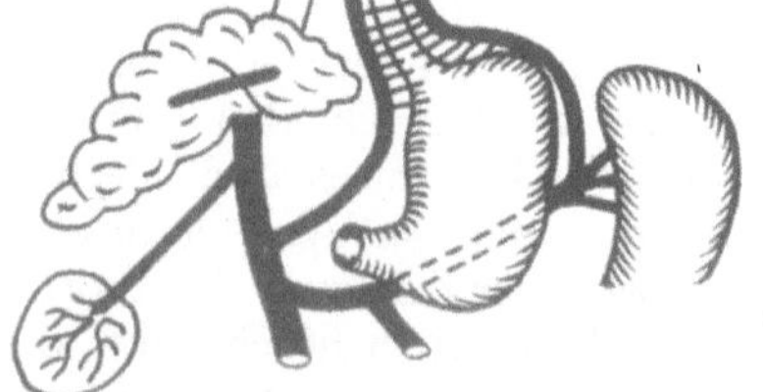

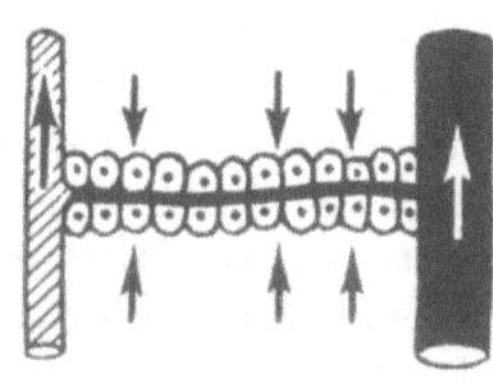

b) intrahepatischer Block
(pathologisch veränderte Leber
bildet Strömungshindernis)

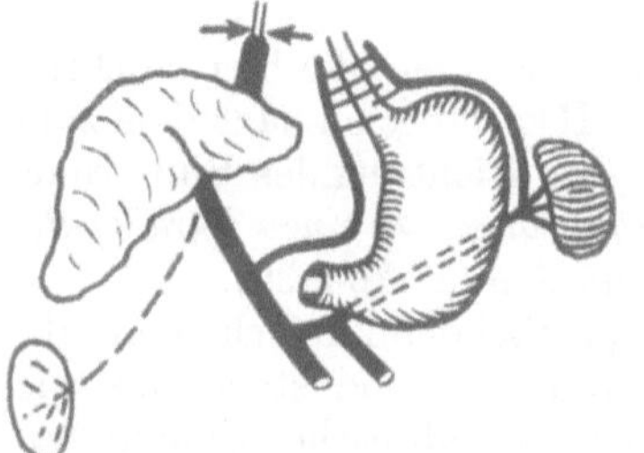

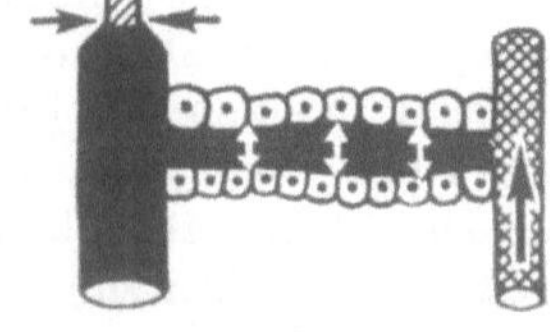

c) posthepatischer Block

Abb. 30. Schematische Darstellung der Strömungsverhältnisse und des Verhaltens der beteiligten Organe bei verschiedenen Formen des Pfortaderhochdruckes (linke Reihe). Die Abb. der rechten Reihe stellen die Verhältnisse innerhalb der Leber anhand der schematischen Darstellung einer Lebercapillare dar. Rechts unten der portale Zustrom, links der venöse Abfluß

scheint einigermaßen einheitlich zu sein. Man hat daher vorgeschlagen, diese gesamten Krankheitsprozesse als hepato-splenomegale Syndrome, oder Banti-Syndrome zu bezeichnen, in denen die früheren klassischen Krankheitsbegriffe Morbus Banti, Pfortaderstenose, splenomegale Lebercirrhose, kongestive Splenomegalie und a. m. zusammengefaßt werden. Diese Bezeichnung entspricht zweifellos am besten dem pathologisch-anatomischen, aber auch den pathophysiologischen und klinischen Erscheinungsformen, die miteinander abwechseln, so daß man z. B. von splenoportalem Syndrom mit Dominanz der Lebererkrankung sprechen kann. Für die Klinik und insbesondere für die Therapie scheint uns jedoch in dem jeweiligen Falle eine genaue Aufklärung der gegebenen gegenwärtigen Verhältnisse und des bei der Untersuchung dominierenden organpathologischen Befundes mit anamnestischer Klärung der Ursache, soweit sie möglich ist, erforderlich zu sein (s. S. 137ff.) (BERCHTOLD, EWERBECK, GELIN, JÄGER, PATRASSI, PEGULLO und PELISSIER, STREICHER, WALKER).

E. Milz und Stoffwechsel

Der Einfluß der Milz auf das periphere Blut, auf den Hormonhaushalt und die Beziehungen zu anderen Organen, insbesondere zum Knochenmark und zur Leber, kann nicht ohne Rückwirkung auf den Gesamtstoffwechsel bleiben.

Obwohl das Organ selbst eine sehr gute arterielle Versorgung hat, ist der *Eigenstoffwechsel* der Milz verhältnismäßig gering. Die Splenektomie als solche verändert — wie viele operative Eingriffe — eine Reihe von Stoffwechselvorgängen, so daß postoperative Beobachtungen nicht ohne weiteres mit „Änderungen nach Milzverlust" gleichzusetzen sind. Nur wenn es sich um postoperative Veränderungen, die stärker als gewöhnlich von der Norm abweichen und nach anderen Operationen nicht oder nicht konstant mit solcher Intensität auftreten, handelt, ist man berechtigt, den Milzverlust als Ursache für Stoffwechselstörungen verantwortlich zu machen (s. a. Abb. 12).

1. Das sog. **Milzfieber** tritt fast stets etwa 6—8 Std. nach Entfernung des Organs auf und hält 2—3 Tage an. Meist erreicht es nicht mehr als eine Höhe von 38,5, steigt ausnahmsweise auch einmal bis zu 40°C an. Antibiotica sind vollkommen wirkungslos, Wadenwickel und Pyramidon rectal sind bei stärkerem Temperaturanstieg empfehlenswert. Die vermutete Infektabwehrschwäche scheint als Ursache nicht zuzutreffen, ebensowenig wie ein plötzliches Überwiegen der Schilddrüsenfunktion mit stark vermehrtem Grundumsatz. Wir möchten vermuten, daß körpereigene Abbauprodukte, wie sie in der Folge einer jeden Operation entstehen, und die normalerweise zum größten Teil vom RES der Milz eliminiert werden, als Ursache des sog. Milzfiebers anzusehen sind. Wir konnten bei unseren Fällen beobachten, daß Dauer und Intensität des Fiebers weitgehend von der Gewebetraumatisierung bei der Operation abhängig sind. Nebenverletzungen erhöhen das Milzfieber, wogegen bei zweizeitigen Milzrupturen es bei Patienten mit Nebenverletzungen geringer erscheint. Dies spricht dafür, daß hier bereits eine Aktivierung des gesamten RES erfolgt ist, möglicherweise deshalb, weil die Milz bei der zweizeitigen Ruptur schon vorher funktionell z. T. ausgeschaltet wurde (s. a. S. 200).

Allgemeine, unbestimmte, schwer faßbare Stoffwechselstörungen, wie erhöhtes Hungergefühl, größerer Calorienbedarf, ja Grundumsatzsteigerungen nach Splenektomie sind beobachtet worden. Ein Teil der Autoren führt dies auf ein Überwiegen der Schilddrüsenfunktion zurück, während andere Untersuchungen bei exakter Kontrolle der Ein- und Ausfuhr keine Unterschiede zu den Kontrollen feststellen konnten. Es scheint soviel sicher zu sein, daß beim Menschen und bei einigen Versuchstieren eine Erhöhung des Gasstoffwechsels und des Grundumsatzes — wenigstens zu Beginn nach Entfernung einer bis dahin gesunden Milz — zu erkennen sind. Konstant sind diese Effekte nicht (HELLNER, KALLIUS, GOLD und SCHNITZLER, ZAFFAGNINI, ASZODI, EBALLOS, LEOTTA, MARK, SCHOLI, WEISS, DANOFF, FRANCISCIS).

2. Wasserhaushalt. Ob die Milz direkt oder indirekt am Wasserhaushalt beteiligt ist, ist nicht geklärt. Die beschriebenen Störungen nach Milzentfernung, wie vermehrte oder auch verminderte Wasserausscheidung, leichtere Austrocknungsgefahr mit Neigung zu Bluteindickung und Hitzschlag sind nicht sicher erwiesen. Die Störungen des Wasserhaushaltes werden auf Änderungen des K-Ca- und des K-Na-Quotienten zurückgeführt. Evtl. hängen sie auch mit einem Überwiegen der Hypophysenvorderlappen-Nebennierenrindenfunktion zusammen (TAKEMOTO).

3. Elektrolyte. Am *Eisenstoffwechsel* ist die Milz lebhaft beteiligt, hat sie doch den größten Eisengehalt des Organismus. Sie arbeitet mit an der Speicherung des beim Hämoglobinabbau frei werdenden Eisens. Auch von außen parenteral zugeführtes Eisen wird in der Milz, zum überwiegenden Teil allerdings in der Leber gespeichert. Enteral zugeführtes Eisen wird fast ausschließlich in der Leber deponiert, das aus dem Erythrocytenumsatz frei werdende Eisen wird dagegen gleichmäßig in Leber und Milz gestapelt. Normalerweise besteht ein Gleichgewicht zwischen freiem und hämoglobingebundenem Eisen, so daß größere Speicherdepots nicht vorhanden und auch nicht notwendig sind. Eine ausgedehnte Siderose wird im Alter gelegentlich beobachtet. Sie ist nicht als Eisenreservoir anzusehen, sondern als nicht mehr verwendungsfähige, dem Stoffwechsel entzogene Eisenablage. Da das aus den Hämoglobinabbauprodukten frei werdende Eisen vor allem in der Milz, aber auch in der Leber abgelagert wird, ist bei hämolytischen Zuständen der Eisengehalt der Milz stark erhöht, bei der Hämochromatose hingegen die Leber und Muskulatur betroffen und die Milz allenfalls nur ein diskretes Speicherorgan (HAHN und M. HEILMEYER, LEDERER, VANOTTI und LANINI).

Die gespeicherten Eisenmengen der Milz können im Notfall nach stärkeren Blutverlusten oder bei der Höhenhyperglobulinämie der Hämoglobinsynthese zur Verfügung gestellt werden. Im Tierversuch konnte bei Blutungsanämie der Eisenspiegel in der Milzvene höher als in der Arterie bestimmt werden. Injektionsversuche mit radioaktivem Eisen (Fe 59) haben gezeigt, daß nicht nur die Milz, sondern auch Leber und Knochenmark dieses Eisen in wenigen Stunden an sich reißen. Nach Splenektomie steigt die Eisenauscheidung an und der Serumeisenspiegel sinkt ab, da frei werdendes Eisen nicht mehr so gut wie präoperativ gespeichert werden kann, um dann freilich in Zeiten größeren Verbrauches zu fehlen. Die Leber ist nicht in der Lage, so rasch wie die Milz Eisen zur Verfügung zu stellen. Der Eisenbedarf scheint postoperativ ohnehin deutlich vermehrt zu sein; wird diesem Umstand nicht Rechnung getragen, so kann es zur Anämie kommen. Nach einigen Monaten bis Jahren scheint auch der Ausfall dieser Milzfunktion sich auszugleichen. Die Annahme, daß die Milz lediglich durch Eisenspeicherung und Eisenumbau am Eisenstoffwechsel teilnimmt, ist sicherlich nicht richtig. Wir müssen auf Grund zahlreicher Beobachtungen auch hier ein regulierendes Prinzip annehmen. Ein Schlaglicht auf diese Steuerfunktion der Milz wirft ein Fall von CORYEIRO mit einer Hämosiderose der Lunge, die nach Splenektomie klinisch ausheilte (LAWRENCE, ELMLINGER, HUFF).

Der *Serum-Calciumspiegel* wurde gelegentlich wie der Phosphorspiegel nach Milzexstirpation erhöht gefunden. Auch die Calciumausscheidung im Urin steigt nach Splenektomie an. Auf diese Befunde hin wurde von einigen Autoren die Callusbildung bei Patienten untersucht, die gleichzeitig Frakturen und eine Milzruptur mit Milzverlust erlitten hatten. Es zeigte sich, daß eine Verzögerung der Callusbildung feststellbar war. Dazu darf aber nicht unerwähnt bleiben, daß bei allen Mehrfachfrakturen und Mehrfachverletzungen die Frakturheilung ganz allgemein verzögert ist. Die Ergebnisse an Tierversuchen und die Beobachtungen am Menschen widersprechen sich außerdem. Wir selbst konnten in unserem Krankengut keine verzögerten Bruchheilungen bei Splenektomierten beobachten (PRINCIGALLI, DE LUCIA, D'AUNOY und ZOELLER, SCHÖNBAUER, BAUMECKER, MEYER, CAMMERANO, TURCO).

Auch der *Kalium- und Natriumhaushalt* wurde bei Untersuchungen nach Splenektomie verändert gefunden. Der Kaliumgehalt ist im Milzvenenblut um 100—200% höher als im peripheren Venenblut. Dies ist wohl auf eine Bluteindickung zurückzuführen. Trennt man nämlich Erythrocyten vom Plasma, tritt aus ihnen Kalium aus. Es wurde daraus geschlossen, daß durch die Eindickung des Blutes in der Milz Kalium frei werde und mit der Lymphe abgeführt würde, worauf die Erythrocyten dann kaliumärmer, die Lymphe und das Plasma kaliumreicher würden. Auch ein hoher Thrombocytengehalt des Blutes scheint einen Anstieg der Serum-Kaliumwerte zur Folge zu haben. Natrium verhält sich umgekehrt wie das Kalium. Einen größeren Einfluß auf den Kalium- und Natriumstoffwechsel des gesamten Organismus scheint die Milz jedoch nicht zu haben (KOZLOVSKIS, NORLANDER, TAKEMOTO, ZICIOTTO und CARENZA).

4. Kohlenhydrate. Nach Splenektomie wurde häufig eine Erhöhung des Zuckerspiegels gefunden, was Anlaß gab, eine verminderte Insulinwirkung zu vermuten. Manche Autoren gingen noch einen Schritt weiter und schrieben der Milz eine insulinähnliche oder eine das Insulin unterstützende Funktion zu. Weiterhin wurde bei Belastungsversuchen beobachtet, daß die Toleranz der Kohlenhydrate nach Splenektomie absinkt. FLAUM und SCHLESINGER konnten bei ihren Parabioseversuchen zeigen, daß die in den Kohlenhydratstoffwechsel eingreifende Wirkung humoraler Natur ist. Damit wurden die zunächst recht glaubwürdigen Vermutungen, es handele sich bei den Störungen des Zuckerhaushaltes um operationsbedingte Nachbarschaftsstörung des Pankreas, insbesondere des Inselzellapparates durch Mangeldurchblutung oder Traumatisierung, entkräftet. Untersuchungen am Menschen ergaben zum Teil recht unterschiedliche Ergebnisse. Wir selbst konnten nach einer zweizeitigen Milzruptur postoperativ einen Diabetes beobachten, der präkomatöse Formen annahm. Auf Insulin erholte sich der Patient recht rasch. Vor der Operation waren keine Erhöhung des Blutzuckers und keine Zuckerausscheidung im Urin nachweisbar. Die Befunde normalisierten sich 14 Tage nach der Operation vollkommen.

Anfängliche Schwankungen des Zuckerspiegels müssen u. E. auf das Operationstrauma selbst zurückgeführt werden. Der Ausfall eines als Katalysator auf das Insulin wirkenden Stoffes erscheint uns trotz der dafür sprechenden Parabioseversuche nicht eindeutig bewiesen. Weiterhin wäre zu bedenken, daß die Insulinwirkung speziell in der Leber nach Ausfall eines großen Teils des Zuflusses zum portalen System nach Splenektomie zu den geschilderten Erscheinungen führt. Es läßt sich auch nicht entscheiden, ob es sich bei den Zuckerstoffwechselstörungen um ein quantitatives oder um ein spezifisch qualitatives Problem handelt. Nachuntersuchungen mehrerer splenektomierter Patienten am 6. und 22. Tage nach der Operation ergaben keine Besonderheiten der Blutzuckerkurven nach Traubenzuckerbelastung (Abb. 31).

5. Fette. Fettstoffwechselstörungen der Milz finden sich bei mehreren Krankheiten: Neutralfette, Lipoide und Cholesterin werden gespeichert bei symptomatischen Hyperlipämien und Hypercholesterinämien; so kann es z. B. bei schwerem unbehandeltem Diabetes mellitus zur Lipoidspeicherung in der Milz kommen. Bekannt ist die Speicherung bei der familiären Hyperlipämie und bei den eigentlichen Speicherkrankheiten (S. 132).

6. Proteine. Vermehrter Proteinabbau nach Splenektomie wurde gelegentlich postuliert, ist jedoch nicht gesichert. Einige Autoren nehmen eine Herabsetzung des Proteinstoffwechsels an, andere fanden eine vermehrte N-Ausscheidung. Der proteolytische Abbau in der Leber sei nach Splenektomie vermindert. Sicher erkennbar und meßbar ist, daß Gesamtstickstoff und Harnsäure nach Splenektomie etwas absinken, wenn nicht reichlich Proteinkörper zugeführt werden. Dies spricht für eine verschlechterte Nutzung der aufgenommenen Proteine. Ob darin eine Parallele zu den Beobachtungen am Herzstoffwechsel zu sehen ist, sei dahingestellt (s. S. 33). Die Elektrophorese läßt nach Splenektomie eine Abnahme der Albumine und eine Vermehrung der γ-Globuline erkennen, wobei, wie wir zeigen konnten, die Regenerationsgeschwindigkeit verlorengegangener γ-Globuline erheblich vermindert ist (s. S. 20, Abb. 9 u. 10).

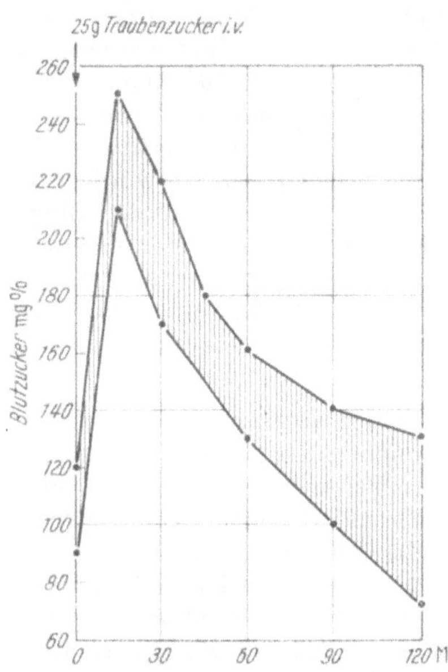

Abb. 31. Variationsbreite der Zuckerbelastungskurve von splenektomierten Patienten

In keinem Organ werden so leicht Eiweißsubstanzen gespeichert wie in der Milz. So wird Amyloid vorzugsweise in der Milz, und zwar als isolierte Amyloidose der Follikel (Sagomilz) oder als Amyloid der Pulpa und Follikel (Speck- oder Schinkenmilz) abgelagert (s. a. S. 171). Bei Fibroadenie finden sich gelegentlich ausgedehnte Hyalinablagerungen, bei der Cystin-Speicherkrankheit werden auch im RES der Milz Cystinkristalle gestapelt.

Bei einem abschließenden Rückblick auf unser heutiges Wissen über Milzfunktionen müssen wir bekennen, daß wir über die normalen Funktionen der Milz recht wenig orientiert sind, wenn wir auch Ausfallserscheinungen nach Splenektomie, wie die Störungen der Erythrocytenentkernung, des Hämoglobin- und Eisenstoffwechsels, der Regulation der Blutzellen im peripheren Blut erkennen und auch nachweisen können, daß das Vorhandensein der Milz beim Blutungsschock eine Rolle spielt ebenso wie bei der Synthese von Proteinen und daß Regulationen der Blutzellen im peripheren Blut mit durch die Milz erfolgen. Trotzdem ist dies schon erheblich mehr als wir noch vor wenigen Jahren sagen konnten.

Die pathologischen Funktionen des Organs sind hingegen viel deutlicher und auffälliger und vor allem am Menschen selbst zu prüfen. Es wäre jedoch ein Trugschluß, annehmen zu wollen, daß sie lediglich gesteigerten oder abgeschwächten normalen Milzfunktionen entsprechen, wie es der Begriff Hypersplenismus auszusagen scheint. Es handelt sich vielmehr fast stets um Dysfunktionen und Regulationsstörungen komplexer Art, zum nicht geringen Teil auch um Antikörperbildung.

ZWEITER TEIL

Milzkrankheiten

V. Allgemeine Diagnostik

A. Klinische Untersuchungen

Im lateralen Anteil des linken Hypochondriums, mehr nach hinten zu gelegen, entlang der 9.—11. Rippe, überragt das Organ normalerweise nicht die Linie, die quer über den linken Thorax vom Sternoclaviculargelenk zum vorderen Ende der 11. Rippe gezogen wird (s. Abb. 2). In einem schmalen, langen Thorax steht die Milz relativ höher als in einem breiten, flachen. Die nicht vergrößerte Milz liegt stets unter dem Rippenbogen und ist nicht palpabel (s. a. S. 6).

Die leise *Perkussion* in rechter Seitenlage läßt gelegentlich, wenn keine stärkere Intestinalblähung besteht, den vorderen und unteren Rand abgrenzen, während der obere Teil der Milz stets von der Lunge überlagert ist wie der dorsale von der benachbarten Niere. Die mächtige Rückenmuskulatur läßt eine perkutorische Abgrenzung nicht zu. Auch ein gefüllter Magen behindert die exakte Abgrenzung sehr (s. Abb. 2).

Die *Palpation* in rechter Seitenlage, bei über den Kopf geschlagenem linken Arm, ergibt die beste Untersuchungsmöglichkeit. Die am Rippenbogen flach und zart aufgelegten Finger tasten beim Ein- und Ausatmen auch eine gerade den Rippenbogen überragende Milz. Bei asthenischen Patienten mit langem schmalen Thorax kann aber auch eine erheblich vergrößerte Milz, selbst bei tiefem Ein- und Ausatmen der Palpation verborgen bleiben. Eine palpable Milz ist immer pathologisch. In seltenen Fällen handelt es sich um ein nicht vergrößertes, lediglich dystopes Organ. Da die Thoraxform, wie wir gesehen haben, einen Einfluß auf den Milzstand hat, läßt sich bei der den Rippenbogen eben überragenden, also gerade palpablen Milz, auf die Größe des Organs nur ein Rückschluß ziehen, wenn dieser Umstand bedacht wird. Die palpierende Hand soll nicht nur Auskunft über die Größe des Milztumors, sondern auch über seine Konsistenz, seine Oberflächenbeschaffenheit und seine Vorderkante erhalten. Große Milztumoren, die das ganze linke Epigastrium einnehmen und die Muskulatur verdrängen, sind bei jugendlichen Individuen, deren Rippenbogen noch weich ist, gelegentlich durch Ausbuchtung des Rippenbogens oder des Leibes bei schlaffen Bauchdecken *sichtbar*. Unter *Splenomegalie* oder „Milztumor" versteht man zunächst eine Vergrößerung des Organs, ohne daß damit etwas über die Ätiologie der dieser Vergrößerung zugrunde liegenden Erkrankung ausgesagt wäre, während der Begriff „Hypersplenismus" eine pathologische Funktion bezeichnet (s. S. 26). Die Ursachen der Milzvergrößerung sind in den meisten Fällen außerhalb der Milz gelegen. Stauungen, Infekte, Erkrankungen des blutbildenden Systems und des RES sind die häufigsten, seltener sind die Ursachen in der Milz selbst gelegen, wie Geschwülste, Cysten. Die größten Milztumoren finden sich bei chronischen Lymphadenosen, bei Erythroblastosen, bei der kindlichen Jaksch-Heimschen-Ziegenmilch-Anämie, bei hämolytischen Anämien, bei der Bilharziose und bei Kala-Azar.

Die Bezeichnung ,,Milztumor" verleitet dazu, in der vergrößerten Milz einen pathologischen Zustand zu sehen, der in jedem Falle wie ein maligner Tumor operativ zu beseitigen ist. Man sollte daher doch besser von Splenomegalie sprechen. Es gibt Krankheitsvorgänge, bei welchen der ,,Milztumor" geradezu lebensnotwendig sein kann. Eine operative Entfernung setzt also jeweils eine exakte differentialdiagnostische Erfassung des Krankheitsbildes voraus und eine kritische Indikationsstellung. *Eine zufällig bei einer Laparotomie gefundene geschwollene Milz darf auf keinen Fall entfernt werden.* Die immer wieder in Ergebnisberichten von Milzexstirpationen auftauchenden Indikationen ,,Milztumor unklarer Genese" oder ,,Diagnostische Splenektomie" sprechen nicht für eine kritische Indikationsstellung der Autoren. Eine diagnostische Splenektomie gar ist in keinem Falle gerechtfertigt, da die Punktion (s. S. 65) gute Ergebnisse zeitigt. Einige Autoren empfehlen in unklaren Fällen eine Röntgenbestrahlung. Auch dieser Empfehlung kann nicht unwidersprochen bleiben. Sie kann nur ausnahmsweise bei Markfibrosen mit dem Verdacht auf zusätzliche Markhemmung einmal angebracht sein, wenn alle anderen klinischen Diagnostikmethoden versagen. Steigen auf die Bestrahlung die Granulocyten an, so kann die Milzexstirpation von Nutzen sein, fallen sie weiter ab, so ist sie absolut kontraindiziert (BENHAMOU und JUDE, COLLINS, HADEN und DINSMORE, MILLER und HAGEDORN, P. MÜLLER, ROSENOW).

Eine Indikationsstellung zur Splenektomie ohne Blutbefund, Knochenmarksbefund und Leberfunktionsproben ist nicht möglich; hierüber sind alle erfahrenen Untersucher sich einig. Man kann cum grano salis sagen, daß eine Leukocytose im allgemeinen als Kontraindikation anzusehen ist.

Auch Schmerzhaftigkeit als solche ist keine Indikation (DAMESHEK, GUTZEIT, PATEL, RIEUX und GERNEZ, MACKIY und WALKING).

Die *Auskultation* läßt manchmal bei frischer Perisplenitis ein Reibegeräusch erkennen, was gelegentlich auch mit der flach aufgelegten Hand zu fühlen ist. Gefäßgeräusche als Summationseffekt zahlreicher kleinster Wirbelgeräusche sind vor allem in stark vergrößerten Milzen wahrnehmbar. Von Geräuschen bei Aneurysmen der Milzarterie (s. S. 168ff.) müssen sie abgegrenzt werden. Dies ist nicht immer einfach. In Zweifelsfällen sollten Schallaufnahmen angefertigt werden (BJÖRKMAN).

Gar nicht so selten wird eine *,,falsche Milz"* diagnostiziert. Große linke Leberlappen, Nierentumoren, Hydronephrosen, Nebennierentumoren, Pankreascysten und Pankreasschwanzgeschwülste, gelegentlich auch Dickdarmtumoren, ja Aneurysmen, können Ursache einer solchen falschen Organdiagnose sein. Wenn man daran denkt, daß eine Milz eine gute Atemverschieblichkeit hat, die im Gegensatz zur Leber nicht in Längsrichtung zum Körper, sondern schräg von links oben nach rechts unten verläuft, daß sie eine Vorderkante aufweist, an welcher sich typische Kerben finden und daß sie das Colon immer nach unten verdrängt und bei bimanueller Palpation zwar weit nach hinten reicht, aber doch nicht wie ein Nierentumor sich vollständig bimanuell umfassen läßt, so sind Fehldiagnosen seltener. Es soll jedoch nicht verschwiegen werden, daß auch große Nierentumoren gelegentlich eine deutliche Atemverschieblichkeit zeigen und daß auch sie selten einmal das Colon nach unten verdrängen können (s. a. S. 67).

B. Röntgenuntersuchungen

1. Allgemeines. Die Röntgenuntersuchung stellt bei Milzschwellungen eine zwar nützliche, aber nicht routinemäßig notwendige diagnostische Maßnahme dar. Auf Leeraufnahmen sieht man die Milz nicht regelmäßig. Ihr Schatten ist z. T. durch Lunge und Zwerchfell überlagert, z. T. durch den Füllungszustand der benachbarten Organe (Magen, Colon) unscharf begrenzt. Auf Übersichtsaufnahmen im

Stehen ist bei Rupturen der vergrößerte Milzschatten gelegentlich deutlich zu sehen. Das Colon ist dann nach unten verdrängt. Ebenso fallen stark vergrößerte Milzen durch den vergrößerten Schatten auf. Ein Milzschatten, der sich größer als die linke Niere darstellt, ist als pathologisch anzusehen (DELL u. Mitarb.). Ein Zwerchfellhochstand findet sich vor allem bei großen chronischen Milzschwellungen. Die Lage der Milz ist jedoch nicht nur von ihrer Größe, sondern auch von der Thoraxform und vom Vorhandensein oder Fehlen von Verwachsungen abhängig. Ist die Milz sehr groß, so sind die unteren linken Zwischenrippenräume weiter als rechts (VALENZUELA, OSTRO und MAKOVER). Gelegentlich sind auf Übersichtsaufnahmen Phlebolithen in der Milz zu erkennen. Ringschatten hingegen sind für Echinococcuscysten typisch, ebenso für Aneurysmen der Milzarterie. Ausgedehnte Verkalkungen, vor allem der Kapsel, nach Infarkten, auch nach Traumen, in Gummata, oder tuberkulösen Gewebeanteilen sind meist unscharf begrenzt und, auf die gesamte Zahl der Kranken bezogen, sehr selten (BACHMANN, FUSS, KEISER, KOPPENSTEIN, MEYER, MOUNT und HUNTER) (s. Abb. 78, 80, 84).

Bestehen ausgedehnte perisplenitische Verwachsungen, wie sie sich nach subphrenischen Abscessen links, nach perforierten Milzabscessen oder langen Fisteleiterungen ergeben, so kann es zu Kalkinkrustationen des perisplenitischen Gewebes kommen, die einen mittelstarken unregelmäßigen Röntgenschatten verursachen. Impressionen der Nachbarorgane von außen — vor allem Magen und Colon — die gelegentlich als Carcinome angesehen wurden, sind bei starken chronischen Perisplenitiden beschrieben worden (CARDHAM, KRÖBER).

2. Kontrastdarstellungen der Nachbarorgane. Bei einer frischen Ruptur ist eine Röntgenkontrastdarstellung der Nachbarorgane nicht angezeigt, sie erschwert den postoperativen Verlauf unnötig. Bei zweizeitigen Rupturen jedoch kann eine Röntgenuntersuchung notwendig werden. Nach Kontrastdarstellung des Magens, evtl. auch des Colons, zeigen sich sehr viel deutlicher als auf der Leeraufnahme eine Verdrängung des Magens nach rechts und stets eine Verdrängung der linken Colonflexur nach unten vorne und medial (s. Abb. 84b). Eine verhältnismäßig exakte Größenbestimmung und Abgrenzung des Organs erlaubt ein *Pneumo-Peritoneum* (ELLEGAST u. Mitarb., HENZELMANN), das jedoch nur selten erforderlich ist und erst nach Anwendung aller übrigen Röntgenuntersuchungen in Betracht kommt. Zur Abgrenzung gegen retroperitoneale Prozesse empfiehlt sich ein Pyelogramm, das bei großen Milzen, die durch Verwachsungen fixiert sind, nach caudal verdrängt sein kann. Zur Differentialdiagnostik retroperitonealer Prozesse ist unter Umständen ein *Retro-Pneumo-Peritoneum*, das ebenso wie das Pneumo-Peritoneum am besten durch Schichtaufnahmen komplettiert wird, nützlich.

3. Hepatolienographie. Die Darstellung der Leber und Milz mittels intravenöser Gaben von Kontrastmitteln, die in ihnen gespeichert werden, war früher zur Diagnostik von Milz- und Lebercysten und von Echinokokken sehr beliebt. Als Kontrastmittel wurden thoriumdioxydhaltige Substanzen (Thorotrast) verwandt (s. Abb. 20). Schon sehr früh wurde wegen der lebenslänglichen Speicherung des Präparates im RES vor seiner Verwendung gewarnt (NAEGELI, LEHNDORFF). Wegen der bei seinem Zerfall entstehenden Strahlenschäden (Lebercirrhose, Knochenmarksatrophien, Geschwulstbildungen) ist das Kontrastmittel streng kontraindiziert (K. H. BAUER, SCHWAIGER, KARCHER). 1938 hat K. H. BAUER das Auftreten von Thorotrastgeschwülsten nach einer Latenzzeit vorausgesagt. Inzwischen ist eine ganze Reihe solcher Thorotrastgeschwülste nach retrograden Pyelographien, Fisteldarstellungen, aber auch nach Hepatolienographien und Arteriographien beschrieben worden (SCHWAIGER). In neuerer Zeit empfehlen nur LOEB u. Mitarb. die Methode der Thorotrastdarstellung von Leber und Milz zur Erfassung akzessorischer Milzen bei Rezidiven, insbesondere der idiopathischen thrombocytopenischen Purpura und der familiären hämolytischen Anämie nach Splenektomien. Sie geben an, bei einigen 100 Fällen keinerlei Schäden gesehen zu haben. Die Schäden sind zunächst, wie bekannt (s. auch S. 36), nicht sehr ausgeprägt, treten nach einer langen Latenzzeit auf und sind von Fall zu Fall sehr verschieden. Es gibt sicher viele Fälle, bei denen der Schaden sich nicht nachweisen läßt oder während des Lebens nicht mehr manifest wird. Dies ist jedoch keine Indikation zur Anwendung thoriumhaltiger Kontrast-mittel, zumal andere gleichwertige Kontrastmittel zur Verfügung stehen.

Auch durch jodhaltige Mittel (Hepatoselektan, Vasoselektan), die nicht wie Thorotrast lebenslänglich im RES von Leber, Milz und Knochenmark abgelagert werden, sondern nach 24 Std. meist vollständig ausgeschieden sein sollen, sind Darstellungen von Milz und Leber ver-sucht worden. Diese Jodpräparate sind jedoch mit einer erheblichen Gefahr belastet, da Neben-erscheinungen wie Atemnot, Cyanose und Schüttelfrost nach höheren Dosen beobachtet wur-

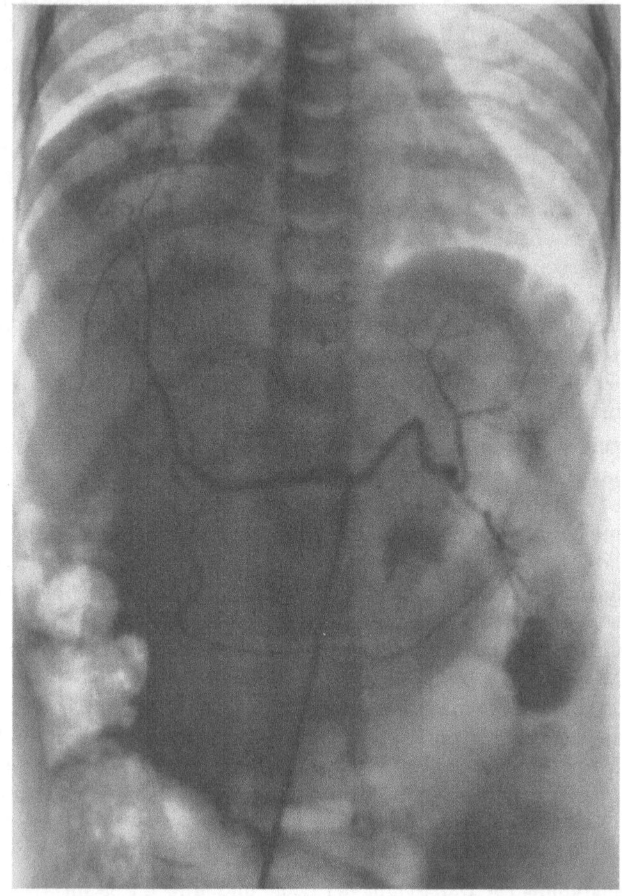

Abb. 32. Coeliaca-Arteriographie. Der Katheter ist transcutan in die Arteria femoralis eingeführt und retrograd in der Aorta hochgeschoben bis zum Abgang der Arteria coeliaca, in die er eingeführt ist. Die Milz „färbt" sich vor allem in ihrem caudalen Teil an. Links ist schon eine Darstellung des Nierenbeckens durch Verspritzen von Kontrastmittel bei der Suche nach dem Coeliacaabgang eingetreten

den (BRANDT). Nachdem es möglich geworden ist, die Arteria coeliaca und sogar die Arteria lienalis selektiv darzustellen, sind solch große Kontrastmittelgaben zur Anreicherung im RES und zur Darstellung von Leber und Milz nicht mehr indiziert.

4. Arteriographie. Die Darstellung der Arteria coeliaca gelingt auf transcuta-nem Wege von der Femoralis aus in vielen Fällen gut. Technik: kleine Stich-incision der Haut unterhalb des Leistenbandes über der Femoralis. Punktion der Arterie mittels einer Spezialkanüle. Wenn die dünne Punktionskanüle in der Arterie liegt, wird über die erste Kanüle ein Kanülenteil der Spezialkanüle nach dem anderen ins Gefäß vorgeschoben bis die Plastikkanüle sicher im Gefäß liegt. Daraufhin werden die inneren Kanülenteile der Spezialkanüle entfernt, ein

Dichtungshütchen aufgesetzt und nun durch die liegende Kanüle Katheter ganz verschiedener Form gegen den Blutstrom durch die Femoralis hinauf in die Aorta vorgeführt. Man verwendet am besten einen Katheter mit einer schattengebenden Spitze, der nun an die richtige Stelle innerhalb der Aorta unter Durchleuchtung gebracht wird. Liegt der Katheter in der richtigen Höhe, so wird Kontrastmittel injiziert. Gelegentlich ist es mit an der Spitze abgebogenen oder mit flexiblen Kathetern auch möglich, die A. coeliaca oder gar die A. lienalis zu sondieren und diese selektiv darzustellen (HETTLER, ÖDMAN, SELDINGER).

Die Arteriographie hat den großen Vorteil, daß der genaue Verlauf der Arterie, ihre Aufzweigung außerhalb und innerhalb der Milz erkannt werden kann. Auch ihre Größe ist erfaß- und vergleichbar. Werden Serienangiographien durchgeführt und die Gabe des Kontrastmittels herzsynchron gekoppelt (HETTLER), so lassen sich die Arteriogramme exakt vergleichen; es ergeben sich weiterhin Aufschlüsse über die Dauer des Durchflusses und evtl. auch über sein Erscheinen in der Pfortader — was jedoch nur selten gelingt. Eine Anfärbung der Milz mit Kontrastmittel spricht für eine Verlangsamung der Passage und für eine sehr blutreiche Milz bei frischen Stauungen oder bei echten Geschwülsten (Abb. 32). Bei Pfortaderhochdruck hingegen ist die Milzpassage meist beschleunigt, was auch vergleichende Sauerstoffmessungen in Arteria und Vena lienalis (s. S. 49 u. 159) bestätigt haben.

C. Laboruntersuchungen

1. Allgemeines. Zur weiteren Differentialdiagnostik einer Splenomegalie — ebenso einer Milzverletzung — gehören Untersuchungen, die sich auf das blutbildende System, auf Leber, Niere sowie auf Allgemeinreaktionen erstrecken. Gerade zur Indikationsstellung für eine Splenektomie sind ausgedehnte Untersuchungen notwendig, um die Bedeutung der Milz im jeweils vorliegenden Krankheitsgeschehen erfassen zu können. Eine Urinuntersuchung auf Proteine, Zucker, Acetonkörper und Gallenfarbstoffe, eine mehrfache Kontrolle der Blutkörperchensenkungsgeschwindigkeit und eine Bestimmung der Gesamtproteine im Blutserum sind erforderlich.

Elektrolyte im Serum (Natrium, Kalium, Calcium, Chlor), Rest-N. sowie die Alkalireserve werden bestimmt.

2. Hämatologische Untersuchungen. Bei jeder Milzvergrößerung ist eine exakte Erfassung des peripheren Blutstatus notwendig. Hierzu gehört ein komplettes Blutbild, einschließlich des Hämatokrits sowie der Bestimmung der Proerythrocyten (Reticulocyten) und der Thrombocyten. Besteht ein Anhalt für eine Hämolyse, so prüfen wir die Resistenz der Erythrocyten gegenüber hypertonen Kochsalzlösungen. Die Thrombocyten allein ergeben noch keinen sicheren Anhalt für das Bestehen einer Blutgerinnungsstörung. 30000 normale Thrombocyten können eine vollständige Coagulation und Kontraktion des Gerinnsels bewerkstelligen, während 30000 pathologische Thrombocyten nicht ausreichen, um eine Gerinnungsstörung, z. B. bei Morbus Werlhof, zu verhindern. Wir prüfen daher die Gesamtgerinnung mittels der Thrombelastographie nach HARTERT, die wir auch zur postoperativen Überwachung des Gerinnungspotentials bei der Mehrzahl unserer Patienten gebrauchen (bei allen Patienten über 50 Jahre, allen Eingriffen im kleinen Becken, allen Eingriffen, die mit größerer Bewegungsbehinderung einhergehen, allen Splenektomien, allen Eingriffen an Herz und Gefäßen) (s. Abb. 33). Liegt eine Gerinnungsstörung vor, so empfiehlt es sich, Faktorenbestimmungen durchzuführen. Bei hämolytischen Syndromen muß die Frage der Antikörper (Agglutinine, Hämolysine) beantwortet werden. Es sind zahlreiche Tests auf Antikörper angegeben worden, wovon der wichtigste wohl der Antiglobulintest nach COOMBS ist.

Ohne die Kennntis des Knochenmarkbefundes ist eine Indikation zur Splenektomie bei einer Milzvergrößerung nicht zu stellen. Ort der Wahl der Knochenmarkspunktion ist seit ARINKIN das Sternum. Wird kein Knochenmark gewonnen, so ist nach Wiederholung der Sternalpunktion die Beckenkammpunktion oder die Tibiatrepanation notwendig. Wird auch hier kein Mark oder nur bindegewebig verödetes Mark gewonnen, so liegt der Schluß nahe, daß eine Markfibrose im Sinne einer Osteomyelofibrose bzw. Sklerose vorliegt. Diese Diagnose gilt im allgemeinen als strenge Kontra-Indikation gegen die Splenektomie. Sie sollte daher durch Markprobeexcision, die mit dem Trepan gut zu entnehmen ist, gesichert werden. Bei der

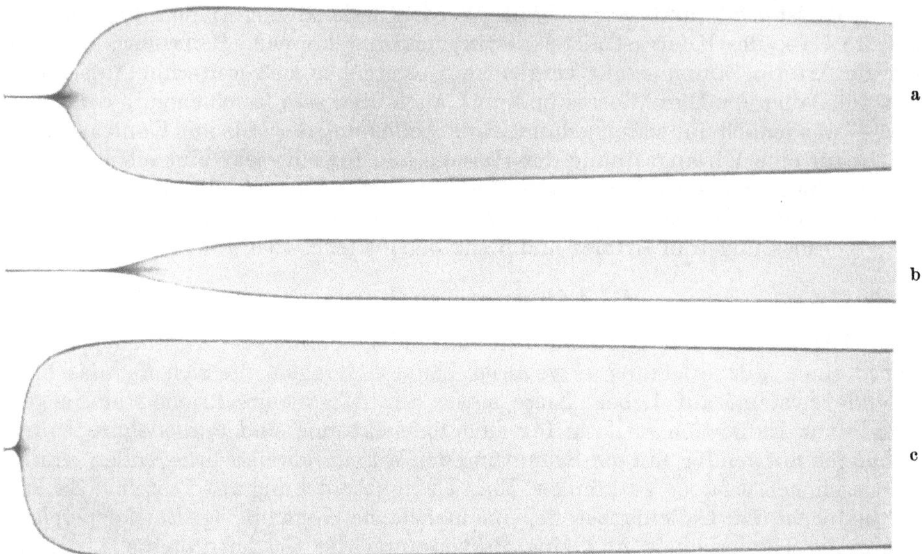

Abb. 33a—c. Thrombelastographiekurven (nach HARTERT) auf $^2/_5$ verkleinert. Die Zeit vom Beginn der Kurve (links) bis zu Ausschlägen von 1 mm wird *Reaktionszeit* (r) genannt. Es ist die Zeit bis zum Beginn der Gerinnselbildung. r ist normalerweise 8 min und 40 sec. *Die Coagulationszeit* (k) (oder Gerinnselbildungszeit) ist die Zeit, die verstreicht von einer Amplitudenhöhe von 1 mm bis zur Amplitudenhöhe von 20 mm. Normalerweise ist k 3 min, 20 sec. Die Maximalamplitude Ma wird normalerweise verhältnismäßig schnell erreicht, sie beträgt 55 mm. Wir setzen die Zeit $r + k = 12$ min $= 100\%$. a) Normales Thrombelastogramm; b) Thrombelastogramm bei Thrombocytopenie. Die Gerinnung setzt nur sehr langsam ein, dadurch ist k maximal verzögert und Ma wesentlich kleiner als normal. r kann — insbesondere bei excessiven Thrombocytopenien — ebenfalls verlängert sein. $r + k$ ist stark erhöht, oft auf das Mehrfache der Norm; c) Thrombelastogramm bei Thrombose: $r + k$ ist verkürzt und beträgt unter 100%. Eine medikamentöse Thromboseprophylaxe ist indiziert, wenn $r + k$ unter 80—85 sinkt, auch ohne daß eine manifeste Thrombose besteht

Sternalpunktion sollte bedacht werden, daß bereits die Punktion selbst (Knochenwiderstand) und die Menge des aspirierten Punktates diagnostische Aufschlüsse geben können. Spezielle hämatologische Untersuchungen, wie z. B. der Schillingtest, die Bestimmung der Überlebenszeit der Erythrocyten, sowie Eisenresorptionsuntersuchungen lassen sich nur während einer stationären Untersuchung durchführen.

3. Leberdiagnostik. Die Milz ist nicht nur ein Organ der Blutbildung und des Blutabbaus, sondern darüber hinaus ein Organ des portalen Kreislaufes und kann von Erkrankungen der Leber mit betroffen sein. Eine Untersuchung der Leber ist daher bei Milzvergrößerungen unabdingbar (EMILE-WEIL, FIESSINGER). Größe und Konsistenz der Leber wird bei der physikalischen Untersuchung, insbesondere bei der Palpation der Bauchorgane mitbestimmt. Eine Untersuchung des Serumbilirubins — seiner direkten und indirekten Fraktion — sowie der Gallenfarbstoffe im Urin, sind ebenso nützlich wie die Bestimmung der Prothrombinzeit nach

QUICK. Eine alkalische Phosphatasebestimmung. Serumeisenspiegel und Cholesterinspiegel, gelegentlich auch Bestimmung des Kupferspiegels können nützlich werden. Die Bestimmung der Albumin- und Globulinfraktion des Serums allein genügt dann nicht, wenn der Verdacht auf eine Erkrankung oder wenigstens Mitbeteiligung der Leber vorliegt. Zur besseren Erfassung der Serumproteinkörper ist in solchen Fällen eine Elektrophorese notwendig. Takata-Ara-Reaktion, Weltmannsches Coagulationsband, Bromsulphophthalein[1] und evtl. Belastungsteste ergeben einen weiteren Aufschluß über das Verhalten des Leberparenchyms. Im Bedarfsfall ist eine Rö.-Aufnahme des Oesophagus nützlich, wobei sich gelegentlich nur beim Pressen (Valsalvascher Versuch) die Varicen darstellen lassen.

D. Splenoportographie und -manometrie

Die chirurgische Behandlung des Pfortaderhochdruckes setzt eine genaue Kenntnis der im portalen System herrschenden anatomischen und strömungsmechanischen Verhältnisse voraus. Dieser Nachweis gelingt am besten durch röntgenologische Darstellung der Pfortader und ihrer Äste. Eine ideale Technik, die allen Forderungen gerecht würde, und die gleichzeitig alle Gefahren des diagnostischen Eingriffs vermeidet, ist bislang nicht gefunden worden. Da die Pfortader auf beiden Seiten von Organen begrenzt ist, die durch ihre Capillaren eine direkte Katheteruntersuchung von einer äußeren Vene aus unmöglich machen, ist eine Darstellung nur über das Capillarsystem selbst, also durch Einbringen von Kontrastmittel in eines der parenchymatösen begrenzenden Organe (Milz oder Leber), zum anderen nach Freilegung der Pfortader oder einer ihrer Äste möglich. Besteht eine portale Hypertension, so kann unter Umständen auch in die Paraumbilicalvenen oder in die Hämorrhoidalvenen Kontrastmittel zur Darstellung der Pfortader und ihrer Äste eingespritzt werden. Die von solchen Darstellungen aus gewonnenen Bilder sind jedoch in den meisten Fällen nicht sehr gut und beantworten die uns interessierenden Fragen nicht hinreichend (DE SOUSA-PEREIRA). Die unser diagnostisches Bedürfnis am besten befriedigende Methode der Pfortaderdarstellung ist die Punktion der Pfortader selbst oder einer ihrer Äste bei eröffnetem Abdomen. Durch die liegende Nadel kann nicht nur Kontrastmittel appliziert werden, sondern es ist auch möglich, Drucke zu messen, evtl. sogar Blut zu Untersuchungen zu entnehmen. Der große Nachteil der Methode ist, daß sie eine Laparotomie erfordert. Wird die Untersuchung erst zu Beginn des eigentlichen definitiven Eingriffs als letzte Orientierung durchgeführt, so ist sie zeitraubend; außerdem bleibt keine längere Zeit zum Abwägen der notwendigen Therapie, die besser nicht zu schnell entschieden und nicht von einem Bild allein abhängig gemacht werden soll (s. auch S. 64). Wir selbst bevorzugen die praeoperative Splenoportographie, und wo dies nicht möglich ist zu Beginn der Operation eine Pfortaderkatheterung von einer Mesenterialvene aus. Wir haben diese Methode, bevor sie beim Patienten angewendet wurde, am Hund 45 mal ohne irgendwelche Zwischenfälle z. T. mehrmals ausgeführt.

1. Der transmesenteriale Pfortaderkatheter

Die Katheterisierung der Pfortader bietet den großen Vorteil, daß der Blutdruck fortlaufend registriert werden kann, daß Portographien durchgeführt werden und Blut zu Analysen entnommen werden kann. Keine Methode wird diesen drei Forderungen so gerecht wie der transmesenteriale Pfortaderkatheter. Für Tierversuche ist er unbestritten die beste Methode.

Beim Patienten bestehen die oben diskutierten Nachteile. Die Pfortaderfreilegung ist ein relativ großer Eingriff, kann aber intra operationem zur Druckbestimmung und zur Portographie nützlich sein, insbesondere dann, wenn Werte vor und nach einem Eingriff (Splenektomie, Anastomosenoperation) gewonnen werden sollen. Es wird zumeist die freigelegte Pfortader mit einer dünnen Kanüle punktiert und über einen Schlauch direkt der Druck gemessen.

---

[1] Auch abgekürzt: Bromoulphalein oder Bromthalein.

Zur Portographie nach Splenektomie hat LEGER einen Polyäthylenkatheter in die Milzvene eingeführt. TAYLER und EGBERT haben ebenso wie UNGEHEUER eine nicht zu dünne Flügelkanüle in einen Ast der Mesenterica superior eingebunden und durch die Flügelkanüle portographiert. Die Kanüle darf jedoch nicht zu spitz sein, da sie sonst leicht durchspießt und die Vene dann unterbunden werden muß. Weiterhin haben Kanülen den Nachteil, daß sie sich leichter an die Venenwand anlegen, was Druckmessungen unmöglich macht. Die Flügelkanüle wird mittels eines Schlauches mit einem Dreiwegehahn verbunden, an dessen anderem Ende eine Rekordspritze zum Füllen des Systems und zum Durchspülen mit physiologischer Kochsalzlösung sowie ein Steigrohr angebracht sind. Die Höhe des leicht pendelnden Flüssigkeitsspiegels im Steigrohr läßt sich an einem auf die WS aufgesetzten Maßstab ablesen. Die WS als Bezugsebene hat sich als vorteilhaft erwiesen, da die Pfortader in ihrem Hauptstamm der WS parallel verläuft. Andere Bezugsebenen, wie Thoraxwand, Herzhöhe, Bauchwand oder Tischebene variieren stärker. Es ist notwendig, um stets die gleichen Ausgangshöhen zu haben, auch andere Drucke, die zu gleicher Zeit gemessen werden, auf diese Ebene zu beziehen. Wir haben die Methode von TAYLER und EGBERT versucht, sie jedoch wegen nicht unbedeutender Nachteile, die ihr anhaften, wieder verlassen. Die Nachteile bestehen darin, daß die eingebundene Nadel gelegentlich die papierdünne Mesenterialvene durchsticht und — worauf schon UNGEHEUER hinweist — bei länger dauernden Versuchen trotz Nachspülen mit Kochsalzlösungen thrombosiert, was die fortlaufende Druckregistrierung empfindlich stört; außerdem legt sich die Nadel sehr oft der Venenwand an, so daß Drucke überhaupt nicht zu messen sind. Auch die verschiedenen Verbindungsstellen zwischen den Metallteilen thrombosieren leicht. Außerdem kann die Injektionsgeschwindigkeit bei Portographien nur klein sein (4—6 sec), da sonst die Vene rupturiert. Für eine einfache Portographie mag dies gleichgültig sein, zur Serienangiographie jedoch ist eine raschere Injektion (1—3 sec) erforderlich. Der wesentlichste Nachteil jedoch ist, daß mit der Methode von TAYLER und EGBERT sehr schwer Blut aus dem portalen System entnommen werden kann und die notwendige Laparatomie nicht zu klein gewählt werden darf.

GROB empfiehlt, von einer vorgezogenen Dünndarmschlinge eine Mesenterialvene zu isolieren und einen Katheter bis in die Vena mesenterica cranialis vorzuführen. Diese Methode scheint uns einen großen Teil der oben angegebenen Nachteile zu vermeiden. Wir haben daher zunächst durch verschiedene Versuche die praktische Durchführbarkeit dieser Technik am Hund erprobt und sie mit anderen Methoden verglichen. Es fand sich dabei, daß von großem Vorteil ist, wenn der Schnitt möglichst klein gewählt wird, so daß wenig Luft in die Bauchhöhle gelangt. Auch das Abstopfen der Bauchhöhle mit Bauchtüchern und das Einsetzen von Haken oder gar das extreme Aufdehnen der Laparotomiewunde durch selbsthaltende Haken verändert die Drucke im portalen System. Die mögliche Beanspruchung des Pfortaderdruckes durch diese Manipulationen kann 60—100 ml NaCl-Lösung betragen. Auch starker Zug am Mesenterium erzeugt ebenfalls Druckschwankungen. Wir haben bei 45 Versuchen die *folgende Technik*, bei manchen Tieren mehrfach, angewandt; neuerdings verwenden wir sie fast regelmäßig bei allen portocavalen Anastomosen und bei vielen Splenektomien wegen Splenomegalie, um Meßwerte vor und nach dem Eingriff vergleichen zu können:

Kleine mediale Laparotomie von 4—6 cm Länge. Zu kleine Laparotomien (2—3 cm) bergen die Gefahr der Darmquetschung, des Einreißens des Netzes oder Mesenteriums in sich. Das Netz wird nach Eröffnung des Peritoneums nach oben links abgeschoben. Dann wird möglichst eine mittlere Darmschlinge vorgezogen, eine nicht zu dünne Mesenterialvene ausgesucht und freipräpariert. Hierbei ist darauf zu achten, daß die Vene vollständig aus ihrer Umgebung gelöst wird, daß die Arterie dabei verschont wird und das freipräparierte Venenstück nicht zu kurz ist. Die mesenterialen Venen sind dünn und kollabieren leicht, vor allem, wenn sie auf zu kurze Strecke isoliert oder nicht vollständig vom Peritoneum mit Lymphgewebe und Nerven isoliert werden. Nach Umschlingung durch zwei dünne Fäden, von denen der distale geknotet wird, kann die Vene eröffnet werden und ein nicht zu stark angespitzter Kunststoffkatheter eingeführt werden. Die Stärke des Katheters richtet sich nach der Stärke der nicht kollabierten Vene. Den Katheter füllt man zuvor mit Kochsalzlösung auf und feuchtet ihn außen an, damit er leichter gleitet. Der Katheter wird bis zur Pfortader vorgeführt; ob er richtig liegt, sieht man an der Länge des eingeführten Katheterstückes und daran, daß beim Anziehen mit der Rekordspritze sich Blut leicht in jeder größeren Menge gewinnen läßt. Gelingt dies nicht, muß die Lage des Katheters geändert werden. Liegt er richtig, so wird auch der zuvor gelegte proximale Faden geknotet und somit der Katheter fest eingebunden.

Bei *Serienangiographien* läßt sich sehr gut das Kontrastmittel verfolgen. Hierbei sind 3 Abschnitte zu erkennen:

1. Die *portale Zeit* der Portographie ist das Intervall, welches das Kontrastmittel zur Füllung des Pfortadersystems benötigt, bis zum Eindringen in die Capillaren der Leber (s. Abb. 34). Die Füllung der feineren Pfortaderverzweigung

gehört mit dazu. Bei unseren Versuchen am Hund betrug dieses Zeitintervall etwa 2—3,5 sec. Es ist abhängig von der Injektionsgeschwindigkeit, der Viscosität des Kontrastmittels und dem Widerstand des portalen Systems.

2. Die *intrahepatische Zeit*, d. h. die Verweildauer in der Leber ist gekennzeichnet durch eine Zunahme der Kontrastdichte des Leberschattens und endet mit dem

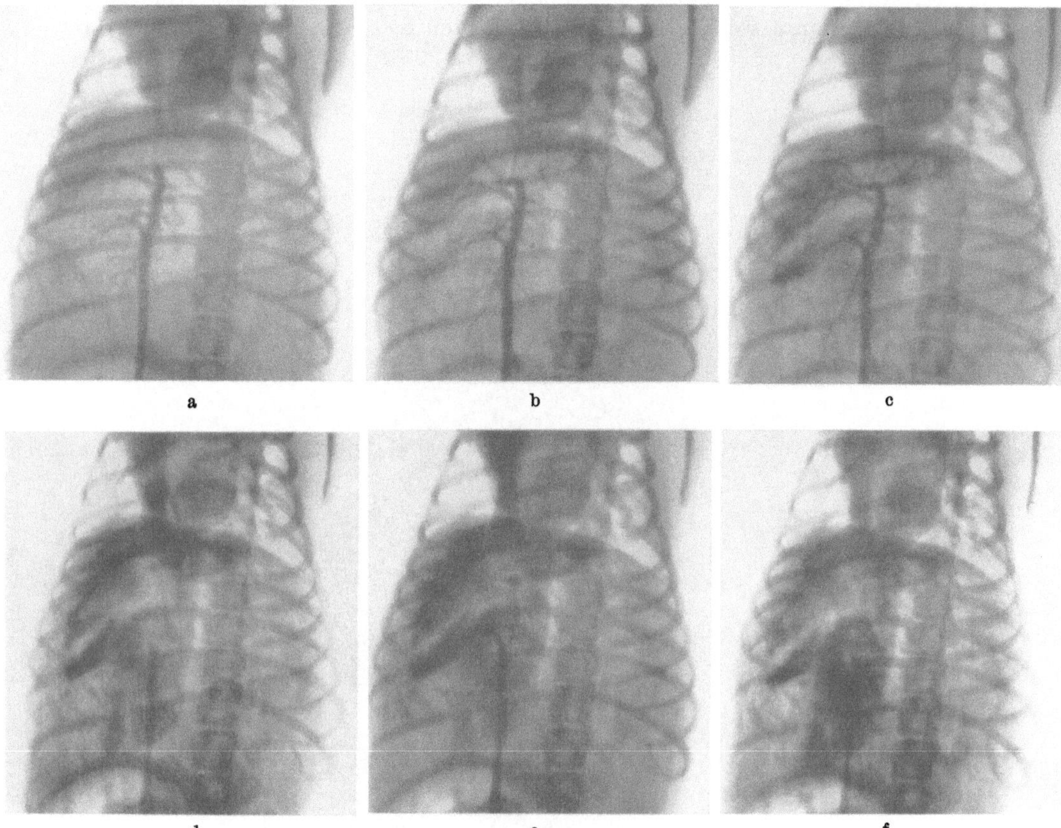

Abb. 34a—f. Serienangiographie durch transmesenterialen Pfortaderkatheter beim Hund. a) Pfortader gefüllt, Aufzweigungen an der Leberpforte beginnen sich zu füllen; b) Verzweigungen in der Leber dargestellt; c) Leber beginnt sich „anzufärben"; d) stärkste Leberkontrastdichte, nur noch Reste in der Pfortader, Füllung der Vena cava und des rechten Vorhofes; e) Leberkontrastdichte läßt nach; f) Füllung des linken Herzens

Auftreten des Kontrastmittels in der Vena hepatica bzw. Vena cava. Sie ist abhängig vom Leberwiderstand und vom Druck im Cava-System. Die intrahepatische Zeit betrug bei unseren Versuchen 2,5—3,5 sec.

3. *Die posthepatische Zeit* ist das Intervall vom Erscheinen des Kontrastmittels in der Vena hepatica bis zum völligen Verschwinden aus dem portalen System. Dieses Intervall ist vom Druck in der Vena cava, von der Herzleistung und ebenfalls vom Widerstand in der Leber abhängig. Es beträgt bei gleicher Technik etwa 4—6 sec. Wir sind uns bewußt, daß diese Einteilung schematisch ist und daß Überschneidungen der einzelnen Zeitabschnitte schon dadurch in Kauf genommen werden müssen, daß die Injektion des Kontrastmittels eine gewisse Zeit beansprucht. Ein anderes Maß wäre die Zeitdauer vom Beginn der Injektion bis zum vollständigen Verschwinden des Kontrastmittels aus dem portalen System. Hierbei betrug unsere Messung bei normalen Hunden 6—8 sec.

2. Splenoportographie

Die von CAMPI und ABEATICI entwickelte transcutane Splenoportographie hat den großen Vorteil, daß sie ohne Laparotomie vorgenommen werden kann. Sie steht am Ende aller übrigen diagnostischen Maßnahmen und dient dazu, Druckverhältnisse im portalen System zu bestimmen und die anatomischen Verhältnisse im Pfortaderkreislauf aufzuklären. Prähepatische und intrahepatische Hindernisse können gut erkannt werden, auch die erweiterten Seitenäste der Pfortader sowie

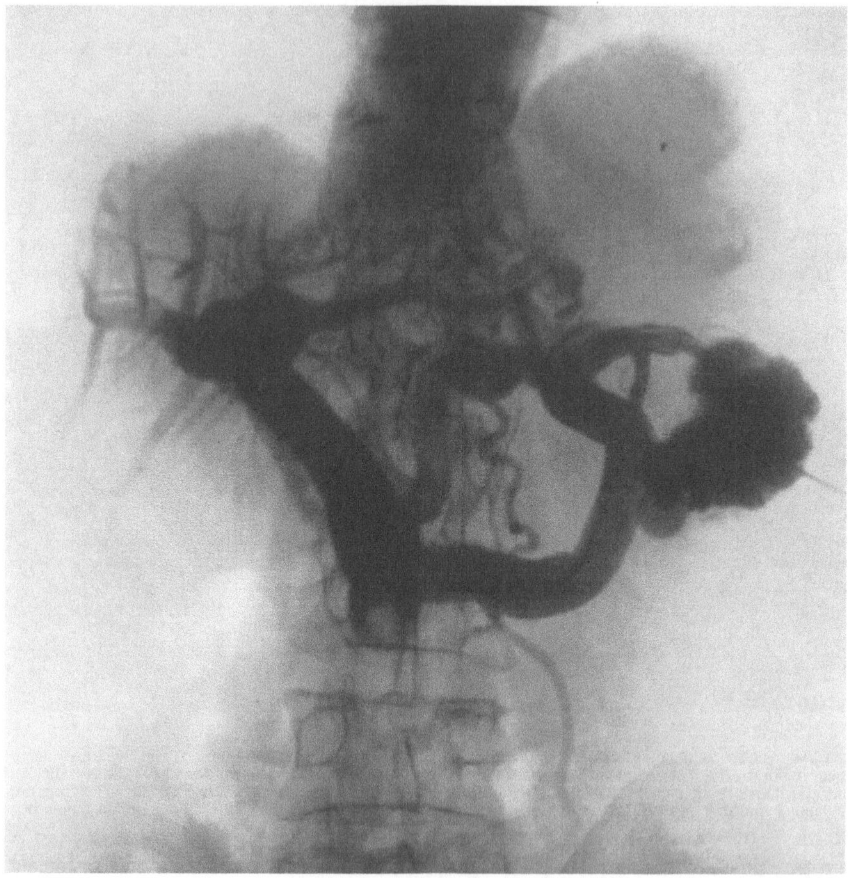

Abb. 35. Splenoportographie. Man sieht das durch die Injektionsnadel in die Milz applizierte Kontrastmitteldepot und den Abfluß über die stark erweiterte V. lienalis

die Kollateralen. Steht ein Seriengerät zur Verfügung, so kann der Ablauf des Kontrastmittels verfolgt werden und damit funktionelle Größen gewonnen werden.

Technik. Bei Erwachsenen läßt sich die Splenoportographie bei nicht allzu ängstlichen Patienten in Lokalanaesthesie ebenso wie die Milzpunktion durchführen. Sehr unruhige und nervöse Patienten sowie Kinder bedürfen jedoch einer Vollnarkose. Ist die Milz sehr vergrößert, so wird sie dicht unterhalb des linken Rippenbogens punktiert, am besten durch den 9. Intercostalraum. Hierbei wird ebenso wie bei der Milzpunktion (s. S. 66) vorgegangen. Man verwendet am besten eine Kanüle mit einer Stärke von 1—1,5 mm und 8—10 cm Länge. Zu dünne und zu kleine Kanülen haben den Nachteil, daß durch sie nicht rasch genug injiziert werden kann. Injiziert wird prinzipiell nur bei tiefster Inspirationsstellung. Der Patient soll während der Injektion möglichst nicht oder nur ganz oberflächlich atmen. Eine rasche Injektion ist angezeigt wegen der Gefahr der Atemverschieblichkeit der Milz, zum anderen auch, um das Kontrastmittel möglichst auf einmal in die Milz zu deponieren. Gegen Ende der Injektion werden dann am besten mittels eines Seriengerätes Röntgenaufnahmen geschossen im Abstand von 1, 2, 5 und 7 sec nach der Injektion (s. Abb. 35). Hierbei lassen sich die oben angegebenen Zeitabschnitte bestimmen. Rupturen nach Splenoportographie und schwere Nachblutungen nach Rupturen sind beobachtet worden (PATRASSI, PEETRI), dies vor allem dann, wenn der Milzdruck noch bestimmt werden soll, was eine längere Zeit in Anspruch nimmt, die der Patient meist nicht ruhig bleibt. Daher führen sehr viele Autoren die Splenoportographie in Narkose evtl. sogar mit Atemstillstand durch ein Muskelrelaxans durch (FICHARD).

Der Druck in der Milz wird mittels eines Kochsalzmanometers bestimmt. Die Druckmessung in der Milz ist nicht ohne weiteres derjenigen in der Milzvene zu vergleichen, da die Nadel gelegentlich einmal in einem größeren arteriellen Gefäß liegt, was den Druck erheblich erhöht. Injiziert wird eine Menge von 20—30 cm^3 einer 60- oder 70%igen jodhaltigen Kontrastmittellösung. Bei der Injektion des Kontrastmittels in das Organ kann es, wenn die Nadel nicht tief genug liegt, zu Rupturen kommen. Deshalb soll die Splenoportographie niemals ambulant und an keinem Ort, an dem nicht sofort laparotomiert werden kann, durchgeführt werden. Wird kurz nach dem diagnostischen Eingriff die Laparotomie ausgeführt, so findet sich immer eine geringe Menge Blut im Abdomen (30—70 cm^3). Stärkere Blutungen sind nicht sehr selten. Auch Verletzungen des Magens und Kontrastmittelinjektionen ins Peritoneum oder ins Colon sind beobachtet worden (BOURGEON u. Mitarb., CATALANO u. Mitarb., FIGLEY u. Mitarb., FRANCHI, KAPLAN u. Mitarb., MARION u. Mitarb., PANKE u. Mitarb., ATKINSON u. Mitarb., GIVOZDANOVIC und HAUPTMANN, LEBON u. Mitarb., RÖSCH u. Mitarb., SOUSA und DACOSTA, SOTGIU u. Mitarb., SULLIVAN u. Mitarb., TURNER u. Mitarb., WALKER, STEINER u. Mitarb., DE WEESE u. Mitarb.). Die Splenoportographie läßt sich ebenso wie die Milzpunktion auch unter Sicht des Auges während einer Laparoskopie (s. S. 66 u. 183) durchführen.

3. Der Lebervenenkatheter

Ist eine Milzpunktion kontraindiziert, so läßt sich auf den portalen Druck auch indirekt durch Bestimmung des Druckes in der Vena hepatica schließen. Zu diesem Zwecke wird durch die rechte V. cephalica oder V. basilica ein Katheter durch die V. cava superior, V. cava inferior in eine Lebervene so weit vorgeschoben, daß er einen kleinen Venenstamm verschließt.

Der so gemessene Lebercapillardruck variiert normalerweise zwischen 13 und 17 cm H$_2$O. Beim Pfortaderhochdruck beträgt er 20 bis 35 cm H$_2$O (s. a. S. 150).

Mittels des Katheters wird Blut abgenommen, das analysiert werden kann und dessen Werte — insbesondere Gesamt-N, Rest-N, Aminosäuren, Elektrophorese u. a. — mit den Normalwerten und denen des peripheren Blutes vergleichbar sind. Auch durch einen gleichzeitig gelegten Arterienkatheter verabfolgte Substanzen können mit dem Venenkatheter abgenommen und deren Verarbeitung durch die Leber bestimmt werden.

E. Milzpunktionen

Die Punktion der Milz steht am Ende einer langen Reihe diagnostischer Überlegungen und Maßnahmen und hat eine strenge Indikation. Die Milzpunktion aus diagnostischen Gründen wurde, soweit wir die Literatur übersehen, früher zum

Nachweis von Bakterien, besonders von Typhusbacillen, verwandt (s. S. 5). Der diagnostische Wert der Milzpunktion liegt heute in der Erkennung histologischer und cytologischer Befunde und ihrer klinischen Auswertung. Die Ansichten über Wert und Gefahren der Milzpunktion gehen weit auseinander. Durch die Arbeit von NAGY ist die Gefahr der Milzruptur bei diagnostischer Punktion wesentlich verringert worden. Ihm kommt das Verdienst zu, darauf hingewiesen zu haben, daß eine Milzpunktion gefahrlos nur in tiefer Inspirationsstellung vorgenommen werden kann. MOESCHLIN hat mehrere hundert Milzen ohne einen Zwischenfall punktiert und in seiner Monographie zeigen können, daß bei strengster Indikationsstellung, exakter Technik und bei Beachtung der Kontra-Indikationen wertvolle diagnostische Ergebnisse erbracht werden können (CHATTERJEA u. Mitarb., LEIBETSEDER, NAPIER, VÉGH und BÁN).

1. **Indikation.** Die Anzeige zur Punktion des Organs ist sehr streng zu fassen. Nur bei Krankheiten, welche mit anderen Methoden als der direkten Gewebsuntersuchung nicht zu klären sind, ist sie gegeben. Stets muß der Punktion eine gute Allgemeinuntersuchung, eine exakte Blutuntersuchung und eine Sternalpunktion vorausgehen. Auch die Kontra-Indikationen müssen ausgeschlossen sein. Wichtig kann die Erfassung einer myeloischen Metaplasie sein. Die Ausstrichuntersuchung der operativ entfernten Milz gehört in jedem Falle zu einer kunstgerechten postoperativen Organuntersuchung. Wenn möglich, sollte ein Stück Leber aus dem Rande als Probeexcision bei jeder Splenomegalie aus „splenomegaler Indikation" mit entnommen werden (BERGSTRÖM, MOESCHLIN, STREICHER und SANDKÜHLER).

2. **Kontraindikationen.** a) Nicht oder nicht sicher vergrößerte Milzen.

b) Blutungsneigung und hämorrhagische Diathesen.

c) Frische entzündliche Milzschwellungen mit Verdacht auf oder sicher nachgewiesener Kapselspannung, insbesondere auch bei Verdacht auf Milzinfarkt oder Absceß (Druckschmerzhaftigkeit!).

d) Erhebliche frische Stauungen.

e) Bewußtlosigkeit oder Benommenheit (der Patient arbeitet nicht aktiv mit, es kann daher nicht eine tiefe Inspirationsstellung erreicht werden).

f) Beim myeloischen Blutbild sollte die Indikation zur Milzpunktion noch strenger gestellt werden als sonst.

3. **Technik.** Die Methodik und Technik der Punktion ist ausschlaggebend für ihren diagnostischen Wert und ihre Gefahrlosigkeit.

Zuerst sind durch Palpation und Perkussion die Milzgrenzen exakt festzulegen. Die Wahl des Punktionsortes im 9. oder 10. Intercostalraum, etwa 5 cm unterhalb der Lungengrenzen oder im Bereiche der stärksten Dämpfung bei der Perkussion folgt dem. Als Höhe der Punktion ist etwa die vordere Axillarlinie anzunehmen. Die Anaesthesie wird mit einer etwa 5 cm langen Nadel bis auf das Peritoneum durchgeführt. Man verwendet am besten 1%ige Novocainlösung. Es gibt auch Autoren, die auf jegliche Anaesthesie verzichten (MORRISON u. Mitarb.). Beim Auftreten eines Peritonealschmerzes wird ein kleines Depot gesetzt und danach die Länge des eingestochenen Nadelstückes geprüft, um später einen Anhalt dafür zu haben, wann das Peritoneum durchstochen wird. Einige Autoren prüfen die Tiefe durch Nachweis des Kapselreibens. Wegen der Gefahr kleinster Einrisse, auch mit der Anaesthesienadel, ist diese Methode nicht empfehlenswert. Ist die Tiefe des Peritoneums gemessen, wird die Punktionsnadel markiert. Dies kann mittels eines aufgesetzten Reiters, mit dem Zeigefinger oder aber durch Wahl einer entsprechenden langen Nadel, die dann vollständig eingestochen wird, geschehen. Die Einstichtiefe soll 2 cm mehr betragen als das bei der Anaesthesie gewonnene Maß. Nun erfolgt bei tiefer Inspiration, die man zuvor mit dem Kranken mehrfach geübt hat, das Einstechen der Nadel durch die Haut bis in Peritonealnähe. Dann wird der

Mandrain aus der Nadel entfernt und eine trockene 20 cm³ Spritze aufgesetzt. *Organpunktionen erfolgen prinzipiell mit trockener Spritze*, da die sog. physiologische Kochsalzlösung die Punktatzellen erheblich verändert und sich Kochsalzniederschläge auf den Präparaten bilden. *Man läßt den Patienten nochmals tief einatmen, den Atem anhalten und sticht rasch, während gleichzeitig aspiriert wird, in die Milz ein. Es soll kurz und kräftig mit der Spritze gesaugt werden.* Die Nadel wird daraufhin bis fast aus der Haut herausgezogen. Man muß darauf achten, daß, bevor die Nadel mit aufgesetzter Spritze nun vollständig entfernt wird, kein Über- oder Unterdruck im System besteht, da sonst das Punktat entweder verloren geht oder weit herauf in die Spritze gesaugt wird.

Die Punktion in tiefer Inspirationsstellung ist deshalb notwendig, damit es bei Exspirationsstellung oder Mittelstellung nicht durch den Schmerz zu einer plötzlichen Kontraktion des Zwerchfells und damit zu tiefer Inspirationsstellung kommen kann, wodurch Risse in der Milz entstehen. Früher sind solche Zwischenfälle häufiger beschrieben, ja selbst Todesfälle mitgeteilt worden. Bei Punktion in tiefster Inspirationsstellung ist praktisch ein Einreißen der Milz mit der soeben beschriebenen Technik nicht möglich. Dennoch werden Milzpunktionen prinzipiell nicht ambulant, sondern in Operationsbereitschaft durchgeführt, damit, wenn es zur Verletzung und Blutung gekommen ist, eine Laparotomie sofort erfolgen kann.

Das Punktat wird auf einen Objektträger aufgeblasen und wie ein Sternalpunktat oder Lymphknotenpunktat weiter verarbeitet (Streicher und Sandkühler). Je weniger Blut ein Präparat enthält, um so besser ist es diagnostisch verwertbar. Die Gewebebröckelchen sollten daher, wie bei jeder Organpunktion, möglichst vom Blute getrennt werden. Während der Materialverarbeitung, die sofort nach der Punktion erfolgt, soll der Kranke in Rückenlage liegen bleiben, ruhig atmen, was am besten durch irgendwelche Ablenkung — wie durch ein harmloses Gespräch — erreicht wird. Die nächste Mahlzeit sollte nicht vor 6 Std. nach der Punktion erfolgen. Sie ist am besten leicht und flüssig. Der Patient sollte den Punktionstag im Bett verbringen.

Selbst bei exakter Indikationsstellung und klinischer Durchuntersuchung des Patienten kommt es vor, daß ein vergrößertes Organ im linken Oberbauch versehentlich für eine Milz gehalten wird. Wir kennen Fälle, bei denen versehentlich Hypernephrome, Pankreascysten, ja selbst Aortenaneurysmen und Colon-Carcinome unter der Annahme eines Milztumors punktiert wurden (Streicher und Sandkühler, Moeschlin) (s. a. S. 56).

4. Cytologie des Milzpunktats (s. auch Seite 12). Die Milz enthält alle Zellen des normalen lymphatischen Gewebes. Daneben finden sich Zellen des reticuloendothelialen Systems sowie Zellen der Pulpa. Die normale Variationsbreite der Häufigkeit der einzelnen Zelltypen ist verhältnismäßig klein. Da nicht vergrößerte Milzen eine Kontra-Indikation darstellen, sind normale Splenogramme kaum zu gewinnen. Es wurden daher aus Ausstrichpräparaten, die von frisch entfernten traumatisch rupturierten Milzen gewonnen worden waren, normale Werte ermittelt, außerdem auch aus dem Punktat eines völlig Gesunden im Selbstversuch (Sandkühler). Tab. 1 zeigt diese Normalwerte in ihrer ganzen Variationsbreite und im Mittelwert. Neben den Zellen des Reticulums, den bekannten Blutzellen, finden sich in der Milz als typische Milzzellen die Sinusendothelien (Abb. 36). Diese sind meist in Verbänden gelagert, haben eine epitheliale Kernstruktur und sind bei Endothelhyperplasien vermehrt vorhanden. Deshalb wurde der Name Sinusendothelien gewählt, obwohl der endgültige Beweis für ihre Identität mit diesen Zellformen noch aussteht. Manche Autoren sprechen daher von Pulpazellen (Moeschlin). Im Punktat können sich weiterhin Zellen der Milzoberfläche (Serosa, Deckzellen) sowie Gewebe aus den durchstochenen Weichteilen finden, insbesondere dann, wenn der Mandrain verhältnismäßig früh aus der Nadel entfernt wurde. Deshalb sollte der Mandrain erst dann entfernt werden, wenn die Tiefe des

Peritoneums beim Einstechen erreicht ist. Sehr auffällig sind die Keimzentrenzellen (MOESCHLIN) oder Adenoplasten (SANDKÜHLER). Diese können, vor allem wenn es sich um jugendliche, unreife Formen handelt, gelegentlich mit pathologischen Zellen verwechselt werden. Durch Aneinanderlagerung der Nucleolen kann ein besonders großer Nucleolus vorgetäuscht werden. Auch ist meist eine feine Plasma-vacuolisierung vorhanden, so daß diese Zellen mit Sternbergschen Riesenzellen

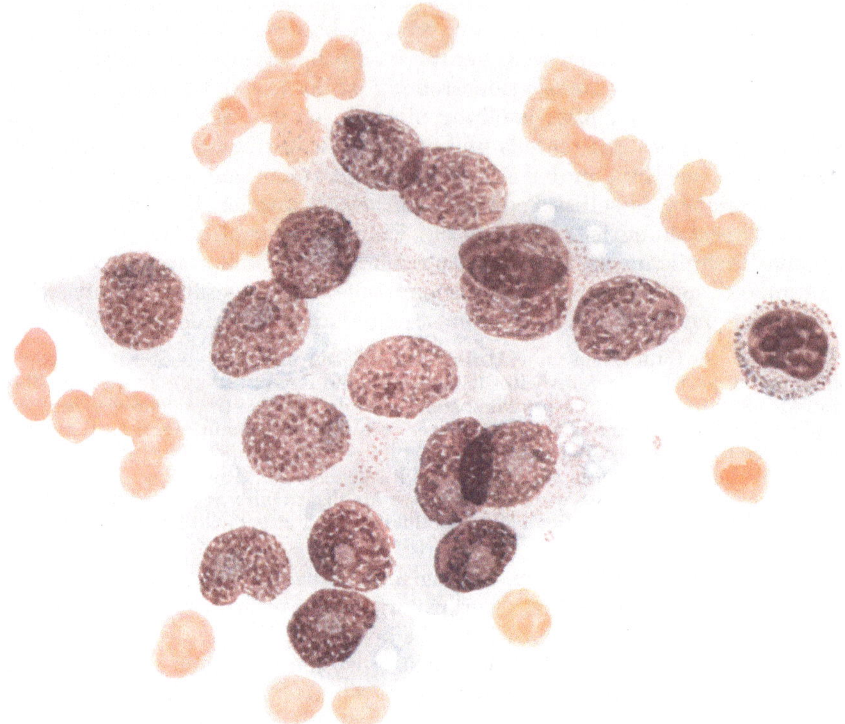

Abb. 36. Pulpazellen im Milzpunktat. Diese Zellen, die wohl mit den Sinusendothelien identisch sind, sind relativ selten, doch stellen sie ein charakteristisches Element des Milzpunktates dar. Ihre Variabilität ist sehr groß. Die Zellkerne sind gebuchtet, gelegentlich sogar gelappt wie bei jungen Monocyten. In jungen Zellen sind 1—2 Nucleolen vorhanden, in älteren fehlen sie, die Kernstruktur wird dann dichter. Die Zellgrenzen sind nicht klar erkennbar. Das Plasma ist graublau bis rötlich (b. Pappenheimfärbung) und enthält einzelne Granula und phagocytiertes Material. Bei Entzündungen ist die Zahl der Pulpazellen im Punktat stark vermehrt. Es finden sich dann wesentlich mehr junge Elemente, die, wie in der vorliegenden Abbildung, fast mit Geschwulstzellen verwechselt werden können. Die Zellen lösen sich bei Reizungen, Entzündungen, leicht aus dem Verband los. Sie können dann bis zu 7% im „Splenogramm" betragen. Übergangsformen zu Makrophagen (s. Abb. 7) wurden beobachtet.
Zeichnung SANDKÜHLER

verwechselt werden könnten. Sie werden aber im Lymphknoten in dieser Ausprägung kaum angetroffen. Was die Mitosehäufigkeit betrifft, so muß diese in Beziehung gesetzt werden zur Lymphoblastenquote. Es ergibt sich dann, daß bei Normalfällen etwa 0,85% (STREICHER und SANDKÜHLER) bei Lymphadenosen 0—40%, beim Morbus Felty 17% (MOESCHLIN) und bei einer lymphocytären Leukose 55% der Lymphoblasten in Mitose sind (STREICHER und SANDKÜHLER).

F. Funktionsuntersuchungen

Da es keine von der Milz ausgehende Funktion gibt, die nur von ihr allein unterhalten wird, zielen Funktionsprüfungen der Milz auf komplexe Vorgänge ab.

Dennoch sind in den letzten Jahren einige Methoden entwickelt worden, durch die eine Aussage über den Funktionszustand der Milz und des portalen Systems gemacht werden kann.

1. Adrenalin- und ACTH-Test

Auf *Adrenalininjektion* kommt es zu einem Anstieg der Granulocyten in der Peripherie. Auch am Kaninchen und an der Ratte konnten diese Befunde im Experiment bestätigt werden. Auch *ACTH* und *Traubenzuckerbelastung* führen zu Änderungen der peripheren Leukocytenzahlen. Ist die Milz exstirpiert oder erkrankt, so verlaufen die gefundenen Leukocytenkurven anders. Aber nicht nur eine pathologische oder exstirpierte Milz, auch eine Adrenalektomie, Thyreoidektomie und Hypophysektomie, sind in der Lage, die auftretende Reaktion zu unterbinden oder anders ablaufen zu lassen (TJURIKOFF, INTROZZI und NAGY, LEBEDEV und DJKOV, ENDROCZI und MIHALYI).

2. Leukocytenreizkurven

Auch auf starke Reizstoffe (Bakterientoxine) reagiert das Knochenmark mit Ausschüttung von Leukocyten. Diese Ausschwemmung unterbleibt am querschnittsgelähmten Tier bei Unterbrechung im Bereiche des Halsmarkes (HOFF u. Mitarb.). KOMIYA glaubt, ein die Leukocytenzahlen regulierendes Zentrum im Zwischenhirn gefunden zu haben. Nach Reizung der Hirnrinde fand man nach kurzem Anstieg ein Absinken der Lymphocyten. Adrenalin läßt die weißen Blutzellen stark ansteigen, statt wie normalerweise absinken. Thyroxin normalisiert den Effekt wieder (ENDRÖCZI und LISSAK, CSORDAS, MUNDINGER und SCHÖLLER). Welchen Platz nimmt nun in diesem vielschichtigen Steuermechanismus der Leukocytenzahlen des peripheren Blutes die Milz ein? Tritt nach Milzverlust in der Tat eine Enthemmung des Knochenmarkes ein oder reagiert dieses nur langsamer als zuvor? LINKE und SCHRITTER versuchten mit der von MOESCHLIN zur Knochenmarksfunktionsprüfung angegebenen Reizung mittels Pyripher diese Frage zu klären. KELLER, HEILMEYER, ASHER und MESSERLI, ROSENOW, haben solche Reizversuche durchgeführt. Wir selbst haben zusammen mit KRESTOW und SCHMIDT bei 180 normalen splenektomierten Ratten systematische Reizversuche unternommen und auch bei 50 Patienten entsprechende Untersuchungen durchgeführt (s. S. 24 u. 25).

Technik. Der nüchterne Patient erhält, nachdem die Leukocyten durch Doppelzählung bestimmt sind, 0,04 γ Pyrexal i. m.; nach 2, 4, 6, 8 und 24 Std. werden die Leukocyten gezählt. Hierbei zeigt sich, daß die Leukocyten zunächst etwas abfallen oder nur wenig ansteigen, dann einen erheblichen Anstieg erfahren, dessen Gipfel nach 4—6 Std. erreicht ist und dann innerhalb 12 oder 24 Std. wieder auf den Ausgangswert zurückkehren. Besteht eine splenopathische Markhemmung, so ist keine Reaktion auslösbar. Ist die Milz entfernt, so ist die Reaktion überschießend, sowohl nach der negativen wie nach der positiven Seite, und benötigt zu ihrem Anlauf gelegentlich etwas längere Zeit. Mit sehr hohen Dosen des Reizstoffes werden Schüttelfröste ausgelöst, außerdem ist danach eine negative Kurve, die gelegentlich einen geringen Anstieg erst nach 6 oder 8 Std. erkennen läßt, zu erzielen. Mit mittleren Dosen werden deutliche Reaktionen, mit kleinen Dosen, wie oben angegeben, jedoch die markantesten Kurven erzielt. Um eine Vergleichsgrundlage zu haben, sollte stets die gleiche Dosis angewandt werden (s. Abb. 37).

3. Intrasplenaler Adrenalintest

BOLLER und DEIMER haben neuerdings eine Methode angegeben, mit der die Frage, ob das portale Blut die Leber passiert oder nicht, beantwortet werden kann. In die Milz injiziertes Adrenalin führt zu einer Kontraktion des Organs und wird,

soweit es nicht in der Milz selbst verbraucht ist, in der Leber abgebaut. Gelangt
das Adrenalin über Kollateralen, wie beim portalen Hochdruck, in den Körper-
kreislauf, führt es dort zu einem Blutdruckanstieg.

Technik. Punktion der Milz wie zur diagnostischen Gewebeentnahme und zur
Splenoportographie in tiefer Inspirationsstellung. Injektion von $^1/_{10}$ mg Adrenalin

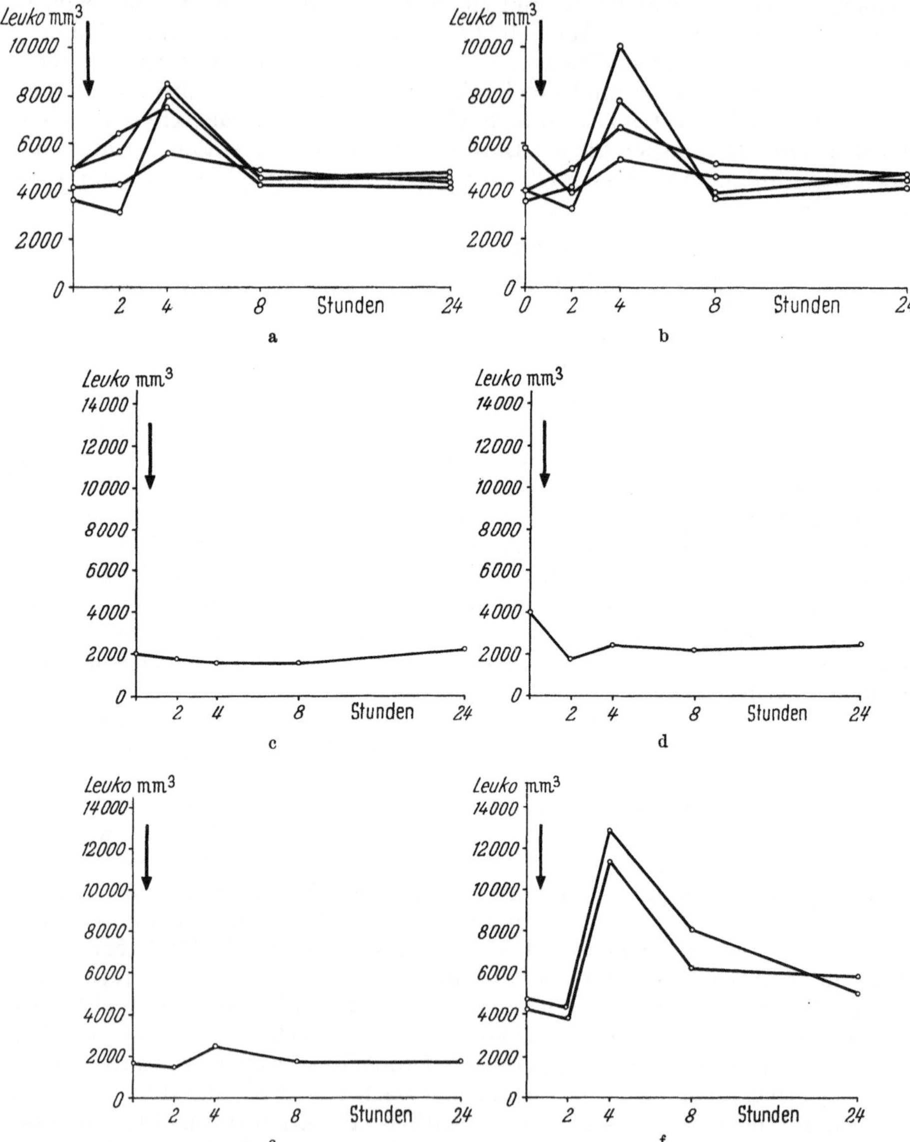

Abb. 37a—f. a. u. b) Leukocytenreizkurven von 8 gesunden Versuchspersonen. c) Reizkurve eines Patienten
mit splenopathischer Markhemmung vor der Splenektomie; d) Kurve desselben Pat. nach Splenektomie. Geringe Vermehrung der Gesamtleukocyten, keine Markreaktion, die Prognose ist schlecht; e) Leukocytenreizkurven,
eines zweiten Pat. mit splenopathischer Markhemmung; f) 2 und 6 Wochen nach der Operation zeigt sich bei
mäßiger Leukocytenvermehrung eine gute Markreaktion. Günstige Prognose

intrasplenal. Blutdruckmessung in Abständen von 20—30 sec und Auftragen der
Werte auf einer Kurve. Besonders wertvoll wird der intrasplenale Adrenalintest

zusammen mit einer Splenomanometrie. Ergibt sich dabei ein normaler Druck und ein negativer Test, so ist kein Anhalt für eine Störung der Leberdurchblutung gegeben. Ist der portale Druck erhöht, der Test dennoch negativ, so ist das ein Anhalt dafür, daß keine Kollateralvenen vorhanden sind, also noch genügend Blut die Leber passiert, trotz des erhöhten Druckes, der gelegentlich nur vorübergehend erhöht sein kann. In diesen Fällen ist dringend die Splenoportographie zur Darstellung der Pfortader mit ihren Aufzweigungen in der Leber angezeigt.

Die dritte Möglichkeit ist die, daß der Druck erhöht ist und der intrasplenale Adrenalintest positiv ausfällt. Dies zeigt an, daß ein Großteil des Pfortaderblutes durch die Kollateralen abfließt, daß diese jedoch nicht so weit sind, daß der Druck in der Pfortader auf normale Werte absinken würde. Dies ist in den meisten Fällen von portaler Hypertension mit hepatofugalem Blutstrom der Fall. Es bleibt noch als letzte Möglichkeit, daß der portale Druck normal ist, der intrasplenale Adrenalintest aber dennoch positiv ausfällt. Dies kann darauf beruhen, daß nicht sicher in die Milz injiziert worden ist und Adrenalin auf anderem Wege unter Umgehung der Leber in den Kreislauf kam. Bei einwandfreier Technik besagt dieses Resultat jedoch, daß die Kollateralen eine so ausreichende Blutabfuhr aus dem Pfortadersystem bewerkstelligen, daß der Druck in der Pfortader bzw. in der Milz nicht mehr erhöht ist.

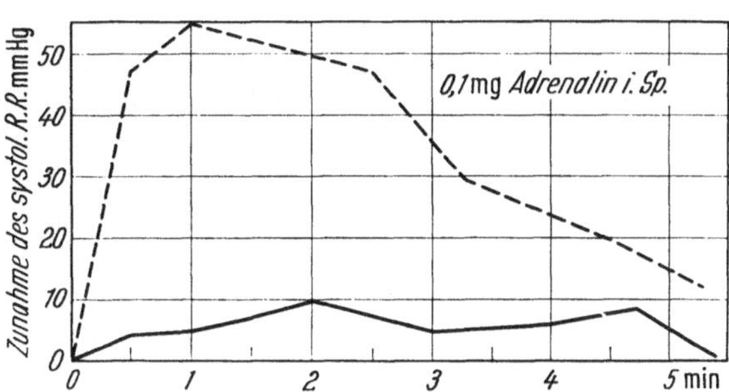

Abb. 38. Intrasplenaler Adrenalintest. Ausgezogene Linie: Test negativ. Das Pfortaderblut passiert die Leber, in der das Adrenalin abgebaut wird. Gestrichelte Linie: Test positiv, Blut mit Adrenalin gelangt unter Umgehung der Leber in den Kreislauf

VI. Mißbildungen und Lageveränderungen

Das vollständige Fehlen der Milz, die *Milzagenesie*, findet sich meist mit anderen schweren Mißbildungen, vor allem des Herzens, vergesellschaftet. Auch bei Situs inversus partialis oder totalis kommt Alienie vor, ebenso wie abnorme Lappung oder Aufteilung in mehrere kleine Milzen (PUTSCHAR, BEER, IVEMARK, GILBERT u. Mitarb., HAO u. Mitarb.). Nur bei gleichzeitigem Fehlen der Milzgefäße ist die Bezeichnung Agenesie der Milz berechtigt. Die Lebenserwartung der betroffenen Individuen ist nicht vermindert, wenn nicht andere schwere Mißbildungen vorliegen (STERNBERG, GERMINALE).

Ist die Arteria lienalis erhalten, so handelt es sich um Hyposplenien oder vollständige sekundäre Atrophien des Organs (ORTH). Als Zeitpunkt der Entstehung der Hemmungsmißbildung ist die 5.—7. Keimlingswoche anzusehen. Meist finden sich bei Fehlen der Milz im peripheren Blut Jollykörperchen. NIKOYANUOPOULOS u. Mitarb. haben neuerdings einen Fall mitgeteilt, bei dem sich Heinzsche Körperchen und Normoplasten im peripheren Blute fanden.

Häufiger als vollständiges Fehlen der Milz ist ihre *abnorme Lappung*. Zwei- oder Vierteilungen sind häufiger als die Aufteilung in zahlreiche kleine Milzen. Bei 20% aller Menschen sind *Nebenmilzen* vorhanden. Werden die Nebenmilzen von den Milzgefäßen versorgt (lienes succenturiatae), so verdanken sie der Persistenz der embyronalen Lappung ihre Entstehung, im Gegensatz zu den mit eigener Gefäßversorgung ausgestatteten Nebenmilzen (lienes accessoriae), die dystope Organanlagen repräsentieren (s. S. 8).

Nebenmilzen können im gesamten Abdomen gefunden werden. In seltenen Fällen können sie sogar bis ins Scrotum verlagert sein (BENNET, JONES u. Mitarb., SNEATH, HEITZMANN). Solche Milzen sind oft durch einen Strang mit der Hauptmilz verbunden. Ihre Entstehung verdanken sie einer bindegewebigen Verbindung mit Urniere und Hoden im Embryonalstatus. Beim Descensus des Hodens werden sie mit in den Leistenkanal hinuntergezogen. Bei Milzrupturen sind Nebenmilzen nach Möglichkeit zu belassen, nicht dagegen bei der Operation von Splenomegalien. Hierbei können zurückgelassene Nebenmilzen Ursache für den Mißerfolg einer Operation mit Rezidiv der Grundkrankheit werden, vor allem bei Morbus Werlhof Auch bei hämolytischen Anämien und anderen Erkrankungen sind solche Rezidive, die auf eine zurückgelassene, in der Folge hypertrophierte Nebenmilz zurückzuführen sind, beschrieben worden. Nebenmilzen nehmen primär nicht immer an der Grundkrankheit teil.

Incisuren auf der Konvexseite der Milz, die tief in das Organ reichen können, stellen eine unvollständige Lappung dar. Sie dürfen nicht mit Rupturen verwechselt werden.

Atrophie tritt im Alter meist als Folge der Sklerose der Gefäße sowie bei Atrophie lymphatischen Gewebes ein. Auch Hungerzustände und Kachexie haben eine Atrophie der Milz und eine Funktionslosigkeit zur Folge. Im Gegensatz zum aktiven dynamischen portalen Hochdruck ist beim passiven Stauungshochdruck im Pfortadersystem, der durch Hindernisse jenseits der Leber, also durch einen sog. posthepatischen Block verursacht wird (z. B. Budd-Chiari-Syndrom, Stauung der Vena cava, Einflußstauung des rechten Herzens), die Milz nicht hypertrophisch, sondern atrophisch. Auch Störungen der endokrinen Funktion, wie z. B. Hypophysektomie, haben eine Atrophie der Milz zur Folge.

Lageverschiebungen der Milz sind in einem gewissen Grade mehr oder minder physiologisch. Wie wir oben (s. S. 6ff.) ausgeführt haben, ist auch die Form der Milz, insbesondere beim jüngeren Menschen, von den Nachbarorganen abhängig. Diese Verformbarkeit und die Möglichkeit, ihre Lage zu verändern, macht die Grenze zwischen Varianten der normalen und pathologischen Zustände fließend und nicht eindeutig feststellbar.

Ektopien und *Dystopien* in ganz entfernte Gegenden des Abdomens sind immer wieder beschrieben worden. Angeborene Ektopien in Nabel- und Bauchwandhernien sind meist mit anderen schweren Mißbildungen vergesellschaftet. Auch die Verlagerung in die Brusthöhle bei Zwerchfelldefekten wurde beobachtet.

Die *gastrodiaphragmale Interposition* der Milz ist in der Lage, erhebliche Verdauungsbeschwerden, Abmagerung, Erbrechen, plötzlich einsetzende Schmerzen im Epigastrium, anfallsweise auftretende Krämpfe zu verursachen. Röntgenologisch findet sich — oftmals nur beim Liegen oder bei Schrägstellung — eine quergestellte, zwischen Magenfundus und Zwerchfell gelegene Milz. Auf der Leeraufnahme ist oft ein größerer Abstand zwischen Zwerchfellkuppe und Magenblase auffällig, die Kontrastfüllung des Magens zeigt Kompressionen der großen Kurvatur oder des Magenfundus von lateral und oben her.

Tiefstand der Milz kann Symptom einer allgemeinen Enteroptose sein; sie ist bei Frauen häufiger als bei Männern, ebenso die eigentliche *Wandermilz*, deren Stiel verlängert ist, die das Milzlager verlassen hat und mehr oder minder weit ins Abdomen heruntergesunken ist. Das Verhältnis der Anomalie bei Frauen und Männern beträgt etwa 93 zu 7%. Der Hilus, an dem das Organ aufgehängt ist, steht kranialwärts, die konvexe Fläche, normalerweise dem Zwerchfell anliegend, zeigt nach unten. Druckgefühl, Fremdkörpergefühl oder auch Schmerzen treten auf, besonders dann, wenn durch Druck auf andere Organe oder durch Zerrung des Stiels Funktionsstörungen eintreten. Durch die Länge des Stiels ist die Gefahr der Strangulation und der Stieldrehung gegeben. Drehungen bis zu 7mal um die eigene Achse sind beschrieben. Hierbei kommt es nicht selten zu Pankreasschwanz-schädigungen. Auch intermittierende Torsionen sind beobachtet worden, die zu schweren, jedoch immer wieder zurückgehenden, und rezidivierenden Ileuserschei-nungen Anlaß waren. Die akute totale Infarzierung des Organs führt rasch zum Krankheitsbild des akuten Abdomens und zur Laparotomie. Langsam sich ent-wickelnde Milzatrophie ist selten, ebenso sind Torsionen bei Kindern nicht häufig.

Extreme Verlagerung bis ins kleine Becken ist beobachtet worden. Hierbei kann es zur Verwechslung mit anderen Organen wie dem Uterus oder den Ovarien kommen. Verschiebung nach oben findet sich bei Ascites, Gravidität, Ileus und großen Tumoren, nach vorn bei großen Nierentumoren und Hydronephrosen. Früher wurde bei Wandermilzen häufiger eine Splenopexie durchgeführt, sie hat in den allerseltensten Fällen einen Erfolg und wird daher heute kaum noch durch-geführt. Nur wenn sie ausgesprochen schwere Erscheinungen verursacht, kann einmal die Indikation gestellt werden. Vergrößerte Milzen verschiedener Genese, wie z. B. Malaria-Milzen, Milzcirrhose oder Cysten, führen häufig durch ihre Lage-veränderung zu Kompressionsbeschwerden oder zu Ileuserscheinungen.

VII. Milzverletzungen

A. Ursachen und Unfallmechanismus

Die Verletzung der tief im linken Epigastrium verborgenen Milz geschieht in den meisten Fällen durch stumpfe Gewalteinwirkung auf das Abdomen, wobei die Milz durch Stoß, Schlag, schwere Quetschung oder durch Fall aus großer Höhe betroffen sein kann. 10% all unserer stumpfen Bauchverletzungen hatten eine Milzruptur. In 60% aller Fälle, in denen eine Analyse der Unfallursachen ange-strengt wurde, ist eine direkte Gewalteinwirkung auf die Milzgegend Ursache der Verletzung, während bei 40% indirekte Einwirkungen stattgehabt haben. Es kommt dabei durch Eindrücken des unteren Rippenbogens, seltener auch, z. B. bei Sturz aus sehr großer Höhe, durch Zug an den Aufhängebändern zu einer Ge-walteinwirkung auf die Kapsel, der das prall elastische, mit Blut gefüllte Organ nicht ausweichen kann. Die plötzliche rasche, umschriebene oder flächenhafte Drucksteigerung führt zum Bersten der Kapsel. PFAHL gibt als Ursache der Milz-ruptur in 41% einen Verkehrsunfall, in 22% einen Sturz aus großer Höhe, in 27% Stoß, Tritt oder Schlag und in 10% Fall zu ebener Erde an. In der Regel ist das Trauma, das zur Verletzung des geschützten, tief in der linken oberen Zwerchfell-kuppe liegenden Organs führt, recht erheblich, und nur selten werden kleine, zu-nächst nicht beachtete Traumen als Ursache von Rupturen beschrieben. Wir selbst beobachteten zwei Fälle, bei denen die Fahrradlenkstange bei Sturz vom Rad gegen die linke Oberbauchgegend gestoßen hatte und die zunächst keine größere Beschwerden hatten und einen dritten Fall, der zu einer Leberruptur geführt hatte. Die Blutfülle des Organs selbst sowie der Zustand der Nachbarorgane sind ohne Zweifel ausschlaggebend für Zustandekommen und Ausmaß einer Ruptur. Daher sollten auch kleine Traumen nicht bagatellisiert werden, sie schließen eine Milz-ruptur nicht aus. Der Blutverlust gerade bei Kindern ist oft gering, so daß auch Symptome von seiten des Kreislaufs, wie z. B. ein initialer Schock, fehlen können.

Männer zwischen 15 und 40 Jahren sind naturgemäß die Unfallexponiertesten und stellen den Hauptprozentsatz der Milzverletzten. Die Milz ist in dieser Alters-stufe, bezogen auf das Gesamtgewicht des Körpers, auch am größten. In unserem Material ist das Verhältnis Männer zu Frauen 81 zu 19%. Kleinkinder und Säug-linge sind Rupturen weniger ausgesetzt, aber nicht vollkommen gegen sie geschützt. Auch bei Neugeborenen sind Milzrupturen als Geburtsverletzung beschrieben. Gelegentlich gehen sie mit Verletzungen anderer Organe, so mit Frakturen, einher. HOTTINGER und GILLARDT berichten über einen Fall, bei dem gleichzeitig eine Claviculafraktur mit erheblichem Hämatom in der Umgebung bestand. Die sich entwickelnde schwere Blutungsanämie führte zur Diagnose einer intraabdominellen Blutung: die Milz, die zwei tiefe Einrisse enthielt, wurde entfernt. Es kam ebenso zur Heilung wie bei allen anderen rechtzeitig diagnostizierten Fällen. Neben dem schweren Schock des Neugeborenen, dem durch das Hämatoperitoneum aufgetriebenen Leib, findet sich eine fehlende oder stark verzögert eintretende Luftfüllung des Dickdarms, der normalerweise 3—6 Std. nach der Geburt mit Luft gefüllt ist. Gleichzeitig besteht eine Darmparalyse. Aus der Symptomentrias Schock, aufgetriebener Leib mit inadäquater Luftfüllung und Paralyse, läßt sich die Diagnose der Geburtsruptur der Milz stellen (SRÁMEK, SIEBER und GERBANY).

Die meisten Risse verlaufen quer zur Milzachse. Längsrisse sind relativ selten, sie bluten aber stärker als Querrisse, ebenso sind die Verletzungen der konkaven Hilusseite gefährlicher als die Verletzung der konvexen, dem Zwerchfell zugekehrten Seite. Experimentelle Untersuchungen haben gezeigt, daß die Zerreißfähigkeit der Kapsel in der Längsrichtung dreimal geringer ist als in der Querrichtung, ohne daß hierfür histologische Unterschiede verantwortlich gemacht werden könnten (KÖLE). Bei 40% aller Rupturen finden sich multiple Risse, während Abrisse, Einzelrisse der Vorderwand und der Hinterwand gleich häufig sind. Subcapsuläre Hämatome werden oft zusätzlich zu einer Ruptur beobachtet.

Nebenverletzungen betreffen vor allem das Abdomen oder den Thorax, seltener sind sie an Schädel und Extremitäten zu finden. Bei etwa $1/_3$ aller Milzverletzungen bestehen erhebliche Nebenverletzungen. Die Zahl der Mehrfachverletzungen hat in den letzten Jahren sehr zugenommen (BERGER, BYRNE, GÖGLER).

Diese „Nebenverletzungen" können so sehr im Vordergrunde stehen, daß die Milzruptur als solche unerkannt bleibt und erst im Verlauf einer wegen Leberruptur, multipler Darmperforationen oder einer Nierenruptur vorgenommenen Laparotomie gefunden wird. Ein während der operativen Versorgung einer Nebenverletzung außerhalb der Bauchhöhle plötzlich auftretender Blutungskollaps sollte Anlaß sein, eine Laparotomie durchzuführen, wenn der Kollaps sich nicht rasch beseitigen läßt. Schwierig wird der Entschluß werden, wenn der Patient zur Versorgung einer anderen Verletzung in Vollnarkose liegt. Die rechtzeitige Laparotomie ist jedoch lebensrettend. Je früher operiert wird, um so besser ist die Prognose. Im Sektionsgut schwerer Unfälle wird verhältnismäßig häufig eine Milzruptur gefunden, aber nur selten als alleinige Verletzung. Uns ist ein Fall bekannt geworden, wo während der operativen Versorgung einer komplizierten Unterschenkelfraktur es zum schwersten Kollaps und Tod des Patienten kam. Die Obduktion zeigte als Ursache des Todes eine nicht erkannte Milzruptur. Solche Beispiele erhärten die dringende Forderung, auch an Unfallverletzungen Verstorbene in jedem Falle zu obduzieren, da nicht nur bei Krankheiten, sondern auch bei Verletzungen unsere klinischen Diagnosen in nicht geringem Prozentsatz einer Korrektur oder Ergänzung bedürfen.

B. Klinischer Befund

Die meisten Milzrupturen zeigen Lokalsymptome im linken Oberbauch bei allgemeinem Schock und den Symptomen der diffusen inneren Blutung. Häufig sind Schürf- oder Prellmarken am linken Rippenbogen oder im linken Oberbauch wahrnehmbar. Der zunächst im Vordergrund stehende lokale Schmerz im linken Oberbauch läßt die Verletzten oft eine halb sitzende Stellung einnehmen, da das

Ausstrecken des Körpers Schmerzen bereitet. Druckschmerzhaftigkeit und Abwehrspannung vervollständigen das Bild. Charakteristisch ist der oft heftige Schmerz in der linken Schulter, der linken Halsseite sowie im Bereich des Schulterblattes (Kehrsches Zeichen). Auch in die linke hintere Halsseite und den linken Arm kann der Schmerz projiziert werden. Hervorgerufen wird dieser Schmerz wohl durch einen Reiz des Nervus phrenicus. Die Kompression des linken Oberbauches löst ihn ebenfalls — in verstärktem Maße — aus, ebenso wie ein Druck auf den Nervus phrenicus dicht hinter dem unteren Anteil des Musculus sternocleidomastoideus (SAEGESSER, BACHMANN, DE QUERVAIN, ARMITAGE, ANDERSON). Die Bauchatmung ist schwerfällig oder ganz aufgehoben. Bauchdeckenspannung besteht meist, doch ist sie nicht regelmäßig besonders stark ausgeprägt. Der meist vorhandene primäre Verletzungsschock mit Übelkeit, ja sogar mit Erbrechen, gelegentlich sogar mit Durchfällen, bildet sich langsam zurück oder geht auch in den sekundären durch die Blutung ins Peritoneum bedingten hämorrhagischen Schock über. Meist besteht eine Abwehrspannung der linken Bauchseite, ausgeprägter im Oberbauch als im Mittel- und Unterbauch. Ist der Blutverlust gering, so kann der Schock auch fehlen. Vor allem bei Kindern und Jugendlichen ist der Blutverlust wegen der noch sehr elastischen, sich leicht zusammenrollenden Gefäße nicht sehr groß. Es findet sich dann bei ihnen meistens nur die Angabe des stumpfen Bauchtraumas, die abdominellen Schmerzen mit Abwehrspannung und gelegentlich ein Schulterschmerz.

Der *Röntgendiagnostik* kommt im Hinblick auf die sehr ausgeprägte klinische Symptomatologie nur eine geringe Bedeutung zu. Die typische Milzruptur sollte schon im Hinblick auf den oft nicht kleinen Zeitverlust klinisch und nicht röntgenologisch diagnostiziert werden. In atypischen Fällen jedoch kann eine Röntgenaufnahme das Mosaik der Symptome, die zur Diagnose „Milzruptur" führen, ergänzen.

Bei zweizeitigen Rupturen oder nicht sehr ausgeprägtem klinischem Befund kann eine Durchleuchtung und Aufnahme des Oberbauches wertvoll sein. Es findet sich ein Hochstand des Zwerchfells und eine herabgesetzte Beweglichkeit desselben, eine Verdrängung der Magenblase zur Mittellinie hin, gelegentlich sogar nach rechts, ein Tiefertreten der linken Colonflexur und eine Vergrößerung des Milzschattens. Bei größerer Blutansammlung zwischen dem Intestinum finden sich Verschattungen zwischen den luftgefüllten Darmschlingen.

C. Verlauf und Operationsindikation

Das typische Bild einer Milzruptur ist nicht zu verkennen. Die Diagnose ist erschwert, wenn der primäre Wundschock abklingt und keine stärkere Blutung aus der Ruptur stattfindet, was durch Verwachsungen, durch Torsion des Hilus, durch Verstopfung eines Kapselrisses oder durch den absinkenden Blutdruck verursacht sein kann. Nebenverletzungen verschleiern das klinische Bild erheblich. Daher ist bei jedem Patienten mit Verdacht auf intraabdominale Verletzung eine sorgfältige Überwachung mit laufender Kontrolle des abdominellen Befundes, des Blutdrucks und der Pulsfrequenz erforderlich. Blutdruck und Pulsfrequenz zeichnen wir der Übersichtlichkeit halber in einer Kurve auf. Die oft beobachtete kürzer oder länger anhaltende Besserung — Latenzstadium — nach Schwinden des primären Schocks ist wohl darauf zurückzuführen, daß es bei darniederliegendem Blutdruck zur Thrombosierung der Gefäße kommen kann und der Blutdruck sich dann allmählich erholt. Blutet es kontinuierlich aus einem kleinen Riß oder kommt es wieder zum Blutdruckanstieg, so können die geschilderten blutstillenden Momente überwunden werden (Abb. 39). Anstieg der Pulsfrequenz mit Absinken des

Blutdrucks, Blässe, Kaltschweißigkeit mit oft schwerem Kollapszustand, zeigen
die Gefahr, die dem Patienten droht. Die Erscheinungen müssen aber nicht immer
so ausgeprägt und dramatisch sein, es gibt auch ganz langsam abfallende Blutdruckkurven ohne irgendeinen Pulsanstieg und ohne stärkere Allgemeinsymptome.
Gerade bei Kindern und Jugendlichen ist oftmals längere Zeit kein Pulsanstieg zu
beobachten. Bei alten Menschen besteht ebenfalls nicht selten sogar eine ausgesprochene Bradykardie trotz Blutdruckabfall. Der Lokalbefund mit Bauchdeckenspannung, jetzt oft diffus, nimmt ebenso wie der Schulterschmerz zu. Der
Patient ist meist ausgesprochen unruhig. Bei großen Blutungen kann man rectal
digital den Douglas schwappend vorgewölbt finden. Der linke Hoden steht manchmal hoch. Die Körpertemperatur bei der Milzruptur steigt sehr rasch an und kann
in 5—6 Std. Werte um 39—40°C erreichen, im Gegensatz zur Perforationsperitonitis, die in 1—2 Tagen das Thermometer nur auf 38—39°C ansteigen läßt. Das
Hämoglobin sinkt nur langsam ab, die relative Verminderung der corpusculären
Elemente (Hydrämie) kommt nur langsam in Gang. Die Leukocyten steigen ebenso
wie die Thrombocyten sehr schnell und hoch an. Dies ist jedoch kein absolutes und
untrügliches Zeichen, da Leukocytenanstieg praktisch bei jedem Schock, ja sogar
bei Kopfverletzungen, wie Commotio und Contusio cerebri, ebenso wie bei Frakturen, gesehen werden kann.

Zur *Differentialdiagnose* der Ruptur eines lufthaltigen Hohlorgans kann eine
Abdomenübersichtsaufnahme im Stehen nützlich sein. Fehlen der subdiaphragmalen Luftsichel schließt jedoch eine solche nicht aus. Von einigen Autoren werden
zur Differentialdiagnose Röntgenuntersuchungen mit Kontrastbreipassage empfohlen, auch die Anlage eines Pneumoperitoneums (BIRSNER u. Mitarb., LARG-
HERO, KNEISE, ROSIN). Die Kontrastmitteldarstellung oder die Luftfüllung des
Peritoneums scheint uns bei Verdacht auf eine Milzruptur mit intraabdomineller
Blutung nicht indiziert zu sein. Die möglichen Gefahren stehen in keinem Verhältnis zum evtl. zu erwartenden Gewinn.

Als Symptome werden neben bereits genanntem Zwerchfellhochstand und verringerter Beweglichkeit des Zwerchfells ein Tiefstand der Kardia und des Magenfundus, eine Verdrängung
des Magens und der li. Colonflexur, eine Vergrößerung des Milzschattens, Einbuchtung, grobe
Zähnelung der großen Curvatur, Auseinanderdrängung des Dünndarms als typische Röntgensymptome einer vorangegangenen Milzruptur mit Blutung beschrieben (ELLESON, THOMAS u.
Mitarb., WYMAN). Über die Häufigkeit solcher Röntgensymptome ist noch nichts Sicheres zu
sagen, da selbst bei großen Blutungen solche Symptome vermißt werden können.

In seltenen, nicht eindeutigen Fällen, wie z. B. bei der zweizeitigen Milzruptur, können Röntgensymptome von großem Nutzen sein, als Routinemethode
verzögern sie nur die Diagnosestellung und bringen den Patienten durch die dabei
notwendigen Manipulationen, durch das Aufrichten in senkrechte Körperhaltung,
in eine neue Gefahr (s. S. 75).

Auch die für wissenschaftliche Fragestellungen sehr wertvolle Bestimmung der
absoluten Blutmenge mittels der Farbstoffmethode oder mit radioaktivem Phosphor kann bei der Indikationsstellung zur Laparotomie nichts Wesentliches beitragen. Der hämorrhagische Schock muß am Krankenbett durch Beobachtung des
Patienten erkannt werden, auch wenn es keinen in jedem Falle sicheren „Test"
gibt. Die differentialdiagnostischen Schwierigkeiten treten vor allem bei anderen
abdominalen Verletzungen, insbesondere der Leber, der Magen-Darm-Perforation,
aber auch bei Verletzungen des Retroperitoneums (linke Niere) auf, ebenso wie bei
Thoraxverletzungen links, Contusio cordis, Schulterblattfraktur, Rippenserien-
fraktur, Lungen- und Bronchusverletzungen, die mit einem linksseitigen Schulterschmerz und Schmerzen im linken Oberbauch einherzugehen pflegen. Bewußtlosigkeit macht besonders aufmerksame Überwachung des Patienten notwendig. *Die
Indikation zur Laparatomie ist beim schweren Blutungsschock mit den oben*

beschriebenen abdominellen Symptomen in jedem Falle gegeben. Die fortlaufende Über-
wachung von Puls, Blutdruck und Temperatur bei Patienten mit stumpfen Bauch-
verletzungen ist daher dringend angezeigt.

D. Zweizeitige Milzruptur

Von der Spätblutung nach Rückgang und Überwindung des primären Schocks ist die sog. zweizeitige Milzruptur, die von BORCHARD erstmals 1907 beschrieben wurde, zu unterscheiden. Hier kommt es bei erhaltener Kapsel zur Parenchym-ruptur und damit zum subcapsulären Hämatom, das dann durch ein Bagatelltrauma, z. B. durch Anspannung der Bauchpresse beim Husten, Lachen, Aufrichten zum Sitzen, oder ohne erkennbare Ursache zum Bersten der Kapsel und zur Blutung in die freie Bauchhöhle führt. Diese zweizeitige Ruptur muß von der Spätblutung mit zweiphasigem Verlauf, wie sie durch vorübergehende Selbsttamponade oder teilweise Thrombosierung im primären Schock entsteht (s. Abb. 39), unterschieden werden. Es darf aber nicht verkannt werden, daß bei kleinen Rissen diese Selbsttamponade durch Netz, Blutcoagula, Thrombosierung und Fibrin schließlich einmal zur vollständigen Stillung der Blutung über längere Zeit führen kann. In der Folge entsteht aus der Milz, aus Netz, Fibrin und Blutcoagula, evtl. auch aus den benachbarten Organen ein „Konglomerattumor" unter der linken Zwerchfellkuppel. Eine so abgedeckelte Ruptur kann zur Heilung oder aber, was viel häufiger ist, zu einer erneuten Blu-

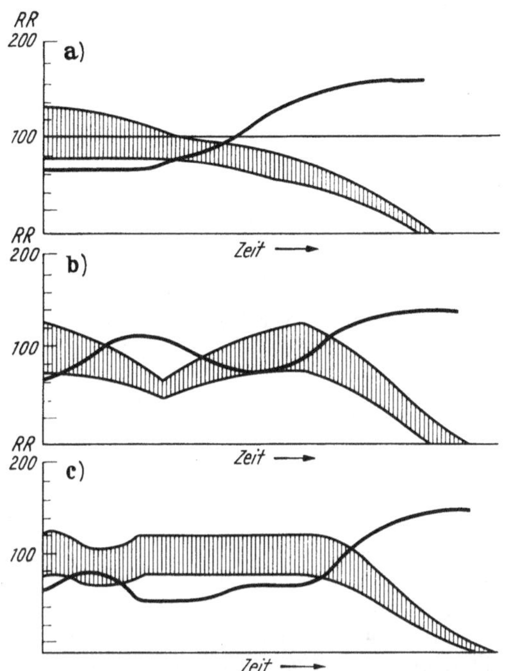

Abb. 39a—c. Verlauf von Blutdruck und Pulsfrequenz (schwarze Linie) bei der traumatischen Milzruptur. a) Kontinuierlicher Blutdruckabfall und Pulsfrequenzanstieg; b) nach vorübergehendem Blutdruckabfall und zeitweiligem Stehen der Blutung — Latenzstadium — kommt es zum verzögerten Schock infolge einer Spätblutung; c) Verlauf bei der zweizeitigen Milzruptur. Das Intervall kann Stunden bis Tage, ja sogar Monate betragen

tung führen. Auch Thrombosen der abführenden Venen, ja sogar der Pfortader, sind in der Folge beschrieben. Das freie Intervall kann völlig symptomlos verlaufen oder auch von geringen Beschwerden begleitet sein (DERRA, GOHRBANDT, MÜLLER, PIULACHS, SODER, RUPPANNER, KÜMMERLE, POLLICZER, STREICHER u. a.). Die Dauer des Intervalls beträgt in 50% der Fälle 1—10 Tage, abnehmend häufig dann 2—6 Wochen, längere Intervalle sind sehr selten. Das längste freie Intervall hat unseres Wissens MÜLLER aus der Heidelberger Klinik mit 2 Jahren Dauer beschrieben. Solche Fälle bezeichnet FUSS als chronische Hämatome, in die es auch wieder sekundär hinein bluten kann, ohne daß es zur Perforation kommen muß.

Die subcapsulären Hämatome (Abb. 40) führen entweder zu einer Pseudocyste, zu Infarkten mit bindegewebiger Vernarbung und Schrumpfung oder zum chronischen Hämatom. OLANDER und REIMANN haben neuerdings ein Intervall

mit einer andauernden intermittierenden Milzblutung von $2^1/_2$ Jahren beschrieben. Gelegentlich zufällig bei Sektionen entdeckte hämorrhagische Cysten und
Bindegewebsnarben sind Residuen abgelaufener subcapsulärer Verletzungen.

Wir selbst kennen einen Pat., der 7 Jahre lang, ehe er zur Aufnahme kam, gelegentlich
Schmerzen im re. Oberbauch hatte. Etwa 4 Monate vor der Aufnahme plötzlich starke Schmerzen unter dem linken Rippenbogen, die bis in den Rücken und die Schulter ausstrahlten. Nach
mehreren auf der inneren Abteilung durchgeführten Bluttransfusionen wurde der Patient
wieder nach Hause entlassen. 2 Monate danach erneute Klinikaufnahme wegen Schmerzen und
Zeichen einer inneren Blutung. Bei der daraufhin vorgenommenen Laparotomie fand sich eine
etwas vergrößerte, 200 g wiegende Milz, der an der Hilusseite ein fast kugeliger 420 g schwerer
geschwulstähnlicher Knoten von etwa 10 cm Durchmesser aufsaß. Dieser Knoten lag zwischen
Milzparenchym und Milzkapsel und bestand auf der Schnittfläche aus einem großen gallertigen
dunkelbraun-roten Gerinnsel. Histologisch handelt es sich um ein großes, z. T. schon organi-
siertes Hämatom. Die übrige Milz war unauffällig. Ein Anhalt für ein stattgehabtes Trauma
ließ sich nicht gewinnen. Der postoperative Verlauf war völlig glatt und komplikationslos. Der
Patient ist inzwischen beschwerdefrei.

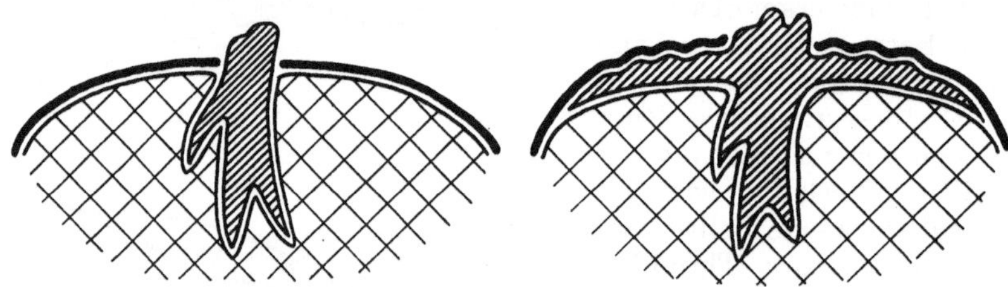

Abb. 40. Bei der zweizeitigen Milzruptur wird durch ein intralienales Hämatom die Kapsel abgelöst und rupturiert
sekundär. Die losgelöste Kapsel und das subcapsuläre Hämatom sind Kennzeichen dafür. Histologisch finden sich
Hämoglobinabbauprodukte und frische Infiltration

Die Häufigkeit der zweizeitigen Milzruptur wird mit etwa 15—25% aller Milzrupturen angegeben (DOBSON, FUSS, IMNAJSVILE).

Wir selbst konnten 9 zweizeitige Rupturen mit einem freien Intervall von
14 Std. bis 7 Tage beobachten. Von dem Patienten werden oft Brückensymptome
angegeben, wie Magenbeschwerden, Erbrechen, Schmerzen im linken Oberbauch,
Schulterschmerz und Durchfälle. Die Untersuchung bietet wenig: gelegentlich
einen geringen Druckschmerz in der Tiefe des linken Epigastriums, eine Puls-
frequenzerhöhung, vielleicht eine vergrößerte Milz. Im Gegensatz zur akuten Ruptur ist hier eine Röntgenuntersuchung eher indiziert. Die Symptome, wie wir sie
oben beschrieben haben, sind stärker ausgeprägt als bei der akuten Ruptur. Nicht
selten finden sich bei zweizeitigen Rupturen linksseitige Pleuraergüsse.

Irgendwelche Beschwerden können aber auch vollständig fehlen, die Patienten
können sich wohlfühlen und ihrer Arbeit nachgehen. Von unseren acht Patienten
mit zweizeitiger Ruptur hatten vier so geringe Symptome, daß die Klinikeinwei-
sung erst nach dem plötzlichen Eintritt eines Blutungskollapses erfolgte.

E. Spontanrupturen

Die Ruptur einer Milz ohne nachweisbares Trauma auf physiologische Beanspruchung hin kommt bei einer gesunden normalen Milz praktisch nicht vor. In
den meisten beschriebenen Fällen handelt es sich bei genauer Anamnese um zweizeitige Rupturen, und es läßt sich doch ein Trauma nachweisen. Das Trauma kann
so klein sein, daß es vom Patienten nicht beachtet und registriert wird. Klärt die
Anamnese den Sachverhalt nicht restlos, so kann eine exakte histologische Untersuchung Aufklärung bringen. Beginnende Bindegewebsbildung, ältere Thromben,
Hämosiderinablagerung in der Umgebung, wie sie bei dem oben beschriebenen
Fall eines subcapsulären Hämatoms vorhanden waren, kennzeichnen solche ver-

meintlich frischen Spontanrupturen als zweizeitige Rupturen. Dennoch läßt sich gelegentlich das frühere Trauma, auch bei ganz genauer Anamnese nicht eruieren. Die Unterscheidung zwischen einer spontanen oder einer zweizeitigen Milzruptur ist nicht nur aus wissenschaftlichem Interesse notwendig, sondern sie kann juristische und versicherungsrechtliche Konsequenzen haben. Es ist empfehlenswert, jede operativ entfernte Milz auch bei Rupturen histologisch untersuchen zu lassen, wobei der Rand der Ruptur mit erfaßt werden muß.

Echte Spontanrupturen werden mit Sicherheit nur bei pathologischen Milzen beobachtet. Die mitgeteilten Fälle bei Gesunden sind stets mit Vorbehalt zu betrachten und ohne Histologie wertlos. Es sind bisher in der Literatur etwa 40 Fälle beschrieben. Als Ursachen finden sich vor allem immer wieder das nicht erkannte oder inadäquate Trauma, dann spielt die Blutfülle des Organs eine Rolle, wie sie bei starker Hyperämie des portalen Systems auftritt. Eine ganze Reihe sog. Spontanrupturen sind während der Gravidität beschrieben. Starkes abdominelles Pressen, plötzliche ruckartige Bewegungen, Absprung aus geringer Höhe von einem Stuhl oder einer Leiter können bei solchen Überfüllungen des portalen Kreislaufs, die auch bei Leber-, Gallen- und Pankreaserkrankungen vorhanden sind, zur spontanen Ruptur des Organes führen (BURNETT und MCMENEMEY, BRODMAN und BAUTISTEA, PERL u. Mitarb. u. a.).

Spontanrupturen pathologischer Milzen. Bei pathologischen Milzen hingegen sind Rupturen auf inadäquate Traumen oder ohne jede erkennbare Ursache wesentlich häufiger. Vor allem sind es Malaria-Milzen, die Anlaß zu Spontanrupturen geben (s. auch S. 88).

So berichtet CRAFFORD, daß in der Gegend von Kalkutta 477 Milzrupturen auf 13 760 Sektionen kamen. Die Ruptur tritt bei Malaria-Rezidiven im akuten Schub oder als Folge kleiner Infarkte, bei Stuhlgang, Husten oder beim Erbrechen auf (ELLISON, SARKISOR, MELVILLE u. a.). Auch große Stauungsmilzen können rupturieren. So beschreibt neuerdings MLCZOCH den Fall einer 47 jährigen Frau, die 4 Tage nach dem Einsetzen heftiger Schmerzen laparotomiert wurde. Es fand sich eine 1150 g schwere Milz mit prall elastischer Kapsel und einem großen Einriß der Kapsel mit Blutung ins Abdomen. Die histologische Untersuchung ergab eine frische Thrombose der Milzvene mit älterer Endo- und Periphlebitis. Große Leukämiemilzen können beim akuten Schub rupturieren; so berichtet KRIK über eine Milzruptur bei unreifzelliger Leukose (einförmige Leukose). Bei einem 56 jährigen Mann kam es 8 Wochen nach Krankheitsbeginn zum plötzlichen Kollaps, dem er erlag. Die Sektion ergab eine Milzruptur. BELTON beschreibt den Fall eines 24 jährigen Arbeiters, der beim Bücken eine Milzruptur erlitt. Die Untersuchung der Milz ergab eine Mononucleose. Inzwischen sind etwa 18 Fälle von Spontanruptur der Milz bei Mononucleose beschrieben, 7 hiervon endeten tödlich (BLEEKER). Selbst septische Milzen bei Typhus abdominalis oder Rekurrensfieber können spontan oder auf nicht beachtete kleine Traumen hin rupturieren. Heilungen sind bei dem schweren Krankheitsbild der Patienten sehr selten beschrieben worden (SCHMORELL).

Wir selbst haben die Spontanruptur eines Patienten mit einem Hämangiom der Milz beobachtet.

Krbl.-Nr. 4526/51 Chirurgische Univ.-Klinik Heidelberg. 40 jähriger Mann. Während der Fahrt mit dem Fahrrad zur Arbeit plötzlich Leibschmerzen, Schüttelfrost. Am Abend Fieber bis 39°. Im Laufe der Nacht steigern sich die Schmerzen im Leib erheblich. Urin dunkel und spärlich. Starker Brechreiz. Hausarzt weist den Patienten in die Klinik ein. Bei der Aufnahme schlechter AZ., anämisch, blaß, facies abdominalis, kalter Schweiß, Extremitäten kühl und feucht. Der Puls ist klein, fadenförmig und frequent, die Zunge trocken belegt. Die Bauchdecken sind bretthart gespannt, stärkere Druckschmerzhaftigkeit im linken Oberbauch sowie im Bereich des rechten Unterbauchs, rectal digital ist der Douglas druckempfindlich. Hb. 30%, Leuko 18000, Temp. 37,1. Bei der Laparotomie, die unter der Verdachtsdiagnose einer Peritonitis durchgeführt wird, findet sich zunächst massenhaft Blut in der Bauchhöhle. Die Milz weist mehrere kleine schlitzförmige Einrisse auf. Nach der Splenektomie und Entfernung des Blutes aus dem Peritoneum finden sich nirgendwo sonst im Abdomen Verletzungszeichen oder andere pathologische Erscheinungen. Am Operationstag Transfusion von 2000 cm³ Blut, 1000 cm³ Infusionsflüssigkeit i.v., am 5. und 6. Tag ohne Nachblutung Kollapszustand. Mehrfache Bluttransfusionen (zusammen 2000 cm³) und Infusionen werden erforderlich, die den Schock beheben. Der weitere postoperative Verlauf bis zur Entlassung am 21. Tag ist völlig glatt. Die Nachuntersuchung des Patienten 5 Jahre nach der Splenektomie zeigt ihn arbeitsfähig und bei gutem Wohlbefinden.

Die exstirpierte 12 : 11 : 7 cm messende Milz ist von praller Konstistenz. Es finden sich an der Kapsel 3 unregelmäßig zackig begrenzte, $2^1/_2$, 3 und $3^1/_2$ cm lange bis 4 mm breite Einrisse, die mit einem subcapsulären Hämatom der Umgebung kommunizieren. Sonst ist an der exstirpierten Milz makroskopisch kein krankhafter Befund festzustellen. Erst nach Aufschneiden der Milz finden sich auf der Schnittfläche mehrere scharf begrenzte, bis unter die Milzkapsel reichende kirsch- bis apfelgroße Knoten, die oftmals aus mehreren einzelnen linsen- bis walnußgroßen Hohlräumen zusammengesetzt sind. Die Knoten bestehen aus zirkulär geschichteten geronnenen Blutmassen und sind von einer glatten Oberfläche begrenzt.

Der mikroskopische Befund (Path. Institut der Universität Heidelberg) entspricht weitgehend dem makroskopischen Erscheinungsbild. Es handelt sich um maximal erweiterte, prall mit Erythrocyten angefüllte Hohlräume, die von Endothel ausgekleidet sind und im übrigen nur eine dünne bindegewebige Wand aufweisen. Diagnose: kavernöse Hämangiomatose der Milz mit Einrissen der Hämangiomwand, Blutung ins Milzparenchym, sekundäre Ruptur der Milzkapsel (zweizeitige Milzruptur).

Ähnliche Fälle sind von LUNDELL und MONDOR und BOURTON mitgeteilt worden. Im ersten Fall handelt es sich um eine 32 jährige Frau, die beiden letzten Autoren teilen die Krankengeschichte eines 31 jährigen Mannes mit, der ähnlich unserem Patienten mitten in der Arbeit starke Schmerzen in der linken Schulter und supraclavicular sowie im Leib empfand. Erst nach 2 Tagen nahmen die abdominellen Erscheinungen stark zu und der Puls begann zu klettern, so daß die Laparotomie erforderlich wurde, bei der dann die rupturierte Milz entfernt und die Diagnose des Hämangioms gestellt wurde (s. a. S. 180).

Milztorsionen mit anschließender Nekrose kommen nur bei abnorm langen Milzstielen, bei eigentlichen Wandermilzen und bei abgemagerten Patienten zur Beobachtung. Bei vergrößerten Milzen ist die Milztorsion etwas häufiger als bei normal großen Milzen. Durch die Torsion kann es zu einer Rückstauung des venösen Abflusses kommen durch Kompression der Vena lienalis zu einem Zeitpunkt, zu dem die Arterie noch durchgängig ist. Hierdurch kommt es zu einer maximalen Aufblähung der Milz, die zu Rupturen führen kann (MICHAELS u. a., s. auch S. 88).

F. Offene Milzverletzungen

Durch Stich- und Schußwunden, auch durch tiefe Rißwunden, kann es zur offenen Verletzung der Milz kommen. In Friedenszeiten sind solche offenen Milzverletzungen selten. Bei Explosionsverletzungen, wie bei Sprengarbeiten im Steinbruch oder bei Laborexplosionen, auch bei schweren Straßenverkehrsunfällen kommen sie zur Beobachtung. Nebenverletzungen der Nachbarorgane — Magen, Dickdarm, Verletzungen des Zwerchfells mit Dislokation der Milz in den Thoraxraum, Leberverletzungen — sind bei offenen Milzverletzungen wesentlich häufiger als bei geschlossenen. Die Wunde bedarf exakter Revision, um solche Nebenverletzungen nicht zu übersehen. Auch Pankreasschwanzverletzungen und Nierenverletzungen müssen bei offenen Milzverletzungen stets mit in Betracht gezogen werden. Eine in einer großen offenen Wunde freiliegende oder gar prolabierte Milz wird man dann exstirpieren, wenn sie Verletzungen aufweist. Ist sie hingegen unverletzt, der Milzstiel intakt, so kann sie, wenn sie nicht über 8—10 Std. prolabiert war, reponiert werden (KOLESSOV).

G. Behandlung der Milzverletzungen

1. Vorbereitung und Operation

Ziel unserer Therapie muß es sein, die lebensbedrohliche akute Blutungsgefahr zu beseitigen und darüber hinaus Rezidivblutungen zu verhindern. Die Diskussion, ob dies unter Erhaltung des Organs durch Naht oder durch Splenektomie zu erreichen ist, scheint heute allgemein zu Gunsten der Entfernung des ganzen Organs entschieden und zwar einzig und allein deshalb, *weil das Risiko des Organverlustes kleiner ist als das Risiko der Milzrupturnaht.* Nur ganz kleine, sicher oberflächliche Risse können durch Naht versorgt werden; Milzvenenthrombosen, Cystenbildungen, Abscesse und vor allem Nachblutungen sind auch nach der Naht kleinerer oberflächlicher Rupturen nicht sicher zu vermeiden. Dann, wenn andere ausgedehnte operative Maßnahmen notwendig sind, wie Naht von Darmrissen, Resektionen, Lebernähte, Nephrektomien, und die Milz nur einen kleinen oberflächlichen Einriß zeigt, wobei die Splenektomie als zusätzliche Belastung des Patienten ein erhebliches Risiko darstellen könnte, kann eine Naht einmal durchgeführt werden. Ebenso, wenn der Einriß als solcher praktisch nicht geblutet hat und sicherlich oberflächlich liegt. Man muß sich jedoch bewußt sein, daß im Schock Milzverletzungen nicht oder kaum bluten und dadurch harmloser erscheinen als sie in Wirklichkeit sind. Am exstirpierten Organ oder bei der Obduktion läßt sich sehr viel leichter als bei der Operation erkennen, wie tief ein Riß der Milz ist. Man kann die Milzverletzungen etwa folgendermaßen einteilen (KÖLE, KÜMMERLE):

1. Kapselruptur ohne Parenchymläsion (oberflächliche Fissur).
2. Parenchymruptur ohne Kapselverletzung (subcapsuläres Hämatom).
3. Gleichzeitige Kapsel- und Parenchymzerreißung (einzeitige Milzruptur).
4. Parenchymruptur mit späterer Kapselzerreißung (zweizeitige Milzruptur).
5. Parenchymruptur und Kapselzerreißung mit Selbsttamponade. (Spätblutung).

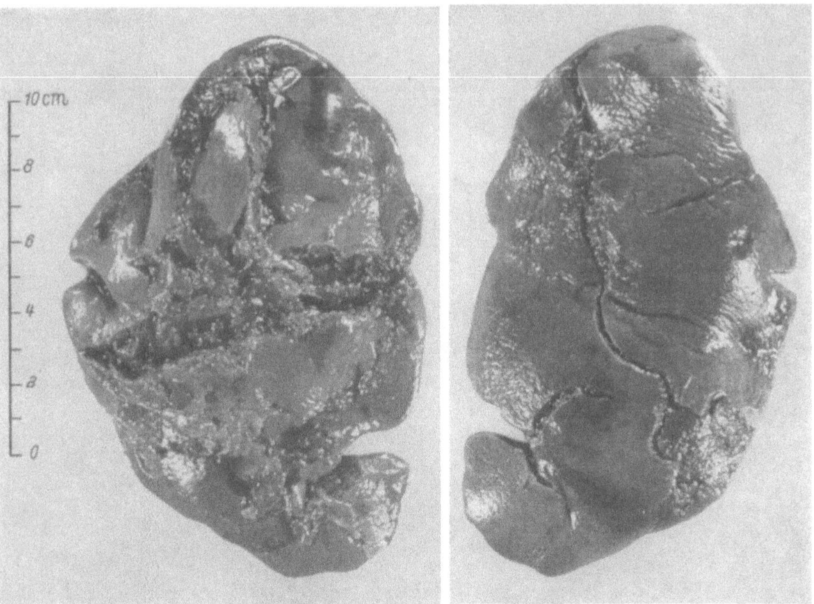

Abb. 41. Rupturierte Milz. Bemerkenswert sind die wesentlich tieferen Rupturen auf der konkaven Unterseite im Bereich des Hilus (links)

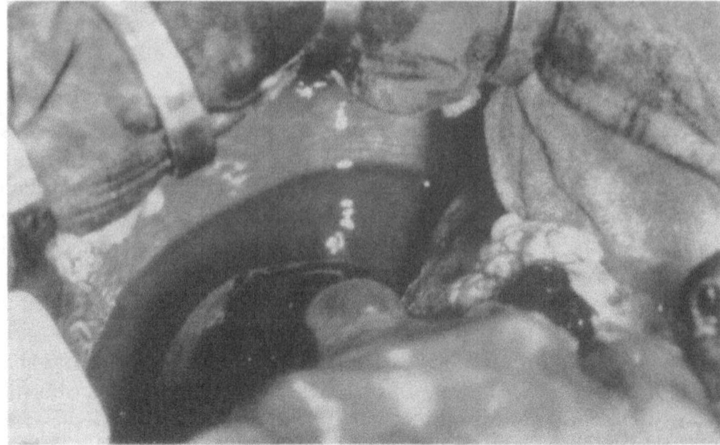

Abb. 42a

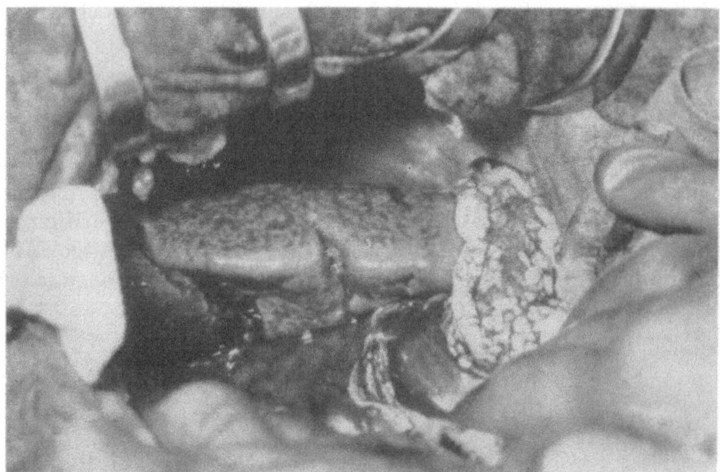

Abb. 42b

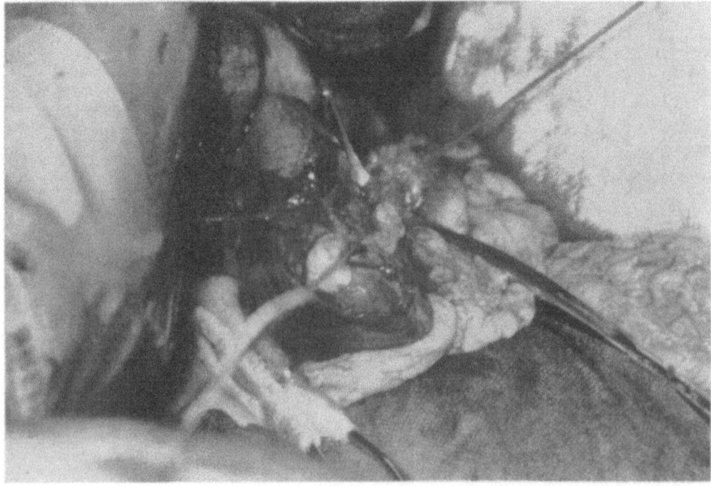

Abb. 42c

6. Scheinbar dreizeitige oder mehrzeitige Ruptur, echte zweizeitige Ruptur mit folgender Selbsttamponade (rezidivierende Blutungen).

Entschließt man sich ausnahmsweise einmal zur Naht bei einer Ruptur entsprechend unserer obigen Aufstellung, wie sie unter 1. angegeben wird, so muß man streng darauf achten, keinen Riß in der Hinterwand bzw. auf der Hilusseite zu übersehen. Risse auf der Hilusseite sind immer tiefer als auf der phrenico-costalen-Seite, außerdem verlaufen hier größere Gefäße, aus denen es stärker blutet (s. Abb. 2 u. 41). Die Naht wird mit U- oder Matratzennähten durchgeführt, wobei die Rupturflächen mit mäßigem Druck aufeinandergepreßt

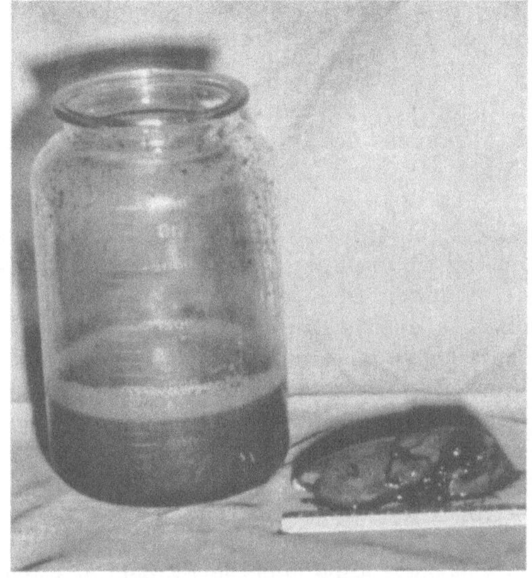

Abb. 42 d

Abb. 42a—d. Milzexstirpation. a) Nach Eröffnung des Abdomens findet sich zwischen Magen, Colon, Zwerchfell und linker Thoraxwand ein großes Hämatom. b) nach Absaugen des Blutes und digitaler Kompression des Milzstieles sieht man die rupturierte Milz in der Tiefe; c) die Milz wird hervorgewälzt und abgetragen; d) die exstirpierte Milz zusammen mit der abgesaugten Blutmenge

werden. Zusätzlich dünnste Kapselnähte anzulegen unter Verwendung atraumatischer Nadel ist empfehlenswert. Das Aufsteppen von Netz mit resorbierbarem Fibrintampon fördert die Verklebungstendenz und Blutstillung.

Therapie der Wahl ist die Splenektomie. Ist die Indikation gestellt, tut rasches Handeln not. Für längere Vorbereitungen besteht keine Zeit; dennoch muß man sich klar sein, daß der Blutdruck durch die Eröffnung der Bauchhöhle, durch Absaugen des Hämatoms bis zur Unterbindung der Arteria lienalis weiter absinken wird. Aus diesem Grund sollte unbedingt eine Blutgruppenbestimmung durchgeführt werden und Blutkonserven bereitgestellt sein.

Die *Intubationsnarkose* mit Muskelrelaxantien und N_2O- sowie O_2-Zufuhr gewährleistet eine optimale Entspannung und damit eine gute Übersicht im Operationsfeld. Dies ist Voraussetzung für das notwendige rasche und schonliche Operieren. Ist die Diagnose absolut sicher, so eröffnen wir die Bauchhöhle durch Rippenrandschnitt links. Besteht noch ein Zweifel über den genauen Sitz der intraabdominalen Blutung, so wird eine orientierende mediale obere Laparotomie durchgeführt, die dann nach links erweitert werden kann (s. auch S. 192). Rasches Absaugen des Blutes aus der Bauchhöhle und Vorwälzen der Milz folgen auf dem Fuß (Abb. 42). Wenn der Milzstiel gut sichtbar ist, werden die zu- und abführenden

6*

Gefäße mit Klemmen gefaßt. Ist der Milzstiel aus irgendeinem Grunde unübersichtlich, so hüte man sich, blindlings Klemmen in das Hämatom zu setzen. Pankreasverletzungen und als deren Folge Wundheilungsstörungen sind die Folgen. In solchen Fällen ist es sinnvoller, den Hilus zwischen Daumen und zweiten oder dritten Finger zu komprimieren, die Milz herauszuwälzen und die herausgewälzte Milz vom unteren Pol her und von hinten aus ihren Bändern und Verwachsungen zu befreien und den Hilus frei zu präparieren. Nach Fassen der zu- und abführenden Gefäße steht die Blutungsquelle sofort. Dies ist der Zeitpunkt, zu welchem der Kreislauf wieder voll aufgefüllt werden kann. Vorherige Bluttransfusionen sind nur dann zu empfehlen, wenn ein schwerer Blutungskollaps besteht mit kleinem fadenförmigen Puls und einem Blutdruck unter 90 mm Hg., der irreversible anoxämische Schäden befürchten läßt und weiterhin die Gefahr eines irreversiblen Schocks in sich birgt. Die Infusion und Bluttransfusion sollte am besten parallel, nicht hinter oder vor den operativen Maßnahmen liegen. Die besondere Aufmerksamkeit des Anaesthesisten verlangt der Kreislauf im Moment der Eröffnung der Bauchhöhle und des Absaugens der intraabdominellen Flüssigkeit. Der ohnehin oft labile Blutdruck sinkt in diesem Moment zu oft nicht mehr meßbaren Werten ab (s. auch S. 187).

Die Menge des benötigten Blutes betrug in unseren Fällen im Durchschnitt 800 cm³ am Operationstag. In der Folge wurde dann Blut transfundiert, wenn das Hämoglobin unter 60% abfiel. Dagegen sind intravenöse Eisengaben und Vitamine, insbesondere B 12, ebenso indiziert wie eine eiweißreiche Ernährung (Milch, Quark, Käse), sobald die stets anfänglich bestehende Atoniegefahr überwunden ist.

Die Hilusgefäße werden exakt unterbunden, wenn möglich die Stümpfe retroperitoneal versenkt, um die Kontinuität des Peritoneums wieder herzustellen. Nach Entfernung der Milz beginnt die Suche nach Nebenverletzungen, die exakt sein muß und nicht nur den Magendarmtrakt, sondern auch Leber und Zwerchfell umfassen soll wie das Retroperitoneum, ebenso sollen Pankreas und Niere abgetastet werden. Eine nochmalige Blutstillung im Bereich der durch die Operation gesetzten Laparotomiewunde ist jetzt auch leichter, da bei der Laparotomie auf Grund des Schocks es gelegentlich sehr schwach blutet, außerdem die Eröffnung des Peritoneums schnell erfolgen soll, damit die Blutungsquelle möglichst rasch gestillt werden kann. Hämatome im Peritoneum, aber auch in den Bauchdecken, erhöhen die Gefahr postoperativer Atonien, die nach Splenektomien ohnehin etwas häufiger scheinen als nach anderen intraabdominellen Eingriffen. Eine Drainage aus dem tiefsten Punkt der Laparotomiewunde oder noch besser am tiefstmöglichen Punkt durch die linke laterale Bauchwand ist empfehlenswert. Ein fester schichtweiser Wundverschluß sollte auch einer vorübergehenden Atonie mit Blähung standhalten. Nahtdehiszenzen, auch subcutane, sind nicht selten (LEARMONTH). Auch in unserem Material finden sich Nahtdehiszenzen nach Splenektomien wesentlich häufiger als nach allen anderen entsprechenden Laparotomien, insbesondere häufiger als nach rechtsseitigen Rippenrandschnitten z. B. zur Cholecystektomie (s. S. 42). Nach zusammen mit HERION unternommenen Tierversuchen glauben wir als Ursache eine Verzögerung der regenerativen Phase der Wundheilung gefunden zu haben, dies ist möglicherweise auf den Ausfall einer zur Nebennierenrinde antagonistischen Milzfunktion zurückzuführen; denn nach hohen Cortisongaben ist eine ebensolche Verzögerung von Regenerationsvorgängen beschrieben (EHLERS).

2. Nachbehandlung

Nur bei stark abgesunkenem Hämoglobin werden Bluttransfusionen erforderlich. Sonst wird der Splenektomierte wie jeder andere Patient mit Blutungsanämie behandelt. In unseren Fällen waren im Durchschnitt Transfusionen von

400 cm³ postoperativ notwendig. Antibiotica sind selten indiziert. Die postoperativ stets ansteigende Temperatur, das sog. Milzfieber, ist keine Indikation für Antibiotica; das Fieber klingt bis zum 3. oder spätestens 4. Tage wieder ab (s. auch S. 51). Bei offenen Verletzungen dagegen sind Antibiotica immer notwendig und zwar sofort bei Einlieferung des Patienten, am besten noch vor, bzw. während der Operation in Form einer Dauertropf-Infusion. Infusionen zum Flüssigkeitsersatz, zum Elektrolytausgleich und zur Kohlenhydratzufuhr sind in den ersten postoperativen Tagen notwendig, doch sollte nicht zuviel Flüssigkeit gegeben werden. Von den Komplikationen ist die Nachblutung, deretwegen eine genaue Überwachung des Splenektomierten durchgeführt wird, am gefürchtetsten. Die Patienten sind weiterhin durch Atonie gefährdet (s. S. 198 u. 199). Schonlichste Anaesthesie, exaktes, rasches Operieren, sorgfältige Blutstillung und sparsamste Infusionen sind die wichtigsten prophylaktischen Maßnahmen, um diese Komplikationen zu vermeiden. Zur Vermeidung der Nahtdehiszenz ist einmal neben exakter Blutstillung und guter Adaptation der Wundränder eine Normalisierung der Serumproteine notwendig. Cortison soll gemäß den oben besprochenen Erwägungen vermieden werden (s. S. 33 u. 202). Ein weiteres, nicht zu unterschätzendes Moment für das Zustandekommen von Nahtdehiszenzen ist die ischämische Wundrandnekrose in der Folge von selbsthaltenden Haken oder der Verwendung von Rahmenspecula, insbesondere wenn diese bei langen Operationen über einen Zeitraum von mehr als zwei Stunden eingesetzt sind, was ja bei Splenektomien kaum vorkommen dürfte.

Kommt die Darmtätigkeit bis zum dritten Tage nicht in Gang, so hilft man mit Prostigmin, Kochsalz i. v. und evtl. mit Ricinus — Agarol per os halb und halb nach. Eine einmal vorhandene Atonie ist später schwerer zu beheben als einer beginnenden zu begegnen. Eine genaue Kontrolle der Elektrolyte, insbesondere des Natrium-Kalium-Wertes, sowie der Alkalireserve ist notwendig (s. S. 199).

Thrombosen sind sehr gefürchtet. Sie werden durch den postoperativen Thrombocytenanstieg erklärt, der am 3.—21. Tage sein Maximum erreicht. In der Praxis sind Thrombosen nicht so häufig, wie allgemein angenommen wird. Wir haben bei unseren Patienten, bis auf einen kleinen Lungeninfarkt bei einem 17 jährigen ohne Anhalt für den Ausgangspunkt, keine Thrombosen beobachtet. Thrombosen im Pfortadersystem sind selten, aber meist infaust (LEARMONTH). Eine Thromboseprophylaxe wird nur in Ausnahmefällen bei sehr adipösen, alten Patienten oder solchen mit ausgedehnten Varicen notwendig. Bewegungsübungen, Atemgymnastik und Frühaufstehen sind wirksam (s. auch S. 199).

Die linksseitigen *Pleuraergüsse* als Komplikationen verdienen Beachtung, ebenso wie hypostatische Pneumonien und basale Pleuritiden. Sie bedürfen einer entsprechenden Behandlung und verlängern den Krankenhausaufenthalt naturgemäß um einige Tage (s. S. 200).

Zusammenfassend läßt sich sagen, daß die Nachbehandlung der Splenektomierten bei Milzruptur eine genaue Überwachung erfordert, um Komplikationen frühzeitig begegnen zu können. Der durchschnittliche Krankenhausaufenthalt war bei unseren Kranken, wenn nicht Nebenverletzungen eine längere Behandlung erforderlich machten, 16—19 Tage.

3. Spätkomplikationen

Die wichtigsten, jedoch seltenen Spätkomplikationen sind *Adhäsionsbeschwerden*, Subileuszustände und der echte Strangileus des Dünndarms oder der linken Colonflexur. Weiterhin wird über Aussaaten von Milzgewebe im Peritoneum nach Rupturen berichtet, die ebenfalls zum Ileus führen können (LAUBLE). Früher wurden die oft multiplen Milzknötchen nach Ruptur als Formen einer Regeneration

angesehen (SALTIN, STUBENRAUCH, ALBRECHT), während man jetzt wohl mit
Sicherheit annehmen darf, daß es sich um bei der Ruptur zerstreutes, auf dem
Peritoneum implantiertes Milzgewebe handelt. Solche Befunde wurden nie nach
Ektomie pathologisch veränderter, nicht rupturierter Milzen gefunden (SAMPAIO,
TROSSERO, ZACHARY und EMERY, PORTELE). STORSTEEN und RE-MINE stellten
neuerdings 23 Fälle aus der Literatur zusammen und bezeichnen die Implantation
von Milzgewebe auf dem Peritoneum als *Splenosis*. Den endgültigen Beweis, daß es
sich um implantiertes Gewebe handelt, brachten SKINNER und HURTEAU. Sie teil-
ten die Krankengeschichte eines 29jährigen Mannes mit, der im 2. Weltkriege eine
Granatsplitterverletzung mit Milzruptur, Nierenverletzung, Zwerchfellruptur und
Verlagerung der rupturierten Milz in den linken Thoraxraum erlitten hatte. Zehn
Jahre nach der Splenektomie fand man bei einer zufällig durchgeführten Thorax-
durchleuchtung bei dem Patienten eine Verschattung, die als Tumor gedeutet
wurde. Bei der Operation fand sich versprengtes Milzgewebe, das sich auf der
Pleura angesiedelt hatte (s. a. S. 209).

H. Ergebnisse

Die Prognose der nicht operierten Milzruptur ist schlecht. BERGER referiert
1902 die bis dahin beobachteten 494 Literaturfälle, die eine Mortalität zwischen 95 und 97% ergeben und stellt weitere 220 Fälle zusammen, für die er eine
Mortalität von 92% errechnet.

Die Mortalität der Splenektomie ist demgegenüber wesentlich niedriger. Sie
wird in der Statistik recht unterschiedlich angegeben. Aus der beigefügten Tabelle

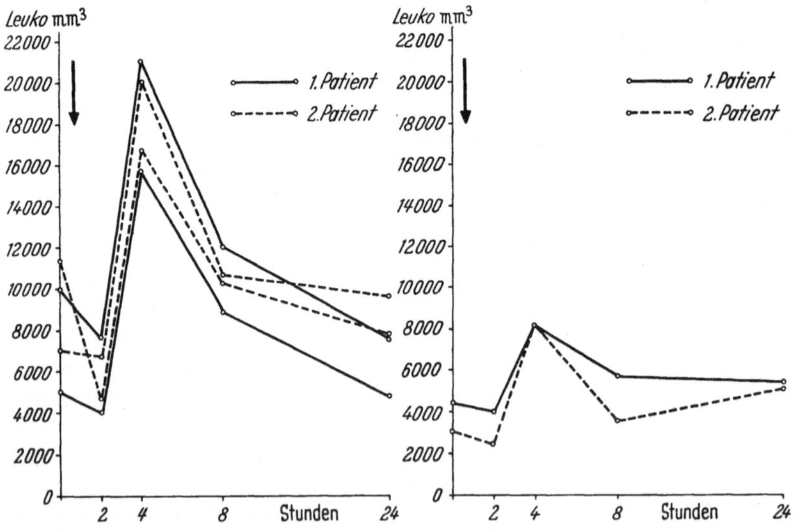

Abb. 43. a) Leukocytenreizkurven nach Splenektomie wegen Ruptur 2 und 4 Wochen nach der Operation;
b) Reizkurven 2 Jahre nach Splenektomie. Die überschießenden Reaktionen sind inzwischen ausgeglichen

ist ersichtlich, daß sie früher zwar noch recht hoch, jedoch wesentlich unter den
Daten der nicht operativ behandelten Milzruptur lag (aus Sammelstatistiken der
Jahre 1894—1925 zwischen 28 und 50%). HENSCHEN stellte 1933 eine Sammel-
statistik auf und errechnete 20% Mortalität. Bis zum Jahre 1945 variiert die
Mortalität zwischen 15 und 45%. In den Jahren 1945—1960 werden durchschnittliche Mortalitätszahlen zwischen 10 und 30% angegeben. Hieraus ist ersichtlich,
daß auch im Dezennium der Blutbanken und der Antibiotica sehr differente Morta-

litätsziffern angegeben werden. Woran liegen nun diese starken Differenzen ? Geht man der Statistik genauer nach, so ergibt sich, daß die Mortalität bis zum 20. Lebensjahr sehr viel niedriger als im höheren Alter ist. So berichten BOLEY u. Mitarb. über 33 Splenektomien bei Kindern ohne Mortalität. Eine wesentliche Rolle spielt hierbei, ob Nebenverletzungen vorhanden sind, und zu welchem Zeitpunkt der Verletzte behandelt wird. So ist die Mortalität derjenigen Patienten mit Milzruptur, die in den ersten 24 Std. operiert werden, geringer als bei später Operierten.

Bei der zweizeitigen Ruptur ist sie ebenfalls höher. LILL hebt hervor, daß er an reiner Milzruptur nach Splenektomie keinen Patienten verloren hat, waren jedoch Nebenverletzungen vorhanden, so betrug seine Mortalität 57%. Auch von unseren neun verstorbenen Patienten der Tab. 2 kam nur einer an den Folgen der Milzruptur ad exitum, während die anderen letztlich der Summe ihrer Verletzungen erlagen. Es fand sich eine Duodenalruptur, eine Dickdarmperforation, eine Schädelbasisfraktur mit Hirnkontusion, 2 Extremitätenfrakturen, eine Fettembolie der Lunge und ein Leberinfarkt, eine tiefe Lungenwunde mit Verblutung in den Thorax und eine Zerreißung des Pankreas. Für die isolierte Milzruptur ergibt sich bei unseren Fällen eine Mortalität von 1,8%. Verblutungen waren vor der Bluttransfusionsära häufiger und sind jetzt durch die Bereitstellung größerer Blutmengen in den Blutbanken wesentlich seltener geworden.

Tabelle 2. *Mortalität der Milzruptur*

Autor	Jahr	Fallzahl	Mortalität Fälle	Mortalität %
VULPIUS	1894	117*	58	50
BERGER	1902	90*	39	43
BROGSITTER	1910	164*	59	36
MICHELSON	1913	254*	89	35
OKINSCWIC	1925	11	4	36
JACKSON	1925	225*	63	28
ROEGHOLT	1928	24	4	11
CONNORS	1928	32	11	34
HEINECK	1929	3	—	—
SKUNDINA	1931	2	1	50
TICOZZI	1931	7	3	45
PIZZAGALLI	1932	6	2	33
BRUGSCH	1932	19	6	31
HENSCHEN	1933	169*	34	20
STEFANENKO	1935	8	1	13
BOCQUENTIN	1936	2	—	—
LIPKIN	1936	15	7	47
PETRINA	1936	4	1	25
WRIGHT u. PRIGET	1939	30	13	40
FORSTER	1940	20	6	30
RUSSELLOTT u. ILLYENE	1941	17	5	21
JORGE u. Mitarb.	1941	16	7	43
HERKINS	1942	10	3	30
ROTTING u. Mitarb.	1943	15	1	7
ESCHWEY (Chirurg. Univ.-Klin. Heidelb.)	1945	30	8	27
SPRINZ	1946	—	—	56
SCOTT u. Mitarb.	1946	7	—	—
HONERT	1949	13	4	30
CALON	1950	12	2	17
CHAMBERLAIN	1950	6	1	17
GRITTER	1950	41	7	17
JACOBS	1950	—	—	75
LARGHERO u. Mitarb.	1951	18	1	6
BYRNE	1951	101	—	16,8
HORA u. Mitarb.	1953	12	4	33
MANFREDI	1954	23	5	24
KÜMMERLE	1957	20	—	30
ZRUBECKY	1955	33	2	6
Eigenes Material	1960	64	9	14

* Sammelstatistiken.

ner geworden. Peritonitiden — früher die häufigste Todesursache — kommen heute kaum noch vor. Dafür haben Nebenverletzungen an Zahl und Schwere zugenommen, denn an Stelle des Hufschlags ist das Überfahrenwerden durch den Kraftwagen getreten. Man muß also, wenn man die Statistik auswertet, die Mortalität des Gesamtunfalls von der Mortalität der isolierten Milzverletzung trennen.

Dies ist nicht immer möglich. Die hier vorliegende Tab. 2 soll einen Überblick über die Ergebnisse der Splenektomie bei über 600 Rupturen, wie sie sich in der Literatur darstellen, geben.

VIII. Infektmilz

Bei zahlreichen Infektionskrankheiten findet sich eine Vergrößerung der Milz. Hervorgerufen wird diese Milzschwellung durch vermehrte Blutfülle, durch eine starke Reaktion des reticuloendothelialen Systems und nicht selten durch eine Hypertrophie des lymphatischen Apparates. Bei Kindern und Jugendlichen sind Milzschwellungen häufiger und ausgeprägter als bei Erwachsenen oder gar bei alten Menschen.

A. Akute Infekte

Akute Milzschwellungen, nicht selten von Schmerzen begleitet, mit einer teigigen Konsistenz der Milz, können bei jedem akuten Infekt auftreten, wie z. B. bei Angina, bei Pneumonien, bei Masern, bei spezifischem Scharlach, bei Mumps, aber auch bei intraabdominellen Infekten, wie bei einer chronischen abscedierenden Appendicitis, Cholangitis, Cholecystitis und Darminfektionen, bei einer Adnexitis oder bei der Pelveoperitonitis. Die weiche Milz ist schwer zu tasten. Vor allem beim Typhus abdominalis, bei Paratyphus, bei Rückfallfieber und bei Brucellosen wird eine Milzschwellung fast nie vermißt. Auch das neuerdings bei uns in Deutschland häufiger beobachtete Maltafieber, der Morbus Weil, Morbus Bang und die Tularämie sind ebenso wie die Endocarditis lenta oft von einem Milztumor begleitet. Bei allen schweren *septischen Krankheitsbildern*, wie Milzbrand, Pest, Septicopyämie tritt eine Milzschwellung auf.

Im mäßigen Grade führen auch Fleckfieber, die afrikanische Schlafkrankheit, die akute Malaria und die Miliartuberkulose (s. S. 93) sowie Rickettsiosen und Leptospirosen zur Milzschwellung. In der Mehrzahl der Fälle geht nach Abklingen der akuten Erscheinungen auch die Milzvergrößerung langsam wieder zurück. Ausnahmsweise bleibt sie einmal über Monate und sehr selten über viele Jahre vergrößert bestehen.

Abscesse, Rupturen und Stieldrehungen sind bei akut geschwollenen, stärker vergrößerten Milzen Gefahren, die nicht zu Unrecht gefürchtet werden. Sie können zu raschem operativen Handeln zwingen, während sonst akute Infekte keine chirurgische Indikation darstellen. Während eine normale Milz so gut wie nie spontan rupturiert, kommt es bei akuten und chronischen Infektmilzen nicht selten zur *Spontanruptur* (s. auch S. 78). So finden sich Spontanrupturen vor allem bei Malaria (RAPERA, MÜLLER u. a.). Die Behandlung der Paralyse mit Impfmalaria hat zu zahlreichen Spontanrupturen der Milz geführt (BACHMANN, JUTZ u. Mitarb., BECKMANN u. a.). Die Operation kommt hier meist zu spät. Auch bei anderen pyogenen Infekten, bei Pneumonie, Angina, Thrombophlebitiden und vor allem bei der Mononucleose sind einige Spontanrupturen beschrieben worden (HERTEL, SCHEER, CABANG, CONNEL und CLIFTON, ATTLEE, DAVIS u. Mitarb., DARLEY u. Mitarb., GIPSON u. Mitarb., KING, MELVILLE, SMITH u. CUSTERE, VAUGHAN u. Mitarb., KOVARÓVIC, STEINERT). Die Gefahr der Spontanruptur ist ebenso groß wie die der Stieldrehung.

Im Gegensatz zu chronischen Infektionen, bei denen sich mehr oder minder stark eine Perisplenitis ausbildet, kommt es bei der rasch vergrößerten akuten Infektmilz ohne Verwachsungen recht häufig zu Stieldrehungen (GRASIMOV, NASAROFF, MAURO, DELITALA).

Ist es nicht nur zur Hyperämie, zur Aktivierung des reticuloendothelialen Systems und zur Hyperplasie des lymphatischen Apparates, sondern auch zur Einschwemmung von Bakterien und zur Phagocytose derselben gekommen, so können diese, wenn sie nicht in der Milz vernichtet werden, zur Einschmelzung des Gewebes und damit zur Abscedierung führen. Solche Milzabscesse perforieren leicht ins freie Peritoneum und führen damit zur Peritonitis. Insgesamt sind jedoch Abscesse in der Milz verhältnismäßig selten (s. auch S. 98).

Bei allen anderen Infektionskrankheiten wird eine Milzschwellung nur ausnahmsweise beobachtet, oder sie fehlt ganz. Dies trifft vor allem für Influenza, Diphtherie, gewöhnlichen Scharlach, Meningitis epidemica, Bronchopneumonie, Pocken, Cholera, Ruhr, Gelbfieber, Poliomyelitis, Osteomyelitis, Pyelitis, Polyarthritis, Pappatacifieber und die chronische Tuberkulose zu.

Die Splenektomie bei Infekten und bei Sepsis ist mit einer hohen Mortalität belastet und führt selten zu irgendeinem Erfolg oder wenigstens zur Beeinflussung der Grundkrankheit. Sie ist deshalb nur bei Abscessen, Rupturen oder Stieldrehungen indiziert (TZIEMBOWSKI, MAYO, CRAFOORD und LUNDQUIST, POLOWE, ESCUDERO und MERLO, ZAVADSKIJ, WIEDEN, RIESMAN u. Mitarb.).

B. Chronische Infekte

1. Kala-Azar (Leishmaniose)

Die in vielen Gegenden Asiens und Afrikas endemisch auftretende Krankheit kommt gelegentlich auch in den Mediterranländern vor. Sie befällt vor allem Kinder, seltener Erwachsene und wird durch Stechmücken übertragen. Bei kleinen Kindern führt sie rasch unter den Zeichen einer Sepsis mit hohem Fieber und Diarrhoen zum Tode, bei älteren Kindern dauert sie unbehandelt etwa $^1/_2$—2 oder auch bis zu 3 Jahren an, mit Übergängen in chronische Stadien. Diese verlaufen dann unter dem Bilde eines Bantisyndroms (s. S. 137). Der Erreger — Leishmania-Donovani — ist größtenteils intracellulär in Makrophagen und Reticulumzellen nachweisbar, in der Milz, die bei der Erkrankung extreme Größen erreicht, ebenso, jedoch weniger häufig in Leber, Lymphknoten und Knochenmark. Durch die Reticulumwucherung im Knochenmark

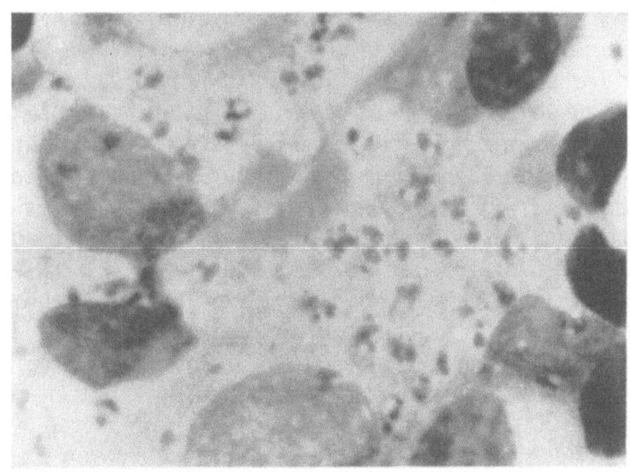

Abb. 44. Milzpunktat mit Leishmanien (Foto SANDKÜHLER). Die Erreger der Kalar Azar liegen im Plasma von Reticulum- und Pulpazellen, gelegentlich auch extracellulär

kommt es zu erheblichen Anämien. Bei Giemsafärbung weisen die Erreger ein bläuliches Protoplasma und einen rotvioletten etwas ovalen Kern auf, neben dem ein kleinerer stäbchenförmiger Blepharoplast typisch und kennzeichnend ist (s. Abb. 44).

Das Milzpunktat zeigt ebenfalls die Vermehrung des Reticulums und der Pulpazellen. Eine myeloische Metaplasie ist stets vorhanden, da es durch die Reticulumvermehrung im Knochenmark ohnehin zur Anämie und Granulocytopenie kommt; auch Thrombocytopenien sind beschrieben worden, samt deren Folgen: Nekrosen, septische Infektionen und hämorrhagische Purpura. Im peripheren Blut sind die Erreger sehr schwer nachweisbar. Die Splenektomie ist nicht angezeigt, zumal die interne Therapie — wenn sie nur frühzeitig genug einsetzt — gute Erfolge zeitigt. Lediglich beim Auftreten von Komplikationen, wie Rupturen oder beim vollständigen Versagen der internen Therapie, sowie in den Spätstadien, wenn ein ausgeprägtes splenotoxisches Syndrom oder eine Hämolyse vorhanden ist, kann einmal eine Milzexstirpation angezeigt sein. (SALAZAR, PAPAYOANNOU, HAYASHI).

2. Malaria

Bei der akuten Malaria kommt es zu Schmerzen, gelegentlich auch zu Schwellungszuständen der Milz mit allen Komplikationsmöglichkeiten, wie Abscessen, Rupturen und Stieldrehungen. Im allgemeinen sind jedoch solche dramatischen Ereignisse selten, und chirurgische Eingriffe daher nicht angezeigt. Anders ist es bei der chronischen Malaria, die zwar in der gemäßigten nördlichen Zone wie in Mitteleuropa relativ selten ist, in den subtropischen und tropischen Gebieten, jedoch auch in den Mittelmeerländern — vor allem Italien, Nordafrika, Balkan, Kaukasus — heute noch die häufigste Ursache von Milzschwellungen darstellt. In malariaverseuchten Gegenden findet sich bei vielen Einwohnern, auch wenn anamnestisch keine Malaria nachweisbar ist, eine Vergrößerung der Milz.

Die *Beschwerden der Kranken* sind abhängig von der Größe der Milz und von ihrer Lage. Oft kommt es zu Dislokationen, ja zu regelrechten Wandermilzen, die dann ziehende und drückende Beschwerden, Dyspepsien, Obstipationen und andere abdominelle Beschwerden verursachen können (s. S. 72). Die Patienten sind allgemein beeinträchtigt, meist jedoch noch arbeitsfähig (SOLIERI). Im weiteren Verlauf kommt es zu starken Erweiterungen der Milzvenen, die bis Daumendicke anschwellen können. Entsprechende Blutzufuhr erfolgt durch die ebenfalls erweiterte und in ihrer Wandstärke verdickte Arteria lienalis. Pfortaderstauungen und sekundäre Lebercirrhosen sind nicht selten die Folge. Erhebliche Markhemmungen (s. S. 26) mit meist hypochromer Anämie und Leukopenie mit Werten von 800 bis 3000 Granulocyten sowie einer Thrombopenie können hinzu kommen; bei jugendlichen Individuen wird ein splenopathischer Infantilismus und beim Erwachsenen das Krankheitsbild der splenotoxischen Kachexie nicht selten beobachtet. Rupturen, auch Spontanrupturen (s. S. 78 u. 88) sind ein weiteres Gefahrenmoment für den Träger der großen „Milztumoren". Differentialdiagnostisch kommt vor allem bei jugendlichen Individuen eine Leishmaniose in Betracht.

Die bei frischer Infektion weiche Milz geht langsam zurück, kann dann aber wieder größer werden und schließlich eine harte, große bis ins kleine Becken reichende Milzschwellung bilden. Das Gewicht einer Malaria-Milz, im Durchschnitt 300—700 g (SEYFART), kann bis zu mehreren Kilogramm ansteigen (DARDILL). Histologisch tritt eine Vermehrung der roten Pulpa, eine Kapsel- und Trabekelverdickung in Erscheinung. Im Milzpunktat finden sich Malariaplasmodien, hier auch dann noch, wenn sie im peripheren Blute nicht mehr vorhanden sind. Im Punktat sind Malariapigment sowie reichlich Pigmentmakrophagen vorhanden. Außerdem werden Erythroplasten und Myelocyten gefunden. Im Verlaufe der Krankheit nimmt die Bindegewebsvermehrung immer mehr zu, das lymphatische Gewebe atrophiert, so daß sehr derbe, monströse Milzen resultieren. Die Behandlung wird zunächst konservativ internistisch sein. *Eine operative Therapie ist bei chronischer therapieresistenter Malaria sowie beim Hinzutreten von Komplikationen, wie Markhemmung, Infantilismus, beginnender Lebercirrhose und bei Wandermilzen angezeigt.*

Die schon Ende des letzten Jahrhunderts gelegentlich durchgeführten Operationen haben nach anfänglichem Optimismus sehr rasch starke Kritik hervorgerufen, zumal die medikamentöse Therapie von Jahr zu Jahr verbessert wurde und die Operationsmortalität auch heute noch mit etwa 35% recht hoch ist. Komplikationen nach Entfernung einer großen Malariamilz sind neben der durch entsprechende Chemotherapie zu kupierenden Aktivierung eines neuen Schubs vor allem postoperative Atonien und Pfortaderthrombosen. Als prophylaktische Maßnahme ist — falls die Indikation zur Splenektomie gestellt werden muß — eine medikamentöse Kur, wo immer möglich, als Operationsvorbereitung empfehlenswert. Bluttransfusionen sind dagegen kontraindiziert, da sie meist den Kreislauf belasten, gelegentlich zur Acerbation der Grundkrankheit führen, außerdem unter Umständen die immer wieder beobachtete Hämolyseneigung der Milz steigern können, so daß regelrechte hämolytische Schübe auftreten. Eine Thromboseprophylaxe mit Heparinpräparaten kann bei Malariamilzen gefährlich werden. Begleitinfekte müssen behandelt werden. Unter Umständen sind Antibiotica lange über die Operation hinaus zu verabfolgen. Sulfonamide sind kontraindiziert, da es durch sie zur Auslösung einer totalen Agranulocytose kommen kann.

Bei der *Operation* müssen die fast stets vorhandenen Adhäsionen vorsichtig gelöst und auch kleinste Blutungen exakt gestillt werden. Der Milzstiel sollte sorgfältig präpariert und die oft daumendicken, stets in der Mehrzahl vorhandenen Venen einzeln ligiert

Tabelle 3. *Splenektomie bei chronischer Malaria*

Autor	Jahr	Zahl der Fälle	Operationsmortalität
Colesnilenko . . .	1935	16	3
Gridnev	1931	9	1
Antona	1950	3	—
Melchior	1951	63	16
d'Aste	1953	5	—
		96	20

werden. Massenligaturen sind nicht selten Ursache meist tödlicher Nachblutungen. Trotz all dieser Vorsichtsmaßnahmen ist auch in größeren Statistiken heute noch die Mortalität recht hoch, sie beträgt etwa 20—40% (s. Tab. 3).

Die Ergebnisse sind abhängig vom Grad der Leberveränderung, sowie einem evtl. schon vorhandenen portalen Hochdruck. Ist die Leberveränderung nicht hochgradig und der portale Hochdruck nicht sehr ausgeprägt, so ist mit einem allgemeinen Aufblühen der Patienten, besonders der Jugendlichen, bei denen sich Intelligenz- und Entwicklungsstörungen ausgleichen, zu rechnen. Die Blutbildungsstörungen gehen rasch zurück. Die Leberfunktion bessert sich stets und die Entwicklung des portalen Hochdrucks ist abhängig von den bereits vorhandenen Leberzellveränderungen sowie den sekundären Veränderungen der Pfortaderwand und ihrer Äste. Eine portocavale Anastomose ist streng kontraindiziert, da es sich nicht um einen Stauungshochdruck, sondern um einen Überfüllungshochdruck handelt (s. S. 156). Postoperative Malariaanfälle sind häufig beschrieben, können jedoch bei rationeller Chemotherapie sicherlich z. T. vermieden werden (Goldmann, Walton, Sarkisian, Pliveric, Ceisvili, Romite, Gürkan, Caeiro, Ferrari, Navarro, Goebel, Scalong).

Eine Abnahme der Abwehrschwäche mit einem besonders ungünstigen Verlauf erneuter Malariaanfälle oder von Neuinfektionen brauchen nicht befürchtet zu werden, da die großen chronischen Malariamilzen ohnehin keine Abwehrfunktion mehr auszuüben vermögen. Beim Verlust einer bis dahin gesunden Milz muß bei einer Malariainfektion — selbst der einfachen Tertiana — mit einem schwereren Verlauf gerechnet werden. Splenektomierten wird daher die Tropentauglichkeit abgesprochen (Klinger). Die Ligatur der Arteria lienalis bei Malariamilzen ist wirkungslos und die Ligatur des gesamten Hilus oder die Vorverlagerung bzw. Einnähung ins Peritoneum nach Ligatur des Hilus (Exosplenopexie) sind mit einer ebenso hohen Mortalität belastet wie die Splenektomie selbst. Sie haben daher heute lediglich noch historisches Interesse (s. auch S. 186).

3. Bilharziose

Die chronische Bilharziose, durch Infektionen mit Helminthen (Bilharzia hämatobia,
Bilharzia japonica, Bilharzia mansoni) hervorgerufen, ist vor allem in Ägypten, im übrigen
Afrika, Mesopotamien, Madagaskar, aber auch in Brasilien und Venezuela, ebenso wie in Japan,
China, Formosa, den Philippinen und Indonesien verbreitet. Sie führt ähnlich der chronischen

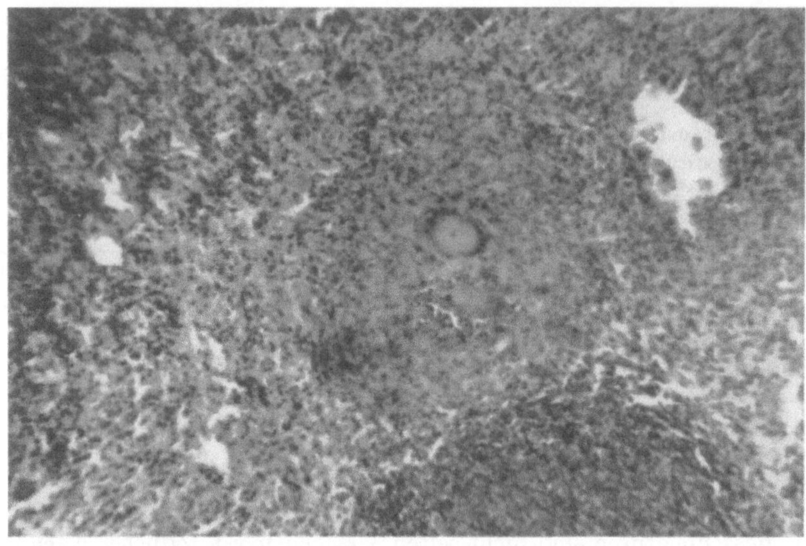

a

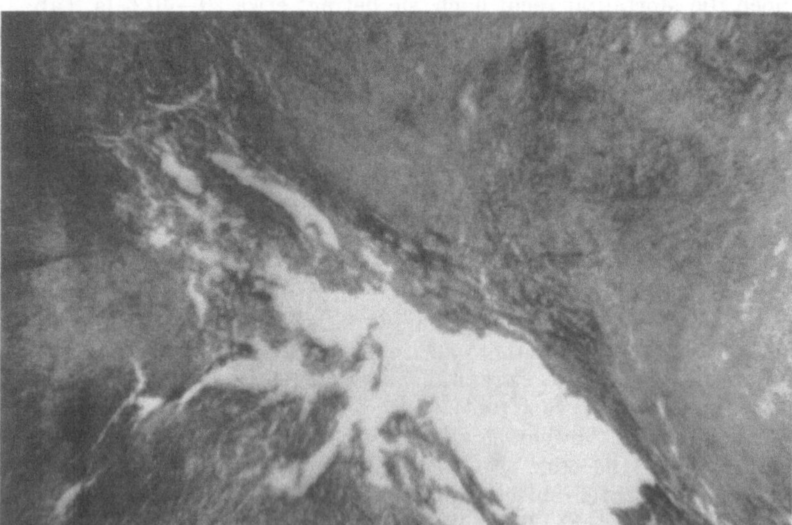

b

Abb. 45a u. b. a) Mikrophotogramm des histologischen Präparates einer Milztuberkulose. Das Organ war unter der
Diagnose einer akuten Thrombocytopenie operativ entfernt worden; b) Mikrophotogramm eines tuberkulösen
Milzabscesses

Malaria und der Kala Azar zu extremen Splenomegalien mit Markdepression, Lebercirrhose
und Infantilismus. Splenektomien sind, wenn diese Komplikationen sehr schwerwiegend
erscheinen, nach vorheriger internistischer Kur mit Antimonverbindungen (FUADIN), möglich,

wie auch beim Auftreten einer Wandermilz (DOWIDAR). Ascites und schwerste Kachexie sind Kontra-Indikationen. Die Mortalität wird allgemein als sehr hoch angesehen (VOGEL, PETRIE-DIS, ONSY).

4. Tuberkulose

Neben der tuberkulösen Milzerkrankung kommen auch Milzveränderungen bei einer Tuberkulose vor, ohne daß die Milz selbst spezifisch erkrankt ist. Splenomegalien können nach A. SCHMITT als Reaktionen auf die konsumierende Erkrankung in Form einer chronischen unspezifischen Infektmilz oder auch Amyloidmilz (s. S. 171) in Erscheinung treten. Bei der tuberkulösen Infektion der Milz selbst kann die Milz mit anderen Organen von der Krankheit ergriffen oder sie kann isoliert spezifisch verändert sein. Es kommt dabei zur akuten bzw. subakuten Milzschwellung nach akuter hämatogener Streuung (Miliartuberkulose), wobei die Milz von miliaren Tuberkeln durchsetzt ist. Andererseits werden Milzschwellungen in Begleitung von Lymphknotenaffektionen und Leberinfekt, aber auch als Organmanifestation in der grobknotigen oder miliaren Form beobachtet. Die Symptome sind zu Beginn uncharakteristisch. Verdauungsstörungen durch die vergrößerte, gelegentlich mit der Umgebung verwachsene Milz, auch magen- und darmbedingt, geben keinen Hinweis auf das Organ selbst. Die Hautfarbe der Kranken ist gelegentlich lehmig-schmutzig. Die Milz ist glatt, derb, selten höckrig. Blutbildveränderungen fehlen so gut wie nie, sie sind jedoch in der überwiegenden Mehrzahl aller Fälle uncharakteristisch und von den Stadien der Tuberkulose abhängig. Auffällig sind gelegentlich Polyglobulien (ROSENGART, HEILMEYER und BEGEMANN). Röntgenologisch nachweisbare Verkalkungen der Milz sind selten. Typische splenotoxische Markhemmungen können beobachtet werden. Zwei unserer 4 Patienten mit Milztuberkulose zeigten eine ausgeprägte Markhemmung, einer davon die Symptomatologie eines echten Morbus Werlhof (s. Tab. 4). Die Tuberkulose wurde hierbei erst histologisch erkannt (Abb. 45a). Ähnliche Fälle sind in der Literatur nicht selten beschrieben worden (Fallbericht S. 121).

Die *Milzpunktion* ist als letzte diagnostische Möglichkeit nur dann angezeigt, wenn alle anderen Wege vergeblich waren und ein Absceß ausgeschlossen werden kann (ALESSANDRI, ENGELBERTH-HOLM, WEINER und RUPPERT, SARTORARI, SNAPER, EZRIEL, BUNCH, PAPEL, GROSS, MOGILEVIČ, ROTTA und MAESTRI, LYNMAN). Im Milzpunktat finden sich neben jugendlichen und älteren Epitheloidzellen selten auch Langhanssche Riesenzellen. Daneben sind Granulocyten, gelegentlich auch Plasmazellen etwas vermehrt.

Die charakteristischen *Epitheloidzellen* liegen einzeln oder in Nestern zusammen. Ihr Protoplasma ist sehr vulnerabel und bleibt selten vollständig erhalten. Meist fehlen einige Teile, so daß die Zellen zerrissen erscheinen. Die Protoplasmafarbe stellt sich bei der Standardfärbung nach MAY-GRÜNWALD-GIEMSA graublau, mit etwas feiner gekörnelter Struktur dar. Der Kern junger Epitheloidzellen ist oval, die lockere Chromatinstruktur netzförmig, dünnwalzig, weitmaschig und im allgemeinen regelmäßig. Gelegentlich ist eine Kernwandhyperchromasie vorhanden. Es finden sich meist zentral gelegen im Kern ein bis zwei mittelgroße, helle, runde Kernkörperchen von graublauer Farbe. Das Aussehen der Epitheloidzellen ist sehr charakteristisch. Sie können kaum mit anderen Zellen verwechselt werden. Werden sie älter, so zeigen sie eine typische nierenförmige Form, gelegentlich auf der Konkavseite auch eine kleine Kerbe (s. Abb. 46). Die Langhansschen Riesenzellen haben ein graublaues, oft rötlich-violett tingiertes Protoplasma von feinster Körnelung. Die Kerne entsprechen, was ihre Gestalt, ihre Größe und den Feinbau des Chromatingefüges betrifft, älteren Epitheloidzellen. Sie sind meist parallel gestellt, an der Peripherie der Zellen kreisförmig angeordnet (Abb. 45a und 46). Diese sog. Palisadenstellung ist jedoch nicht bei allen Exemplaren erhalten. Wir konnten Übergänge von zwei- zu drei- und mehrkernigen Epitheloidzellen bis zu echten vielkernigen Langhansschen Riesenzellen mit 30—40 Kernen im Punktat beobachten. Mitosen haben wir nie in ihnen beobachtet.

Als *Therapie* der Milztuberkulose ist die Splenektomie dann indiziert, wenn sich keine generalisierte Streuung findet und eine Markhemmung hinzukommt.

Isolierte Milztuberkulosen sind äußerst selten, meist finden sich auch in anderen Organen bei genauer Untersuchung weitere Herde (HIMMELSTOSS, LÜCHTRATH).

Die Operation soll unter dem Schutze von Tuberculostatica vorgenommen werden. Handelt es sich um eine grobknotige Form oder ist es zu einem Absceß gekommen, so ist der Eingriff wegen der zahlreichen Verwachsungen nicht einfach. Die Mortalität ist wie bei allen entzündlichen Prozessen der Milz nicht niedrig. Die

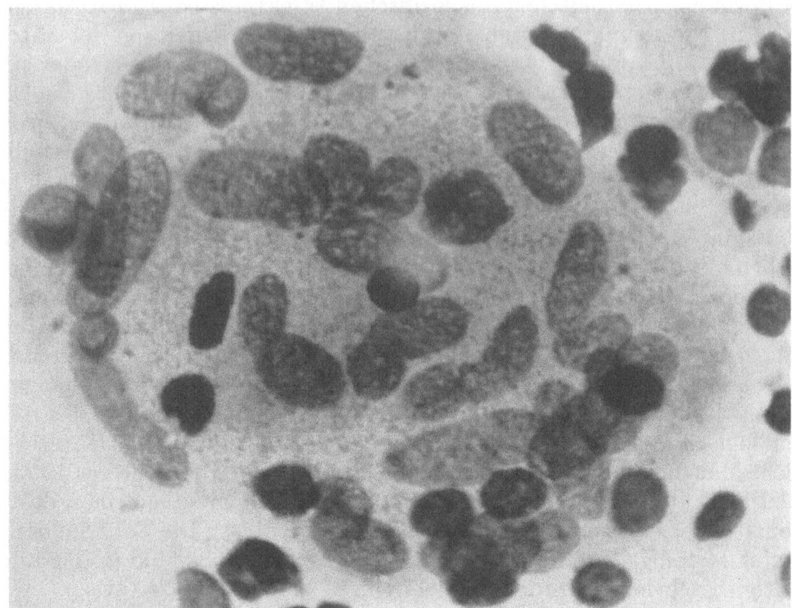

Abb. 46. Milzpunktat. Mikrophotogramm einer Langhansschen Riesenzelle. Typisch sind die länglichen, eingebuchteten, gelegentlich nierenförmigen Zellkerne (Foto SANDKÜHLER)

Tabelle 4. *Symptomatologie und Ergebnisse der Splenektomie bei 4 Fällen von Milztuberkulose.* (Chirurgische Univ.-Klinik Heidelberg)

Alter	Geschlecht	Symptomatik	BKS	Hb-%	Leuko	Thrombo	Milzgewicht in g	Knochenmark	Histologie	Ergebnis
36	♀	Obstipation, Druck li. Oberbauch, Milztum.	47/82	65	6300	120 000	1100	unauffällig	Tuberkulöse-Abscesse	nach 7 Jahren ohne Beschwerden
52	♂	Müdigkeit, Fieberschübe	61/82	75	950	30 000	550	Stauung der Myelopoese	Miliartuberkulose	+
34	♀	¼ Jahr Nachtschweiß, Temperatur subfebril, akut: Haut- u. Schleimhautblutung	10/25	30	4200	5 500	480	Markhemmung	Miliartuberkulose	nach 1½ Jahr. gesund
23	♂	Kollaps, Hämatemesis, Blutung aus Oesophagusvaricen	32/66	35	3200	100 000	760	—	Klein- u. grobknotige Milztuberkulose	nach 11 Jahren gestorben an Rezidivblutung

Ergebnisse sind abhängig vom Allgemeinzustand des Patienten, von vorhandenen anderen Organmanifestationen und nicht zuletzt von der vorangegangenen Vorbereitung des Patienten zur Operation und einer verantwortungsvollen Nachbehandlung.

5. Lymphogranuloma benignum (Morbus Besnier-Boeck-Schaumann)

Das Lymphogranuloma benignum ist wie die Tuberkulose ein epitheloidzelliges Granulom, bildet jedoch meist sein Granulationsgewebe aus jugendlichen Epitheloidzellen und läßt niemals Langhanszellen oder überalterte Zellformen erkennen. Die bei der Tuberkulose typischen Nekrosen mit Einschmelzung des Gewebes fehlen stets. Die Milz ist selten isoliert befallen, sondern meist gleichzeitig mit Lunge oder Mediastinum sowie bei vorhandenen Herden in Lymphknoten, Haut und Leber. Eine isolierte Boecksche Erkrankung der Milz oder ein Befall von Milz und Leber zugleich ist ohne Punktion praktisch nicht zu diagnostizieren. Das Milzpunktat zeigt jugendliche Epitheloidzellen gelegentlich in einzelnen Gruppen oder länglichen Verbänden angeordnet, sowie eine Vermehrung der reticulären Elemente (MOESCHLIN, GEBSATTEL, ASKANAZI, MALGRAS, PAUTRIER, STREICHER und SANDKÜHLER). Auch bei anderen chronischen, mit entzündlichen Granulomen einhergehenden Infektionskrankheiten, wie Lues, M. Bang, kann es zur Ausbildung eines epitheloidzellähnlichen Granulationsgewebes kommen. Die Zellen sind bei Morbus Bang nach der Beschreibung von MOESCHLIN jedoch größer und länger als Epitheloidzellen bei Tuberkulose und Boeckscher Sarcoidosis. Die Differentialdiagnose gegen Tuberkulose ist aus dem Milzpunktat allein nicht sicher, jedoch meist im Zusammenhang mit dem übrigen klinischen Befund und der negativen Tuberkulinprobe zu stellen. Ist gleichzeitig eine pulmomediastinale Boecksche Erkrankung mit typischen Herden im Röntgenbefund vorhanden, so ist die Diagnose nicht schwierig.

Das Lymphogranuloma benignum kann eine ganz erhebliche Markhemmung auslösen. In den meisten Fällen ist auch eine Leberschwellung vorhanden. Anämie, Granulocytopenie, Thrombopenie und Störungen der Serumproteinzusammensetzung mit dyspeptischen Beschwerden und Erbrechen ergeben ein variables Bild. Die BKS ist meist erheblich erhöht. Tritt auf Prednisolon-Therapie keine Besserung ein, so ist die Splenektomie dringend indiziert. Hierdurch werden 3 wesentliche Dinge erreicht: Einmal wird ein großer Herd und damit ein Großteil der Krankheit aus dem Organismus entfernt, zweitens der „Hypersplenismus" beseitigt und damit der Gesamtzustand des Kranken gebessert; die vorhandene Anämie geht zurück, Leukocyten- und Thrombocytenzahlen im peripheren Blut steigen an. Nicht zuletzt bessern sich nach Splenektomie auch die Leberbefunde erheblich.

ROBERTS und RANG teilen die Krankengeschichte eines 13jährigen Jungen mit, der an Ikterus erkrankt war, eine Leber- und Milzschwellung hatte, eine erhöhte Senkung, bei dem die Probeexcision aus der Leber eine Boecksche Erkrankung ergab. Auf Prednisolon besserte sich der Befund wesentlich. $^3/_4$ Jahr später stürzte der Junge und zog sich eine Ruptur der Milz zu. Nach der Splenektomie — die Milz wog 370 g und zeigte histologisch eine eindeutige Sarcoidose — waren Blutbild, Serumeiweißwerte und die Blutsenkung bei einer Kontrolle 3 Monate nach der Operation völlig normal (CARSON und BERGSTRÖM, LORD, MALGRAS und PASQUEL, SCHRIJVER u. Mitarb., TAPE u. Mitarb.).

6. Lues

Die Lues befällt die Milz sowohl bei angeborener wie bei erworbener Erkrankung im 2. und 3. Stadium. Kommt es zur Sekundärinfektion des Primäraffektes mit allgemeiner Infektion, so kann die Milz schon im Primärstadium anschwellen. Sowohl pathologisch-anatomisch wie klinisch sind 2 Formen der syphilitischen Erkrankung der Milz zu unterscheiden. Einmal die gummöse, grobknotige und zum andern die interstitielle Form, die im weiteren Verlaufe zur Induration und Atrophie von roter und weißer Pulpa führt. In den meisten Fällen ist die Leber mit ergriffen, ja oft ist die luische Milzcirrhose eher Folge einer Leberveränderung mit Stauungszuständen als Folge einer begleitenden interstitiellen Splenitis. Nicht so selten kommt es bei der interstitiellen cirrhotischen Form zur splenopathischen Markhemmung. Fehldeutungen als Morbus Banti sind daher häufig (s. S. 137). Auf dem Boden einer hepatolienalen Lues kann eine hämolytische Anämie entstehen.

Die syphilitischen Milzen sind mittelgroß, derb, ja oft geradezu hart; die Wassermannsche Reaktion ist fast stets positiv und klärt die Diagnose. Eine spezifische Therapie ist in jedem Falle angezeigt. Die Splenektomie kann ausnahmsweise bei Fortbestehen der Markhemmung oder wegen einer starken Hämolysebereitschaft erforderlich werden. Ebenso wird über gute Ergebnisse der Milzexstirpation nach Versagen mehrerer ordnungsgemäß durchgeführter antiluischer Kuren berichtet (SEEN, PHILIOWICZ).

7. Brucellosen

Bei den Brucellosen (Febris undulans Bruce, Febris undulans Bang und Febris undulans Traum), meist mit Fieber, Schwäche, Schweißausbruch, gelegentlich auch Erbrechen und Diarrhoen sowie mit Gelenk- und Muskelschmerzen beginnend, kann sich die Krankheit oft über Wochen und Monate, von Zeiten völligen Wohlbefindens unterbrochen, sogar über Jahre hinziehen. Die Milzschwellung ist ein konstantes Symptom der Erkrankung. Zu Beginn ist die Milz meist schmerzhaft und von prall elastischer Konsistenz, ähnlich wie bei anderen septischen Milzschwellungen. Sie bleibt oft über Monate hinaus palpatorisch und perkutorisch vergrößert und erreicht nicht selten erhebliche Ausmaße. Die Konsistenz ist nicht ganz so derb wie bei einer Malariamilz. Druckschmerz ist stets vorhanden, gelegentlich findet sich perisplenitisches Reiben als Folge eines Milzinfarktes. Die Splenektomie ist nur in sehr seltenen Fällen erforderlich. Angezeigt kann sie bei chronischer Brucellose dann sein, wenn eine sog. „Hepatosplenomegalie" mit portalem Überfüllungshochdruck, pathologischen Leberfunktionswerten, Ascites und dazu eine splenotoxische Markhemmung besteht. Ebenso, wenn der Milztumor so extrem große Formen annimmt, daß er allein mechanisch zu Druckerscheinungen und Verdauungsstörungen führt (LÖFFLER, INTROZZI).

8. Virusinfekte

Virusinfekte, wie die Mononucleosis infectiosa (Pfeiffersches Drüsenfieber, Viruspneumonien), sind oft von einer Milzschwellung begleitet, ebenso die Hepatitis epidemica. Die beiden Erkrankungen sind aus differentialdiagnostischen Gründen erwähnenswert. Das Pfeiffersche Drüsenfieber läßt sich aus dem peripheren Blut, den Schwellungen zahlreicher Lymphknoten, oft auch der nuchalen, diagnostizieren. Selten ist eine Lymphknotenpunktion erforderlich. Die Mononucleosis infectiosa setzt oft stürmisch ein, die Lymphknoten schwellen in wenigen Stunden an, ebenso die Milz, was zu starken Schmerzen durch die erhebliche Dehnung der Kapsel führt. Es sind eine ganze Reihe Spontanrupturen hierbei beschrieben (MELVILLE, CARLISLE und SHIFFMAN). Ebenso schnell, wie die Krankheitserscheinungen auftreten, verflüchtigen sie sich im allgemeinen wieder.

9. Rheumatische Splenomegalien

Auch bei rheumatischen Infektionen, bei Arthritiden und Endokarditiden kommt es zu mehr oder minder ausgeprägten Anschwellungen der Milz. Bei chronischer Arthritis wurden Splenektomien durchgeführt. BACH und JAKOBS sahen bei 12 operierten Fällen eine Besserung der Erkrankung. Wir möchten diese beobachteten Besserungen auf eine Stimulierung des Hypophysenvorderlappen-Nebennierenrindensystems zurückführen (s. S. 33). Der Effekt der Splenektomie dürfte im allgemeinen den einer ausreichenden Cortisontherapie nicht übertreffen.

10. Autoaggressionskrankheiten

Neuerdings wird auch über Splenektomien bei *Autoaggressionskrankheiten* oder sog. Kollagenkrankheiten (wie z. B. Periarteriitis nodosa, Lupus erythematodes, Dermatomyositis und Skleroderma) berichtet. Die Ergebnisse der Splenektomie können jedoch hier noch keineswegs als gesichert angesehen werden (s. auch S. 41) (CARLSON und HUDSON, COBURN u. Mitarb., DONELLY und CAPELL, JOHNSON).

11. Morbus Felty

Kommt zur rheumatischen Arthritis eine Milzvergrößerung mit Leukopenie hinzu, oft vergesellschaftet mit einer sekundären Anämie, so haben wir das von FELTY 1924 erstmals beschriebene Syndrom vor uns. Frauen sind häufiger betroffen als Männer. Bei Kindern und Jugendlichen ist das entsprechende Syndrom von

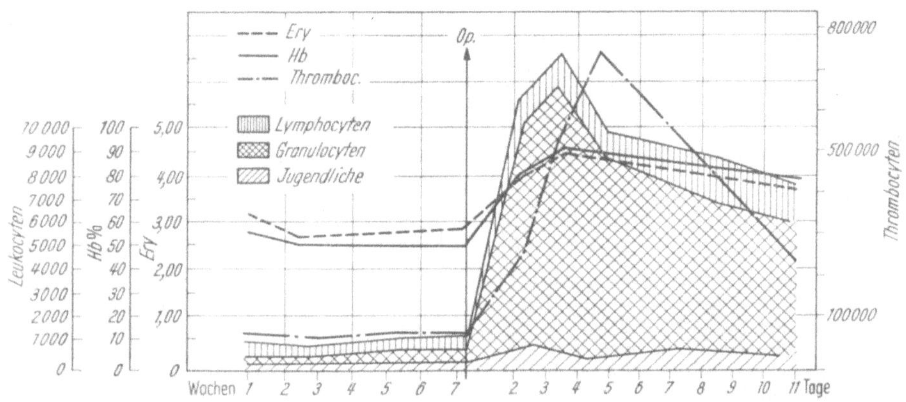

Abb. 47. Verlauf der Blutkonstanten vor und nach Splenektomie bei Morbus Felty

einer Vergrößerung des gesamten lymphatischen Apparates begleitet; die Milzschwellung ist hier nicht so ausgeprägt wie bei den Erwachsenen. Das Syndrom wurde von STILL und CHAUFFARD erstmals beschrieben. Die Blutkulturen sind bei den Syndromen stets steril. Hautpigmentationen und Exantheme kommen nicht selten bei der Feltyschen Erkrankung hinzu, bei der Still-Chauffardschen fehlen sie.

Eine Splenektomie ist bei der Feltyschen Krankheit und beim Still-Chauffard-Syndrom dann angezeigt, wenn eine Markhemmung schwere Formen annimmt. Die exstirpierten Feltymilzen sind meist erheblich vergrößert und wiegen zwischen 500 und 1000 g.

Histologisch findet sich eine Vermehrung der Pulpazellen, der reticulären Elemente der roten Pulpa sowie des lymphatischen Gewebes.

Die Wirkung der Splenektomie auf das Knochenmark ist gut, der Allgemeinzustand wird durch die Besserung des Blutbilds ebenfalls günstig beeinflußt, während die Arthritis als solche auf die Dauer unbeeinflußt bleibt (Abb. 47). Kombination mit ACTH und Cortison ist notwendig. PEDEN beschreibt 2 Fälle, die durch Ulcera cruris und Grundumsatzsteigerung kompliziert waren (s. a. S. 119).

Differentialdiagnostisch sind die Endokarditis, insbesondere die Endocarditis lenta und das Libman-Sacks-Syndrom abzugrenzen, die eine Herdnephritis und Ergüsse der serösen Höhlen, gelegentlich auch einen Lupus erythematodes entwikkeln können. Die Blutkulturen sind negativ, die Prognose ist hierbei infaust.

Wenn wir die Literatur überblicken, so zeigt sich, daß etwa bei $^3/_4$ der operierten Fälle von Felty-Syndrom eine wesentliche Besserung des Befundes eintritt (Tab. 5).

Tabelle 5. *Ergebnisse der Splenektomie bei Felty-Syndrom*

Autor	Jahr	Fälle	ge-bessert	verschl.	unver-ändert	ge-storben
CRAVEN	1931	1	1	—	—	—
HAHNRAN u. MILLER	1932	1	—	—	1	—
STEINBERG	1933	6	5	—	—	1
CRAVEN	1934	1	1	—	—	—
LOEPER	1937	1	—	1	—	—
HIRSCH-BOECK	1941	2	1	—	—	1
GYTEBERG	1942	1	—	—	1	—
LAYANI u. Mitarb.	1947	1	1	—	—	—
PEDEN	1949	2	1	—	—	1
COLE	1949	5	4	—	1	—
PALUMBO	1949	1	1	—	—	—
KANAR u. Mitarb.	1950	4	2	—	—	—
HUTT u. Mitarb.	1951	1	4	—	—	—
HUSSEY u. KIRNAN	1951	1	1	—	—	—
AAS	1952	1	1	—	—	—
HUTCHINSON u. Mitarb.	1954	1	1	—	—	—
COLE u. Mitarbeit.	1955	8	4	1	2	1
Eigene Fälle		4	3	—	1	—
		42	31	2	6	4

12. Mykosen

Blastomykosen: Pilzbefall einer Milz, besonders mit Aspergillusarten wurde immer wieder beobachtet, doch gelingt der exakte Erregernachweis selten. Bei einem Teil der berichteten Fälle mag es sich deshalb auch bei den mikroskopisch nachgewiesenen „Erregern" in den sog. Gandy-Gamnaschen Körperchen lediglich um Inkrustationen mit eisenhaltigem Pigment gehandelt haben, tatsächlich ist aber Befall mit verschiedenen Pilzarten (Monoliose, Coccidioidosen, Chromoblastomykosen) möglich (ROCHALIMA, ALMEIDA, GILCHRIST, ROTTER und BÜNGELER). Neuerdings wird über den Befall der Milz mit Histoplasma capsulatum berichtet. Die *Histoplasmose*, die bis zu 12% aller Appendicitiden bedingen soll, führt fast stets zu einer Vergrößerung der Milz. Das Organ zeigt, ebenso wie die gelegentlich mitbefallene Leber, bis zu walnußgroße Knoten, die aus vermehrtem reticulärem Bindegewebe bestehen und zu ausgedehnten Nekroseherden, jedoch praktisch nie zu Verkäsung und Verflüssigung des Gewebes führen können. Es kann auch zu Verkalkungen des Organes kommen (ORR und WILSON, SCHWARZ u. Mitarb., SCHULTZ).

Aktinomykosen sind selten in der Milz solitär oder primär lokalisiert, meist gehen sie aus der Umgebung auf das Organ über. (Literatur über Mykosen findet sich bei ABRIKOSOV, BÜTTNER, EMILE-WEIL u. Mitarb., BARIATTI, GREGOIRE u. Mitarb., GAMNA, HORTOLOMEI u. Mitarb., PETZETAKIS und PAPADOPOULO, RAPANT, ZANETTI.)

C. Milzabsceß

Milzabscesse sind in den letzten Jahren dank Chemotherapie und Antibiotica nicht mehr so häufig wie früher. Ihre Ursachen sind mannigfaltig. Am häufigsten scheint noch der Infarktabsceß vorzukommen. Septikopyämien sowie alle akuten Infektionskrankheiten mit Milzbefall wie Typhus abdominalis (ALTHABE, MOREL u. Mitarb.), Paratyphus (FENNER u. Mitarb., DUY, POLE), Recurrensfieber, Malaria, Pocken (MICHELSON, KÜTTNER, SCHMORELL), Fleckfieber (SEDLEZKI), Milzbrand, aber auch Amöbeninfektionen (MANSON-BAHR, PUTZU) und Malaria (EFENDIV, JEOLIJAN, BOTTO-MICCA) können zum Milzabsceß führen. Infektionen aus der Umgebung, die auf die Milz übergreifen, sind weitere Ursachen von Abscessen (TAPIE, KELIBAŠ, KAPEL). Sie können solitär oder multipel in der Folge eingeschwemmter

Bakterienembolien auftreten. Selten führen sie zur völligen Einschmelzung des
Organs und damit zur Totalsequestrierung. Extrem große Abscesse mit mehreren
Litern Inhalt sind beobachtet worden, die jedoch dann meist nicht nur auf die Milz
selbst, sondern auf den gesamten linken Oberbauch ausgedehnt sind (MUCHANOFF).
Die Milz stellt in diesen Fällen nur noch einen eiterenthaltenden Sack dar, das
Parenchym ist vollständig verschwunden, die Kapsel ist gelegentlich durchbrochen
und die Grenze des Abscesses bildet das linke Zwerchfell; nach medial und unten
sind dann Verwachsungen vorhanden. Als Ursache kann oft eine Tuberkulose mit
Sekundärinfekt gefunden werden.

Symptome machen Abscesse erst dann, wenn sie zur Kapselspannung führen
oder zu Kapselreiben. Eine Vergrößerung des Organs ist nicht immer vorhanden.
Begleitende Pleuraergüsse links, ja gelegentlich Durchwanderungsempyeme kommen vor. Bleibt der Milzabsceß unerkannt, so kann er in die Umgebung perforieren.
Zumeist kommt es dann zu großen subphrenischen Abscessen links, seltener, wenn
noch keine perisplenitischen Verwachsungen bestehen, zur freien Peritonitis (FER-
RARI, NIEDERLE, DA-RIN, ROLLER, MIANI, MAY). Perforationen in benachbarte
Hohlorgane sind selten. BUCHBERGER beschreibt den Fall eines 60 jährigen Mannes,
bei dem ein Milzabsceß mit dem Magen in Verbindung stand und zu heftigen Intestinalblutungen Anlaß gab, da der Magensaft durch die Fistel in den Absceß gelangte und dort die Milz andaute.

Die Differentialdiagnostik kann sehr schwer sein, vor allem dann, wenn die
Milz nicht sehr vergrößert ist oder die Bauchdecken so gespannt sind, daß sie nicht
palpiert werden kann. Die Zeichen der allgemeinen Entzündung mit intermittieren-
dem Fieber helfen nicht weiter. Bei Typhus kann eine plötzlich einsetzende Leukocytose bei bisheriger Leukopenie einen Fingerzeig auf das Vorhandensein eines
Milzabscesses geben. Die Lokalisation der Schmerzen im linken Oberbauch mit starker Abwehrspannung ist leider nicht in jedem Falle vorhanden. Oft ist der Leib
völlig weich, die Schmerzen werden in die linke Schulter projiziert, so daß man an
thorakale Affektionen denkt. Ein Lungeninfarkt oder ein basaler Absceß muß ausgeschlossen werden. Kleine Randwinkelergüsse können die Differentialdiagnostik
noch erschweren. Paranephritische Abscesse liegen mehr nach hinten und tiefer,
machen außerdem meist einen Harnbefund. Oft bleibt, wenn man sich überzeugt
hat, daß der Absceß subphrenisch liegt, nur die linksseitige obere Probelaparotomie,
die dann Klarheit bringt. Vor der Punktion eines Milzabscesses muß gewarnt werden, sie darf ausnahmsweise bei eröffnetem und durch Bauchtücher abgestopften
Abdomen erfolgen. Der Verdacht auf Milzabsceß stellt eine Kontraindikation gegen
die transcutane diagnostische Milzpunktion dar. Therapeutisch ist bei Milzabsceß
stets die Operation erforderlich.

Man legt am besten die Milz von einem kleinen Schnitt aus frei. Die Incision
erfolgt durch einen Rippenrandschnitt links oder auf der Höhe einer etwa vorhandenen Vorwölbung. Schonung von Adhäsionen und exaktes Abstopfen der
Bauchhöhle sind unabdingbare Voraussetzungen zur Vermeidung einer weiteren
Ausbreitung der Infektion. Meist wird man die Splenektomie ausführen können
und das Milzlager mit dicken Gummirohren am besten durch die laterale Bauchwand
drainieren. Sind die Adhäsionen so stark, daß die Anatomie der Milz nicht genau
auszumachen ist, liegt ein riesiger, oft parasplenisch sich ausdehnender Absceß vor,
oder wurde der Absceß bei der Präparation bereits eröffnet, so soll die Splenektomie
nicht forciert werden. Man begnügt sich dann besser mit der Absaugung des Eiters,
der Drainage der Absceßhöhle und einer gerichteten antibiotischen Therapie nach
Testung der Erreger, wenn nicht überhaupt der schwere septische Allgemeinzustand nur eine Incision mit Drainage erlaubt hat (s. S. 196). Multiple embolische
Abscesse bei verschiedenen septischen Krankheiten entziehen sich im allgemeinen,

da die Symptomatologie durch die Grundkrankheit bestimmt wird, der Diagnose. Ist die Grundkrankheit abgeheilt und bestehen noch bei einer schmerzhaften Milzschwellung Temperaturen und Lokalbefunde im linken Oberbauch, so kann eine konservative antibiotische Therapie in vielen Fällen zur Heilung führen. Schreitet der Prozeß hingegen trotz dieser Therapie fort, so ist auch hierbei eine Milzexstirpation anzuraten.

IX. Splenomegalien bei Blutkrankheiten

Bei einigen Erkrankungen des hämatopoetischen Systems wird dem Chirurgen vom Internisten die Exstirpation einer Milz vorgeschlagen. Die wichtigsten sind:
1. der kongenitale hämolytische Ikterus,
2. die essentielle Thrombopenie (Morbus Werlhof),
3. Milzen, die eine splenopathische Markhemmung hervorrufen.

Die Splenektomie ist nun nicht die einzige Therapie dieser Erkrankungen und die Indikation nicht schon dann gestellt, wenn die Diagnose gesichert ist, sondern sie ist in jedem einzelnen Fall von der Schwere der Symptome abhängig und von der zu erwartenden Hilfe durch die Splenektomie. Neben diesen genannten drei klassischen Indikationen gibt es eine ganze Reihe weiterer Indikationen, die jedoch noch kritischer abgewogen werden sollten, da gerade bei den Fällen, bei denen die Ergebnisse der Splenektomie nicht mit einem hohen Prozentsatz als sehr gut oder gut zu bezeichnen sind, die Operationsmortalität noch besonders hoch ist. Man sollte sich stets vor Augen führen, daß Diagnostik und Therapie nicht gefährlicher sein dürfen als die Krankheit selbst, deretwegen sie unternommen werden.

A. Erythrocytäres System

1. Perniziöse Anämie

Früher wurden Milzschwellungen bei perniziöser Anämie häufig beschrieben und die Splenektomie als Therapie dieser Krankheit empfohlen. Seit Einführung der Lebertherapie hat sie jedoch nur noch historisches Interesse. Aber noch 1930 widmen HIRSCHFELD und MÜHSAM in ihrer Arbeit über die Chirurgie der Milz der perniziösen Anämie einen Abschnitt von 19 Seiten und empfehlen den Eingriff, trotz den nicht zu verkennenden Erfolgen der Lebertherapie, für therapieresistente Fälle. KRUMBHAAR sammelte 280 splenektomierte Fälle von echter Birmerscher perniziöser Anämie aus der Literatur, von denen 35 innerhalb eines Monats starben (16,8%), 26 ungebessert blieben und 144 eine vorübergehende Besserung zeigten. Keiner wurde geheilt. 79 sind während der Zeit der Nachbeobachtung gestorben.

Wir wissen heute, daß palpable Milzen bei Perniciosa extrem selten sind, ja so gut wie nie vorkommen (HEILMEYER). Verwechslungen mit Erythroblastosen mögen früher häufiger gewesen sein. Der seltene Befund einer Splenomegalie bei echter perniziöser Anämie ist ebenso wie Milzschwellungen bei Eisenmangelanämie durch Begleitinfekte bei verminderter Resistenz bedingt. Wir konnten einen 53jährigen Kranken beobachten, bei dem eine funiculäre Myelose bestand, die lange Zeit als maligner Rückenmarkstumor verkannt worden war. Bei dem in sehr schlechtem Allgemeinzustand mit Decubitalgeschwüren in die Klinik aufgenommenen Kranken fand sich ein mittelgroßer, derber Milztumor. Die Sternalpunktion klärte das Krankheitsbild als perniziöse Birmersche Anämie auf, und unter Vitamin B_{12}-Behandlung und Bluttransfusionen besserte sich der Zustand überraschend schnell. Eine chirurgische Indikation zur Splenektomie bei perniziöser Anämie ist heute nicht mehr gegeben.

2. Hämolytische Anämien

Die Ursachen eines gesteigerten Erythrocytenzerfalls können verschiedene sein, so daß es notwendig erscheint, das diesen Krankheiten gemeinsame Erscheinen von Hämoglobinabbauprodukten im Blutserum näher zu analysieren. Man findet als Ursachenkomplexe einmal ererbte Erythrocytenanomalien (Sphaerocytose, Elliptocytose und Trepanocytose) und 2. erworbene Hämolysebereitschaft, die im

Laufe des Lebens erst entstanden ist (Allergie), oder eine Reaktion auf von außen
eingebrachte Schädlichkeiten (Infektionen, Toxine, Blutgruppenunstimmigkeiten
u. a.) darstellt. Die Ursache zur Hämolyse kann einmal in einer abnormen, meist

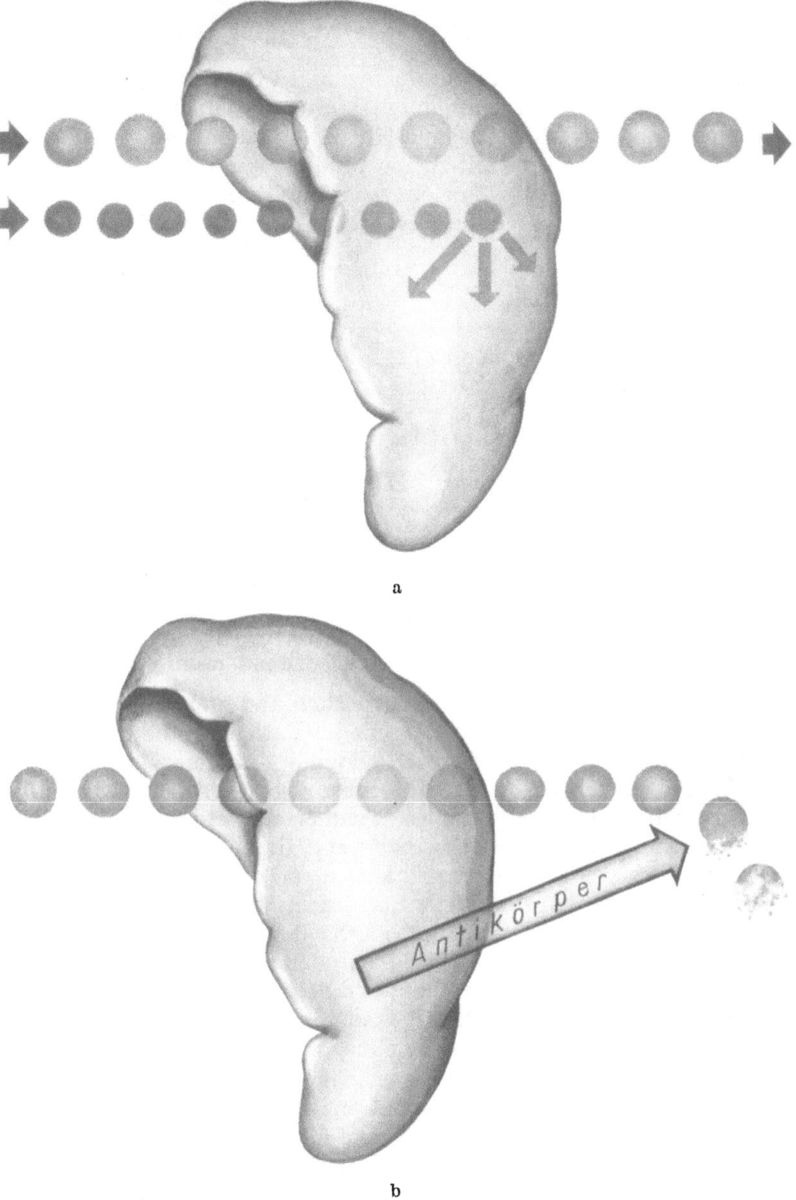

Abb. 48a u. b. a) Schematische Darstellung der Hämolyse bei cellulär bedingten hämolytischen Anämien (familiärer hämolytischer Ikterus). Die Kugelzellen werden in der Milz ausgesondert und abgebaut; b) schematische
Darstellung der Rolle der Milz bei durch Antikörper bedingten hämolytischen Anämien (sog. erworbene
hämolytische Anämien)

angeborenen besonderen Verletzlichkeit der Erythrocyten bedingt sein, die in der
Milz isoliert und abgefiltert werden, zum anderen aber können lytisch wirkende
Stoffe im Serum normale Erythrocyten auflösen. Diese Substanzen entstehen z. T.

in der Milz, z. T. auch im RES anderer Organe. Die Bedeutung der Milz für die hämolytischen Anämien ist daher bei den cellulär bedingten und bei den serologisch bedingten hämolytischen Anämien verschieden (s. Abb. 48), (s. auch S. 18).

a) Familiärer hämolytischer Ikterus (Kugelzellanämie)

Die fast in allen Ländern beobachtete, in einigen Gegenden jedoch gehäuft vorkommende Krankheit, die durch Anämie, Ikterus und Milztumor gekennzeichnet ist, macht meist schon in früher Jugend (1.—2. Jahrzehnt) deutliche Erscheinungen. Zunächst fällt eine Anämie mit Blässe, Müdigkeit und Leistungsschwäche auf. Weiterhin besteht über längere Zeit ein diskreter Ikterus ohne Hautjucken und Bradykardie. Schon von den ersten Beschreibern wurde das familiäre Auftreten der Krankheit erkannt (MUR-CHINSON, WILSON, MINKOW-SKI) und von GÄNSSLEN (1915) anhand einiger Stammbäume besonders herausgestellt. Die Krankheit zeigt dominanten Erbgang (s. Abbildung 49). Man muß jedoch hierbei bedenken, daß in einzelnen Fällen nicht voll entwickelte Bilder auftreten können, die unter Umständen gar nicht diagno-

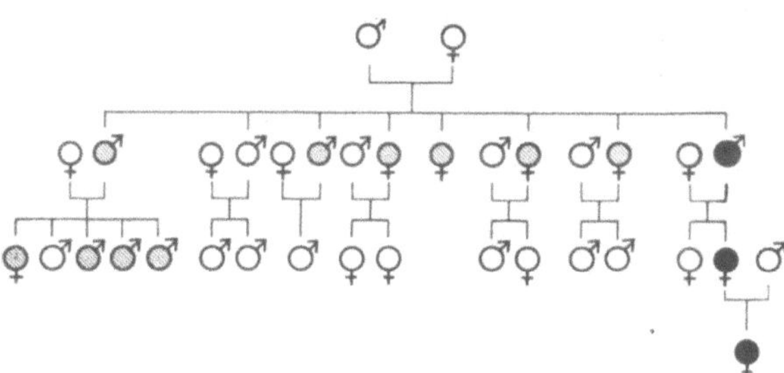

Abb. 49. Stammbaum einer Familie mit konstitutionellem hämolytischem Ikterus. Erkrankte Familienmitglieder ◍, splenektomierte Patienten ●

stiziert werden. Die Betroffenen sind hierbei gelegentlich etwas subikterisch und erst eine genaue Blutanalyse klärt das Vorhandensein von Störungen auf.

α) Klinik. Das klinische Bild ist uneinheitlich und nicht einmal im Laufe des Lebens eines Kranken immer gleich. Man findet Patienten, die mehr ikterisch als krank sind (CHAUFFARD), andere dagegen leiden an Anämie (Leistungsschwäche, Schwindelzustände, Ohnmachten), an Ikterus und gelegentlich stärkeren, ja kolikartigen Schmerzen im Oberbauch. Diese Schmerzen werden rechts, bei Milzvergrößerung auch links, empfunden. Aus heiterem Himmel oder nach schweren körperlichen und psychischen Belastungen kommt es zu plötzlichen hämolytischen Krisen mit Übelkeit, Kollaps, Anämie und infolge des rasch auftretenden Blutzerfalls zu einem stärkeren Ikterus. Die *Untersuchung* der Kranken zeigt eine Gelbfärbung der Haut und der Skleren von wechselnder Intensität. Hautjucken und entsprechende Kratzeffekte werden stets vermißt. Es gibt allerdings Fälle von Verschlußikterus, die ebenfalls ohne Hautjucken verlaufen, und es gibt andererseits ganz seltene Fälle von Hautjucken ohne Ikterus beim Verschlußsyndrom (dissoziierte Cholestase). Bei länger bestehender Hämolyse sind Konkrementbildungen in den Gallensteinen nicht selten, so daß sich dem hämolytischen Ikterus ein Verschluß aufpfropfen kann. Die Milz ist fast stets vergrößert, ihre Ausdehnung variiert. Sie kann eben unter dem linken Rippenbogen palpabel sein oder fast die ganze linke Oberbauch- und Mittelseite einnehmen. Die Bilirubinprobe im Blutserum ist nur indirekt stark positiv, im Urin findet sich Urobilinogen und Urobilin vermehrt, während Bilirubin fehlt. Der Stuhl ist nie acholisch. Die Urobilinogenausscheidung ist um ein Vielfaches, gelegentlich bis auf das 40fache der Norm, vermehrt.

Die Vermehrung der Hämoglobinabbauprodukte und ihre Folgen sind das sinnfälligste Zeichen des gesteigerten Erythrocytenabbaus. Dieser hat aber nicht nur auf den Hämoglobinstoffwechsel einen starken Einfluß, sondern zieht den gesamten Protein- und Aminosäurestoffwechsel in Mitleidenschaft. Bei dem gesteigerten Erythrocytenaufbau im Knochenmark werden unverhältnismäßig viele Zellen

neu gebildet und bei der Normoblastenentkernung zahlreiche Zellkerne wieder frei und abgebaut. Dies hat einen gesteigerten Proteinumsatz zur Folge. HOLDER konnte mittels Papierchromatographie zeigen, daß beim hämolytischen Ikterus erhebliche Mengen Aminosäuren mit dem Urin ausgeschieden werden. Diese Hyperaminoacidurie zeichnet sich vor allem durch das Auftreten von β-Amino-Iso-Buttersäure aus (s. Abb. 50). Differentialdiagnostisch kommen beim gesteigerten Auftreten der β-Amino-Iso-Buttersäure im Urin vor allem schwere toxische, mit Abbau von Parenchym einhergehende Leberschäden, maligne Tumoren, Leukosen und traumatische Gewebezertrümmerung in Betracht. Auch nach ausgedehnten Operationen wird diese Aminosäure vermehrt ausgeschieden. Die β-Amino-Iso-Buttersäure leitet FINK aus dem Thyminteil der Oxy-Ribonucleinsäure ab. Man geht wohl nicht fehl, wenn man das massive Auftreten der β-Amino-Iso-Buttersäure auf einen starken Kernzerfall zurückführt. Bei der hämolytischen Anämie geht nach Entfernung der Milz schon nach wenigen Tagen die massive Ausscheidung

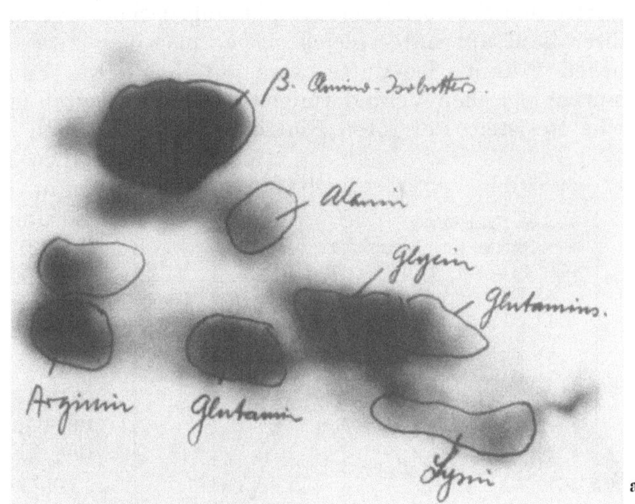

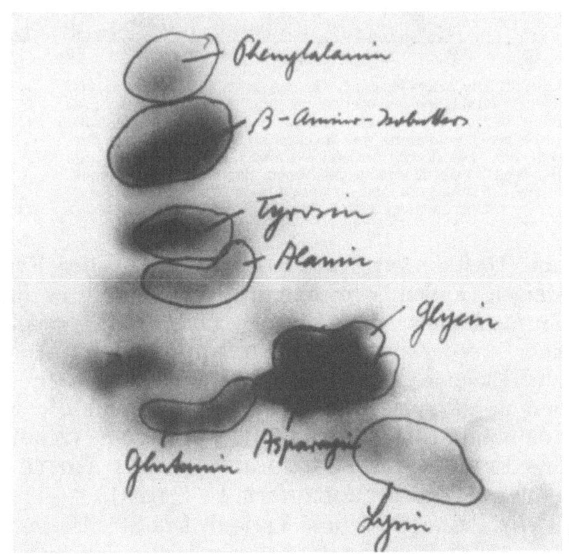

Abb. 50 a u. b. a) Das Chromatogramm einer 43 jährigen Patientin mit hämolytischem Ikterus zeigt eine Hyperaminoacidurie mit excessiver Vermehrung der β-Amino-Iso-Buttersäure. (Nach HOLDER, 1958); b) Chromatogramm derselben Patientin 7 Tage nach der Splenektomie. Die Ausscheidung der β-Amino-Iso-Buttersäure ist bereits wesentlich zurückgegangen. (Nach HOLDER, 1958)

dieser Aminosäure als Zeichen dafür, daß der massive Kernzerfall ein Ende gefunden hat, zurück (s. Abb. 50b). Das Blutbild zeigt eine Anämie wechselnder Stärke mit etwa 50—80% Hämoglobin, von normochromem, gelegentlich auch hyperchromem Charakter mit Anisocytose und den typischen Mikrosphärocyten im Ausstrich. Hierbei handelt es sich um Erythrocyten, die kleiner sind und vor allem die Scheibenform der Normocyten vermissen lassen. Die Durchmesserkurve der roten Blutkörperchen nach PRICE-JONES zeigt dementsprechend eine Verbreiterung und eine Linksverschiebung gegen die Norm (s. Abb. 51). Die Proerythrocyten (Reticulocyten) sind dauernd vermehrt (50—200 promill). Nach ikterischen Schüben oder nach hämolytischen Krisen tritt ein exzessiver Anstieg ihrer Zahl auf unter gleichzeitiger massiver Ausscheidung der oben beschriebenen β-Amino-Iso-Buttersäure mit dem Urin. Funktioneller Ausdruck dieser morphologischen Veränderungen der Erythrocyten ist die herabgesetzte osmotische Resistenz der roten Blutzellen, die bald nach der Geburt nachweisbar ist (HAWSKLEY und BALEY). So beginnt bei Prüfungen mit NaCl-Lösungen die Hämolyse schon bei 0,7—0,5% NaCl, während der Normalwert maximal etwa 0,45% NaCl beträgt.

Im *Knochenmark* ist entsprechend dem vermehrten Blutzerfall in der Peripherie eine starke Regeneration in Form einer Hyperplasie der Erythropoese nachweisbar. Proerythroblasten und Erythroblasten sind stark vermehrt, ebenso die Proerythrocyten (Retikulocyten). Eine markante Vermehrung der Erythrocytenvorstufen z. Z. hämolytischer Krisen ist besonders auffällig. Eine qualitative Veränderung der Vorstufen der Erythrocyten im Mark, wie sie bei der perniziösen Anämie gefunden werden, besteht nicht (HENSTELL

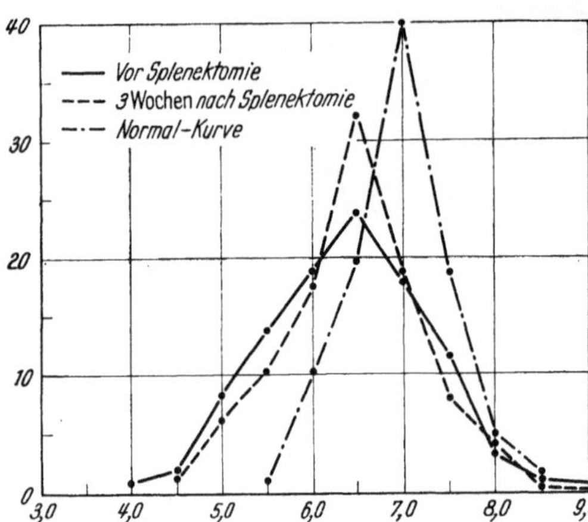

Abb. 51. Die Price-Jonessche Kurve zeigt bei der hämolytischen Anämie eine Verbreiterung und Abflachung entsprechend der größeren Variationsbreite der Erythrocytengröße und eine Verschiebung des Maximums zu den kleineren Formen hin. Die Variationsbreite nimmt nach Splenektomie ab, doch ist die Kurve immer noch nach links verschoben. Die Erythrocyten sind also auch nach Splenektomie im Durchschnitt kleiner als der Norm entspricht

und DAMESHEK). Neben der Anomalie der Erythrocyten beobachtet man bei einigen Fällen von hämolytischem Ikterus das gleichzeitige Auftreten eines Turmschädels, von Ulcera cruris, Ichthyosis, Ekzemen, angeborenen Augen- und Ohrenerkrankungen sowie von anderen Anomalien. Unterschenkelgeschwüre und Ekzeme, evtl. Folge der pathologischen Erythrocytenformen, verschwinden meist nach Splenektomie, während die angeborenen Anomalien hiervon unabhängig sind (GÄNSSLEN, FREYMANN, LAEDERICH u. Mitarb., v. BOROS, VEIL und FREYMANN, ESCUDRO und VARELA, KOSTE u. Mitarb., ESTAPÉ, DEDICHEN, POPPE, LAUX, BURGERHOUT, G. SMITH).

β) **Pathogenese und Verlauf.** Die Streitfrage ist noch nicht eindeutig entschieden, ob die Ursache der hämolytischen Anämie, wie einige Forscher annehmen, in einer Störung der Zellbildung mit der Ausschwemmung minderwertiger Zellen ins periphere Blut zu suchen sei, die dann in der Milz eliminiert werden (WIDAL) oder in einer pathologisch gesteigerten Milzfunktion, die zur raschen Zerstörung der Erythrocyten führt und damit zu einer überstürzten Neubildung von Erythrocyten im Knochenmark (MINKOWSKI, GILBERT). Wie so oft, scheint die Wahrheit auch hier in der Mitte zu liegen. Ohne Zweifel ist die Mikrosphärocytose (ALDER, NEGLI) eine angeborene Anomalie der roten Blutkörperchen. Die Intensität des Krankheitsbildes jedoch scheint zum Großteil auf anderen Faktoren zu beruhen; so bedingen z. B. stärkere Belastungen, wie Infekte, Intoxikationen, körperliche Überanstrengungen, psychische Erschütterungen eine vermehrte Hämolyse, ja sie können hämolytische Krisen auslösen. Auch scheint nicht allein der Zustand der Milz selbst, sondern der des gesamten RES für das Zustandekommen der Krisen verantwortlich zu sein. Die hämolytischen Krisen führen jedesmal zu einer erneuten Milzvergrößerung, und die vergrößerte Milz ist wiederum vermehrt an der Zerstörung, nicht nur an der Speicherung der Erythrocyten, beteiligt. Weiterhin ist zu bedenken, daß ein rascher Zerfall eine schnellere Regeneration im Knochenmark erforderlich macht, wodurch im vermehrten Maße unreife, minderwertige Zellen ins periphere Blut gelangen. Ihre Lebensdauer ist geringer als die von Normocyten. Untersuchungen des Energiestoffwechsels haben gezeigt, daß die Kugelzellen eine Störung im energieliefernden Stoffwechsel erkennen lassen. Der Aufbau von ATP und der gesamte energieliefernde Stoffwechsel ist jedoch für die Erhaltung des Ionengleichgewichtes erforderlich. Ist der Stoffwechsel gestört, so kommt es zu einer Veränderung des Kalium-Natriumquotienten: unter Quellung der Zellen tritt schließlich Hämolyse ein. Bevorzugt kann es in den Sinus der Milz, wo die Zellen dicht bei dicht liegen und die Kugelzellen selektiert werden, bei Glucosemangel zur Störung des Kalium-Natriumquotienten und damit zur Aufquellung der Zellen kommen (ALTMAN and PRANKERD, HEILMEYER).

Unheil bei der Betrachtungsweise der hämolytischen Anämien hat die Tatsache gebracht, daß erworbene, serologisch bedingte Anämien eine ganz andere Pathogenese aufweisen als sie für den familiären hämolytischen Ikterus wahrscheinlich gemacht werden kann. Die bereits zitierten Versuche, Erythrocyten von Kranken mit hämolytischer Anämie gesunden Menschen zu transfundieren, haben gezeigt, daß die abnormen Erythrocyten auch von der gesunden Milz aus dem Blut selektiert werden, und andererseits, Normocyten transfundiert in den Kreislauf von an familiärer hämolytischer Anämie Leidenden eine normale Lebenszeit haben. Damit erwies sich, daß beim familiären hämolytischen Ikterus die Milzschwellung — wenigstens zu Beginn der Erkrankung — eine rein spodogene ist (Abb. 48a). Im weiteren Verlauf kann es jedoch zur Veränderung des reticuloendothelialenSystems kommen, so daß zusätzlich hämolytische Faktoren wirksam werden. Sehr selten kommt es bei vergrößerter Milz auch zu Symptomen einer depressiven Hypersplenie, d. h. einer zusätzlichen Zellbildungshemmung im Knochenmark. Vorübergehende Hemmungen in Form aplastischer Phasen sind nicht selten. Nach OWREN werden hämolytische Krisen durch eine aplastische Phase im Mark eingeleitet (HEILMEYER, DAMESHEK und BLOOM). Wir selbst konnten mit Leukocytenreizkurven zeigen, daß auch, ohne daß eine Leukopenie vorhanden ist, doch eine Ausschüttungshemmung der Leukocyten aus dem Knochenmark nachweisbar ist, wenn die hämolytische Anämie solche Formen angenommen hat, daß eine Operation indiziert erscheint (s. Abb. 52). Die Leukocytenmobilisierung aus dem Mark erfolgt wesentlich langsamer als normal, erreicht ihren Höhepunkt, der sehr viel tiefer als beim gesunden Menschen liegt, später und bleibt längere Zeit hoch. Nach Splenektomie verschwindet dieser Effekt vollständig. Die Leukocytenreizkurve beweist zweierlei: einmal, daß auch bei hämolytischer Anämie eine Depression auf das Mark ausgeübt wird und zum zweiten, daß Leukocytenbildung und Leukocytenausschüttung — auf Reize hin — von verschiedenen Mechanismen gesteuert werden.

Bei den *erworbenen hämolytischen Anämien* spielt die Milz die Rolle der Antikörperbildung. Die Größe des in ihr enthaltenen, oft vermehrten reticuloendothelialen Systems ist maßgebend für ihren Einfluß bei der Auslösung und Aufrechterhaltung der Krankheit. Daher sind auch die Erfolge der Splenektomie beim erworbenen hämolytischen Ikterus nicht denen beim familiären hämolytischen Ikterus gleichzusetzen; denn das übrige RES des Körpers ist in der Lage, ebenso wie das der Milz, Antikörper zu bilden. Die Hämolyse findet im gesamten Gefäß-

system, nicht nur in dem der Milz, auf Grund der vom RES ausgeschiedenen Antikörper statt (s. Abb. 48).

Bei der hämolytischen Anämie sind es also zunächst nur die pathologischen
Erythrocyten, die das Krankheitsbild auslösen. Im weiteren Verlauf kann selbstverständlich die vergrößerte Milz und auch das übrige RES — auch bei der familiären hämolytischen Anämie — hämolytisch an der Blutzellzerstörung aktiven
Anteil nehmen. Nach Entfernung der meist stark vergrößerten, mit Hämoglobinabbauprodukten angereicherten Milz, ist das Organ beseitigt, das in erster Linie
die Zerstörung der abnormen Erythrocyten verursacht. Die Hämolysebereitschaft
des Blutes bessert sich, was wir darauf zurückführen möchten, daß keine abnorm

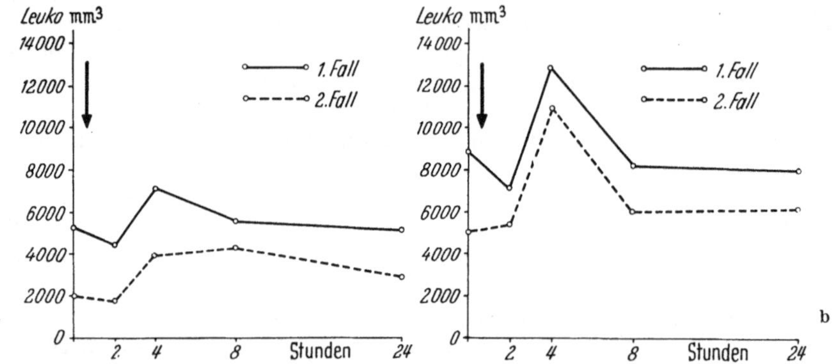

Abb. 52a u. b. Leukocytenreizkurven von 2 Patienten mit familiärem hämolytischem Ikterus. Auch hier besteht
eine gewisse Markhemmung. Die Gesamtleukocytenzahlen sind nicht vermindert, doch ist die Markreaktion träge
(dissoziierte Markhemmung). a) Die Reaktion ist nur gering und träge. Hieraus resultiert eine flache Kurve mit
Maximalwerten oft erst nach 8 Std; b) überschießende Reaktion nach Splenektomie

unreifen Zellen mehr in die periphere Blutbahn gelangen und daß, wenn auch die
Mikrosphärocytose nicht verschwindet, so doch der abnorme Blutumsatz wesentlich eingeschränkt wird und die Überlebenszeiten der Erythrocyten dadurch länger
werden. Man kann daher mit Recht sagen, „daß die Milz dasjenige Organ ist, das
eine angeborene Abnormität der Erythrocyten in eine Krankheit verwandelt"
(CAMPBELL, EMERSON u. Mitarb., GRIPWALL, LOUTIT, MOLLISON, TISCHENDORF).

Wir haben bei 22 Patienten der Heidelberger Klinik die Resistenzbestimmungen der
Erythrocyten gegen NaCl vor und nach der Splenektomie und zwar bei allen Fällen mindestens
1½ Jahre nach der Splenektomie bis zu 8 Jahren postoperativ durchgeführt. Wir fanden 3 mal
eine völlige Normalisierung der Werte, beim Rest der Nachuntersuchten eine wesentliche
Besserung. Die Durchschnittswerte vor der Operation zeigten eine beginnende Hämolyse bei
0,58, eine komplette bei 0,46% NaCl. während nach der Operation die Hämolyse im Durchschnitt bei 0,48 begann und erst bei 0,33% NaCl komplett wurde. Diese Befunde decken sich
mit den spärlichen Literaturangaben (MOMIGLIANO, BAIRATI, WITCHER, GIUFFINI, VAUGHAN,
HEILMEYER). In Tab. 6 sind weitere Ergebnisse der Literatur gesammelt. Leider fehlen größere
Zahlen. DOAN u. Mitarb. beobachteten eine Normalisierung bei 14 Fällen (s. Tab. 6).

γ) **Differentialdiagnose und Indikationsstellung.** Das ausgeprägte Krankheitsbild mit typischer Eigen- und Familienanamnese, einem mehr oder minder deut-
lichen Ikterus mit Anämie und Schwellmilz bereitet keine differentialdiagnostischen Schwierigkeiten. Zweifel hingegen können bei zusätzlich vorhandenen Gallensteinen mit Verschlußsymptomen oder Hepatopathien verschiedenster Art mit
hepatocellulärem Ikterus auftreten. Es kommt nicht selten vor, daß, durch den
vermehrten Blutabbau bedingt, Störungen der Gallensekretion und Leberfunktion
mit Gallenstauung eintreten, die zur Gallensteinbildung führen. Vor allem bei
älteren Patienten finden sich in einer großen Zahl (60—80%) Gallensteine. Diese
sind bei vielen Patienten symptomlos (EPPINGER, MAYO, PEMBERTON, MACPHER-
SON). Kranke mit hämolytischem Ikterus zeigen eine größere Neigung, Gallensteine

Tabelle 6. *Wirkung der Splenektomie auf die Hämolysebereitschaft der Erythrocyten*

Autor	Jahr	Zahl der Fälle	Hämolyse vor der Splenektomie		Hämolyse nach der Splenektomie	
			beg.% NaCl	kompl. NaCl	beg.% NaCl	kompl.% NaCl
Jürgens	1947	5	0,58	0,44	0,47	0,36
Hüser	1947	7	0,61	0,32	0,51	0,32
Hohnert	1949	6	0,55	0,39	0,53	0,34
Hänsch	1951	5	0,60	0,38	0,45	0,38
Heilmeyer.	1960	19	0,66	—	0,60	—
Eigene Fälle	1960	26	0,59	0,42	0,49	0,33

zu bilden, als die übrigen Menschen. Die Abgrenzung gegen erworbene hämolytische Anämien oder symptomatische Hämolysen bei älteren Patienten und fehlender Anamnese ist unbedingt notwendig. Die Erfolgsaussichten der Operation sind bei der Mikrosphärocytose sehr viel größer als bei erworbenen hämolytischen Anämien.

Das *Milzpunktat* liefert konstant eine sehr starke Vermehrung der Makrophagen. Insbesondere sind Pigmentmakrophagen sowie Erythrophagen und Siderophagen vermehrt. Markiert man die Erythrocyten mit radioaktivem Chrom, so zeigt sich eine besondere Aktivität über der Milz. Im Punktat sind weiterhin myeloische Zellen nicht selten; so fand Moeschlin bei 3 von 7 untersuchten Fällen unreife myeloische Zellen, vorwiegend Erythroblasten. Bei den Moeschlinschen Fällen war dieser Befund jedoch besonders dann ausgeprägt, wenn es sich um nicht reine hämolytische Anämien, sondern um Kombinationen mit anderen Erkrankungen, vor allem mit Lebercirrhose oder Morbus Bang handelte. Die mit Entzündungserscheinungen einhergehenden Krankheitsprozesse mögen dies erklären.

Die Ergebnisse der Milzexstirpation (Micheli, Banti, Eppinger) waren so gut, daß in den letzten 50 Jahren sehr viele Kranke operiert wurden. Die anfangs höhere Mortalität ging bei entsprechender Auswahl der Patienten von Jahr zu Jahr zurück und wird in großen Übersichtsstatistiken über längere Zeiträume auf etwa 5% errechnet (Maier, Whitby und Britton, Streicher). Für die letzten 10 Jahre nach Einführung der Antibiotica mit modernem Bluttransfusionswesen kann die Mortalität auf unter 3% angesetzt werden. Die Splenektomie beim familiären hämolytischen Ikterus ist heute als Therapie der Wahl dieser Krankheit anzusehen. Die Operationsindikation ist bei dem variablen Krankheitsverlauf dann gegeben, wenn eine chronische schwere Anämie besteht, wenn häufige hämolytische Krisen zur Anämie, zur Splenomegalie und zur überstürzten Knochenmarkmauserung und Erhöhung der Serumbilirubinwerte geführt haben, oder wenn vor allem bei jugendlichen Patienten und Kindern schwere Entwicklungsstörungen vorliegen, sowie die allgemeine körperliche Leistungsfähigkeit erheblich herabgesetzt ist. Bei nur geringer Blutmauserung ohne sichtliche Allgemeinerscheinungen, ohne vergrößerte Milz und ohne hämolytische Krisen ist eine Operation nicht erforderlich.

δ) **Operation, Vor- und Nachbehandlung.** Der günstigste Zeitpunkt zur Ausführung der Splenektomie beim hämolytischen Ikterus ist ein hämolysefreies Intervall. Die Anämie sollte nicht zu hochgradig sein, eine hämolytische Krise in den letzten Wochen nicht stattgefunden haben. Zur Vorbereitung erscheinen uns Vitamingaben, eine kräftige, protein- und vitaminreiche Ernährung, völlige Ausschaltung größerer Anstrengung und, wenn möglich, eine Erholungskur in mittlerer Höhenlage angezeigt. Corticosteroide können dann notwendig werden, wenn es zu ablastischen und hämolytischen Krisen — die sich oft abwechseln, meist aber von einer ablastischen Phase eingeleitet werden — kommt. Bluttransfusionen sollten in jedem Falle vermieden werden, da es durch sie, auch bei der Kugelzellanämie, nicht selten zur Auslösung einer hämolytischen Krise kommen kann. Bei

erworbenen hämolytischen Anämien sind Transfusionen noch erheblich gefährlicher. Es sind nach sicher gruppengleichen Transfusionen Hämoglobinurien und
Todesfälle beschrieben worden. Auch Infusionen sollten am besten unterbleiben.
Während und nach der Splenektomie können Transfusionen in dringenden Fällen
gegeben werden. Einige Autoren bevorzugen Plasmatransfusionen, gegen die aber
prinzipiell die gleichen Bedenken wie gegen Bluttransfusionen bestehen. Zwischenfälle haben wir postoperativ nicht beobachtet.

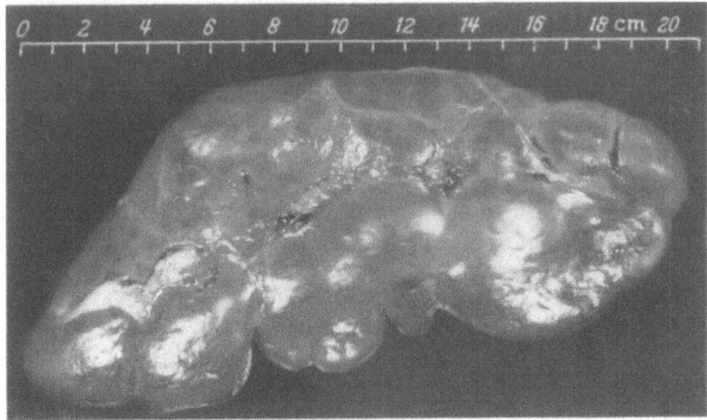

Abb. 53. Exstirpierte Milz eines Patienten mit familiärem hämolytischem Ikterus

Das *Milzgewicht* variiert zwischen 500 und 3000 g. Wir konnten bei unseren
Fällen Gewichte zwischen 815 und 2200 g ermitteln (s. Abb. 53) (PFEIFFER u.
Mitarb., SANTY, HURXTHAL, GREGOIRE).

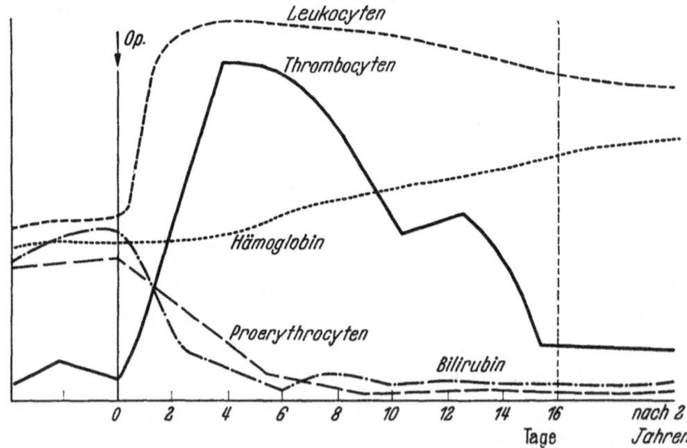

Abb. 54. Die Kurven zeigen das Verhalten von Hämoglobin, Leukocyten, Thrombocyten, Proerythrocyten (Reticulocyten) und Serumbilirubin bei einer 20jährigen Patientin mit hämolytischem Ikterus, vor der Splenektomie,
während des 16tägigen postoperativen Klinikaufenthaltes und nach Ablauf von 2 Jahren

Postoperativ kommt es bei einigen Fällen zu einem Anstieg der Temperatur,
zum sog. Milzfieber, ebenso zeigt sich eine beträchtliche Vermehrung der Thrombocyten, der Leukocyten und etwas später auch der Lymphocyten (s. Abb. 54). Die
vor der Operation so stark verminderte Lebensdauer der Erythrocyten kann normal, ja sogar übermäßig verlängert werden. Es sind Fälle mit postoperativer Polycythämie beschrieben worden. Jedoch ist hiermit im allgemeinen nicht zu rechnen.

Tabelle 7. *Ergebnisse der Splenektomie bei hämolytischem Ikterus*

Autor	Jahr	Zahl	Ergebnisse				
			geh.	geb.	unveränd.	verst.	(%)
KANAVEL	1921	44	40	—	2	2	4,5
MAYO	1924	51	48	—	—	3	5,8
JAKOBI u. NAEGELI . . .	1926	1	1	—	—	—	—
JONAS	1928	1	1	—	—	—	—
COORTY.	1929	1	1	—	—	—	—
BELL.	1930	2	2	—	—	—	—
HIRSCH-KAUFFMANN . . .	1930	3	3	—	—	—	—
SCHAACK	1931	5	3	—	—	2	40,0
SACK.	1931	1	1	—	—	—	—
PEMBERTON.	1931	(118)	(Sammelstatistik)				4,0
DAWSON u. PENN	1931	14	13	—	—	1	7,1
BRUGSCH u. GROSS	1932	8	5	—	—	3	37,5
BECKMANN	1932	5	5	—	—	—	—
SILBERBERG	1932	4	3	—	—	1	25,0
HIRLEMANN	1933	2	2	—	—	—	—
COPPELLO.	1933	7	7	—	—	—	—
TUSINI	1933	2	1	—	—	1	50,0
SUTHERLAND	1933	1	1	—	—	—	—
JACARELLI	1933	1	1	—	—	—	—
ACUNA	1933	4	4	—	—	—	—
GLIGSBERG	1933	3	2	—	—	1	33,0
DOAN u. Mitarb.	1935	14	14	—	—	—	—
CURTIS	1936	6	6	—	—	—	—
GRÉGOIRE	1936	17	15	2	—	—	—
WIPPERT	1936	1	1	—	—	—	—
DUPLEY	1936	2	2	—	—	—	—
DEBRÉ u. Mitarb.	1936	4	3	—	—	1	25,0
HOLTEN	1936	3	3	—	—	—	—
LEARMONTH.	1936	11	11	—	—	—	—
PFAFF	1937	1	1	—	—	—	—
DIAMOND	1938	20	18	1	—	1	5,5
BRENIZER	1940	6	5	—	—	1	16,6
BRÖDNER.	1945	11	9	—	—	2	18,1
ESCHWEY	1945	11	11	—	—	—	—
CRANEY	1947	3	3	—	—	—	—
COLE u. Mitarb.	1949	28	24	—	1	3	10,7
HONERT	1949	8	5	2	—	1	12,5
BUREN	1949	20	19	—	—	1	5,0
ANTONA	1950	10	9	—	—	1	10,0
WELCH u. DAMESHEK . .	1950	38	38	—	—	—	—
CHAMBERLAIN	1950	14	14	—	—	—	—
EDWARDS.	1951	26	25	—	—	1	3,8
MELCHIOR	1951	1	1	—	—	—	—
MILLER u. Mitarb.	1951	38	37	—	—	1	2,6
D'ASTE.	1953	2	2	—	—	—	—
ELLIOTT	1954	12	7	—	4	1	—
MANFREDI	1954	2	1	1	—	—	—
LEIBETSEDER	1955	5	5	—	—	—	—
ZWICKER	1960	18	18	—	—	—	—
Eigene Fälle	1960	51	46	3	1	1	2
Zusammen . . . .1945 —	1960	298	274	6	6	12	4,02

Auf Grund der Polycythämie und Thrombocytenvermehrung wird eine Thrombose-prophylaxe gefordert. Eine vermehrte Thromboseneigung haben wir nicht gefunden. Die wichtigste Thromboseprophylaxe besteht jedoch nicht in Anticoagulantien, sondern im Bewegen und Aufstehenlassen der Patienten und vor allem in der rechtzeitigen Absetzung der Steroidhormone (s. S. 199). Wir führen stets eine

Thrombelastographie vor der Operation und auch postoperativ durch (s. Abb. 59). Weiterhin sind selbstverständlich alle Blutkonstanten einschließlich des Hämatokrits, der Proerythrocyten (Reticulocyten) und Thrombocyten täglich zu kontrollieren. Infusionen in den ersten Tagen postoperativ sind nicht zu umgehen. Die Gefahr einer Exsiccose, die eine Thrombosebereitschaft vergrößern kann, ist nicht zu unterschätzen. Andererseits darf eine übermäßige Infusionstherapie bei der ohnehin nicht geringen Atonieneigung nach Milzexstirpation nicht Platz greifen. Überwachung des Wasser- und Elektrolythaushaltes sind notwendig. Antibiotica können in den meisten Fällen — wenn nicht Begleitinfekte bestehen oder hohe Cortisongaben vorausgegangen sind — vermieden werden. Sie sind nicht in der Lage, das auftretende Milzfieber zu verhindern (s. auch S. 51).

ε) **Ergebnisse.** Durch die Splenektomie werden alle Krankheitssymptome meist innerhalb weniger Tage beseitigt. Die Hämolysebereitschaft schwindet, die Erythrocytenzahlen steigen an. Bei unseren Kranken trat nie mehr eine hämolytische Krise auf, eine Behandlung war nicht mehr erforderlich. Obwohl es sich beim familiären hämolytischen Ikterus um eine Erbkrankheit handelt, wird durch die Entfernung der Milz der gesteigerte Blutzellumsatz und der übermäßige Abbau von Erythrocyten gestoppt. Die Mikrosphärocytose als solche wird nicht verändert, wenn auch die Resistenzverminderung gegen hypertonische Kochsalzlösungen durch die Milzexstirpation gebessert wird. Es kommt jedenfalls in den meisten Fällen zur klinischen Ausheilung des Krankheitsbildes. Rezidive beruhen in der Hauptsache auf dem Übersehen von Nebenmilzen, die postoperativ heranwachsen können, und erneut die Krankheit auszulösen vermögen. Eine weitere Ursache für den Mißerfolg der Operation mag die falsche Indikationsstellung sein, z. B. bei erworbener hämolytischer Anämie. Hämolytische Krisen nach Splenektomien sind nicht ganz auszuschließen, aber sie treten sehr selten auf (HEINBURG und REUTER, ROTH).

Die Operationsmortalität ist gering, sie wird im allgemeinen heute mit 2—4% angegeben.

Was die Frage nach dem Zeitpunkt der Operation betrifft, so ist hierzu zu sagen, daß die Splenektomie möglichst früh, am besten im Kindesalter, ausgeführt wird. Entwicklungsstörungen, soweit sie vorhanden sind, werden hierdurch beseitigt und in zahlreichen Fällen vermieden. Außerdem sind sekundäre Erscheinungen eines Hypersplenismus und einer evtl. im gesamten RES — nicht nur in der Milz — etablierten Antikörperbildung noch nicht ausgeprägt. Die Operationsmortalität ist bei Kindern und Jugendlichen geringer. Später ist sie abhängig von der Leberschädigung und scheint der Zahl der durchgemachten hämolytischen Krisen direkt proportional zu sein.

b) Makrocytäre atypische hereditäre hämolytische Anämien

Diese zeichnen sich dadurch aus, daß sie keine Mikrosphärocyten, sondern normal große Zellen in der Price-Jones-Kurve, oft sogar eine Verschiebung der Zellgrößen nach rechts, d. h. zu größeren Werten hin zeigen. Es handelt sich im Gegensatz zur Mikrosphärocytose mit Kugelzellen um breite, fast ausgewalzt erscheinende rote Blutkörperchen (Scheibenzellen). Da diese ebenso wie die Mikrosphärocyten leichter hämolytisch zerfallen als Normocyten, sind die übrigen Symptome der makrocytären hereditären hämolytischen Anämie von denen des angeborenen hämolytischen Ikterus nicht zu unterscheiden. Gelegentlich besteht gleichzeitig eine Lebercirrhose (DAVIDSON und FOLLERTON, KÄHLER, HEILMEYER). Die Splenektomie ist meist erfolglos. HEILMEYER berichtet über 9 Fälle, von denen 5 erfolglos splenektomiert waren.

c) Elliptocytenanämie

Die Elliptocytose ist eine seltene, bei fast allen Völkern vorkommende, 1904 erstmals von DRESBACH beschriebene, angeborene, dominant vererbbare Anomalie, bei der die Erythrocyten oval oder elliptisch sind. Es gibt Fälle, bei denen der größte Teil (80—100%) der roten Blut-

körperchen diese Anomalie zeigen, oder andere, bei denen sie nur zum geringeren Teil (25—50%)
ovale Formen aufweisen (LAMPRECHT, GÜNTHER, LEITNER, VISCHER, FIORMANN u. Mitarb.).
Bei vielen mitgeteilten Fällen bestanden keinerlei Krankheitssymptome, Blut und Knochen-
mark sind bis auf die beschriebene Anomalie normal (BISHOP, McCARTY, ROTTER, KIRKE-
GARD u. Mitarb.), während bei anderen Patienten die Anomalie mit Hämolysebereitschaft vergesellschaftet ist. Es findet sich eine Vermehrung der Proerythrocyten (Reticulocyten), eine
Anämie, gesteigerte Marktätigkeit und eine Splenomegalie und damit alle Zeichen einer echten
Hämolysekrankheit (VAN DEN BERGH, GRZEGORZEWSKI, LAWRENCE, LAMPRECHT und IN-
TROZZI). Im allgemeinen ist eine Behandlung nicht erforderlich, sie beschränkt sich auf robo-
rierende Maßnahmen und auf eine Verabfolgung von Eisenpräparaten. Eine Splenektomie ist
nur dann sinnvoll, wenn es zu schweren anämischen Zuständen kommt, eine starke Vermeh-
rung der Proerythrocyten besteht, das Knochenmark eine Hyperplasie mit überschießender
Zellneubildung erkennen läßt und außerdem die Milz vergrößert gefunden wird.

d) Sichelzellanämie (Trepanocytose)

HERRICK beschrieb 1910 diese Anomalie bei Negern. Sie ist ebenfalls dominant erblich und
bei vielen Trägern ohne Krankheitssymptome vorhanden. Die klinische Symptomatologie
stimmt weitgehend mit der des hämolytischen Ikterus überein. Knochenveränderungen mit
Erweiterung der Markräume, Unterschenkelgeschwüre, Infantilismus, Neigung zu Thrombosen
und erhebliche, oft akute abdominelle Symptome, sind weitere Zeichen der Krankheit (CAMP-
BELL, GRINNAN, YATER und HAUSMANN). Im Blutausstrich lassen sich zahlreiche länglich
spindelige, z. T. auch elliptische oder wurstförmige Erythrocyten erkennen, die an der feuchten
Kammer sichelförmige Gestalt annehmen. Oft sind 90—100% aller roten Blutkörperchen der-
artig verformt. Die Erythrocytenresistenz ist nicht immer vermindert, jedoch sind die bizarren
Zellformen mechanisch sehr leicht lädierbar (BAUER, HEILMEYER). Die Milz muß nicht vergrößert sein, sie schrumpft gelegentlich merkwürdigerweise durch immer wieder eintretende
Infarkte und wird hierdurch nicht selten im Alter völlig atrophisch, so daß die Krankheitssymptome schwinden. Man hat davon gesprochen, daß die Kranken sich im Laufe der Zeit
selbst splenektomieren. Aus diesem Grunde sollte nur in schweren Fällen eine Splenektomie
versucht werden. Rezidive sind nicht selten. Die Thrombocyten müssen postoperativ genau
verfolgt werden, da Thrombosen bei Trepanocytose besonders häufig auftreten (LANDON und
PATTERSON, DIGGS und LAM).

e) Chronische familiäre Erythroblastenanämie (Thalassaemia)

Diese Krankheit wurde 1925 von COOLEY erstmals beschrieben, sie findet sich
bei Kindern vor allem der Mittelmeervölker, seltener bei Mitteleuropäern, Negern
und Chinesen (FANCONI, PANOFF, BYWATERS, SARACOGLO, FREUDENBERG und
ESSER, JASO u. Mitarb., FOSTER, SCHWARTZ und MASON).

Es kommt hierbei zu den extremsten Graden der Hämolyse mit exzessiver
Milz- und Leberschwellung, subikterischer Haut und zu Skeletveränderungen. Die
Turmschädelbildung, aber auch Rundschädel mit Verdickung und Vergrößerung
des Markraums und Schwund der Knochenbälkchen sowie Verdünnung der Corti-
calis und stärkere röntgenologische Strahlendurchlässigkeit bedingen das Bild
des sog. „Bürstenschädels". Auch andere Skeletabschnitte außer dem Schädel
weisen eine Osteoporose auf. Diese Skeletveränderungen sind neben der Anämie
mit Milzschwellung und Lebervergrößerung typisch für die Thalassaemia major
(MALAMOS und DELIJANNES, WIPPLE und BRADFORD, BATY, BLACKFAN und
DIAMONT). Ein fast stets vorhandener Infantilismus, Anämiegeräusche am Herzen
und evtl. Dilatation bei extremer Hämolyse mit erhöhtem Gallenfarbstoffgehalt
im Blut und Urin vervollständigen das Krankheitsbild.

Im peripheren Blut finden sich stets Erythroblasten, die Price-Jones-Kurve
ist extrem verbreitert, verursacht durch eine Anisocytose und Poikilocytose. Das
weiße Blutbild zeigt Linksverschiebung, im Mark ist die Erythropoese extrem gesteigert. Die Milz zeigt zahlreiche Phagocyten, die z. T. den Schaumzellen bei
Gaucherscher Krankheit sehr ähnlich sehen. Weiterhin finden sich Erythrophagen
und stets eine mehr oder minder ausgeprägte Erythropoese. Die Lymphocytenzahlen sind vermindert, die Eosinophilen vermehrt (WIPPLE und BRADFORD,
HEILMEYER).

Die *Differentialdiagnose* gegen Jaksch-Hayemsche Ziegenmilchanämie ist hinsichtlich der Therapie und Prognose sehr wichtig. Weiterhin müssen in die Differentialdiagnose Kala-Azar und Malaria einbezogen werden. Neben dem ausgeprägten schweren Krankheitsbild sind neuerdings Abortivformen wie bei den übrigen hämolytischen Anämien, die den Träger mehr oder minder belästigen, jedoch nicht zu schweren Krankheitsbildern führen, beschrieben worden. Erythroblasten werden hierbei im Mark vermehrt angetroffen, fehlen jedoch im peripheren Blut fast vollständig. Diese leichten Formen kommen auch bei Erwachsenen vor (Thalassaemia minor), während die manifest kranken Kinder die Pubertät selten überleben.

Die wirksamste *Therapie* ist die Splenektomie; sie ist meistens nicht lebensrettend, doch werden mehrjährige Remissionen erzielt (COOLEY). Eine Thromboseprophylaxe und exakte Überwachung der Patienten scheint angezeigt, ebenso wie bei Trepanocytose. Postoperativ kommt es zu einer starken Vermehrung der Erythroblasten im Mark und zu einer erheblichen Ausschüttung ins periphere Blut, die sich jedoch nach einiger Zeit wieder vermindert. Die hämolytische Komponente bessert sich in vielen Fällen. Neuerdings werden einige durch Splenektomie geheilte Fälle mit Überlebenszeiten von 6—8 Jahren mitgeteilt. MAINZER und CONNOR berichten über 11 splenektomierte Patienten, von denen fünf 4—8 Jahre beschwerdefrei blieben, während sechs nach 12—30 Monaten anhaltender Besserung wieder auf Bluttransfusionen angewiesen waren. CABIBBO meint, daß alle diejenigen Fälle, die mit einem Ikterus einhergehen und mehr in den Formenkreis des Rietti-Greppi-Micheli-Syndroms hineingehören, auf die Splenektomie ungünstiger reagieren als typische Fälle von Thalassaemia major des Typ Cooley. Da das ausgeprägte Krankheitsbild ohne Therapie in den meisten Fällen zum unglücklichen Ausgang führt, ist die Splenektomie angezeigt, auch dann, wenn wir von ihr nicht in allen Fällen eine Heilung erwarten dürfen (ANTONA, D'ASTE, GLENN, HEILMEYER, ACUNA, PENBERTHY und COOLEY, REEMTSMA und ELLIOTT, SNELLINO und BROWN, SOVENA und AMMANNITE, WIPPLE u. Mitarb.).

f) Erworbene hämolytische Anämien

Von den kongenitalen hämolytischen Anämien unterscheiden sich die erworbenen dadurch, daß sie nicht erblich sind. Bei der Mehrzahl von ihnen — jedoch nicht bei allen — ist eine Schädigung nicht der Erythrocyten selbst, sondern des Plasmas eingetreten, das erythrocytenauflösende Substanzen enthält. Man spricht daher von extracorpusculären autoimmunhämolytischen Krankheiten. Neben den idiopathischen Formen kennt man solche mit bekannter Grundkrankheit, also symptomatische. Sie finden sich bei Lymphogranulomatosen, bei Leukosen, bei Reticulosen, bei Geschwülsten, bei Herdnephritis, bei Urämie (LOEPER, ROSENTHAL und WASSERMANN, SALOMON, STAPS). Ebenso symptomatisch kommt es zur Zerstörung der Erythrocyten mit Blutzerfall nach Vergiftungen mit chemischen Substanzen wie auch mit natürlichen Giften (Arsen, Wasserstoff, Kaliumchlorat, Phenylhydrazin, Phenol, Trichloräthylen, Phenacetin, Sulfadiazin u. a. Saponin, Lorchelvergiftungen, Schlangengifte, Gasbrand).

α) Die *akute febrile hämolytische Anämie* (LEDERER) zeichnet sich durch den akuten Verlauf, die oft erhebliche Temperaturerhöhung und durch völlige Remission des hämolytischen Syndroms aus. Möglicherweise handelt es sich um eine toxisch infektiös ausgelöste Hämolyse. Eine Splenektomie kommt nicht in Frage.

β) Akute *Hämolysen mit Hämoglobinurie* bei Verbrennungen kommen dadurch zustande, daß durchströmte Blutgefäße über längere Zeit einem erheblichen Wärmeeinfluß ausgesetzt sind. Es kommt zur Schädigung der Erythrocytenwand und dadurch zu Hämolyse.

γ) Durch *Plasmafaktoren* ausgelöste hämolytische Anämien zeichnen sich vor allem dadurch aus, daß im Plasma Antikörper vorhanden sind. Es handelt sich dabei um Agglutinine, Hämolysine, Kälteagglutinine sowie um Autoantikörper. Eine ganze Reihe von

Agglutinationstests sind zu ihrem Nachweis ersonnen worden (HEILMEYER, HAHN und SCHU-BOTHE, COOMBS). Solche Antikörper sind verantwortlich für die hämolytische Blutgruppen-unstimmigkeit, für den Morbus haemolyticus neonatorum, die Antikörperanämie (Typ Loutit), für die Wärme- und Kälte-, Autoagglutinine.

δ) Bei Geschwülsten, z. B. Ovarialtumoren und Ovarialcysten, werden Hämolysen beobachtet.

Erworbene hämolytische Anämien, die mit überwiegender Wahrscheinlich-keit *durch Defekte an den Erythrocyten* selbst bedingt sind: Die sog. nächtliche paroxysmale Hämoglobinurie (STRÜBING-MARCHIAFAVA) ist zunächst als typisches Beispiel hier zu nennen. Es sind bisher in der Literatur etwa 80 Fälle veröffentlicht worden (DACIE u. Mitarb., HAMBURGER und BERNSTEIN, HEGGLIN und MAIER, RUSCICA, SCHUBOTHE, TOMASSINE). Kennzeichnend ist der nachts dunkle Urin (Hämoglobinurie, Hämosiderinurie), der bei Tage hell erscheint und mehr oder minder frei von Hämoglobinabbauprodukten ist. Es handelt sich um eine unheilbare Krankheit mit einem extrem gesteigerten Blutumsatz, der schließlich zu schwerer chronischer Krankheit und zum Tode führt. Zur Auslösung der Er-krankung sind mehrere Faktoren notwendig, die z. T. einem Wechsel des Schlaf-wachrhythmus unterworfen sind und bei Nacht zur Hämolyse führen. Die genaue Pathogenese der Erkrankung ist bis heute unbekannt. Es sind immer wieder Splenektomien durchgeführt worden. Wir selbst konnten zwei Fälle beobachten, die wir im folgenden kurz schildern:

36 jährige Patientin, die seit 13 Jahren mehrere schwere Schübe jährlich durchmachte, mit drei Aborten bzw. Frühgeburten; Splenektomie im freien Intervall. Die Hämoglobinurie ist seit zwei Jahren nun wesentlich gebessert, doch kam es 16 Monate nach der Operation erneut zu einer Totgeburt. — Eine zweite Patientin wurde ebenfalls operiert, jedoch im akuten Schub, der sich durch die Operation verschlechterte; die Patientin kam im Verlaufe der postoperativen Phase ad exitum.

Besserungen durch Splenektomie sind nur bei vergrößerten Milzen zu beob-achten, und zwar nur soweit, als nach Beseitigung des Organs, in dem der Blut-strom verlangsamt ist und es leichter zur Stase kommt, eine geringere Hämolyse eintreten kann. Völlige Heilungen des Syndroms oder Dauererfolge sind hingegen nicht zu erwarten.

In jedem Fall von erworbener hämolytischer Anämie sollte zunächst eine Be-handlung mit ACTH oder Cortison versucht werden. Bleibt die Steroidbehandlung erfolglos, so ist nach exakter hämatologischer und serologischer Durchunter-suchung unter Umständen eine Splenektomie angezeigt. Die Erfolge sind wesent-lich schlechter als bei der kongenitalen Kugelzellanämie. HEILMEYER berichtet über acht Fälle, bei denen er die Splenektomie empfohlen hatte, von ihnen wurden drei geheilt, die restlichen fünf starben, ohne daß irgendeine Besserung erkennbar war, wobei aber betont werden muß, daß es sich nur um schwerste, der konservativen Therapie gegenüber völlig resistente Fälle handelte. In unserem eigenen Material finden sich auch leichtere Fälle. Neun Patienten wurden operiert, drei starben, bei zweien ist eine mäßige, nicht anhaltende Besserung zu verzeichnen, bei vier Pa-tienten aber ist eine deutliche Besserung, die fast einer klinischen Heilung gleich-kommt, nachzuweisen. Man kann bei den erworbenen hämolytischen Anämien mit insgesamt 50% gebesserter Fälle durch die Operation rechnen. Diese werden erkauft durch eine wesentlich höhere Operationsmortalität, als wir sie beim fami-liären Ikterus gewohnt sind.

3. Porphyrie

Die Ausscheidung von Porphyrinen mit dem Urin (Porphyrinurie) kommt bei verschiedenen Krankheitsprozessen vor. Man unterscheidet zwei Hauptformen, einmal die mit generalisierten Ablagerungen einhergehende Porphyria erythropoetica, zum anderen die auf die Leber be-schränkte Form der Erkrankung, die Porphyria hepatica, die einen akuten und einen chroni-schen, mit Photodermatitis einhergehenden Typ erkennen läßt.

Der *Porphyria erythropoetica* liegt eine angeborene Anomalie des Häm-Stoffwechsels zugrunde. Ursache dieser Stoffwechselstörung sind Fermentdefekte, die in der Häm-Synthese zu Fehlbildungen führen. Die Folgen hiervon sind ausgedehnte Bilder von Uroporphyrie und Koproporphyrie. Es kommt zur abnormen Ablagerung von Porphyrinkristallen vor allem im Knochenmark und auch in den Zähnen. Es findet sich fast stets eine hämolytische Anämie mit gesteigertem Zellzerfall, eine Milzschwellung und außerdem eine Photodermatitis mit Blasen- und Narbenbildung. Es kommen, da die Krankheit angeboren ist, vor allem Kinder zur Beobachtung. Im Urin findet sich Uroporphyrin und Koproporphyrin vermehrt. Da in ähnlicher Weise wie bei den hämolytischen Anämien ein vermehrter Erythrocytenumsatz besteht, wurde die *Splenektomie* versucht. Diese stoppt den Erythrocytenumsatz zumindest für eine gewisse Zeit ab, so daß damit auch die Porphyrinproduktion reduziert wird.

Bei den hepatischen Porphyrien ist die Splenektomie wirkungslos (ALBRICHT u. Mitarb., BANSI, STICH).

4. Polycythämie

a) Typ Vaquez-Osler

Die dauernde Vermehrung der Erythrocyten in der Blutbahn, gekoppelt mit einer übermäßigen Produktion, ist von rein symptomatischen Erythrocytenvermehrungen (bei Wasserentzug, O_2-Mangel bei Höhenaufenthalt, bei Herz- oder Lungenkrankheiten und Vergiftungen) abzugrenzen. Nach Splenektomie und bei Morbus Cushing tritt ebenfalls eine Erythrocytenvermehrung auf. Die echte Polycythämie ist gekennzeichnet durch eine hochrote Verfärbung der Schleimhäute, eine überaus starke Capillar- und Gefäßzeichnung der Haut, die auch am Augenhintergrund und auf Röntgenbildern der Lunge wahrnehmbar ist. Es besteht Neigung zu Gefäßläsionen, da die Verlangsamung des eingedickten Blutstroms eine besondere Thrombosehäufigkeit zur Folge hat. Auch Spontanblutungen werden beobachtet. Die Milz ist bei der Polycythämie immer vergrößert, oft reicht sie bis zum Nabel. Nicht selten kommt es zu Blutungen oder Thrombosen in der Milz. Meist finden sich extramyeloische Blutbildungsherde. Auch die Leber ist vergrößert. Urobilinogen im Urin ist vermehrt.

Das *Blutbild* zeigt Erythrocytenzahlen bis zu 9 Mill. pro mm³ und erhöhte Hämoglobinwerte. Anisocytose, Polychromasie und Proerythrocytenvermehrung vervollständigen das Bild nicht nur einer Vermehrung der roten Blutzellen, sondern auch eines gesteigerten Umsatzes. Ebenso besteht eine Granulocyten- und Thrombocytenvermehrung.

Das *Mark* ist hyperplastisch in allen drei Anteilen. Im Milzpunktat fand WEIL keine Vermehrung der Erythroblasten, jedoch liegen wenige Ergebnisse von Milzpunktionen vor. Die Krankheit ist aus dem Sternalpunktat im peripheren Blut zu diagnostizieren. Milzpunktionen sind daher nicht angezeigt.

b) Erythroblastosen

Von der Polycythämie mit Vermehrung aller Blutbestandteile ist die sehr seltene Erythroblastose zu trennen. Hier ist es nur der erythrocytenbildende Teil, der geschwulstartig gewuchert ist. Es finden sich nicht selten erythroblastische Herde der Milz. Eine Hyperplasie des Knochenmarks, oft mit pathologischen Erythrocytenvorstufen und ausgesprochener Erythroblastenwucherung, sichert die Diagnose. Eine Anzahl von Autoren ordnet diese Krankheitsgruppe den Leukosen zu und spricht von Erythroleukämien. Die Milzexstirpation führt zu keinem guten Ergebnis; es wurden im Gegenteil akute Verschlimmerungen durch Thrombose nach dem Wegfall des Abbauorganes der Erythrocyten beobachtet. Auch bei der Polycythämie waren die Erfolge der Splenektomie meist negativ. Die Mortalität des Eingriffs ist hoch, so daß diese Indikation schon heute überall verlassen ist (SAUER, SCHNEIDER, HALSE, ZADEK, SPATH, DEMOLE und GUYE, WILSON, GREGOIRE und SANTY).

5. Milztumoren bei kindlichen Anämien

Im Kindesalter verlaufen einige Anämieformen besonders rasch und führen zu nicht unerheblichen Milzschwellungen. Bei der *Neugeborenen-Anämie* ist die Milz meist nur mäßig oder gar nicht vergrößert, wohingegen bei der *Pseudoleucaemia* infantum (Jaksch-Hayem) sich eine xtrem großer Milztumor findet, der als Reaktionsform des Kindes auf chronische infektiöse Reize oder auf alimentäre Mangelzustände angesehen wird.

Bei der Ziegenmilch-Anämie ist ein megaloblastisches, hyperchromes Blutbild vorhanden, ebenso wie bei der konstitutionellen Fanconi-Anämie. Die Kuhmilch-Anämie hingegen zeigt eher das Bild einer Eisenmangel-Anämie. Milzexstirpationen sind bei allen Formen wirkungslos, ja unter Umständen verschlimmern sie den Zustand. Die Operationsmortalität ist außerordentlich hoch. Wir können daher eine Indikation zur Splenektomie nicht stellen (ASHBY und SOUTHAM, GITTINGS und STOKES).

6. Aplastische Anämien

Vermindertes oder gar völliges Sistieren der gesamten Zellbildung im Knochenmark oder auch isoliert des roten oder weißen Systems führt zu verschiedenen Krankheitsbildern, die von der Markhemmung prinzipiell zu trennen sind. Doch soll gleich zu Beginn betont werden, daß eine über Jahre bestehende Knochenmarkshemmung auch schließlich zur Aplasie führen kann und daß es bei primär aplastischen Krankheitsbildern über eine vergrößerte Milz zusätzlich zu Markhemmungen kommen kann. Fällt die gesamte Zellbildung aus, so spricht man von Panmyelopathie, fällt nur der erythropoetische Anteil aus, von aplastischer Anämie, bei granulocytärem Ausfall von Agranulocytose, entsprechend von Thrombopenie oder Athrombocytose bei Sistieren der Thrombocytenbildung.

a) Panmyelopathie

Diese geht mit einem Schwund mehr oder minder aller Markanteile einher, bei Anämie, Leukopenie und Thrombocytopenie im peripheren Blut.

Die Symptomatologie ist durch Leistungsschwäche, Infekte, Nekrosen und Blutungen gekennzeichnet. Die Milz ist selten vergrößert. Als Ursachen kommen Toxine, Strahlenschäden, allergische Reaktionen, seltener chronische Infekte in Frage. Auch bei ausgeprägter Markmetastasierung bösartiger Geschwülste sowie bei Leukosen, bei welchen der rote und thrombocytenbildende Markstrang völlig ausfallen, werden Cytopenien gefunden. Bei Geschwülsten finden sich jedoch häufiger Markreizzustände mit Leukocytenvermehrung im peripheren Blut. Aus dem Körper selbst entstandene Toxine sowie Virusinfekte werden ursächlich für das Auftreten dieser Krankheit verantwortlich gemacht, es gibt kaum eine Ursache — die Konstitution nicht ausgenommen — die nicht mit zur Klärung der Entstehung herangezogen wurde. Man kann ganz allgemein sagen, daß ganz verschiedene Reize diese besondere Reaktion des Knochenmarkes auszulösen vermögen.

Es gibt langsam fortschreitende, aber auch rasch verlaufende Fälle. Die Prognose ist so gut wie immer infaust, die Therapie ist bis vor einigen Jahren konservativ gewesen. Splenektomie galt als kontraindiziert, da die Milz am Zustandekommen der Krankheit für unschuldig gehalten wurde. Findet sich einmal eine Splenomegalie, so ist in der Milz stets eine myeloische Metaplasie vorhanden, die in der Mehrzahl der Fälle der Aufrechterhaltung eines Minimums an Blutbildung dient.

b) Agranulocytose

Eine auf das rote System beschränkte Form ist selten, häufiger eine mehr oder minder isolierte Granulocytopenie bzw. *Agranulocytose.* Diese ist durch Nekrosen vor allem im Bereich des Rachenrings, aber auch im Darm oder auf der Haut gekennzeichnet, die auf Grund des Fehlens der Abwehrfunktion der Leukocyten entstehen. Die Granulocyten des peripheren Blutes sind extrem vermindert oder fehlen vollständig.

Im Knochenmark findet sich eine Aplasie aller oder einzelner Zellstränge, vorwiegend der granulocytopenischen Reihe. Die Ursachen können wie bei der Panmyelopathie ganz verschieden sein, ebenso wie die Verlaufsformen. Akute Reifungshemmungen mit hyperplastischem Mark sind nicht weniger gefährlich als solche mit aplastischem Mark. Bei chronischen Fällen mit Mark-Hyperplasie erhebt sich allerdings die Frage, ob sie nicht splenogen bedingt und als Markhemmung anzusehen sind.

c) Osteomyelosklerose

Eine besondere Krankheitsgruppe bilden *Osteofibrosen* und *Osteomyelosklerosen* (Typ Albers-Schönberg, Typ Heuck-Assmann und Typ Vaughan). Wesentlich ist, daß es bei allen diesen Krankheiten zu einer Fibrose des Knochenmarks und schließlich zu Verkalkungen kommt. WYATT und SOMMERS haben als erste diese Krankheitsgruppe einheitlich zusammengefaßt und 129 Fälle beschrieben. Eine neuere Darstellung stammt von STODTMEISTER und SANDKÜHLER.

Die Ätiologie dieser Osteomyelofibrosen ist uneinheitlich, jedenfalls kann es durch verschiedene Schädlichkeiten zunächst zu einer chronischen Entzündung des Marks mit Marködem, Reticulumvermehrung und Vermehrung unreifer Zellen auf Kosten der Blutbildung kommen. Das Mark weist schließlich eine Durchsetzung mit fibrösem Bindegewebe auf.

Bei der Knochenmarkspunktion ist der Widerstand des Knochens stark vermehrt, so daß zum Einbohren der Nadel eine erheblich größere Kraft erforderlich wird. Es gelingt schwer, Mark zu aspirieren. Das Punktat ist zellarm, enthält unreife Zellen, Reticulum- und Bindegewebszellen. Die Milz ist dann vergrößert und weist eine vikariierende myeloische Metaplasie auf (s. Abb. 55).

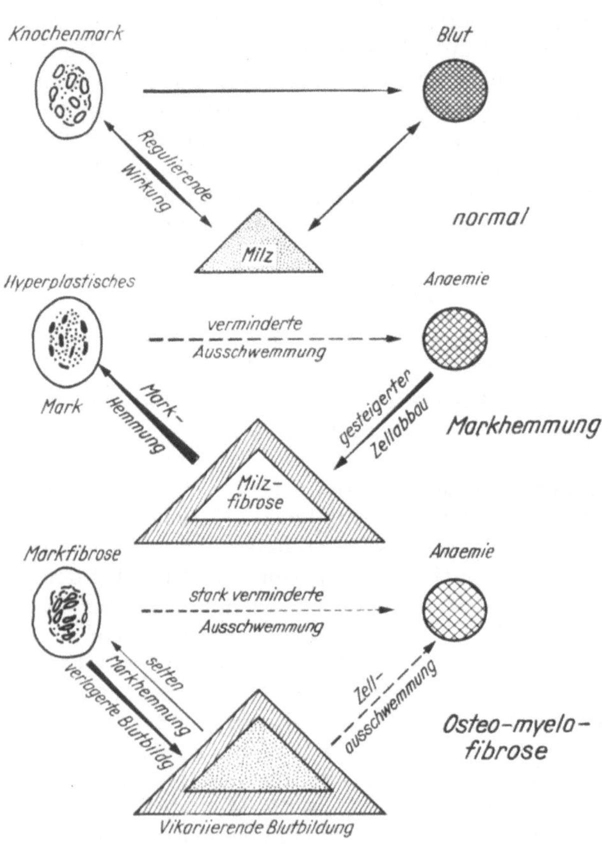

Abb. 55. Schematische Darstellung der Milz-Knochenmark-Blut-Beziehungen unter normalen Verhältnissen, bei splenopathischer Markhemmung (Hypersplenismus) und bei Markinsuffizienz (Osteomyelofibrose, Markmetastasierung, Agranulocytose), s. auch Abb. 14, 16 u. 18

Bei all diesen Fällen von Knochenmarksinsuffizienz (Panmyelopathie, Agranulocytosen, Osteomyelosklerosen) galt die Splenektomie als kontraindiziert (SCHILLING, STODTMEISTER, SANDKÜHLER, WAHLQUEST, FERRATE und FESCHI, HERFARTH, FAJERMANN). Hin und wieder wurden bei sehr großen Milzen Splenektomien vorgenommen und auch vorübergehende Besserungen erzielt. Dies wurde darauf zurückgeführt, daß eine erheblich vergrößerte Milz gleichzeitig einen Hemmungseffekt auf das Knochenmark auszulösen in der Lage sei. Ergebnisse darüber sind jedoch nicht sehr häufig mitgeteilt (HITTMEIER, DAMESHEK, CATANEO, KABAKITA, SHINTON). Neuerdings wurden einige günstige Beobachtungen bekannt. Die Splenektomie beseitigt die gleichzeitig bestehende Markhemmung und übt einen

Reiz auf das Knochenmark aus, beraubt jedoch den Kranken eines Organs, das eine starke Myelopoese leistet, oft diese sogar allein unterhält. Die Röntgenbestrahlung der Milz oder eine cytostatische Therapie ist in all diesen Fällen nicht ratsam und bringt keinen Nutzen, sondern ist streng kontraindiziert. Die differentialdiagnostische Trennung dieser Krankheitsbilder von der splenopathischen Markhemmung muß Grundlage jeder Indikationsstellung zur Splenektomie sein, die nur in besonderen Fällen angezeigt ist. Nachdem KAWAKITA sowie JAMRA u. Mitarb. an einer größeren Zahl von Kranken den Nutzen der Splenektomie bei den Panmyelopathien zeigen konnten, ist es notwendig, eine besonders genaue Auswahl der geeigneten Kranken zu treffen. Ist das Knochenmark nicht vollständig aplastisch oder sind noch Reste von Blutbildungen vorhanden, so kann eine Splenektomie nützlich werden. WEINREICH sieht das wichtigste Kriterium für die Entscheidung, ob eine Splenektomie in Frage kommt, vor allem in der Verkürzung der Erythrocytenüberlebenszeit und dem Nachweis zirkulierender Antikörper gegen die verschiedenen Blutzellen. Auch DAMESHEK spricht von günstigen Effekten der Splenektomie bei Panmyelopathien, jedoch bestätigt auch er, daß bei unseren heutigen diagnostischen Möglichkeiten es noch nicht möglich ist, diejenigen Fälle, bei denen die Splenektomie von Nutzen ist, von denjenigen, bei denen sie wirkungslos oder gar schädlich ist, mit Sicherheit zu trennen, so daß er von einem gewissen Glücksspiel mit der Splenektomie bei aplastischem Mark spricht. Auch bei fehlender Milzvergrößerung können Erfolge erzielt werden, wie GROSS zeigen konnte. In unserem Material findet sich ein sehr langsam verlaufender Fall einer Markfibrose, der nach jahrelangem Verlauf rasch zur bisher bestehenden Markhypoplasie eine Ausschwemmungshemmung entwickelte mit Leukocytenwerten im peripheren Blut zwischen 900—1200 in mm³. Da diese Leukopenie anhielt, wurde eine zusätzliche Markhemmung durch die vergrößerte Milz angenommen und eine Splenektomie durchgeführt. Die Leukocyten stiegen rasch auf Werte zwischen 5000 und 7000 an. Der weitere bisherige fünfjährige postoperative Verlauf mit Leukocytenwerten zwischen 4000 und 6000 bei Fortbestehen der Markhypoplasie scheint die in diesem Falle gestellte Indikation zu rechtfertigen.

B. Leukocytäres System

1. Leukosen

a) Die Myelose, vor allem die chronische leukämische Form, geht mit großen Milzschwellungen einher, die sehr früh im Krankheitsverlauf auftreten und die Kranken erheblich beeinträchtigen. Die Splenomegalie macht sich durch Druck auf den Intestinaltrakt wie auf die Gefäße, dazu durch Zunahme des Leibesumfangs bei starkem Gewichtsverlust sehr störend bemerkbar.

Das *Blutbild* ist durch die Vermehrung der Granulocyten und ihrer Vorstufen gekennzeichnet. Im Mark ist eine Hyperplasie der gesamten Granulocytopoese mit unreifen myeloischen Zellen vorhanden. Seltene, aleukämische Myelosen weisen im peripheren Blut eine Linksverschiebung bei normalen oder leicht erhöhten Granulocytenzahlen auf. Der Markbefund gleicht der leukämischen Form weitgehend und ist gegen reaktive Veränderungen (z. B. bei Infekten) nicht immer leicht abzugrenzen. Die Diagnose *muß dann durch die Milzpunktion erfolgen*. Das Milzpunktat zeigt myeloische Metaplasie, die sich auch in der ebenfalls vergrößerten Leber findet. Andere Organe, wie Niere, Haut und Schleimhäute, können myeloische Infiltrationen aufweisen. Besondere Varianten, wie reine tumorbildende Formen oder die Megakariocytenleukämie, sind extrem selten vorkommende Erkrankungsformen (SCHOLZ und KRETZSCHMAR).

b) Die Lymphadenose bildet keine so mächtigen Milzschwellungen wie die Myelose aus. Lymphdrüsenschwellungen und Störungen des Allgemeinbefindens stehen im Vordergrund, öfter sind Hautinfiltrate vorhanden. Das Blutbild zeigt eine exzessive Vermehrung der kleinen Lymphocyten, die größere Varianten als gewöhnlich erkennen lassen und bei der genauen Betrachtung Nucleolen aufweisen können. Granulocyten sind vermindert, ebenso entwickelt sich eine Anämie und Thrombocytopenie. Der Sternalmarkbefund klärt die Diagnose durch die oft exzessive lymphatische Infiltration des Marks. Insbesondere zur Erfassung der aleukämischen Form ist die Sternalpunktion unentbehrlich.

c) Unreife, akute Leukosen (Paramyeloblastosen, Myeloblastosen und akute lymphatische Leukämien sowie Übergangsformen zu Sarkomen, Lympholeuko-Sarkomatosen, Myeloblastome und einförmige Leukosen) gehen meist nur mit geringer Vergrößerung der Milz einher. Stets bestehen erhebliche Proteinverschiebungen und in den blutbildenden Organen Infiltrationen unreifer rundzelliger Elemente.

d) Die Therapie der verschiedenen Leukosen ist im wesentlichen die gleiche. Auch heute noch ist die Bestrahlung und die Behandlung mit cytostatischen Substanzen die Therapie der Wahl. Insbesondere die entsprechende Kombination beider Therapieformen ermöglicht gelegentlich lange Remissionen. Die immer wieder versuchte Splenektomie zeigt keine wesentlich lebensverlängernde Wirkung, wenn auch über Einzelerfolge immer wieder berichtet wird. GIFFIN splenektomierte 73 Patienten nach vorheriger Röntgenbestrahlung mit einer Mortalität von 7%. Die Erfolge waren nicht überzeugend. Mißerfolge und Verschlimmerungen durch den Eingriff sind ebenso mitgeteilt worden wie vorübergehende Besserung. So berichtet KRUMBHAAR, daß von 80 Operierten mit Leukosen 47 innerhalb eines Monats starben, während 21 später verstorben sind. Nur 7 Kranke sind durch den Eingriff gebessert worden. GROSS teilt neuerdings den Fall eines 49jährigen Kranken mit, der nach einer röntgenologisch und chemotherapeutisch behandelten Lymphadenose eine erworbene hämolytische Anämie mit Osteomyelosklerose entwickelt hatte. Die Splenektomie brachte eine zum Zeitpunkt der Mitteilung länger als ein Jahr anhaltende Remission.

FISHER u. Mitarb. splenektomierten neun Fälle mit Leukosen (2 Myelosen, 6 Lymphadenosen und 1 Monocytenleukämie). Ein Patient verstarb postoperativ. Bei vier Fällen waren kurzdauernde Remissionen durch die Splenektomie zu erzielen (1—3 Monate), während bei den vier restlichen Fällen längere Remissionen (18—50 Monate) erreicht werden konnten. Durch den Ausbau der röntgenologischen und cytostatischen Therapie, in vereinzelten Fällen kombiniert mit einer Steroidbehandlung, hat sich die Lebenserwartung, insbesondere der chronischen Formen, erheblich gebessert, so daß die Notwendigkeit, die durch die Größe der Milz bedingten Beschwerden durch Splenektomie zu beseitigen, kaum noch bestehen dürfte. Die Indikation zur Splenektomie läßt sich daher nur ausnahmsweise durch sehr große, starke Schmerzen und Beschwerden bereitende Milz stellen. Manchmal ist die Indikation durch zusätzliche Beschwerden und Symptome gegeben, die gerade durch die Besserung des Grundleidens erst möglich sind. Solche zusätzlich auftretenden Erscheinungen von seiten der Milz sind erworbene Hämolysen und Pancytopenien oder isolierte Markhemmungen im Sinne einer Thrombocytopenie. Die Indikation zum operativen Eingreifen sollte nur ausnahmsweise nach genauer internistischer Klärung mit Untersuchung des Knochenmarks, des Milzpunktats und des peripheren Blutes auf Antikörper vorgenommen werden. Absolut indiziert ist die Splenektomie nur bei Rupturen und Stieldrehungen.

Zusammengefaßt läßt sich sagen, daß die Leukosen, ebenso wie die Erythroblastosen, im allgemeinen keine Indikation zur Splenektomie geben und nur ausnahmsweise bei den oben besprochenen Indikationen die Splenektomie Hilfe für den Kranken bringen kann. Auch hierbei muß eine hohe Mortalität bei nur vorübergehendem Erfolg für nahezu die Hälfte der Kranken in Kauf genommen werden, denen allerdings in den glücklich verlaufenden Fällen lange Remissionen gegenüberstehen. Auch bei unheilbaren Kranken ist eine Operation nur dann indiziert, wenn bei der Summe der Patienten die gewonnene Überlebenszeit die Mortalität nicht nur aufwiegt, sondern übertrifft.

2. Die splenomegale essentielle Neutropenie (M. Wiseman-Doan)

Entsprechend der Anaemia splenica der roten Zellreihe und der essentiellen Thrombopenie der Thrombocyten bildenden Zellreihe gibt es auch eine isolierte Hemmung des granulocytären Systems. Die Symptome der Agranulocytose, wie Angina, Stomatitis, Bronchitis, vergesellschaftet mit Splenomegalie, ausgeprägter Leukopenie und Hyperplasie der Granulopoese kennzeichnen das Krankheitsbild (s. auch S. 115).

Nach der Erstbeschreibung durch WISEMAN und DOAN sind zahlreiche splenomegale Neutropenien beobachtet worden (MOORE und BIERBAUM, MUETHER u. Mitarb., EAUGER u. Mitarb., ROGERS und HALL, POUMAILLOUX, MALLARMÉ, WEISS und COLLINS, HEILMEYER und BEGEMANN, JOHNSON). Die Milz zeigt bis auf eine Vermehrung des Reticulums keinen einheitlichen Befund. Selten besteht eine ausgeprägte Fibroadenie wie bei der Milzcirrhose (s. S. 137). Einige Fälle mit Markhyperplasie und myeloischer Metaplasie der Milz wurden beschrieben, die jedoch weniger splenogene Neutropenien darstellen dürften, sondern verkannte Fälle einer Knochenmarkatrophie bzw. Osteomyelofibrose sind (s. S. 116). Neben der echten primären essentiellen Neutropenie mit Reticulumzellenvermehrung in der Milz finden sich auch symptomatische Formen bei verschiedensten chronischen Splenomegalien. Wir selbst haben einen Fall beobachtet, dem eine Milztuberkulose als Ursache für die splenomegale Neutropenie zugrunde lag (s. S. 93). Die Therapie der Wahl ist die Milzexstirpation, die in jedem Falle innerhalb weniger Tage ein Ansteigen der Granulocyten bewirkt und zur klinischen Heilung des Krankheitsbildes führt. Mißerfolge gibt es nur bei Spätfällen, bei welchen die lange bestehende Markhemmung zu irreversiblen Schäden im Knochenmark geführt und schließlich eine Aplasie des Markes hervorgerufen hat. Häufigere Ursache für Mißerfolge als diese Spätfälle scheinen uns Fehldeutungen des Krankheitsbildes zu sein. Wenn das Mark nicht hyperplastisch ist, besteht erheblicher Zweifel an der Diagnose und eine Indikation zur Splenektomie ist nicht ohne weiteres zu stellen. Das Krankheitsbild der Agranulocytose muß unbedingt abgegrenzt werden, ebenso das der Osteomyelofibrose (s. S. 116).

3. Die cyclische Neutropenie

Bei der cyclischen Neutropenie kommt es zu periodisch wiederkehrenden Granulocytopenien. Die Rhythmen sind im allgemeinen unregelmäßig. Die Pathogenese der Krankheit ist ungeklärt, daher auch die Therapie unsicher. Man hat versucht, durch die Splenektomie Besserungen zu erzielen, die tatsächlich eingetreten sind. Möglicherweise beruhen sie auf einer Gesamterhöhung der Blutzellzahlen, so daß die Leukocyten bei erhöhten Ausgangswerten im akuten Schub nicht so tief abfallen wie vor der Splenektomie (WEINREICH, COVENTRY, FULLERTON und DUGUID, REZNIKOFF, SANDELLA).

4. Das Felty-Syndrom

Das bereits (s. S. 97) besprochene Felty-Syndrom stellt eine besondere Form der Neutropenie aus dem rheumatischen Formenkreis dar. Die Splenektomie erscheint angezeigt, wenn die antirheumatische Behandlung kombiniert mit Cortison nicht zur Beseitigung der Leukopenie führt.

C. Thrombocytäres System

Nur bei den cellulär bedingten hämorrhagischen Diathesen, d. h. bei quantitativer oder qualitativer Thrombocytenveränderung spielt die Milz eine gewisse pathogenetische Rolle, wohingegen gefäßbedingte und serologisch bedingte Gerinnungsstörungen milzunabhängig sind und nur der Differentialdiagnose wegen mit erörtert werden.

1. Essentielle Thrombopenie (Morbus Werlhof)

a) Klinik. Die in allen Lebensaltern, jedoch häufiger bei jugendlichen und weiblichen, weniger bei älteren Menschen beobachtete Krankheit ist durch Hautblutungen, die von flohstichartigen, petechialen Flecken bis zu größeren flächenhaften Hämatomen variieren, sowie durch Schleimhautblutungen ohne erkennbare Ulcerationen gekennzeichnet. Die Erstbeschreibung der Krankheit gab WERLHOF 1740.

Beide Blutungsformen können zusammen vorkommen. In einem solchen Fall ist die Diagnose nicht schwierig. Wenn hingegen isolierte Schleimhautblutungen sowie Nasen-, Magen-, Hämorrhoidalblutungen oder Uterusblutungen auftreten, so ist ihre Deutung und ihre Identifikation als Symptom eines Morbus Werlhof nicht immer einfach. Die Milz ist nur wenig vergrößert, oft überragt sie den Rippenbogen nicht. Bei genau erhobener Anamnese erfährt man oft, daß die Patienten schon vor dem ersten eigentlichen Manifestwerden der Krankheit mit petechialen ausgedehnten Blutungen oder Schleimhautblutungen gelegentlich leicht bluteten. So werden z. B. Nasenbluten, erhebliche verstärkte Menstruationsblutungen oder Hämatome nach ganz leichten Traumen angegeben. Patientinnen suchen wegen Metrorrhagien den Gynäkologen auf. Nicht selten läßt sich die Blutungsbereitschaft durch das Rumpel-Leedesche Phänomen, durch Kneifversuch oder mit einer auf die Haut gesetzten Saugpumpe provozieren. Die Blutungszeit ist verlängert, die Gerinnungszeit normal. Eine exaktere Bestimmung des Gerinnungsstatus als es die Blutungszeit und Gerinnungszeit erlauben, ist mittels der Thrombelastographie möglich. Das Thrombelastogramm läßt einen ganz typischen Kurvenverlauf erkennen, der die Abgrenzung der Thrombocytopenie von anderen Blutgerinnungsstörungen möglich macht (s. S. 60, Abb. 33).

Das *Blutbild* ist neben einer nach Blutungsschüben stets vorhandenen Anämie durch eine ausgeprägte Thrombocytopenie gekennzeichnet. Im akuten Schub sind meist weniger als 30000 Thrombocyten vorhanden. Zur Zeit der Remissionen variieren die Werte zwischen 50 und 150000. Jüngere Untersuchungen haben darüber hinaus eine qualitative Minderwertigkeit der Blutplättchen in physiologischer Hinsicht und auch morphologische Abnormitäten, wie Riesenplättchen und granuliertes Plasma erkennen lassen (ARNETH, DAMESHEK u. Mitarb., ROHR, H. WERNER, WOLPERS).

Das Knochenmark läßt eine Vermehrung der Megakaryocyten mit einem Überwiegen der jugendlichen, unreifen, nicht plättchenbildenden Formen erkennen. Der einzelne Megakaryocyt weist in seiner Gestalt, seiner Färbbarkeit, seiner Kern- und Plasmastruktur keine Besonderheiten gegenüber normalen Megakaryocyten auf. Die Sternalpunktion ist dennoch vor der Indikationsstellung dringend indiziert, da es symptomatische Formen der Thrombocytopenien, insbesondere bei Leukosen, aber auch bei Markaplasien gibt, die differentialdiagnostisch ausgeschlossen werden müssen (BENHAMOU u. Mitarb., HEILMEYER, GERLACH). In etwa 30%

aller Fälle sind die Megakaryocytenzahlen normal und es ist lediglich eine verminderte oder gar aufgehobene Plättchenbildung zu erkennen. Extreme Plättchenverminderung oder gar Amegakaryocytose sind sehr selten. Die Operationsindikation ist hier — ebenso wie bei Osteomyelofibrosen — nur ausnahmsweise zu stellen.

b) Pathogenese und Verlauf. Meist besteht die Blutungsneigung von Kindheit an. Seltener tritt sie erst in der Pubertät auf. Erscheinungsfreie Perioden wechseln mit solchen gesteigerter Blutungsbereitschaft ab. Es kann plötzlich zu akuten lebensbedrohlichen Blutungen kommen. Diese akuten Hämorrhagien können auch ohne jegliche Vorboten den bis dahin gesunden Patienten überfallen (Purpura fulminans). Sie sind meist völlig therapieresistent und führen trotz aller Bemühungen rasch zum Tode, wenn es nicht ohne äußere Einflüsse zum plötzlichen Sistieren der Blutung mit einer Restitution der Thrombocyten und ihrer Funktionen kommt. Die Milz ist bei diesen akuten Formen niemals vergrößert. Die Frage, ob es sich bei diesen akuten Blutungen wirklich um Erscheinungen eines echten Morbus Werlhof handelt, ist noch nicht entschieden. Einige Beobachtungen sprechen dafür, daß ätiologisch ganz verschiedene Prozesse zum Bild dieser akuten Thrombopenie führen können. Infektiöse, toxische und allergische Ursachen — wir werden weiter unten noch darauf zu sprechen kommen — sind in der Lage, das Krankheitsbild auszulösen. Wir beobachteten bei einer Miliartuberkulose der Milz das Bild einer akuten lebensbedrohlichen Thrombocytopenie (s. a. S. 94).

Kr.-Nr. 2681/56 B. L., 34jährige verheiratete Frau, 2 Kinder, 1 Abortus febrilis $^1/_4$ Jahr vor der Klinikaufnahme. Fühlt sich seither nicht mehr richtig wohl. Nachtschweiß. Husten. Schmerzen im Abdomen. Unregelmäßiger Stuhlgang. Inappetenz. 2 Tage vor der Klinikaufnahme Erkrankung durch Zahnfleischblutungen in größerem Ausmaß. Am Tage darauf petechiale Hautblutungen. In der folgenden Nacht Teerstühle. Leber bei der Aufnahme 2 Qf. vergrößert und derb, glattrandig. Petechiale Blutungen am ganzen Körper. Hämatome beider Konjunktiven, Blutungen des Zahnfleisches. Sehr blasses anämisches Aussehen. Herztöne leise. Akzidentelles Systolicum. RR 100/80. Milz gerade eben palpabel unter dem linken Rippenbogen. Thrombocytenwerte im peripheren Blut bei mehrfacher Kontrolle zwischen 0 und 30000, bei der letzten Zählung vor der Operation 5500. Die Gerinnungsanalyse ergibt eine Störung der Thrombokinasebildung. Auf Grund dieser Befunde wird eine symptomatische Thrombopenie bei „hepatolienalem Symptomenkomplex" mit isolierter oder vorwiegender Hemmung des thrombocytenbildenden Markstranges angenommen.

Bei der Operation kommt es zu Blutungen aus kleinsten Capillaren. Die Milz ist auf das Doppelte vergrößert und zeigt eine körnchenartige Oberfläche. Auf dem Schnitt der entfernten Milz finden sich körnige große Follikel. Postoperativ steigen die Thrombocyten bereits am Tage der Operation auf 13000 und innerhalb von 2 weiteren Tagen auf Werte um 200000 an. Die histologische Untersuchung der Milz ergab eine Miliartuberkulose des Organs. Vollständige Heilung. Kein Rezidiv der Thrombopenie.

Weitere Fälle von Milztuberkulose als Ursache von Thrombocytopathien teilten ALESSANDRI, GILLMANN, RAPP mit (s. auch S. 93). Eine besondere Rolle beim Zustandekommen der Blutungen kommt der Thrombocytopenie und der ihr vergesellschafteten pathologischen Minderwertigkeit der Thrombocyten zu, die zwar eine mehr oder minder ausgeprägte Gerinnung des Blutes noch bewerkstelligen, jedoch die Retraktion des Gerinnsels nicht mehr ermöglichen können. Während normale Thrombocyten in einer Anzahl von etwa 30000 noch eine vollständige Gerinnung ermöglichen, ist dies bei den minderwertigen Thrombocyten des Morbus Werlhof oft nicht möglich. Wie groß darüber hinaus der Anteil der Capillarschwäche beim Zustandekommen der Blutungen ist, wird noch immer diskutiert.

Haut- und Schleimhautblutungen gehen im allgemeinen mit der Minderung der Thrombocytenzahl parallel, jedoch sind auch Abweichungen hiervon beobachtet worden (HEILMEYER, ROSEGGER, ROSKAMP). Capillarschäden wurden von verschiedenen Autoren (AGGELER u. Mitarb.) beschrieben, wie auch manche Autoren (BEDSON, TOKANTINS) mit Antithrombocytenserum nicht nur einen Thrombocytenabfall, sondern auch Blutungen erzielten. Möglicherweise werden hierbei durch ein

Agens Thrombocyten und Gefäßendothelienfunktion zusammen betroffen oder aber die betroffenen Thrombocyten spielen schon normalerweise bei der Abdichtung der Gefäßwand eine wichtige Rolle.

Die Verminderung der Plättchen kann auf einem vermehrten Zerfall in der Milz beruhen, wie Kaznelson und andere annehmen, in Parallele zum hämolytischen Ikterus. Gelegentlich wurden auch vermehrt zerfallene Plättchen in exstirpierten Milzen gefunden, was sicherlich auf eine stärkere Vulnerabilität der minderwertigen Plättchen wie auf die vermehrte Aktivität der Milz zurückzuführen ist. Eine weitere Möglichkeit zur Erklärung der Thrombocytopenie ist die von der Milz ausgehende Hemmung des Knochenmarkes im Sinne eines partiellen Hypersplenismus (s. auch S. 29). Die Beobachtung, daß selbst eine kleine Nebenmilz, wenn sie zurückgelassen wird, den Erfolg der Splenektomie mindert oder völlig zunichte macht, sowie die stärkere Funktionsaufnahme der Megakaryocyten im Mark nach Splenektomie sprechen hierfür. Bei einem Teil der Kranken lassen sich Autoantikörper gegen Thrombocyten nachweisen (Bolton und Dameshek, Gross, Heilmeyer, Molton, Matoth u. Mitarb., Troland und Lee, Frank). Wahrscheinlich handelt es sich um sehr komplexe Vorgänge, wobei es einmal auch zu vermehrtem Abbau von Thrombocyten in der Milz kommen kann. Dieser verstärkte Thrombocytenabbau löst möglicherweise ähnlich einer Initialzündung die Bildung von Autoantikörpern aus (s. Abb. 24), die nun ihrerseits ihren Angriffspunkt an den Thrombocyten im peripheren Blut, zum anderen möglicherweise an den thrombocytenbildenden Megakaryocyten und evtl. auch an den physiogenetisch verwandten Capillarendothelien haben. Die mit Antikörpern beladenen Thrombocyten werden darüber hinaus in der nun inzwischen vergrößerten Milz vermehrt abgebaut. Ist es erst zur Autoantikörperbildung gekommen und besteht diese längere Zeit, so wird die Splenektomie allein nicht mehr zur Heilung des Krankheitsbildes führen können, da auch andere Teile des RES an der Antikörperbildung teilhaben; — eine Hypothese, die erklären könnte, warum bei einem Teil der Fälle die Splenektomie Erfolg hat, jedoch dann — wenn die Antikörperbildung bereits das gesamte RES und nicht nur das der Milz ergriffen hat — erfolglos bleiben muß.

Das Milzpunktat zeigt bei Morbus Werlhof eine deutliche Reticulumzellvermehrung sowie eine erhebliche Myelopoese und zwar überwiegend der Granulocytenvorstufen, dazu auch Mitosen. Da die Milzen nicht sehr vergrößert sind, sind Befunde nur sehr selten erhoben worden. Wir haben daher von all unseren exstirpierten Milzen Ausstrich- und Schnittpräparatuntersuchungen durchgeführt. Wir fanden in den Ausstrichen keine sehr wesentlichen morphologischen Veränderungen. Die Reticulumzellen sind vermehrt und eine Myelopoese war stets nachweisbar. In einem Fall fanden wir etwas Gestrüppigment. Von einer Milzpunktion ist nicht nur wegen der geringen Milzgröße abzuraten, sondern vor allem wegen der Blutungsneigung. Zum Zeitpunkt einer frischen Blutung ist sie streng kontraindiziert.

c) Differentialdiagnose und Indikationsstellung. Das ausgeprägte Krankheitsbild mit typischem Blut- und Sternalbefund ist so eindeutig charakterisiert, daß Verwechslungen mit anderen Krankheiten selten vorkommen. Schwieriger zu erkennen sind atypische Fälle — vor allem, wenn sie akut verlaufen — mit isolierten Blutungen oder Organblutungen wie Hämatomen in der Leber, in der Niere, mit Hirnblutungen und meningealen Blutungen — sowie *symptomatische Thrombopenien*, die abzugrenzen sind (Kronenberg, Schoen, Miescher, Weinreich).

Symptomatische Thrombopenien werden bei Knochenmarksinsuffizienz, Panmyelopathien, akuten Myeloblastenleukämien, bei Speicherkrankheiten, exzessiver Markmetastasierung bei malignen Geschwülsten sowie andererseits als Folge toxischer Schädigung bei Infektionskrankheiten, nach Medikamenten (Salvarsan,

Benzol, Sedormit, Urethan, Streptomycin, Sulfonamiden) beobachtet, wobei jedoch häufiger eine allergische Reaktion als ein direkter toxischer Schaden anzunehmen ist. Auch bei Leberinsuffizienzen sind Purpuraformen und Fibrinogenmangel nicht selten, ebenso sei an Vitaminmangelzustände (Vitamin C und K) der Vollständigkeit halber erinnert (HEILMEYER, WASBURN, FARLEY).

Außer diesen symptomatischen Thrombopenien müssen andere Purpuraformen wie die dominant erbliche *Thrombasthenie* (Morbus Glanzmann), bei der normale Thrombocytenzahlen gefunden werden, aber die Funktion der Plättchen erheblich gestört ist, abgegrenzt werden. Weiter hierher gehörende seltene Krankheitsbilder sind die Willebrand-Jürgenssche *konstitutionelle Thrombopathie* und die durch pathologische Veränderungen der Leukocyten (Döhlesche Körperchen) und Thrombocyten (Riesenplättchen, granulaarme Plättchen) gekennzeichnete *polyphyle Reifungsstörung* (HEGGLIN).

Bei maculären Purpuraformen sind die Thrombocyten und die Gerinnungsvorgänge unverändert. Der Schaden ist rein capillärer Natur. Die bei Kindern und Jugendlichen beobachtete, mit Gelenkschmerzen und abdominellen Symptomen einhergehende *Purpura abdominalis Schönlein-Hennoch,* die vorwiegend bei Männern beobachtete und an Unterschenkeln auftretende *Teleangiektasia anularis majocchi* und die dominant erbliche hämorrhagische *Oslersche Teleangiektasie* sind von einem Werlhofschen Blutungsübel meist leicht abzugrenzen. Die Teleangiektasien bei der Oslerschen Krankheit sind vorwiegend im Gesicht, an der Nasenschleimhaut, den Retinagefäßen, jedoch auch am übrigen Körper, z. B. im Bereiche des Magen-Darm-Trakts, ausgebreitet. Die bei Morbus Werlhof vorkommenden Retinablutungen sind ohne weiteres hiervon zu unterscheiden (DOBRZANIECKI). *Neurovasculäre* Störungen sind in ihrer Ätiologie ungeklärt, sie sind sehr selten, können aber einmal in der Differentialdiagnostik erhebliche Schwierigkeiten bereiten. Die Splenektomie ist bei all diesen Störungen verständlicherweise wirkungslos. Auch *serumbedingte Gerinnungsstörungen* wie die Afibrinogenämie, oder ein Prothrombinmangel seien hier der Vollständigkeit halber erwähnt. Ihre Abgrenzung ist im allgemeinen leicht; in Zweifelsfällen gibt das Thrombelastogramm nach HARTERT sowie die Blutgerinnungsfaktorenbestimmung Aufschluß über die im jeweiligen Fall vorliegende Gerinnungsstörung.

Die *Hämophylie* ist meist leicht abzugrenzen. Neuerdings wird bei ihr ebenfalls die Splenektomie empfohlen, nachdem *Lund* eine herabgesetzte Blutungsneigung bei einem Hämophilen nach Splenektomie wegen Milzruptur beschrieb. Die Ergebnisse bei einigen auf Grund des Lundschen Falles splenektomierten Patienten waren ausgesprochen schlecht. Die meisten beschriebenen Fälle sind postoperativ verblutet oder hatten schwerste Komplikationen. Nachuntersuchungen von überlebenden Patienten ergaben keine Besserung der Blutungsneigung ((MEYERMAY u. Mitarb., GROSS u. Mitarb.).

Indikationsstellung. Die *Indikation* zur Splenektomie bei der idiopathischen thrombocytopenischen Purpura ist dann gegeben, wenn alle Möglichkeiten eines Blutungsübels anderer Ursache differentialdiagnostisch ausgeschlossen sind und auch kein Anhalt dafür besteht, daß nur eine symptomatische Purpura mit Thrombocytopenie bei einer Markaplasie oder bei einer Leukose vorliegt.

Bei M. Werlhof sind die Thrombocytenzahlen im peripheren Blut vermindert, die Megakaryocyten im Knochenmark normal oder vermehrt, jedoch mit den Zeichen mangelnder Plättchenbildung. Die Wirksamkeit oder Wirkungslosigkeit einer zuvor durchgeführten Cortisonbehandlung sagt nichts eindeutiges über die Wirkung der Splenektomie aus. Es gibt Fälle, die der Steroidbehandlung gegenüber völlig resistent sind und auf Splenektomie praktisch klinisch geheilt werden, andere, die nach der Splenektomie wieder auf Cortisonbehandlung ansprechen. Alle leichten

Fälle, die spontane Remissionen zeigen oder sich nach einer Steroidtherapie anhaltend bessern, bedürfen keiner Splenektomie. Abzuraten ist von der Operation bei allen akuten Fällen sowie bei den toxischen, allergischen, infektiösen Blutungsübeln. Bei den symptomatischen Thrombocytopenien kann nur ausnahmsweise einmal eine Splenektomie gerechtfertigt sein, wenn die Grundkrankheit sehr chronisch verläuft, mehr oder minder stationär ist, bzw. nur langsam fortschreitet und die Thrombocytopenie eine erhebliche Gefahr für den Patienten darstellt.

d) Vorbehandlung und Operation. Am besten operiert man im freien Intervall nach Beseitigung der sekundären Anämie und des oft erheblichen Mangels an Eisenreserven. Die Kontrolle des Serumeisenspiegels ist notwendig. Hypoproteinämien werden ebenso wie die Anämie am besten durch mehrere kleine Bluttransfusionen normalisiert. Einige Autoren empfehlen ACTH und Cortison zur Operationsvorbereitung (BENHAMOU u. Mitarb., ELLIOTT u. HYMAN). Sicherlich ist es nützlich, wenn es gelingt, durch Steroidhormone die Thrombocytenzahlen etwas anzuheben und insbesondere mittels des Cortisons eine Capillarabdichtung zu erreichen, um bei der Operation nicht schwerste capilläre Blutungen zu erleben. Durch die Hormontherapie gelingt es oft, die Blutungsneigung zu beseitigen, auch ohne daß die Thrombocytenzahlen sich wesentlich erhöhen.

Gaben von Vitamin C und K sowie, wenn erforderlich, eine entsprechende Herz- und Kreislaufvorbereitung wenige Tage vor dem Eingriff sind nicht überflüssig. Es muß aber darauf hingewiesen werden, daß hohe Vitamin-C-Gaben ohne ACTH oder Cortisonmedikation unter Umständen zu einer Insuffizienz der Nebennierenrinde führen können und einen akuten Blutungsschub auszulösen vermögen. Bei der Splenektomie selbst ist auf exakteste Blutstillung zu achten. Da es aus den kleinsten Capillaren bluten kann, ist elektrisches Operieren bis zur Eröffnung des Peritoneums angezeigt. Die meist nicht sehr große Milz wird in typischer Weise auf abdominellem Wege (s. S. 195) entfernt. Auf Nebenmilzen ist zu achten, da auch kleine Nebenmilzen nach der Splenektomie hypertrophieren und ein Rezidiv der Erkrankung hervorrufen können (MORRISON u. Mitarb., THOREK u. Mitarb.). Auch die kleinsten Gefäße sollten versorgt werden. Es kommt trotz sorgfältigsten Vorgehens gelegentlich zu Nachblutungen. Die entstehenden Hämatome werden durch eine stets einsetzende Exsudation aus dem Peritoneum verdünnt und vergrößert. Eine Drainage des Milzlagers durch die laterale Bauchwand ist daher empfehlenswert. Die Blutung als solche steht meist innerhalb von 24 Std. Schwerste Nachblutungen werden nur bei akuten Fällen erlebt. Bei der echten Werlhofschen Krankheit sind sie selten. ANSCHÜTZ stellte 1928, also lange vor der Ära der Bluttransfusion, 100 Fälle zusammen. Er konnte nicht einen einzigen finden, der sich aus der Operationswunde heraus verblutet hätte. Als Todesursachen fand er vor allem postoperative Peritonitiden, Narkosezwischenfälle und nicht zuletzt die auch heute noch gefürchtete postoperative Atonie.

Wird nicht im freien Intervall operiert, so ist das gesamte Rüstzeug der Blutstillung einzusetzen, besonders bei den prognostisch so ungünstigen primär akuten Fällen. An der Spitze stehen Bluttransfusionen — wenn möglich Frischblut — dann Gaben von Plasma, coagulationsfördernde und gefäßabdichtende Substanzen, Vitamin A, C und K, sowie höhere Dosen von Cortison und unter Umständen lokale blutstillende Maßnahmen. Neuerdings sind erfolgversprechende Versuche mit der Transfusion von Thrombocyten unternommen worden.

e) Ergebnisse. Der Erfolg oder Mißerfolg der Operation läßt sich meist schon wenige Stunden, spätestens einige Tage nach der Milzexstirpation erkennen. Bereits etwa 2—3 Std nach der Operation beginnt der Prothrombinverbrauch sich zu bessern, ebenso das Thrombelastogramm, während die Thrombocyten frühestens etwa nach 4—6 Std langsam anzusteigen beginnen. Etwa 24 Std nach der

Operation ist das Thrombelastogramm, das Restprothrombin am 2. bis 3. Tage normal, während die Thrombocyten in der Mehrzahl der Fälle erst zwischen dem 3. und 7. Tage sich normalisieren (Abb. 56). Aus der Tab. 8, in welcher Literaturfälle bearbeitet werden, geht hervor, daß die Ergebnisse in den letzten Jahren, wohl dank der sorgfältigen Auslese der Kranken zur Operation, im allgemeinen besser geworden sind. Die Zahl der Rezidive wird verschieden angegeben. BOGARDUS u. Mitarb. geben ihre Zahl mit 5—6% an, WIPPLE hingegen mit 16%, GREGOIRE schätzt die Rezidivhäufigkeit sogar auf 25%. Wir selbst haben bisher nur eine geringe Zahl unserer operierten Kranken (33) nachuntersucht, jedoch hatte bisher nicht einer unserer 21 Untersuchten eine Nachblutung, bei einem Teil der Kranken liegt die Operation jedoch erst 2—3 Jahre zurück. Hauptursachen von Mißerfolgen sind Fehldiagnosen bzw. falsche Indikationsstellung; an zweiter Stelle rangieren versehentlich belassene Nebenmilzen. Man muß bei der Revision der Bauchhöhle, gerade bei Morbus Werlhof, besonders auf Nebenmilzen achten und diese, auch wenn sie noch so klein sind, wegen der Gefahr des späteren Rezidivs mit entfernen. Die Gesamterfolge bei der essentiellen chronischen rezidivierenden Thrombopenie sind gut. Das Knochenmark, welches präoperativ eine exzessive Verminderung der thrombocytenbildenden Megakaryocyten bei insgesamt vermehrten Megakaryocyten zeigt — bei zugleich bestehender Thrombopenie im peripheren Blute, — läßt postoperativ eine deutliche Plättchenbildung an den Megakaryocyten im Mark erkennen. Akute Fälle sollen nur ausnahmsweise bei völligem Versagen der konservativen Therapie und nicht bei Kindern operiert werden (Abb. 57). Von 39 aus der Literatur zusammengestellten akuten Fällen

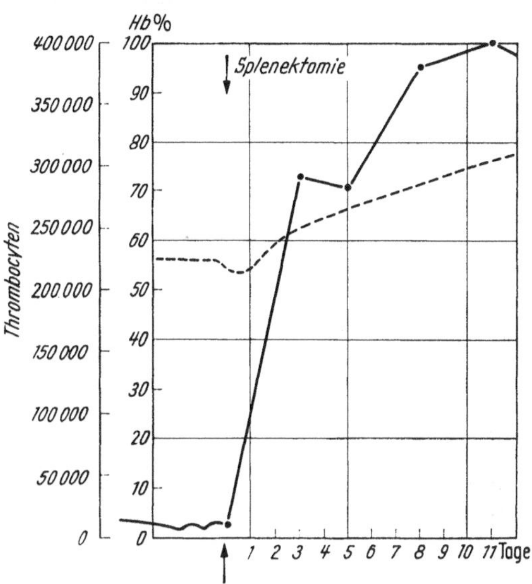

Abb. 56. Prä- und postoperatives Verhalten von Thrombocyten und Hämoglobin bei einem Fall von Morbus Werlhof

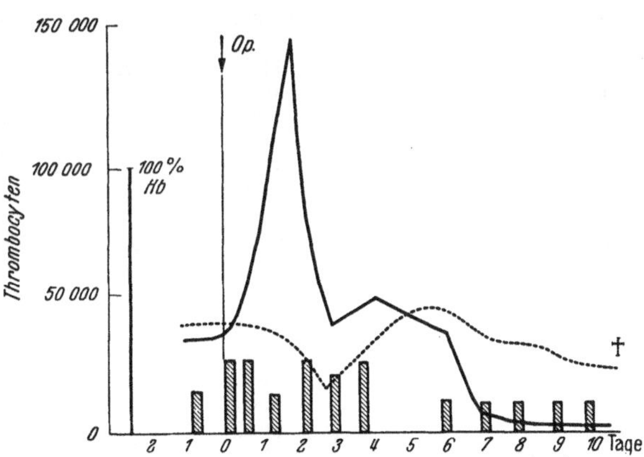

Abb. 57. Verlauf einer akuten Thrombopenie. Die Thrombocytenwerte steigen nur am 2. Tage nach der Operation auf Werte um 150000 an, um dann wieder auf Minimalwerte abzusinken. Trotz Bluttransfusionen (Säulen) und Anwendung aller blutstillenden Maßnahmen kam die Patientin am 11. Tage ad exitum

(s. Tab. 9) konnten nur 10 geheilt werden, 27 verstarben, 2 Patienten hatten später Rezidivblutungen. Ein niederschmetterndes Ergebnis!

Bei den chronischen Fällen hingegen ist die Splenektomie, wie zahlreiche Autoren, insbesondere BROWN und ELLIOTT zeigen konnten, der konservativen

Tabelle 8.

Autor	Jahr	Zahl	Geheilt	Gebessert	Rezidiv	Op.-Mortal.
Herfarth	1926	27	23	2	—	2
Wipple	1926	73	51	4	6	6
(vom Rest der Patienten ist das Ergebnis unbekannt)						
Beer	1926	4	3	—	—	1
Kerlin	1926	1	1	—	—	—
Reilingh	1926	1	1	—	—	—
Schaack	1928	4	4	—	—	—
Woenckhaus	1928	1	—	—	—	—
Spence	1928	2	1	—	1	—
Morrisson-Fradkin	1928	2	1	—	1	—
Myers	1928	2	2	—	—	—
Haselhorst	1929	1	1	—	—	—
Ceballos-Taubenschlag	1929	4	4	—	—	—
Quenu u. Stofanovitsch	1929	1	—	—	—	1
Schwabauer-Braicev	1930	7	4	—	—	3
Rankin	1930	1	1	—	—	—
Dorjagin	1930	1	1	—	—	—
Wajs	1930	5	5	—	—	—
Fetlich	1930	2	2	—	—	—
Graham	1930	1	1	—	—	—
Orlov	1931	1	1	—	—	—
Grevilins	1931	1	1	—	—	—
Rogalskij	1931	1	1	—	—	—
Kosdoba	1931	2	—	1	—	1
Ceballos	1931	3	1	—	—	2
Rankin-Anderson	1931	1	1	—	—	—
Herkinov	1931	1	1	—	—	—
Le Marquand-Mills	1931	1	1	—	—	—
Ceballos u. Taubenschlag	1932	8	8	—	—	—
Kuru	1932	2	2	—	—	—
Waugh	1932	1	—	1	—	—
Nebencourt-Grodinsky	1932	1	1	—	—	—
Klumov	1932	1	1	—	—	—
Ceriche	1932	3	2	—	—	—
Marzullo	1933	2	—	1	1	—
Gliksberg	1933	1	1	—	—	—
Dozdoba	1933	2	—	—	2	—
Mustard u. Chandler	1933	1	1	—	—	—
Rocher u. Cré	1934	1	1	—	—	—
Grégoire	1934	1	1	—	—	—
Smith	1936	1	1	—	—	—
Brown u. Elliott	1936	10	9	1	—	—
Casassa	1936	5	1	—	—	—
Kronenberg	1937	1	1	—	—	—
Naegeli	1938	1	—	1	—	—
Alexandri	1938	2	2	—	—	—
Mircolli	1941	1	1	—	—	—
Reis	1941	1	1	—	—	—
Bani	1942	5	2	—	—	—
Brödner	1945	10	3	—	1	6
Craney	1947	5	4	—	1	1
Hüsser	1947	10	8	1	—	1
Reinike	1948	5	5	—	—	—
Honert	1949	3	1	—	—	2
Cole	1949	26	23	—	—	3
Peters	1949	1	1	—	—	—
Griffith	1950	1	1	—	—	—
Antona	1950	7	7	—	—	—
Byrne	1950	5	5	—	—	—
Chamberlain	1950	4	3	—	—	1

Tabelle 8. (Fortsetzung)

Autor	Jahr	Zahl	Geheilt	Gebessert	Rezidiv	Op.-Mortal.
Elliott u. Turner . . .	1951	68	49	11	8	—
Miller	1951	36	32	—	3	1
Melchior	1951	4	3	—	—	1
Walhing.	1951	1	1	—	—	—
Zubigazeta	1952	1	1	—	—	—
Miller u. Hagedorn . .	1952	47	—	—	—	—
Mustard u. Chandler .	1953	1	1	—	—	—
D'Aste	1953	9	8	—	—	1
Manfredi	1954	4	4	—	—	—
Glenn.	1954	7	5	—	1	—
Benhamou	1954	9	9	—	—	—
Leibetseder	1955	2	2	—	—	—
Jarecki	1958	579	497	—	48	34 (6%)
(Sammelstatistik)					8%	
Zwicker	1960	13	13	—	—	—
Eigene Fälle	1961	33	31	1	—	1

Behandlung deutlich überlegen. Die chirurgische Therapie sollte daher, wenn die konservative Behandlung versagt oder Rezidive eintreten, nicht zu lange hinausgeschoben werden, da bei älteren Patienten die Operationsgefährdung ansteigt, außerdem durch Gehirnblutungen oder Blutung in der Leber schwerste irreversible Störungen eintreten können (L. Mayer).

Der Höhepunkt der postoperativ ansteigenden Plättchenzahlen wird nach 5—10 Tagen erreicht. Sie bleiben einige Tage auf verhältnismäßig hohen Werten, um dann langsam wieder abzusinken. Schon nach 7—10 Tagen kann ein stärkerer Abfall beobachtet werden. Extrem niedere Thrombocytenzahlen wie vor der Operation werden jedoch nicht mehr beobachtet. Selbst wenn die Thrombocytenzahlen beim Operierten abfallen, kommt es nicht regelmäßig zu Rezidivblutungen. Schwerere Rezidivblutungen gehören zu den Seltenheiten; wenn sie auftreten, ereignen sie sich zumeist im ersten Jahre nach der Splenektomie. Auch tödliche Organblutungen nach Splenektomie sind selten (Scharff und Neumann, Singleton, Rydén).

Die Indikationsstellung ist ausschlaggebend für den Erfolg. Nur bei strengster Indikationsstellung werden sich gute Erfolge erzielen lassen. Wenn viele

Tabelle 9

Autor	Jahr	Zahl	Geheilt	Gebessert	Rezidiv	Op.-Mortal.
Wipple	1926	8	1	—	—	7
Herfarth	1926	6	1	—	—	5
Ceballos-Taubenschlag	1931	2	1	—	—	1
Casassa	1931	1	—	—	1	—
Nobecourt u. Mitarb. . .	1932	1	1	—	—	—
Marzallo	1933	4	1	—	—	3
Bengolea	1934	1	1	—	—	—
Pollok	1936	1	1	—	—	—
Naegeli	1938	2	—	—	—	2
Hoff	1938	3	—	—	—	3
Craney	1947	4	1	—	1	2
Antona	1950	2	—	—	—	2
Hassey u. Kirnan . . .	1951	1	1	—	—	—
Eigene Fälle	1960	3	1	—	—	2
		39	10	—	2	27

symptomatische Formen operiert werden, werden Rezidive häufiger sein. Trotz
der gelegentlich vorkommenden Rezidivblutungen kann heute gesagt werden,
daß die Splenektomie beim chronischen Morbus Werlhof ähnlich wie beim hämolytischen Ikterus als Therapie der Wahl anzusehen ist und daß sie den Patienten
von einer schweren, rezidivierenden, lebensbedrohlichen, oft zur Arbeitsunfähig-
keit führenden Krankheit befreit (Tab. 8 u. 9).

X. Splenomegalien bei Erkrankungen des reticuloendothelialen Systems

Reticuloendotheliale Zellen mesenchymaler Herkunft sind die Stammzellen zahlreicher
differenzierter Gewebezellen (Endothelien, Makrophagen, Fibroplasten) sowie der Elemente
des Blutes. Gewebereaktionen mit Vermehrung dieser unreifen reticulären Zellen können auf
Reize verschiedener Ätiologie entstehen. Zu Beginn solcher reticuloendothelialer Reaktionen
ist aus dem mikroskopischen Befund oft noch keine bestimmte Krankheitsdiagnose zu stellen.
So kann in Frühstadien ein Morbus Hodgkin oder ein Virusinfekt aus dem mikroskopischen
Bild allein nicht erfaßt werden. Erst das Auftreten spezifischer cytologischer Merkmale, wie
z. B. der Sternbergschen Riesenzellen, der Speicherzellen oder der Epitheloidzellen bei den
entzündlichen Granulomen läßt eine weitere Klassifizierung zu. Auch durch Besonderheiten
des klinischen Verlaufes ist gelegentlich eine spezielle Diagnose möglich. Wenn wir von Erkrankungen des reticuloendothelialen Systems sprechen, so muß betont werden, daß bei allen bisher besprochenen Krankheiten, wie den Entzündungen, auch den hämolytischen Erkrankungen und bei den Thrombocytopenien das Reticulum nicht unbeteiligt ist. Wir rechnen hier zu
den Krankheiten des reticuloendothelialen Systems, Reticulumzellwucherungen reaktiver Art
bei Infektionen und bei den sog. entzündlichen Granulomen wie Tuberkulose, Morbus Boeck
und andere mehr, sowie die Speicherkrankheiten und die „Reticulosen" im engeren Sinne. Der
Begriff *Reticulose* bedarf insofern einer Einschränkung, als es sich eingebürgert hat, unter
Reticulosen nur noch ganz bestimmte, meist maligne Zellwucherungen des reticuloendothelialen
Systems zu verstehen, die nicht näher klassifizierbar sind (MUNDT).

Diese *eigentlichen Reticulosen* im engeren Sinne sind als eigene Krankheitsgruppe abgetrennt
(s. unter C.). Wir haben zunächst die histologisch oder cytologisch klar gekennzeichneten
Krankheitsbilder unklarer Genese als *granulomatöse Reticulosen* zusammengefaßt und hier ein-
geordnet. Eine weitere Gruppe, die mit einer Vermehrung der reticuloendothelialen Elemente
und damit mit einer Schwellung der Lymphknoten, der Milz, evtl. auch der Leber und Veränderungen im Knochenmark, einhergeht, sind die sog. *Speicherkrankheiten.*

A. Granulomatöse Reticulosen

1. Lymphogranulomatose (Hodgkin-Sternbergsche Krankheit)

Das in allen Lebensaltern vorkommende, jedoch in mittleren Lebensjahren
bevorzugt auftretende maligne Granulom ist bei Männern etwas häufiger als bei
Frauen. Die Krankheit führt stets nach mehr oder minder langer Dauer (durchschnittlich 2—4 Jahre) zum Tode. Längere Überlebenszeiten (6—10—17 Jahre)
sind extrem selten, werden aber immer wieder beschrieben (LEUCUTIA, BOTTAGLIA,
GILBERT, HEILMEYER). Der Beginn der Erkrankung ist sehr variabel. Oft entsteht
sie fast unbemerkt, begleitet von einer Leistungsschwäche, Müdigkeit und Gewichtsabnahme. Ein Hauptsymptom, das fast nie vermißt wird, sind gelegentliche
Temperaturerhöhungen, in einem Viertel aller Fälle Fieberschübe vom Pel-Epstein-
Typ. Eine mäßige Anämie sowie Hautjucken und eine Schwellung der Milz gehen
den Lymphknotenschwellungen in der Mehrzahl der Fälle voraus. Das ausgeprägte
Krankheitsbild ist dann durch die Lymphknotenschwellung und das Fortschreiten
der genannten initialen Symptome gekennzeichnet. Die Häufigkeitsfolge der
Lymphknotenschwellung betrifft Hals, Axilla-, Subclavicular-, Inguinal-, Media-
stinal- und Nuchal-Region. Unter Fieber und weiterer Gewichtsabnahme kommt
es zur Zunahme der Lymphknoten, die ganze Pakete bilden und derb miteinander
verbacken. Schließlich führt die Krankheit zu schwerer Kachexie und zum Tode.

Auch Herde außerhalb der eigentlichen Lymphknoten in Leber, der Lunge, dann
weniger häufig im Knochenmark, in Haut und Intestinaltrakt werden beobachtet.
Sind diese außerhalb des eigentlichen lymphatischen und reticuloendothelialen
Systems gelegenen Herde besonders ausgeprägt, so führt dies gelegentlich zu
erheblichen differentialdiagnostischen Schwierigkeiten.

Die Milzschwellung ist von HODGKIN als Hauptsymptom genannt; sie kommt
bereits im initialen Stadium in etwa $^1/_5$ aller Fälle zur Beobachtung, bei ausgeprägten Fällen ist der „Milztumor" bei 50—70% aller Kranken nachweisbar (HEIL-
MEYER, STERNBERG, TERPLAN, UNDSTRÖMER, BEGEMANN). Die Milz ist derb, glatt

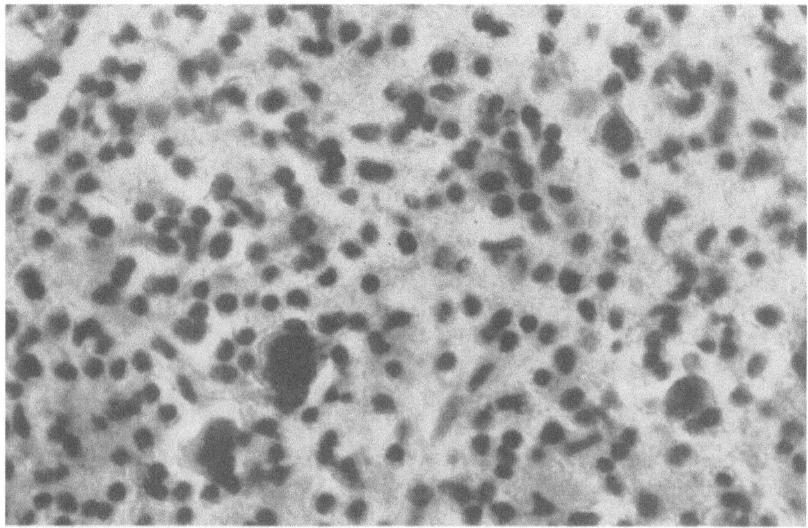

Abb. 58. Mikrophotogramm einer Milz bei Lymphogranulomatose (histologisches Schnittpräparat HE-Färbung)

und mittelgroß. Beschwerden werden bei einer plötzlichen Größenzunahme der
Milz mit Kapseldehnung ausgelöst. Das Knochenmark ist nur in etwa 10—15%
aller Fälle betroffen, so daß eine negative Sternalpunktion für das Vorhandensein
einer Hodgkinschen Krankheit nichts aussagt. Lunge und Mediastinum hingegen
sind sowohl nach unseren eigenen Beobachtungen als nach einer Zusammenstellung von 200 Fällen durch WEGEMANN und HARWERTH bei 20—25% aller Kranken
beteiligt. Die Diazoreaktion im Urin ist positiv, die BSG bei der Mehrzahl der
Kranken sehr stark erhöht. Auffällig ist der sog. *Alkohol-Schmerz*. Er tritt 10 bis
15 min nach Genuß alkoholischer Getränke in den erkrankten Lymphknoten oder
erkrankten Organen auf, wobei frischere Herde schmerzhafter sind als ältere mit
stärkerer Bindegewebsvermehrung. Das Symptom ist so eindrucksvoll und häufig,
daß es nicht übergangen werden kann (GROSS und SANDKÜHLER, HORSTER, VER-
BETEN, DE WINTER, MICHEL u. Mitarb.). Einige Kranke haben sogar den Genuß
alkoholischer Getränke auf Grund der Beschwerden vollständig aufgegeben. Nach
unseren eigenen Beobachtungen an 42 Kranken findet sich das Symptom in etwa
60% der Fälle, BEGEMANN und HARWERTH geben eine Häufigkeit von 50% an.

Die Lymphogranulomatose ist histologisch und cytologisch eindeutig gekennzeichnet und vielfach beschrieben (Abb. 58) (PALTAUF, STERNBERG, BARASCIUTTI,
MEIER, FLEMING, KLIMA, MOESCHLIN, ROHR, SCHULTEN, STAHEL, STREICHER
und SANDKÜHLER, TISCHENDORF). In der fieberfreien Zeit kann die Diazoprobe im
Urin negativ sein, der Serum-Eisen-Spiegel ist meist erniedrigt, der Kupfer-Spiegel

erhöht. Im Blutbild finden sich bei ausgeprägten Erkrankungen in der Mehrzahl
der Fälle eine Lymphopenie, bei einigen Fällen eine Eosinophilie und Monocytose.
Gesichert werden kann die Diagnose durch das Lymphknotenpunktat. Hier finden
sich neben einer Vermehrung der Plasmazellen vor allem reticuläre Elemente und
eosinophile Granulocyten. Neben den Hodgkin-Zellen sind in vielen Fällen die
bekannten mehrkernigen Sternbergschen Riesenzellen nachweisbar. Der cytologische Befund ist dem histologischen ebenbürtig, gelegentlich sogar überlegen.

Die *Therapie* besteht in Röntgenbestrahlung und cytostatischer Chemotherapie (Stickstofflost, Endoxan, Urethan, Arsen, TEM und anderen Präparaten) sowie in allgemein roborierenden Maßnahmen. Eine chirurgische Therapie sicher
lokalisierter „Primär-Affekte" in den Tonsillen durch Tonsillektomie mit Ausräumung der regionären Lymphknoten wird neuerdings empfohlen (GOERKE,
PUTSCHKOWSKI, WULSTEN).

Milzexstirpationen sind selten indiziert. Eine Indikation kann dann bestehen,
wenn es zu einer sekundären Markhemmung oder zum Hämolyse-Syndrom kommt.
Bei 2 von uns beobachteten Fällen ging die Granulocytopenie und Thrombocytopenie vollständig zurück, beim 2. Kranken schwand außerdem die Hämolysebereitschaft. Besserung des Allgemeinzustandes, Gewichtszunahme, Normalisierung des Blutbildes wirkten sich auf den Gesamtverlauf der Krankheit günstig aus.
Die übrigen Herde hingegen bleiben unbeeinflußt. FISHER u. Mitarb. sahen bei
2 Fällen keine Remission (EHLERS, MULLER, SCHULTEN, SLULLITEL, STREICHER,
TOMSI und CANDOVA).

2. Lymphoblastoma macrofolliculare (Morbus Brill-Symmers)

Die Krankheit ist gekennzeichnet durch multiple Lymphknotenschwellungen
ohne wesentliche andere Krankheitssymptome. Gerade zur Abgrenzung gegen die
Hodgkinsche Krankheit ist das Fehlen von Allgemeinsymptomen und das primäre
Auftreten der Lymphknotenschwellungen wichtig. Die Lymphknotenschwellungen
treten im allgemeinen zunächst am Hals auf, sind nicht schmerzhaft und können
monate-, ja jahrelang in derselben Größe vorhanden sein. In einem Drittel der
Fälle besteht eine Splenomegalie. Selten fehlen die Lymphknotenschwellungen.
Isolierte Erkrankungen innerer Organe, ehestens noch der Milz, weiterhin der
Lunge, des Intestinaltraktes, aber auch der Niere, der Haut und des Skeletsystems werden kaum gefunden. Das Blutbild ist nicht typisch, gelegentlich findet
sich eine Leukopenie. Die Blutkörperchen-Senkungsgeschwindigkeit ist leicht
erhöht.

Auch histologisch findet sich zu Beginn ein typisches Bild mit extremer Vergrößerung der Lymphfollikel, die bis auf einen ganz kleinen Rand von Lymphocyten durch Reticulumzellen ausgefüllt sind. Die Punktion leistet im Gegensatz
zur Hodgkinschen Krankheit hier nichts, da im Ausstrichpräparat cytologisch das
Lymphoblastoma macrofolliculare nicht diagnostizierbar ist. Die Diagnose wird
letztlich nur durch den histologischen Schnitt eindeutig gestellt.

Wir haben mit SANDKÜHLER einen Fall publiziert, der isoliert die Milz betraf
und der im Milzpunktat als Reticulosarkom imponierte (s. Abb. 59). Es gibt
Gewebeanteile, die bereits recht maligne scheinen, so daß man die Krankheit wohl
mit Recht als Präsarkomatose bezeichnen kann (ALBERTINI und RÜTTER), zumal
Übergänge in Sarkome beobachtet wurden. Der Krankheitsverlauf dauert im allgemeinen 3—5 Jahre. Auch längere Verläufe sind bekannt. Unser Kranker mit dem
isolierten Befall der Milz ist inzwischen an einer Endokarditis gestorben, so daß
nicht sicher gesagt werden kann, ob er durch die Splenektomie geheilt worden

wäre. Weitere sicher isolierte Fälle sind in der Literatur nur wenige beschrieben. Die Operationsmortalität ist hoch; so verlor AUBERTIN 8 von 10 Kranken, FISHER u. Mitarb. operierten 3 Kranke, von denen einer 18, und einer 48 Monate überlebte, der dritte war z. Z. der Veröffentlichung 12 Monate nach der Operation beschwerdefrei. Von SAWYER u. Mitarb. wird ein Fall mit einer 4160 g schweren Milz und einer Nebenmilz von 19 g beschrieben, der ebenfalls unter der Diagnose eines primären Neoplasmas wie unser Kranker operiert wurde. Nach 11 Monaten verstarb die

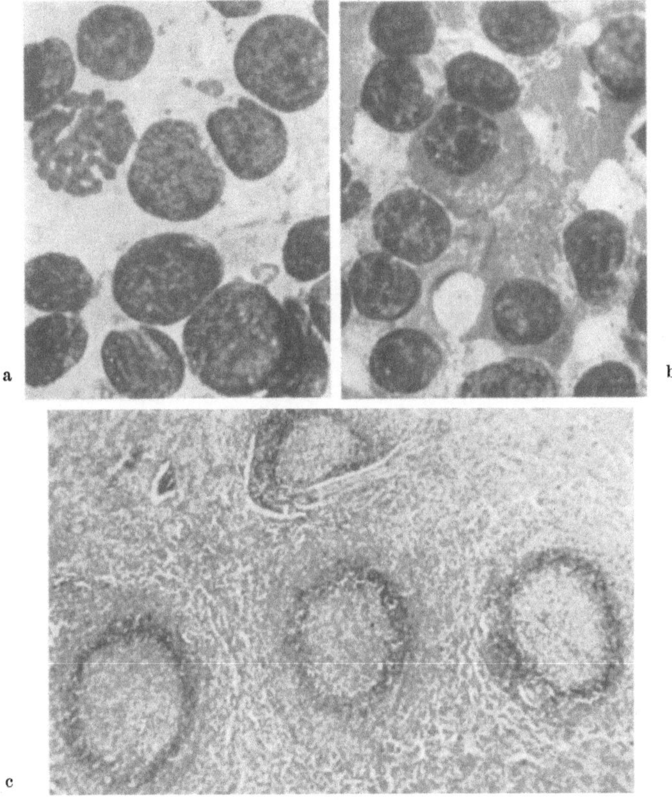

Abb. 59a—c. Brill-Symmerssche Krankheit. a) Milzpunktat: Kernvergrößerung mit stark verschobener Kernplasmarelation, ausgeprägte Kernunreife, reichlich Mitosen (8,5%), starke Entdifferenzierung, cytologisch das Bild eines Sarkoms; b) Abstrich von der exstirpierten Milz. Reifes Zellbild; c) Schnittpräparat. Typisches großfolliculäres Lymphoplastom (aus: STREICHER u. SANDKÜHLER, Klinische Cytologie)

Patientin an einer Apoplexie. Bei der Obduktion waren keine weiteren Herde eines Tumors nachweisbar. Ein weiterer Fall wurde kürzlich von KRAUSS, HEILMEYER und WEINREICH mitgeteilt, der vier Jahre nach der Operation noch beschwerdefrei war. Weitere Fälle sind von CHELI und OLIVI sowie von PATEL beschrieben worden. Die Splenektomie ist nur bei isoliertem Befall der Milz angezeigt.

Die Prognose ist aus den Literaturfällen nur sehr schwer zu beurteilen, da ähnliche Gewebestrukturen, die histologisch nur mit Schwierigkeiten abzugrenzen sind, bei Pautrier-Woringerschem Syndrom auftreten, das zusätzlich durch eine Erythrodermie oder Dermatosen mit Melanodermie sowie Eosinophilie gekennzeichnet ist. Das Syndrom ist reversibel; maligne Entartung kommt niemals vor.

3. Lipoidgranulomatose

Die seltene maligne Lipoidgranulomatose, klinisch der Lymphogranulomatose ähnlich, ist durch Cholesterinspeicherung gekennzeichnet und pathologisch-anatomisch der Abt-Letterer-Siiweschen Erkrankung und den Speicherkrankheiten verwandt. Sie geht ebenfalls mit einer Milzschwellung einher und wird aus differentialdiagnostischen Gründen hier erwähnt. Es sei dahingestellt, ob es sich nur um eine besondere maligne Verlaufsform der Hand-Schüller-Christianschen Erkrankung handelt.

B. Speicherkrankheiten

1. Morbus Gaucher

Reticulumzellwucherungen mit erheblicher Störung des Zellstoffwechsels und Speicherung von Lipoiden führen oft zu Milzvergrößerung. Bei der Cerebrosidspeicherkrankheit, die die häufigste aller Speicherkrankheiten ist, erreicht die

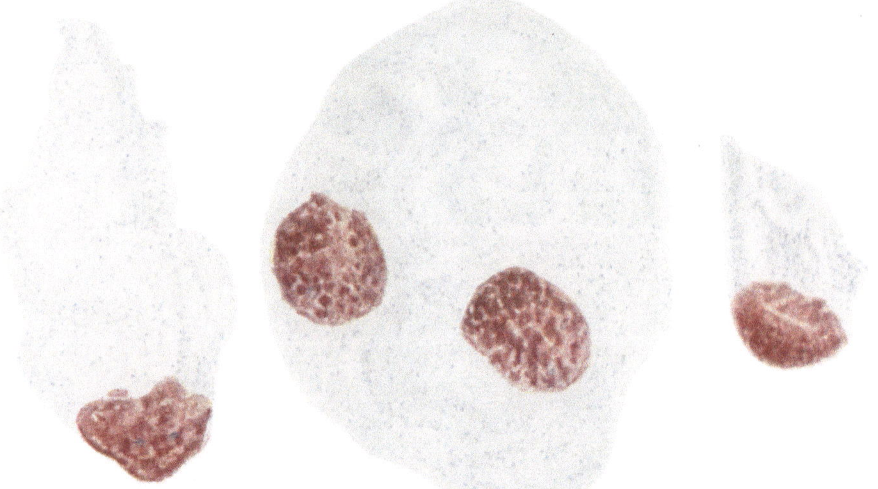

Abb. 60. Gaucher-Zellen aus einem Ausstrichpräparat (Vergrößerung der Abb. etwa 1500 : 1). Solche Schaumzellen finden sich im Knochenmark, in der Milz und in der Leber. Sehr selten können sie auch im peripheren Blut gefunden werden. Das äußerst zarte Plasma gleicht zerknittertem Seidenpapier und enthält feinste Granula. Die Zellkerne entsprechen in ihrer Struktur Reticulumzellkernen und Kernen von Makrophagen.
(Nach SANDKÜHLER, Taschenbuch der Blutmorphologie. F. Enke Stuttgart 1949)

Milzschwellung eine enorme Größe. Der extrem große Milztumor kann durch Verdrängen der Intestinalorgane zu Störungen der Verdauung, zu Müdigkeit, Abmagerung und Abgeschlagenheit der Patienten führen. Cerebrale Störungen, insbesondere Krampfanfälle, sind nicht selten der erste Anlaß zur Konsultation des Arztes. Die unbedeckten Hautpartien nehmen eine braun-gelbe Pigmentation an, Knochenmarksbefall ist häufig, Lymphknotenvergrößerungen dagegen selten. Die Leber ist stets mitbetroffen. Es besteht eine mäßige Anämie, eine meist stark ausgeprägte Leukopenie und eine Thrombocytopenie im peripheren Blut. Bei etwa $^1/_3$ aller Kranken sind hämorrhagische Diathesen vorhanden (HIRSCHFELD und MÜHSAM); Knochenschmerzen und Deformitäten des Skeletsystems und Spontanfrakturen können bei ossärer Beteiligung beobachtet werden.

Aus dem Sternal- oder Milzpunktat läßt sich die Diagnose durch den Nachweis der typischen Gaucher-Zellen (Abb. 60) stellen. Es handelt sich hierbei um sehr große, bis zu 40 μ Durchmesser zeigende Zellen reticulärer Herkunft, die ein schaumiges, oft fast farbloses Protoplasma zeigen. Bei der gespeicherten Substanz handelt es sich um Cerebroside (Kerasin). v. PICK errechnete ein Durchschnittsgewicht der Milz von 2700 g aus 24 Fällen.

Die meisten Autoren halten die *Splenektomie* für kontraindiziert, da sie die schweren Stoffwechselstörungen nicht ändern kann. Sie kann jedoch notwendig werden, wenn durch mechanische Behinderung oder durch vorwiegend lienale Lokalisation eine übermäßige Belastung des Kranken auftritt. Die Operations-Mortalität wird mit rund 20% angegeben (DAMESHEK und WELCH, DERRA, A. W. FISCHER). Die Indikation ist weiterhin eher noch in Frühfällen mit isolierter Erkrankung der Milz zu stellen, wenn nachweislich das Knochenmark nicht befallen ist, keine stärkeren Lymphknotenschwellungen vorliegen, die Leberfunktionen im Bereiche der Norm oder nur mäßig verändert sind. Hierbei werden langjährige Remissionen, dazu gar Dauerheilungen in etwa der Hälfte der Fälle angegeben. Sind aber erst irreversible Veränderungen in anderen Organen als der Milz vorhanden, so ist die Prognose auch durch die

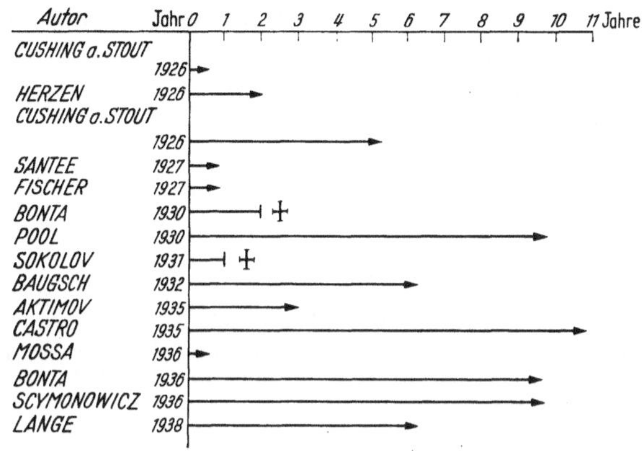

Abb. 61. Zusammenstellung der Überlebenszeiten einiger splenektomierter Gaucher-Fälle aus der Literatur

Splenektomie nicht mehr wesentlich zu ändern. Beim Überblick über die Literatur muß weiterhin bedacht werden, daß die veröffentlichten Fälle sicherlich eine positive Auslese eines doch im ganzen recht seltenen Krankheitsbildes darstellen (ANDERSON, ATKINSON, BEER, BRUNNER, CAPPER u. Mitarb., DAM, DIAMOOND, DAVIDSON, ENTZ, FISCHER, GABAJ, HORSLEY u. Mitarb., HENNINGER, KRANZ, KVEEM, LESNE u. Mitarb., LÖWINGER, MAY, MERKLEN und MEULENGRAACHT, MÜHSAM, PACK, PETTINARI, RUPPANER, ULLRICH).

2. Morbus Niemann-Pick

Die Niemann-Picksche Krankheit befällt nur Kinder. Milztumoren sind in der Mehrzahl der Fälle nachweisbar. Es handelt sich um eine Speicherung von Phosphatiden (Sphingomyelin). Das Reticuloendothel der Lymphknoten ebenso wie das der Leber nimmt an der Speicherung teil, so daß diese Organe ebenfalls Größenzunahme erfahren. In vielen Fällen bestehen bei den Kindern schwerste konstitutionelle Anomalien, wie amaurotische Idiotie und Mongolismus. Die Kranken überleben nie das Säuglingsalter. Splenektomien bleiben ohne Erfolg (BLOEM u. Mitarb.).

3. Morbus Hand-Schüller-Christian

Die Hand-Schüller-Christiansche Krankheit findet sich bei Kindern meist nach Erreichung des 2. Lebensjahres, seltener auch bei Erwachsenen, so gut wie nie bei Säuglingen. Sie ist weniger häufig als die Gauchersche Krankheit. Es finden sich, ähnlich wie dort, in Milz, Leber und Knochenmark Speicherzellen reticulärer Herkunft (Abb. 60). Neben der Cholesterinspeicherung in den reticuloendothelialen Geweben kommt es zur Cholesterinämie und Skeletveränderungen vor allem im Bereiche des Schädels. Röntgenologisch handelt es sich um unregelmäßige Defekte, die differentialdiagnostisch gegen Plasmocytome und gegen das eosinophile Granulom (s. S. 181) abzugrenzen sind. Hautveränderungen in Form von Xanthelasmen und Gefäßprozesse auf der Haut vervollständigen das Krankheitsbild. Innersekretorische Störungen durch Beeinflussung der Hypophyse und des Zwischenhirns sind häufig. Beziehungen der Hand-Schüller-Christianschen Erkrankung zu nicht speichernden Reticulosen und Übergänge zu diesen mit erheblichen elektrophoretischen Veränderungen wurden beobachtet. Die Krankheit führt stets innerhalb weniger Jahre zum Tode.

4. Seltenere granulomähnliche Reticulosen

a) Das eosinophile Granulom findet sich vorwiegend bei Jugendlichen und Kindern, seltener im höheren Alter. Knochenschmerzen oder Schwellungen führen die Kranken zum Arzt. Es findet sich meist mäßiger Temperaturanstieg, sonst schmerzhafte Anschwellungen, vor allem über den flachen Knochen, wie Schädel, Rippen, Sternum, gelegentlich auch einmal in den Wirbeln oder Epiphysen der langen Röhrenknochen. In $^1/_3$ der Fälle sind diese röntgenologisch unscharf begrenzten Knochendefekte multipel.

Im peripheren Blut ist meist eine mäßige Eosinophilie vorhanden, die auch fehlen kann. Die Diagnose wird durch den Nachweis von Granulomen mit umschriebener Gewebs-Eosinophilie bei der histologischen Untersuchung eines ausgeräumten Herdes gesichert. Es bestehen Beziehungen des eosinophilen Granuloms zu den Lipoidspeicherkrankheiten sowie zur Abt-Letterer-Siweschen Erkrankung.

b) Die Abt-Letterer-Siwesche Krankheit verläuft sepsisartig, sie befällt vor allem Säuglinge und Kleinkinder. Milz, Leber und Lymphknoten sind stets vergrößert. Daneben finden sich hämorrhagische Haut-Efflorescenzen. Röntgenologisch erkennt man multiple, verhältnismäßig scharf umschriebene, cystenähnliche Knochenherde und in der Lungenübersichtsaufnahme kleinfleckige, spritzerartige Infiltrate. Im peripheren Blut findet sich das Bild einer Anämie mit Thrombopenie, Thrombocytopenie und normalen oder verminderten Leukocytenwerten. Eine Erhöhung der Leukocytenwerte kommt bei Begleitinfektion vor. Die Krankheit verläuft meist stürmisch, führt innerhalb weniger Monate, seltener einiger Jahre, zum Tode. Die histologische und cytologische Untersuchung der betroffenen Herde zeigt eine Vermehrung des reticulären Gewebes, mit Beziehungen zum eosinophilen Granulom und zu den Speicherkrankheiten. Auch bestehen differentialdiagnostische Schwierigkeiten mit rheumatoiden Krankheitsbildern.

c) Der hepato-splenomegalen Lipoidose (M. Bürger-Grütz), die mit Lipämie und Speicherung von Lipoiden im reticuloendothelialen System einhergeht, liegt ebenso wie der hypercholesterinämischen *Xanthomatose* und den symptomatischen *Hyperlipämien* und *Cholesteriämien*, z. B. infolge unbehandelten Diabetes mellitus, eine Fettstoffwechselstörung zugrunde. Vermehrte Fettzufuhr führt zu einer Ablagerung im RES, eine Vermehrung der Reticulumzellen insbesondere von Makrophagen ist die Folge (TANNHAUSER, ROTTER und BÜNGLER).

d) Auch die Dysostosis multiplex (Morbus Pfaundler-Hurler) geht mit einer Phosphatid-Ablagerung einher, die auf einer vererbbaren Zellstoffwechselstörung beruht (s. Tab. 10, S. 136).

e) Die Glykogen-Speicherkrankheit (von GIRKE) führt zu einer Speicherung von Glykogen in der Milz im Rahmen der Gesamtspeicherung des RES. Entwicklungsstörung der Kinder, Erbrechen und Störungen von seiten der meist extrem vergrößerten Leber stehen im Vordergrund.

Bei allen beschriebenen Systemkrankheiten sind Splenektomien im allgemeinen kontraindiziert. Ausnahmen sind die wenigen Fälle, bei denen es zu einem Hyperspleniesyndrom mit Leukopenie und Thrombocytopenie und deren Folgen kommt. Die Splenektomie kann hier lebensverlängernd wirken. Die Mortalität ist, wie wir oben bei der Gaucherschen Erkrankung gesehen haben, groß. Die Milzen sind im allgemeinen leicht verletzlich und Rupturen nicht selten ebenso wie subcapsuläre Hämatome, die unter Umständen einmal zur Operation zwingen können (BECKER und BRILL).

C. Reticulosen

1. Unter Reticulose bzw. **Reticuloendotheliosen** versteht man die generalisierte Wucherung reticuloendothelialer Zellelemente in Lymphknoten, Leber, Milz und Knochenmark. Meist chronischer Beginn, seltener ein akuter Verlauf und Fieber mit allgemeiner Schwäche, vor allem aber Proteinstoffwechselstörungen kennzeichnen das Krankheitsbild. Erwachsene sind häufiger betroffen als Kinder und Jugendliche. Anämie, gefolgt von Müdigkeit, Gewichtsverlust und Inappetenz, sowie einem schlechten Allgemeinzustand mit Schwellung der Lymphknoten, Leber und Milz lassen keine Differentialdiagnose gegen granulomatöse Reticulosen oder Leukosen zu. Neben den geschilderten Symptomen bestehen häufig Infiltrate der Haut in Form rötlichbrauner, meist schmerzloser, reiskorn- bis erbsgroßer Knötchen. Das Blutbild zeigt eine ausgesprochene Anämie, eine Leukopenie mit normalen Lymphocyten, gelegentlich auch mäßig verminderten Lymphocytenzahlen. Neben diesen Formen sind rasch vorübergehende oder dauernde Reizzustände mit einem leukämieartigen Krankheitsbild beschrieben. Hierbei werden vor allem unreife, reticuläre Elemente ins periphere Blut ausgeschieden, wenn Beziehungen zur *unreifzelligen Leukose* und *Monocytenleukämie* (Typ Schilling) bestehen. Das Knochenmark zeigt eine Vermehrung der reticulären Zellelemente, insbesondere der Makrophagen. Jedoch sind nicht nur quantitative Knochenmarksveränderungen vorhanden, die Zellen selbst sind auch qualitativ verändert. Sie weisen eine Polymorphie in bezug auf Gestalt und insbesondere Kerngröße auf, das Plasma ist vergröbert, die Nucleolen sind vergrößert und vermehrt.

Die BSG ist stets stark beschleunigt, die Leberfunktion meist pathologisch. Die Diagnose wird sich aus der histologischen Untersuchung eines exstirpierten Lymphknotens am ehesten stellen lassen. Selten ist die Erkrankung auf ein Organ lokalisiert, meist tritt sie im gesamten hämatopoetischen Gewebe generalisiert auf. Krankheitsformen mit mehr granulomatösem Charakter werden neben solchen, die Reticulosarkomen ähnlich sind, gefunden.

2. Makro-Globulinämie (M. Waldenström). Was diese gutartige Krankheit von den übrigen Reticulosen unterscheidet, ist eine maximale Senkungsbeschleunigung; Müdigkeit, Leistungsschwäche, Anämie, schließlich eine Thrombopenie und mäßige Lymphknotenschwellungen, gelegentlich eine etwas vergrößerte Milz sind dagegen uncharakteristische Symptome, die bei sehr vielen Erkrankungen des reticuloendothelialen Systems beobachtet werden. Die Knochenmarksuntersuchung zeigt das Bild einer Reticulumzellvermehrung, gelegentlich auch das einer chronischen Lymphadenose. Es handelt sich jedenfalls um eine erhebliche Vermehrung jugendlicher unreifer Zellen. Die Gewebsbasophilen sind ebenfalls meist vermehrt. Die Serum-Proteinuntersuchung klärt das Krankheitsbild auf. Es findet sich eine Hyperproteinämie mit starker Vermehrung der β- und γ-Globuline, hervorgerufen durch das Auftreten pathologischer Makroglobuline. Es handelt sich hierbei um Paraproteine mit einem ungewöhnlich hohen Molekulargewicht (von über 1 Mill.) wie sich durch die Untersuchung mit der Ultrazentrifuge nachweisen ließ. Diese Form der Reticulose ist im Gegensatz zu den oben beschriebenen Reticulosen im allgemeinen gutartig. Eine Therapie ist nicht bekannt. Einige Fälle mit gleichzeitigem Auftreten von *Sjörgenschen Syndrom* (Austrocknung der Schleimhäute in der Mundhöhle, der Nase, der Nebenhöhlen und des Auges) sind bekannt geworden.

Therapie

Die Reticulose als generalisierte Erkrankung des RES dürften selten Anlaß zu operativen Maßnahmen sein. Auf die Milz beschränkte Frühfälle sind als Zufallsbefunde zu werten. Ob die Milzexstirpation das Auftreten späterer Herde im

Tabelle 10. *Klinik, Hämatologie und Prognose der wichtigsten Speicherkrankheiten*

Krankheit	Alter	Klinische Befunde	Blutbild	Skeletveränderungen	Leber-befall	Milz-befall	Lymph-drüsen-befall	Gespeichertes Lipoid	Prognose
Morbus Gaucher	nicht alters-gebunden	Müdigkeit, Verdauungsstörungen, hämorrhagische Diathesen, Pigmentanomalien, Spontanfrakturen	Anämie, *Leukopenie* Thrombocytopenie	osteolytische Herde, Auftreibungen, Corticalisschwund	++	+++	(+)	Cerebrosid (Kerasin)	chronisch infaust
Morbus Niemann-Pick	Neugeborene, Säuglinge, Kleinkinder	Verdauungsstörung, Abmagerung, Wachstumsstillstand, amaurotische Idiotie,—Mongolismus	Anämie, *Leukopenie*	kleine bis mittelgroße osteolytische generalisierte Herde	+	++	+	Phosphatid-Sphingomyelin	rasch infaust
Hand-Schüller-Christian	Kinder	Mattigkeit, Xanthelasmen, Exophthalmus, Atheromatose der Gefäße	Anämie	Schädeldefekte (Landkartenschädel), auch Gesichtsschädel	+	+	(+)	Cholesterin (Cholesterinämie)	chronisch infaust
Eosinophiles Granulom	Kinder, Jugendliche, Erwachsene	fehlen oft. Lokale Schwellung und Schmerzhaftigkeit (pathologische Frakturen)	Leukocytose, Eosinophilie	scharf begrenzte osteolytische Herde in der Corticalis	(+)	+	(+)	gelegentlich Cholesterinablagerung	gut
Abt-Letterer-Siwe	Kleinkinder	Fieber, rascher Kräfteverfall, Purpura, Pleuro-Pneumonie, Verdauungsstörungen	Anämie, Thrombocytopenie	unregelmäßige osteolytische Herde	+	++	+	gelegentlich Cholesterin	rasch infaust
Bürger-Grütz	Kinder und Erwachsene	Allgemeine Mattigkeit, Exanthome der Haut, Fett-Resorptionslipämie	Anämie	gelegentlich Osteoporose	(+)	(+)	(+)	Lipämie, gelegentlich Neutralfett und Cholesterinspeicherung	sehr chronisch
Pfaundler-Hurler	Kinder	Intelligenzmangel, Schwerhörigkeit, Taubheit, Hornhauttrübung	uncharakteristisch	Dysostosis multiplex, Wirbelkörperdeformierung, Plattrippen, Phalangenzuspitzung, Wasserspeiergesicht	++	++	—	Phosphatide, Polysaccharide	chronisch
v. Gierke	Kleinkinder	Erbrechen, Entwicklungsstörungen	uncharakteristisch	—	+++	(+)	+	Glykogen	zweifelhaft

übrigen RES zu verhindern vermag ist zweifelhaft. Gelegentlich wird ein als primäres Sarkom (Reticulosarkom) aufgefaßter Tumorprozeß sich durch exakte histologische und cytologische Untersuchung oder durch den weiteren Verlauf als maligne Reticulose aufklären. Übergangsformen zwischen Reticulose und Reticulosarkom und einförmigen Leukosen sind mitgeteilt worden.

Ein von uns beobachteter, hierher gehöriger Fall mit einer 2480 g schweren Milz, die als Sarkom angesehen wurde, kam postoperativ innerhalb der ersten zwei Wochen ad exitum. Die Obduktion ergab ebenso wie die genaue histologisch-cytologische Differenzierung der entfernten Milz eine Reticulose.

Die Splenektomie bei Erkrankungen des RES ist sowohl in unserem eigenen Material — bei nur sehr wenigen ausgewählten Fällen — mit einer sehr hohen Mortalität belastet (3 von 8 Kranken sind innerhalb eines Monats nach der Splenektomie verstorben) wie auch nach Mitteilungen der Literatur (WEINREICH).

XI. Die hepatolienalen Krankheiten

EPPINGER kommt das Verdienst zu, verschiedene Krankheitsgruppen unter dem Begriff „hepatolienale Erkrankungen" zusammengefaßt und geordnet zu haben. Er hat ihre Beziehungen zueinander aufgezeigt und die Schwierigkeit der Abgrenzung des einzelnen Falles dargelegt. Wie schon der Name hepatolienale Krankheiten sagt, gibt es pathologische Prozesse, bei denen sowohl die Leber als auch die Milz betroffen sind. Beide Organe sind physiologisch und anatomisch eng miteinander verbunden, einmal deshalb, weil Leber und Milz als Hauptsitz des reticuloendothelialen Systems bei vielen Funktionen zusammen tätig werden, zum anderen, weil sie in ihrer topographischen Lage durch die Pfortader zusammenhängen..

Zu den hepatolienalen Prozessen gehören einmal die Krankheiten der Leber, wie sie in den verschiedensten Formen der Cirrhose in Erscheinung treten, die in ihrer Folge durch Rückstauung, Druckerhöhung der Pfortader und Gegenregulation des arteriellen Systems zu einer Stauungsmilz führen, zum anderen Krankheiten der Milz, die umgekehrt über die Pfortader auf die Leber einwirken können. Als dritte zählen dazu die Erkrankungen der Pfortader und schließlich solche, die gleichzeitig und gleichsinnig sowohl Milz als auch Leber befallen.

In der klinischen Symptomatologie überschneiden sich die Erscheinungen, und es ist bei fortgeschrittenen Fällen oft schwer zu sagen, ob eine splenomegale Cirrhose ihren Ausgang von der Leber oder von der Milz genommen hat. Es ist verständlich, daß deshalb auch die Einordnung und die Nomenklatur dieser Krankheiten uneinheitlich ist und sich teilweise überschneidet. So wird von splenomegalen Cirrhosen, von Bantischer Krankheit, von Banti-Syndrom, von Pseudo-Banti oder ganz einfach von Pfortaderhochdruck gesprochen, jeweils im Hinblick auf ein oder mehrere Symptome, die in den Vordergrund der klinischen und pathogenetischen Betrachtung gestellt werden.

A. Milzcirrhose (Morbus Banti)

Im Jahre 1883 beschrieb der Florentiner Pathologe BANTI ein Krankheitsbild, das er Splenomegalie mit Lebercirrhose nannte. Die Krankheit beginne mit einer Vergrößerung der Milz und lasse in ihrem Verlauf 3 Stadien erkennen. Im ersten Stadium, dem sog. anämischen Stadium, ist neben der Splenomegalie eine ausgeprägte Anämie, gelegentlich auch Granulocytopenie und Thrombopenie nachweisbar. Im zweiten, dem sog. Übergangsstadium, kommt es zu einem wechselnden Ikterus und zu einer Vergrößerung der Leber, im dritten Stadium zum Ascites und den Zeichen der Lebercirrhose. Hauptsymptome der Krankheit sind demnach ein mittelgroßer „Milztumor", zunehmende Anämie und erst später eine Hepatopathie und Lebercirrhose. Da einzelne dieser Symptome auch bei anderen Krankheiten beobachtet werden, insbesondere das dritte Stadium des Morbus Banti nicht von fortgeschrittenen Lebercirrhosen getrennt werden kann, haben viele Autoren das Vorliegen einer selbständigen Krankheit bestritten, andere sprachen von Splenomegalie mit Knochenmarkhemmung mit und ohne Leberbeteiligung, vom Banti-Syndrom und verwässerten damit den Begriff der Bantischen Krankheit so sehr, daß Milzvergrößerungen bei vielen chronischen Infekten und auch bei hämolytischen Anämien als Banti-Milzen bezeichnet wurden. Ja, die Ausbreitung des Begriffs in der Nomenklatur ging so weit, daß viele Autoren eine massive Intestinalblutung aus gestauten Kardia- oder Oesophagusvarien als Kardinalsymptom der Bantischen Krankheit angaben, obwohl bereits EDENS 1908 diese Splenomegalien von der Bantischen Krankheit abgrenzte und BLEICHRÖDER 1904 eine eingehende Beschreibung der Befunde bei Stauungsmilzen und bei Banti-Milzen gegeben hat. Die Folge hiervon war einmal eine Verquickung der beiden Krankheiten zu einem Krankheitsbegriff, eben dem des „Banti-Syndroms", zum anderen ein noch immer andauernder Streit darüber, ob es überhaupt eine Bantische Krankheit gäbe, was von einem Teil der Autoren (GELIN, DI GUGLIELMO, GUTEL) mit ebenso guten Gründen bejaht, wie von anderen ebenso bestimmt abgelehnt wird (GÜTTGEMANN, WIPPLE, LINTON u. a.). Bezeichnend für diesen wissenschaftlichen Streit ist es, daß in einem Zeitintervall von genau 50 Jahren zwei Arbeiten unter dem gleichen Titel „Gibt es eine Bantische Krankheit" erscheinen konnten. Die erste von GILBERT und LEREBOULLET, 1904 veröffentlicht, lehnte die Existenz einer Bantischen Krankheit weitgehendst ab, wogegen die zweite 1955 von DI GUGLIELMO sie voll bejahte.

Man fragt sich, warum dieser wissenschaftliche Streit über so viele Jahre anhalten und noch immer nicht eindeutig entschieden werden konnte. Man kann hier nur GELIN beipflichten, der dafür die historischen Gegebenheiten verantwortlich macht. Es ist zu bedenken, daß das Ende des neunzehnten Jahrhunderts noch vollständig unter dem Eindruck der pathologischen Anatomie stand und die damals geprägten Krankheitsbegriffe durchweg aus der Übereinstimmung klinischer Symptome mit pathologisch-anatomischen Befunden entstanden (s. a. S. 1—6).

Als charakteristisches Substrat seiner Fälle beschreibt BANTI die zentrofolliculäre Fibroadenie. In der Folge stellt es sich nun heraus, daß eine solche Fibroadenie sich auch bei Kranken fand, die klinisch nicht die bei BANTI beschriebenen Symptome zeigten und andererseits nicht alle klinisch als Banti-Fälle imponierenden Krankheiten pathologisch-anatomische Bilder einer Fibroadenie boten. Damit war erwiesen, daß die Fibroadenie nichts Spezifisches war. Der weitere Schluß aber, daß folglich auch keine Bantische Krankheit existiere, war sicherlich falsch.

Zwei Dinge verdienen aus BANTIs Beschreibung festgehalten zu werden: Einmal die Feststellung, daß am Beginn der Erkrankung die Anämie und der Milztumor stehen und zu diesem Zeitpunkt die Leber unverändert ist, zum anderen, das Fehlen des später in den Vordergrund gestellten Symptoms der portalen Hypertension mit schweren Hämorrhagien des Magen-Darm-Traktes, das er bei seinen Fällen überhaupt nicht beobachtete.

Es ist ein Verdienst vor allem amerikanischer Autoren, den Begriff der portalen Hypertension wieder in den Vordergrund gestellt zu haben (WIPPLE, BLACKMOOR, WALTER, LINTON). Ihre Erfahrungen, insbesondere ihre Erfolge, durch Umleitung des gestauten Pfortaderblutes in die V. cava das Hauptsymptom der portalen Hypertension, die lebensbedrohliche Blutung aus Oesophagus- und Kardiavaricen zu beseitigen, führten dazu, die Existenz einer Bantischen Krankheit überhaupt zu leugnen und die Hypothese aufzustellen, alle Splenomegalien bei hepatolienalen Prozessen seien etwas Sekundäres und Folge der Lebererkrankung mit Pfortaderstauung. Diese Behauptung rief nun wieder vor allem italienische und französische Forscher aufs Feld (DI GUGLIELMO, PATRASSI, SANTY, GELIN, CAMBIGLIANI-COCCOLI), die ihrerseits nun erneute Untersuchungen anstellten und zeigen konnten, daß es sehr wohl, und zwar in den südeuropäischen Ländern sowie im mediterranen Nordafrika, eine ganze Reihe von Krankheitsfällen gibt, die in ihrer Symptomatologie und in ihrem klinischen Verlauf der Beschreibung BANTIs entsprechen und es daneben andere Kranke gibt, bei denen die Lebercirrhose mit Pfortaderhochdruck und Intestinalblutungen im Vordergrund steht. Wir müssen nach ihren Beobachtungen erst wieder lernen, die auf Grund eines Hindernisses im portalen System — in 80 bis 85% ist es eine Lebercirrhose — entstandene *Stauungsmilz* von einer *primären Milzfibrose* mit sekundärer Leberschädigung im Sinne BANTIs auseinanderzuhalten (s. Abb. 62).

Die Differenzierung der beiden Krankheitsbilder hat nicht nur großes wissenschaftliches Interesse, sondern ist bei der Indikationsstellung zur operativen Therapie für unsere Kranken von praktischer Bedeutung. Wir möchten die Frage, ob es eine Bantische Krankheit gibt, daher mit einem sicheren „Ja" beantworten, möchten aber zu bedenken geben, daß es im einzelnen Fall schwer, wenn nicht unmöglich sein kann, sich zwischen der Diagnose einer fortgeschrittenen Bantischen Krankheit mit portaler Hypertension und einer portalen Hypertension mit Splenomegalie nach der einen oder anderen Seite hin zu entscheiden. Sehr viel häufiger wird man sich leider mit der Feststellung „sowohl — als auch" zufrieden geben müssen und die Alternative nicht beantworten können. Die wenigen Fälle allerdings, die sicherlich mit einem Milztumor und Anämie beginnen und eine Lebercirrhose vermissen lassen, bei denen es erst sekundär, oft nach vielen Jahren, zur portalen

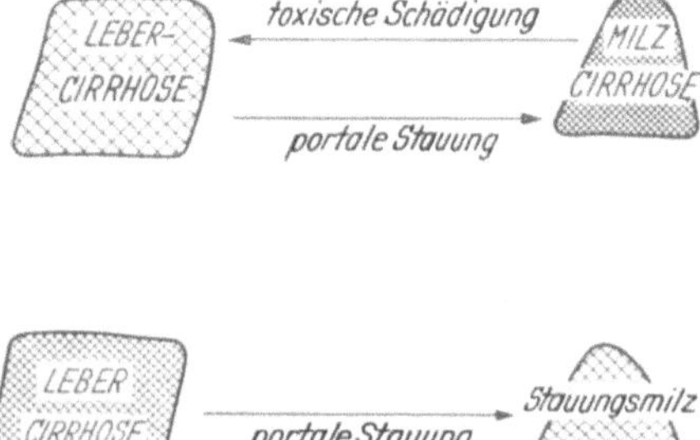

Abb. 62. Schematische Darstellung der Leber-Milz-Beziehungen bei Milzcirrhose (oben) und Lebercirrhose (unten) Bei der Milzcirrhose ist die Lebercirrhose sekundär; sie tritt erst in Stadium III auf. Die portale Stauung entsteht zunächst durch Hyperämie in Form eines Überfüllungshochdruckes, später kommt die Zunahme des Widerstandes im Capillargebiet der Leber hinzu, wenn sich dort eine Cirrhose bildet. Bei der Lebercirrhose hingegen ist die Milzvergrößerung Folge der portalen Stauung. Es handelt sich zunächst um eine Stauungsmilz, die nach und nach fibrotisch wird

Hypertension im Sinne eines Volumenhochdrucks kommt (s. S. 42ff.), möchten wir in Parallele zum Begriff der Lebercirrhose als *Milzcirrhosen* benennen.

1. Pathogenese und Verlauf

Die Milzcirrhose (Morbus Banti) ist eine primäre Erkrankung der Milz verschiedener Ätiologie, die mit einem fibroadenitischen oder fibrokongestiven Organbefund einhergeht, die eine Knochenmarksdepression auslöst und schließlich zur Leberschädigung führt. In der Literatur wurde je nach dem Standpunkt des Beobachters eine mehr pathophysiologische, klinische oder pathologisch-anatomische Betrachtungsweise der Krankheit bevorzugt, was sich in zahlreichen Synonyma ausdrückt. Als solche werden gebraucht: Anaemia splenica, splenopathische Toxikose, splenotoxische Markdepression, splenomegale Markhemmung, depressive Hypersplenie, fibroadenitische oder fibrokongestive Splenomegalie mit Hypersplenismus.

Eine sichere einheitliche Ätiologie des Krankheitsbildes ist auch heute, wie z. Z. BANTIs, unbekannt. Chronische Infekte, wie z. B. Lues, Cholecystitiden, Gastroenteritiden, chronische Appendicitis, Morbus Bang, vor allem aber Malaria, sind

für das Zustandekommen der Milzcirrhose angeschuldigt worden (GUTZEIT,
WENDT, SHANEY, TROELL, SEVANDIN), aber auch Intoxikationen, Schwangerschaft, Virusinfekte werden für das Auftreten der Milzfibrose verantwortlich gemacht. All diesen Krankheiten ist gemeinsam, daß sie eine Hyperplasie des Reticulums sowie intermittierende Stauungszustände im Sinne einer Pulpitis verursachen können (PATRASSI). Die Pulpitis — dem unspezifischen Sinuskatarrh der
Lymphknoten vergleichbar — kann abklingen oder zu einer dauernden Reizung
der Pulpazellen führen. Die Pulpa wird hyperpla-
stisch, schließlich kommt es zur Reticulumhyper-
plasie und zu Bindege-websvermehrung, welche
stets perivasal beginnt, sei es nun im Zentrum der
Malpighischen Körper-chen mit fortschreitendem
Ersatz derselben durch Bindegewebe (Fibroadenie) oder an den Gefäßen der roten Pulpa mit einer
allgemeinen Fibrose. In vielen Fällen ist Reticu-
lum- und Bindegewebs-vermehrung schließlich in
beiden Anteilen, d. h. in der weißen wie in der
roten Pulpa des Organs so stark ausgeprägt (s.
Abb. 63), daß zu diesem Zeitpunkt die ursprüng-
liche Noxe meist nicht mehr erkannt werden
kann. Primäre Entzün-dungen an fernen Organen
sind dann schon abgeklun-gen oder vernarbt (Appendicitis, Cholecystitis) oder eine Malaria — selbst
wenn sie an der Milz Resi-duen hinterlassen hat —
ist durch die Bindege-websvermehrung so über-
deckt, daß sie nicht mehr erkennbar ist.

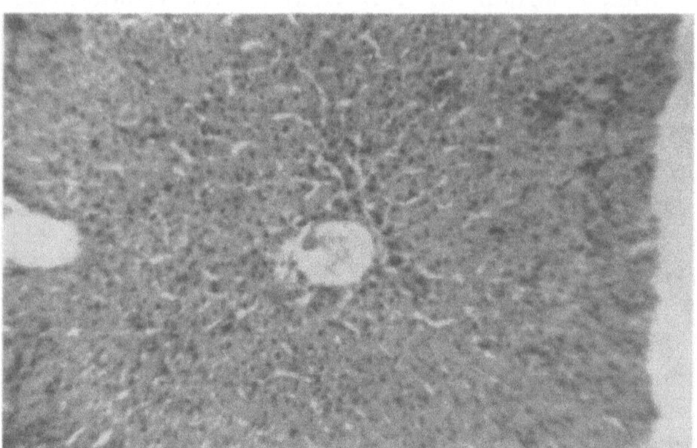

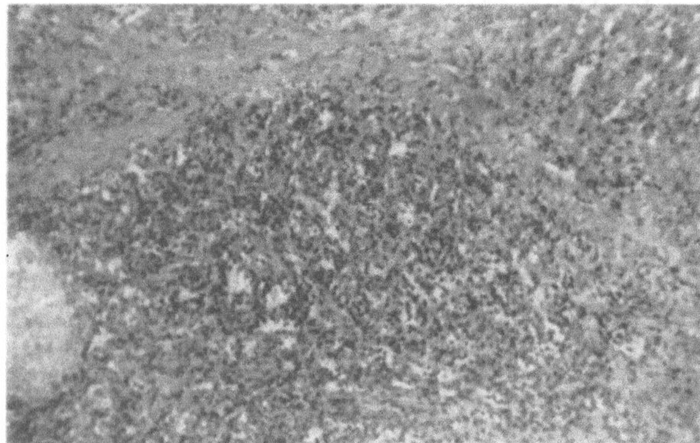

Abb. 63a u. b. Mikrophotogramme eines Kranken mit Bantischer Krankheit. a) Die Leber zeigt makroskopisch keinerlei Anzeichen einer Cirrhose.
Das histologische Bild der Probeexcision läßt keine pathologischen
Veränderungen erkennen. Die hier getroffene Vena centralis ist weit,
ihre Umgebung frei von Infiltrationen. Auch die periportalen Felder
sind nicht infiltriert; b) die Milz zeigt eine ausgeprägte Fibrose, die ohne
ein Hindernis in der Leber oder in der Pfortader entstanden ist. Der
Kranke hatte präoperativ eine kleine Intestinalblutung und eine ausgeprägte splenopathische Markhemmung. Seit der Splenektomie ist er nun
3½ Jahre beschwerdefrei (Präparat: DIEZEL, Heidelberg)

Wenn auch der histologische und cytologische Befund wechselnd ist, so kann
doch als Summe aller Untersuchungen stets eine starke Vermehrung des hyalinen
und reticulären Bindegewebes festgestellt werden, auf Kosten der lymphatischen,
aber auch der Pulpazellen. Steigerung von Pigment- oder Erythrocytenphagocytose fehlt meist vollständig oder ist nur ganz diskret ausgeprägt. Das cirrhotische Organ ist vergrößert, recht derb und glatt an der Oberfläche. Selten nimmt
es einen so großen Umfang wie bei Leukosen an. Schrumpfungen des Bindegewebes

können einen Rückgang seiner Größe bedingen. In jedem Falle ist die fibrotische Milz derb und unelastisch. Sie kann daher Druckschwankungen im portalen System schließlich in keiner Weise mehr kompensieren (s. S. 48 ff.).

Entscheidend ist jedoch nicht der histologische Befund und auch nicht, wie wir gesehen haben, die uneinheitliche Ätiologie, sondern die klinische Symptomatologie, die sich aus den Dysfunktionen der erkrankten Milz entwickelt. Die Symptome möchten wir mit BANTI in 3 Stadien einteilen, in das anämische Stadium, das Übergangsstadium und das Ascitesstadium. Die Krankheit ist in den mittleren Lebensjahren am häufigsten, wurde aber auch schon im Kindesalter beobachtet. Ihr Verlauf ist langsam und zieht sich oft über viele Jahre hin, ihr Auftreten ist sicher in Südeuropa häufiger als in nördlichen Ländern (SHANEY, PATRASSI, LUCCHI, ALBERTIN, BERGMANN, MYCH, SANTERO). Hauptsymptome sind eine Milzschwellung, die gelegentlich auch Schmerzen, seltener Verdauungsstörungen verursacht, allgemeine Leistungsschwäche, rasche Ermüdbarkeit, jedoch erst sehr spät Gewichtsabnahme und Proteinstoffwechselstörungen. Die Splenomegalie führt zu einer ausgesprochenen Anämie, meist auch zu Granulocytopenie und Thrombocytopenie. Das erste, anämische Stadium, dauert gewöhnlich 3—5 Jahre, doch sind auch Fälle von 10—12 Jahren Dauer bekannt, bis es zum sog. Übergangsstadium kommt.

Dieses ist gekennzeichnet durch ein Größerwerden der Leber, eine Einschränkung des Wasserumsatzes, eine Vermehrung von Urobilin und Urobilinogen sowie Uraten im Harn. Das Serumbilirubin ist an der oberen Grenze der Norm oder leicht vermehrt, Haut und Konjunktiven sind subikterisch oder grau verfärbt. Das *Blutbild* weist wie im ersten Stadium eine hypochrome Anämie auf, oft mit einer mäßigen Leukopenie und Thrombocytopenie. Auch die Lymphocyten sind vermindert. Im Mark ist stets eine Hyperplasie und Vermehrung der unreifen Zellen vorhanden, also eine Reifungshemmung (HEILMEYER, RIPPS, SCHOUSBOE). Der Knochenmarksbefund ist von großer differentialdiagnostischer Bedeutung, da er zur Abgrenzung von Knochenmarkshypoplasie und Sklerosen, die mit einer myeloischen Metaplasie der Milz wie auch mit Leberschädigungen einhergehen, geeignet ist (s. S. 115). Nach diesem meist kurz andauernden Übergangsstadium kommt es zum Ascites, zur zunehmenden Lebercirrhose, zur Dysproteinämie mit Ödemen und evtl. auch zu einer portalen Hypertension.

Nicht so selten sind Infarkte der vergrößerten Milz, die mit Fieberschüben einhergehen und zur Verkleinerung des Organs und unregelmäßigen Schrumpfungen einzelner Teile führen können. Eine Milzcirrhose kann weiterhin zu schweren Störungen der portalen Kreislaufverhältnisse führen. Die Milz ist nicht mehr in der Lage, eine plötzliche Zunahme des portalen Druckes elastisch auszugleichen und zu Zeiten hypotoner Zustände in der Pfortader der Leber eine größere Blutmenge zuzuführen. Hingegen kommt es, wie bei jeder Splenomegalie, zu einem vermehrten Zufluß aus der A. lienalis. Dieser vermehrte Zustrom führt der Pfortader eine größere Blutmenge zu als sie normalerweise erhält. Die Folge hiervon sind Aufstauung vor allem der Milzvene und der übrigen Pfortader bei zunächst völlig unveränderter Leber und fehlender oder sehr geringer Stauung in den Mesenterialvenen. Außerdem können auch hierbei schon Oesophagusvaricen auftreten. Schädigungen der Pfortaderwand und Leberschädigungen sind die unweigerliche Folge. Die Leber wird schließlich in 70% der Fälle hypertrophisch, bei 30% atrophisch. Blutungen aus dem Verdauungskanal sind bei etwa 10—14% der Kranken vorhanden (LEBON). Das Splenoportogramm zeigt eine enorme Vergrößerung des Durchmessers der V. lienalis und der Pfortader sowie eine Schlängelung derselben. Die Mesenterialvenen sind nicht aufgestaut, ein Kollateralkreislauf im Bereich der Venen des Magens und des Oesophagus wird nur in 25% aller fortgeschrittenen Fälle gefunden. Der Druck in der Pfortader ist zunächst normal, im Stadium III jedoch erhöht auf 250—400 mm H_2O. Es gibt Fälle mit deutlichem Ascites, bei denen der portale Druck normal ist oder unter der Norm liegt (GELIN, SANTY). Die O_2-Sättigung des Pfortaderblutes — normal etwa 55—75% — ist auf Werte von 94—96 % angestiegen, die APD also sehr niedrig, das Minutenvolumen dauernd erhöht (s. auch S. 49 u. 159).

Die cirrhotisch veränderte Milz wirkt hemmend auf das Knochenmark ein, gleichzeitig kommt es zu einer zunehmenden Schädigung der Leber. Funktionsproben ergeben im 3. Stadium schließlich pathologische Verhältnisse. Leberschädigend wirken hierbei einerseits die oben beschriebenen Ursachen, die auch die Milzcirrhose auslösen können, so daß das RES beider Organe durch die gleiche Noxe in Mitleidenschaft gezogen wird. Gelegentlich ist auch das RES des Knochenmarks gleichzeitig und gleichsinnig betroffen.

Man hat diskutiert, ob es über den Zustand des interstitiellen Ödems dieser drei Organe zur Reizung des Bindegewebes und zur Vermehrung des reticulären und hyalinen Gewebes kommt, im Knochenmark schließlich zu Verkalkungserscheinungen mit Sklerosen. Nicht zu unrecht hat man beim Betroffensein des RES in den verschiedenen Organen von Mesenchymatosen gesprochen.

Eine weitere Möglichkeit der Leberschädigung ist dadurch gegeben, daß die veränderte Milz, ebenso wie sie eine Knochenmarkshemmung auslöst, toxisch auf die Leber wirkt. Experimentelle Untersuchungen haben eine toxische Schädigung der Leber durch die Milz wahrscheinlich gemacht (THOMAS, TOMODA).

Ein weiteres schädigendes Moment ist der Überfüllungshochdruck (Volumenhochdruck) der Pfortader mit Verlust der Pufferfähigkeit der Milz, der, ähnlich wie der pulmonale Hochdruck zur Fibrose der Lunge, zur Schädigung der Leber in den portalen Feldern führen kann, wobei nicht allein die Druckverhältnisse, sondern auch die pathologische Zusammensetzung des Pfortaderblutes, die Änderung des O_2- und CO_2-Gehaltes eine Rolle spielen mögen.

Der histologische Befund an der Leber unterscheidet sich von Schnitten anderer Cirrhosen, und zwar dergestalt, daß die entzündlichen mesenchymalen Veränderungen gegenüber den Schädigungen des Parenchyms erheblich überwiegen. Zu Beginn findet sich eine Hyperplasie des Reticulums, insbesondere der Kupfferschen Sternzellen, dann kommt es zu einer entzündlichen Zellinfiltration der periportalen Felder, die an Größe zunehmen und zu ausgedehnten fibrotischen Zügen führen. Das typische Bild der Laennecschen Cirrhose findet sich nur selten. GELIN sah nie eine typische Laennecsche Cirrhose.

Man muß daran zweifeln, ob es Milzcirrhosen gibt, bei denen ein Fortschreiten auf die Leber dauernd ausbleibt und bei welchen es zur Selbstheilung kommt (HOWELL), es sei denn, daß früher ein Totalinfarkt zur Ausschaltung der Milz geführt hat, der Patient sich also gleichsam selbst splenektomierte. Das Auftreten von Jollykörperchen im peripheren Blut müßte die Folge sein. Die Splenektomie ist nicht sicher geeignet in jedem Fall eine Heilung der Krankheit zu ermöglichen. Bei einer ganzen Reihe von Patienten kommt es trotz Milzexstirpation im weiteren Verlauf zu einer schweren Lebercirrhose (PARET).

2. Differentialdiagnose und Indikationsstellung

Blutungen, die im ersten Stadium fehlen oder nur auf Grund einer Thrombocytopenie in Form von Schleimhautblutungen auftreten können, aber nie so massiv wie bei Oesophagusvaricenblutungen sind, verstärken im weiteren Verlauf der Milzcirrhose die Anämie erheblich. Die Markhemmung verhindert eine rasche Regeneration, was sich durch das Ausbleiben einer regelrechten posthämorrhagischen Erythrocytose (Reticulocytose) anzeigt. Bluttransfusionen und i. v. Eisentherapie sowie Vitamine sind daher erforderlich. Die Milzexstirpation ist so früh wie möglich durchzuführen, da die Milz für das Zustandekommen der Symptome der Knochenmarkshemmung und der späteren Leberbeteiligung verantwortlich zu machen ist. Man kann nicht ausdrücklich genug die Frühoperation bei der Milzcirrhose fordern. Durch sie kann — wenn sie im ersten Stadium durchgeführt wird — eine vollständige Heilung eintreten. Dies wird jedoch nur in seltenen Fällen eintreffen, da die Klinik meist erst beim Fortschreiten der Krankheit aufgesucht wird.

Die Indikationsstellung setzt eine sorgfältige Differentialdiagnose voraus. Wir haben bereits oben ausgeführt, daß es nicht in jedem Fall möglich sein wird, insbesondere bei fortgeschrittenen Fällen, eine Milzcirrhose mit Leberbeteiligung und portalem Hochdruck von einer diskreten Lebercirrhose mit einer portalen Hypertension und Stauungsmilz sicher abzugrenzen. Neben der Stauungsmilz gilt es Splenomegalien verschiedener Genese mit sekundärer splenomegaler Markhemmung abzugrenzen, ebenso wie Fälle einer Knochenmarkinsuffizienz mit myeloischer Metaplasie der Milz (s. auch S. 115ff.).

Die Abgrenzung einer Stauungsmilz ist nicht immer einfach und erfordert unser ganzes klinisches Rüstzeug, da sie die Art des Eingriffs entscheidet. Bei portalem Hochdruck ist unter gewissen Voraussetzungen die portocavale Anastomose indiziert, während bei der Milzcirrhose die portocavalen Anastomosen streng kontraindiziert sind. Als Hinweis für die Differentialdiagnose mag folgende Gegenüberstellung dienen:

Tabelle 11. *Differentialdiagnose der Hepatosplenomegalien*

Symptome	Milzcirrhose	prähepatischer Block	intrahepatischer Block	posthepatischer Block
Häufigkeit	3—5%	15—25%	70—80%	0,1—1%
Alter	(20) 30—70 J.	0—20 J.	(20) 30—70 J.	20—70 J.
Subjektive Beschwerden	Dyspept. Beschw., Leist.-schwäche, Oberbauchschmerzen, b. Kindern Infantilismus	Diskrete dyspept. Beschw., gelegentlich Leibschmerzen	Dyspept. Beschwerden, Ikterus, Hautjucken, Müdigkeit, Leistg.-schwäche	Zunehmende Dyspepsie, Subikterus, zunehmende Leistungsschwäche
Vorgeschichte	Malaria, abdominale Infekte, Intoxikationen	fehlt, selten: Nabel-Sepsis, Milzverletzungen, Mesenterial-Phlebitis	Alkohol, Lues, Intoxikationen	Intoxikationen, Endophlebitis, Leberabscesse
Intestinalblutungen	— bis (+) (nur in Spätstadien)	+ + + +	+ + +	+ + +
Oesophagusvaricen	— bis (+)	+ + +	+ +	+ +
Ascites	extrem selten (n. in Stadium III)	selten, verschwindet schnell	$^1/_3$ der Fälle	$^1/_2$ der Fälle
Milzgröße	+ + +	+ + +	+ +	+ +
Leber	normal	normal	groß, höckrig, hart, selten atrophisch	meist groß schmerzhaft

Tabelle 11. (Fortsetzung)

Symptome	Milzcirrhose	prähepatischer Block	intrahepatischer Block	posthepatischer Block
Bilirubin				
direkt	normal	normal $\}$ bis 1,5	$+\}$ über	$+$
indirekt	normal (+)	(+) $\}$	$+\}$ 1,5 mg-%	normal
Urin:				
Urobilinogen und				
Urobilin	normal	(+)	$+$	(—)
Cholesterin	normal	normal	normal (+)	$++$
Serumeisen	normal	$++$	(+)	normal
	selten (+)			
Alkal. Phosphatase	normal	normal	$+$	$+++$
Elektrophorese	normal bis leicht path.	normal bis mäßig path.	stark path.	meist normal bis leicht path.
Tacata-Ara, Weltmann-Band, Thymoltrübungstest u. a. sog. Leberfunktionsproben	normal bis leicht pathologisch	normal bis leicht pathologisch	pathologisch	normal bis leicht pathologisch
Hämorrhoiden	—	— (+)	$+$	$+$
Bauchdeckenvenen	—	selten	$+$	(+)
Mesenterialvenenerweiter.	—	$+$	$++$	$+$
Anämie	$+++$	$++$	$++$	$+$
Leukopenie	$++++$	$++$	$+$	$+$
Thrombocytopenie	$+++$	$++$	$+$	$+$
Knochenmarkhyperplasie	$+++$	$++$	$+$	$+$
Bromsulphthaleinretension	keine	mäßig	stark ausgeprägt	wechselnd
Albumine	vermindert	normal	vermindert	meist vermindert
Globuline	normal	normal	vermehrt	oft vermehrt
Splenoportographie (s. Abb. 65)	Überfüllungstyp, Pfortader u. A. lienalis dick geschlängelt. Leberäste zart	Leberäste fehlen oder ganz zart	Leberäste plump	Leberäste plump
Arterio-Portale O_2-Differenz (APD)	extrem nieder	nieder	vermindert	vermindert
Intrasplenaler Adrenalintest	— oder (+)	$+$	$+$	$+$

Auch im *Stadium II* kann der verhängnisvolle Circulus vitiosus (s. Abb. 64), der durch Milzcirrhose und Leberschädigung entsteht, durch die Splenektomie noch unterbrochen werden, wenn auch nicht in jedem Falle eine anhaltende Remission oder eine Ausheilung der Leberveränderung zu erreichen ist. Im III. Stadium ist der Effekt der Splenektomie nur noch in einer Aufhebung der Knochenmarkshemmung und Verminderung des portalen Druckes zu sehen. Die Mortalität solcher Palliativeingriffe ist sehr hoch. Die bei portaler Stauung empfohlene gleichzeitige

Nephrektomie links mit Anastomosierung der V. lienalis und der V. renalis ist als Palliativoperation doch sehr eingreifend und heroisch. End-zu-Seit-Anastomosen mit Erhaltung der Niere verschließen sich meist rasch wieder und sind daher ohne

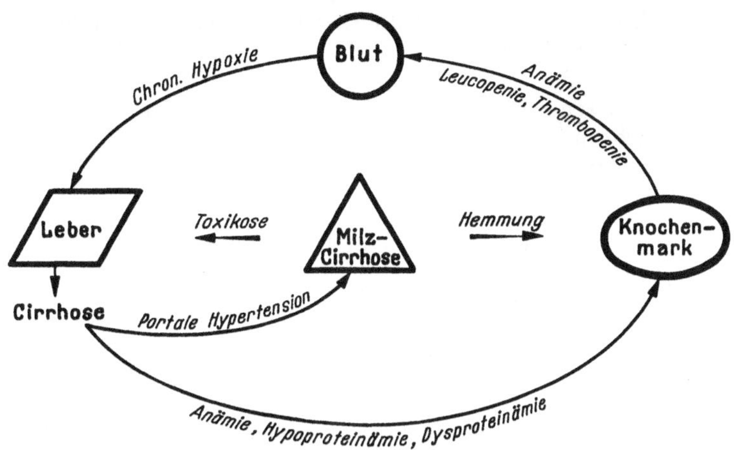

Abb. 64. Circulus vitiosus bei Milzcirrhose (Morbus Banti)

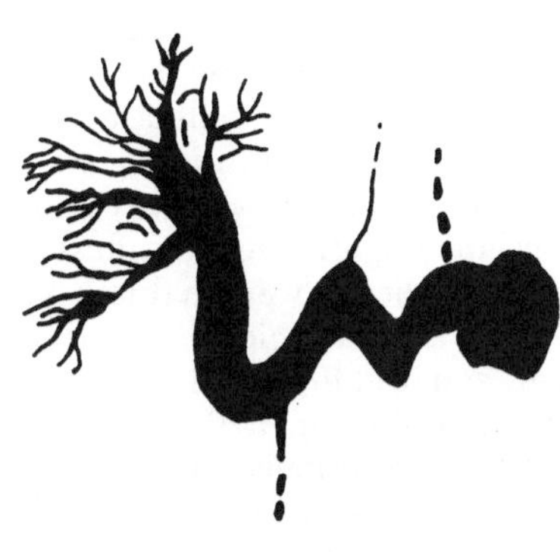

Typ I. Überfüllungshochdruck
    Strömungsgeschwindigkeit + + +
    Kontrastdichte +
    Kollateralen ±
    Venendicke + + +
    Venenlänge + +
    Leberäste + +

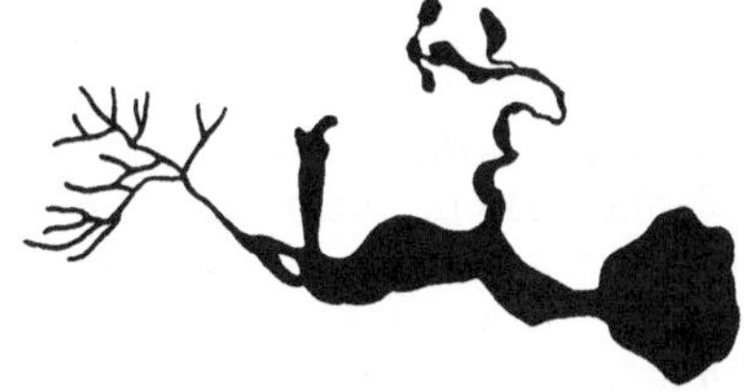

Typ II. Prähepatischer Stauungshochdruck
    Strömungsgeschwindigkeit — später + +
    Kontrastdichte + +
    Kollateralen + +
    Venendicke +
    Venenlänge +
    Leberäste — (+)

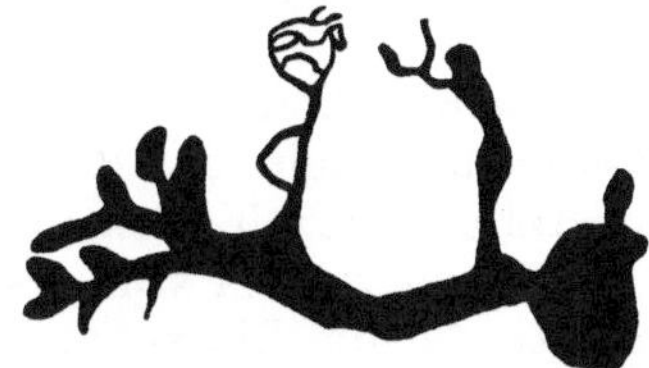

Typ III. Intrahepatischer Stauungshochdruck
    Strömungsgeschwindigkeit — später + +
    Kontrastdichte + +
    Kollateralen + +
    Venendicke +
    Venenlänge +
    Leberäste: plump

Abb. 65. Splenoportographietypen

bleibenden Erfolg (s. Abb. 72). Besteht bei der Splenoportographie kein mechanisches Strömungshindernis, ist aber ein portaler Hochdruck mit ausgeprägten

Kollateralen und Oesophagusvaricen vorhanden, so ist u. E. die Splenektomie in den meisten Fällen ausreichend, da durch sie die Ursache des portalen Hochdrucks, die Überfüllung des portalen Systems durch übermäßigen arteriellen Zustrom, unterbunden wird und sich mit diesem Effekt, wie sich an unseren Fällen zeigen ließ, eine Besserung der Leberfunktionsproben erreichen läßt (s. Abb. 74). Als kleinster operativer Eingriff ist die Ligatur der A. lienalis als erfolgversprechend empfohlen worden. Einige Autoren führen sie dann aus, wenn die Patienten im III. Stadium in sehr schlechtem Allgemeinzustand zur Behandlung kommen und sich der Ascites nicht mehr anders beeinflussen läßt, auch nicht durch ausreichende internistische Therapie, und die Hypoproteinämie unaufhaltsam fortschreitet (ABTONA, BLAIN).

3. Operation und Ergebnisse

Die besten Ergebnisse der Splenektomie sind bei Frühfällen mitgeteilt worden, die Mortalität ist hier am niedrigsten, wogegen sie später, wenn wir nur noch Palliativverfolge erzielen können, erheblich ansteigt (GIFFIN, KRUMBHAAR, HOWELL, FUKUCHI). Die Operationsmortalität hängt jedoch nicht nur vom Stadium der Krankheit ab, sondern ist wesentlich von der Operationsvorbereitung und auch von der Technik selbst bestimmt. Die Leber, insbesondere eine pathologisch veränderte, schwerbelastete, reagiert auf Blutverlust und Operationstrauma schlechter als eine gesunde Leber. Schon eine normale, gesunde Leber erfährt auf eine Laparotomie hin funktionelle und, wie sich durch Leberpunktion postoperativ zeigen ließ, auch pathologisch anatomische Veränderungen. Man soll als Operationsvorbereitung die celluläre und humorale Dyskrasie auszugleichen versuchen. Dazu gehört eine Beseitigung der Anämie durch kleine Bluttransfusionen, ohne daß hierbei zuviel getan wird und evtl. eine beginnende Cirrhose durch Plasmazufuhr eine ungünstige Beeinflussung erfährt. Der abgesunkene Serumeisenspiegel sollte ausgeglichen werden durch Verabfolgung intravenöser Eisengaben. Vor allem muß eine albuminreiche, fettarme, kohlenhydratreiche Diät unter zusätzlichen Gaben von Cholin, Methionin und Vitaminen (Vitamin A, B, C und K), am besten in Form einer Milch-Quark-Diät, gereicht werden. Die Hypalbuminämie gleicht sich dann meist aus.

Die Operationstechnik ist insofern von Bedeutung, als schonliches, atraumatisches, blutarmes Operieren (LUCIA u. Mitarb.) die Leber vor zusätzlichen körpereigenen Abbaustoffen, wie sie durch Mikronekrosen, Massenligationen, Hämatome entstehen, schützt. Sorgfältiges, schonliches und zielstrebiges Operieren ergibt die kürzesten Operationszeiten und damit den geringsten Verbrauch an Narkotica. Eine flachgehaltene Intubationsnarkose unter möglichster Vermeidung von Barbituraten mit kurzwirkenden Muskelrelaxantien ist am schonlichsten. Genügende O_2-Versorgung während der Operation, Ersatz des verlorenen Blutes und Konstanthalten des Blutdruckes sind hier dringlicher als bei allen anderen Splenektomien (MACHOW). Es erscheint uns daher unumgänglich notwendig, daß die genannten Größen während der Operation gemessen und am besten fortlaufend registiert werden können (s. auch S. 195).

Postoperativ sollte der Patient in keinerlei Mangelzustände kommen. Ausreichende Infusionen mit Elektrolyten, Lävulose, Aminosäuren, Methionin, Cholin und Vitaminen werden vom ersten Tage an gegeben. Es gilt jedoch dabei, wie präoperativ für die Blutzufuhr, eine Überlastung des Kreislaufes und der Leber durch ein Zuviel an Infusionen zu vermeiden, andererseits den Patienten vor Mangelzuständen zu bewahren. Fortlaufende Überwachung von Blutdruck und Pulsfrequenz, am besten mit Registrierung in Form einer Kurve, sind ebenso empfehlenswert wie die tägliche Kontrolle des gesamten Blutbildes, der Elektrolyte, der

Gallenfarbstoffe und der Alkalireserve. Körperfremdes Protein durch Bluttransfusionen und Plasma, übermäßige Flüssigkeitszufuhr, nicht zu vergessen auch Breitspektrumantibiotica, belasten die Leber erheblich. Diese therapeutischen Maßnahmen müssen auf ihre ganz bestimmten Indikationen beschränkt bleiben, und wenn auf sie nicht verzichtet werden kann, nur über kurze Zeit verabfolgt werden. Antibiotica verlangen eine zusätzliche Gabe von Vitaminen. Sobald wie möglich — auch hier müssen wir wegen der Atoniegefahr wie so oft Kompromisse

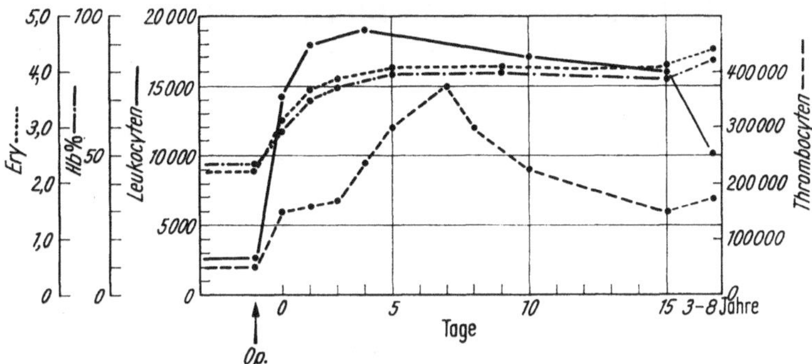

Abb. 66. Verhalten von Erythrocyten, Hämoglobin, Leukocyten und Thrombocyten nach Splenektomie bei Milzcirrhose (Morbus Banti)

schließen — sollte man zur normalen Ernährung mit Milchalbuminen und Kohlenhydraten zurückkehren. Corticosteroide können sowohl in der Vorbehandlungszeit wie in der postoperativen Phase eine sehr wirksame, Knochenmark und Leber gleichermaßen unterstützende Hilfe sein. Der Patient muß einer längeren internistischen Nachbehandlung unterzogen werden. Ein Kuraufenthalt in mittlerer Höhenlage mit Liegekuren ist empfehlenswert. Durch die Operation schwindet recht rasch die Knochenmarkshemmung. Granulocyten und Thrombocyten steigen an (s. Abb. 66) und der Allgemeinzustand bessert sich. Die Operationsmortalität beträgt bei Frühfällen 3—6%, in späteren Stadien zwischen 8 und 20, ja bis zu 30%.

Heilungen werden nur im I. Stadium erzielt, doch kann noch Jahre nach der Operation

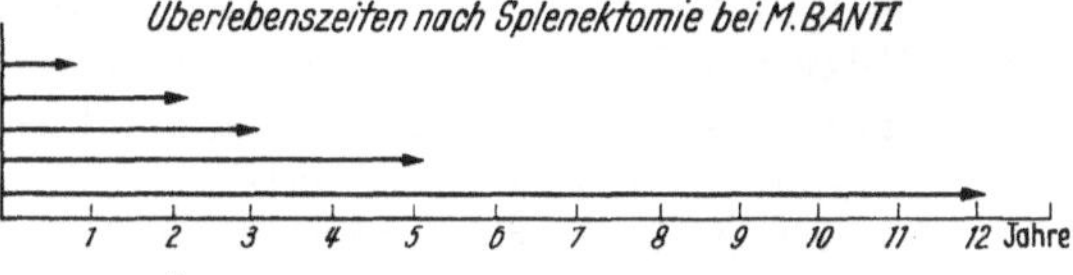

Abb. 67. Überlebenszeiten von 5 Patienten mit Milzcirrhose. Im Verlaufe der Nachbeobachtungszeit nach Splenektomie ergaben sich keine Intestinalblutungen

das Fortschreiten der Krankheit einsetzen (MANFREDI). Aus diesem Grund bedürfen alle Patienten mit Milzcirrhose einer ständigen internistischen Überwachung, die anfangs halbjährlich, später jährlich durchgeführt wird. Im Stadium II und auch noch im Stadium III werden oft jahrelange Remissionen erzielt. Die Arbeitsfähigkeit tritt nur sehr langsam wieder ein und ist weitgehend von der Güte der Nachbehandlung und dem Beruf des Betroffenen abhängig. Eine Rekonvaleszenz von einigen Monaten war bei all unseren Kranken notwendig. Danach wurden 4 unserer 5 Kranken wieder voll arbeitsfähig. Zu schnell wiederaufgenommene Arbeit oder mangelnde Nachbehandlung gefährden den Operationserfolg. Bei völlig normalen Leberfunktionsproben und mikroskopisch unveränderter Leber kann auf eine längere Nachbehandlung verzichtet werden. Wir entnehmen bei allen unseren Fällen der Leber eine Probeexcision, um das Ausmaß der Schädigung nicht nur durch die Funktionsproben, sondern auch histologisch abschätzen zu können. Die Prognose ist nicht vom Grade der Knochenmarkshemmung, sondern vom Ausmaß der Leberbeteiligung abhängig. Die von uns beobachteten 5 Kranken leben 1—12 Jahre nach der Operation. Die Leberfunktionsproben sind bei 3 der Kranken, bei denen sie pathologisch waren, gebessert. Die Knochenmarkshemmung ist in allen Fällen beseitigt, keiner der Patienten hat bisher eine Intestinalblutung erlebt. Auch Oesophagusvaricen haben sich nicht entwickelt (s. Abb. 67).

B. Hämodynamische Milzdekompensation
(portale Hypertension, Banti-Syndrom, Pseudo-Banti)

Stauungszustände im portalen System können zur Milzschwellung führen. Sind die Stauungen stets gleichmäßig, wie wir sie bei einem Hochdruck in der V. cava, z. B. bei Einflußstauung des rechten Herzens haben, so führt dies schließlich zur Milzatrophie. Im Gegensatz zu dieser passiven portalen Hypertonie hypertrophiert die Milz beim sog. aktiven portalen Hochdruck. Dieser aktive portale Hochdruck kann, wie wir oben ausgeführt haben (s. S. 48) durch ganz verschiedene pathophysiologische Mechanismen ausgelöst werden. Stets besteht ein Mißverhältnis zwischen dem durch die Pfortader der Leber zugeführten Blut und den Abflußmöglichkeiten durch die Leber. Dieses Mißverhältnis kann dadurch zustandekommen, daß einer an sich gesunden Leber durch die Pfortader, und hier wieder insbesondere durch die V. lienalis bei Erkrankungen im Abdomen, vorzugsweise in der Milz, durch eine akute Hyperämie zuviel Blut zugeführt wird. Solche portale Hypertension kann sich bei einer Virushepatitis finden, bei akuten entzündlichen Erkrankungen im Bereich des Darmes, bei Gravidität, aber vor allem bei akuten oder chronischen Erkrankungen, bei denen es zu einer Beteiligung der Leber kommt. Diesem Überfüllungshochdruck (Volumenhochdruck) muß der Stauungshochdruck gegenübergestellt werden. Dieser entsteht durch ein Abflußhindernis, das einmal am Übergang der Leber zur Vena cava gelegen sein kann (posthepatischer Block), zum anderen innerhalb der Leber, wie bei Lebercirrhosen verschiedener Genese, bei Hämochromatosen, Morbus Wilson u. a. (intrahepatischer Block), oder durch ein Hindernis im Pfortadersystem, bei Pfortaderthrombosen, Milzvenenthrombosen, Tumorstenosen, (prähepatischer Block). Der Stauungshochdruck kommt jedoch nicht allein durch das Stauungshindernis zustande, sondern letzlich nur durch eine aktive Leistung des zuströmenden Blutes. Sonst könnte der Pfortaderdruck ja niemals den Druck im Capillargebiet der Milz und des Darmes überschreiten. Jede Blockade des Pfortaderabflusses hat momentan einen Druckanstieg in der Milz mit Druckanstieg und Vermehrung des Volumens in der A. lienalis zur Folge. Hierdurch werden überhaupt erst die hohen Drucke in der Pfortader möglich. Man muß sich von der Vorstellung frei machen, daß es sich beim Pfortaderhochdruck um eine rein mechanische Stauung handelt, vielmehr besteht ein Wechselspiel zwischen dem Stop der Hindernisse, den Leistungen der Pfortaderwand, den Kompensationsmöglichkeiten der Milz und dem arteriellen Zustrom. Erst durch das Wechselspiel dieser Kräfte kommt es im Laufe von Wochen, Monaten, ja oft von Jahren zur Ausbildung des fibrösen Milztumors, zur Dekompensation der Milz und zum portalen Hochdruck. Das Blut schießt hierbei mit großem Druck durch die Milz und verweilt hier nur kurz, was sich in der stark erniedrigten arterioportalen O_2-Differenz auszeichnet. Betrachtet man so den Zustand des portalen Hochdruckes im Hinblick auf seine funktionellen Verhältnisse, erklärt sich uns, warum bei einem Strömungshindernis der Leber oder Pfortader die A. lienalis so stark vergrößert ist und eine das Normale vielfach überschreitende Blutmenge der Milz und der Pfortader zuführt, was zunächst als sinnlos, ja geradezu als widersinnig erscheint. Einige Autoren haben hierin einen Kompensationsvorgang gesehen und glauben, ähnlich wie bei der essentiellen Hypertonie, von einem Erfordernishochdruck des portalen Systems sprechen zu können. Wir möchten annehmen, daß es sich hierbei um Folgen eines pathologischen Funktionsablaufes und nicht um eine sinnvolle oder gar notwendige Gegenregulation handelt.

Zu Beginn eines portalen Hochdrucks mag einer der drei Hauptfaktoren (vermehrter arterieller Zustrom, Pfortaderveränderungen, Erhöhung des Widerstandes in der Leber) für seine Entstehung verantwortlich sein. Im weiteren Verlaufe jedoch kommen unweigerlich früher oder später die Veränderungen der anderen Faktoren hinzu. Ein Überfüllungshochdruck führt zu Veränderungen der Pfortaderwand und schließlich auch zu Veränderungen der Leber, ebenso wie ein intrahepatischer Block zu Pfortaderwandveränderungen, Milzveränderungen und schließlich zu Veränderungen des arteriellen Zustroms führen muß (KÖHN u. RICHTER, ROLSHOVEN). Auch ein primär prähepatischer, im Bereich der Pfortader gelegener Block führt neben den Milzveränderungen und Veränderungen des Blutzustroms in der A. lienalis zu Störungen in der Leber. Milz, Pfortader und Leber bilden nicht nur eine anatomische Einheit, sondern sind wechselseitig mit ihrer Funktion aufeinander angewiesen und so voneinander abhängig, daß Störungen eines Teils stets zu Störungen des Ganzen führen müssen.

EVERBECK kommt das Verdienst zu, die bei Dekompensation des portalen Kreislaufes auftretenden Symptome und die hierzu führenden Krankheitsbilder unter dem gemeinsamen Begriff *hämodynamische Milzdekompensation* zusammengefaßt zu haben.

Wenn wir den Begriff der Dekompensation auf die Milz anwenden, so erhebt sich die Frage, ob der Milz normalerweise im portalen System eine Kreislauffunktion zukommt. Dieses ist zu bejahen, wie wir oben zeigen konnten (s. S. 48 u. 141).

Wird die Milz durch eine ständige, meist in ihrer Intensität wechselnde Stauung ausgedehnt, überfordert und schließlich hyperplastisch, so kann sie ihre Kreislauffunktion nicht mehr ausüben.

Die Stauung der Pfortader führt dazu, daß sich das Blut andere Abflußwege über Kollateralen hin zum Cavagebiet sucht. Dies geschieht über die dann sehr erweiterten Nabelvenen (Caput Medusae), die Hämorrhoidalvenen, und die Venen im Bereich der Kardia und des Oesophagus (Oesophagusvaricen). Das Vorhandensein von blutenden Oesophagusvaricen, insbesondere die meist *massive Intestinalblutung* ist ein so markantes, alarmierendes Symptom, das bei 10% aller Lebercirrhosen Todesursache ist, daß ihm ohne Zweifel eine besondere Bedeutung zukommt. Varicen bilden sich, auch wenn der Druck, der für ihre Entstehung Ursache war, verschwinden sollte, nicht wieder zurück. Eine Rückbildung der Veränderung der Gefäßwand findet nicht statt, sie kann nur durch Verödung infolge von Thrombosen zustandekommen.

Venenstauungen im unteren Oesophagus und Varicen finden sich naturgemäß bei den Menschen leichter, die auch sonst zu Varicenbildung an Gefäßen, z. B. an den Extremitäten neigen. Sie wurden gefunden während der Gravidität, bei Hepatiden, bei Varicosis ohne portale Hypertension (Hämangiome), bei Einflußstauungen im Gebiet der V. cava superior, bei Verschluß der V. azygos und gelegentlich auch ohne daß eine eigentliche Ursache erfaßt werden konnte (PALMER und BRICK, TISDALE u. Mitarb.).

Läßt sich weder ein übermäßiger Zustrom noch ein Abflußhindernis finden, kann die Ursache der Störung in funktionellen Spasmen der Pfortader vermutet werden. Man hat dann von idiopathischen Varicen und Stauungszuständen gesprochen. Daneben muß differentialdiagnostisch auch noch an Hämangiome des Intestinaltraktes, wie sie gelegentlich multipel bei der Oslerschen Krankheit auftreten, gedacht werden. Varicen entziehen sich nicht selten dem röntgenologischen Nachweis, zumal sie nicht immer gleichweit aufgestaut sind. Die Oesophagoskopie ergibt bessere Resultate, ist aber, da mit dem Oesophagoskop Varixknoten verletzt werden können, nicht ganz harmlos. Bei mehrfacher oesophagoskopischer Untersuchung zeigt sich ein deutlicher Wechsel in der Anstauung der Oesophagusvaricen. Bei einem Valsalvaschen Versuch treten die vorher oft diskreten Varicen deutlich hervor; ein Kunstgriff, den man sich bei Röntgenaufnahmen zunutze machen kann. Tabelle 12 zeigt die Ursache von Oesophagusvaricen bei 350 Fällen.

Tabelle 12. *Ursachen bei 350 Fällen von Oesophagusvaricen* (nach PALMER und BRICK)

Lebercirrhose einschließlich Hämochromatose	237 Fälle
Bilharziose	17 Fälle
Amöbenhepatitis	1 Fall
Portale Fibrose	15 Fälle
Fettleber	6 Fälle
Hepatome	3 Fälle
Metastasenleber	5 Fälle
Cystenleber	1 Fall
Hämosiderose	2 Fälle
Virushepatitis	14 Fälle
Kardiale Stauung	8 Fälle
Pfortaderblock	15 Fälle
Morbus Chiari	1 Fall
Idiopathische Varicen des cervicalen Oesophagus	3 Fälle
Idiopathische Varicen des distalen Oesophagus	13 Fälle
Verschiedene	9 Fälle

Der Nachweis von Oesophagusvaricen allein genügt nicht zur Diagnose irgendeines Krankheitsbildes oder gar zur Indikationsstellung zu einem operativen Eingriff. Die Diagnose „portale Hypertension" kommt zwar unserem Streben nach funktioneller Betrachtungsweise nahe, ist jedoch nichts anderes als die Konstatierung eines Symptoms. Sie sagt nicht aus, wie das Symptom entstanden ist, welche Ursachen ihm zugrunde liegen und erlaubt daher nicht, einen therapeutischen Entschluß zu fassen. Der Nachweis von Oesophagusvaricen muß aber Anlaß sein zu einer genauen klinischen Untersuchung und zu detaillierten Überlegungen, welche anatomischen Veränderungen und funktionellen Störungen diesem Symptom zugrunde liegen (s. Tab 12).

Die Untersuchungen richten sich auf drei Hauptpunkte:

1. die Untersuchungen des peripheren Blutes und des Knochenmarks,

2. spezielle Untersuchung der Leberfunktion mittels der verschiedenen gebräuchlichen sog. Leberfunktionsproben einschließlich einer Elektrophorese, einer Rest-N-Bestimmung, einer Ammoniakbestimmung, sowie der Erfassung des Phosphats und 24-Std.-Elektrolytumsatzes. Auch eine genaue Prüfung des Gerinnungsstatus, am besten durch Gesamterfassung des Gerinnungsvorganges mittels der Thrombelastographie, sowie Faktorenbestimmung erscheinen uns notwendig.

Die 3. Untersuchung betrifft die anatomischen und strömungsmechanischen Verhältnisse der Pfortader. Splenomanometrie, Splenoportographie und intrasplenaler Adrenalintest geben Auskunft darüber, ob ein Überfüllungshochdruck, ein isolierter Milz- und Milzvenenhochdruck, ein prähepatischer Block, ein intrahepatischer Block oder gar posthepatischer Block vorliegt. Die gezielte Coeliaca- und Milzarteriographie gibt Anhaltspunkte über Größe der A. lienalis, über Ausdehnung der Milz und Veränderungen am arteriellen Gefäßsystem. Wird gleichzeitig ein Katheter in die V. hepatica eingeführt, so lassen sich vergleichende Messungen anstellen. Ist z. B. der Pfortaderdruck hoch, der Lebervenendruck nieder, so liegt ein prähepatischer Block vor (s. auch S. 65).

Neben den Oesophagusvaricenblutungen sind Ascites und splenopathische Markhemmung weitere Komplikationen der portalen Hypertension. Der *Ascites* entsteht sicherlich nicht allein auf mechanischer Grundlage durch die Stauung, denn er fehlt bei isolierten extrahepatischen Pfortaderverschlüssen, dagegen ist er bei einigen Formen der Lebercirrhose, aber auch beim Budd-Chiari-Syndrom und bei Stauungen der V. cava vorhanden. Es wird beobachtet, daß bei sehr ausgedehnten Fibrosen der Leber Ascites oft vermißt wird. Die Zusammensetzung der Serumproteine spielt ebenfalls eine Rolle beim Zustandekommen des Ascites. Es gibt Patienten mit ausgedehnten Oesophagusvaricen, die auch einen nur angedeuteten Ascites vermissen lassen, und umgekehrt über viele Monate bestehenden Ascites bei Patienten, die keine Oesophagusvaricen ausbilden. Ohne Zweifel wird jedoch ein bestehender Ascites durch die Zunahme des Pfortaderhochdruckes vermehrt (MADDEN u. Mitarb., WALKER).

1. Milzvenenstenose und Thrombose

Die auf die Milzvene beschränkte Stauung (LICHTENSTEIN und PLENGE, WALLGREN) geht meist mit einer mehr oder weniger vergrößerten Milz und splenopathischer Markhemmung, oft auch mit Varicen des Oesophagus einher. Bei der Operation können sich weiterhin Kollateralen von der Milz zum Mesenterium, auch zum Mesocolon und retroperitonealen Raum hin finden, wogegen ein Kollateralkreislauf über den offen gebliebenen Ductus arantii (Caput medusae) und eine Stauung des Hämorrhoidalplexus stets fehlen. Ebenso wird Ascites vermißt. Die Splenoportographie zeigt einen Stop oder eine starke Einengung des Lumens der Pfortader vor der Einmündung der Mesenterialgefäße und eine starke Aufstauung der V. gastroepiploica sinistra und V. coronaria ventriculi, durch die ein Teil des Blutes der lebernahen Pfortader wieder zugeführt wird. Die Leberfunktionsproben sind stets normal, zumindest zu Beginn der Erkrankung. Vor allen im Kindesalter sind solche auf die Milzvenen beschränkte Stenosen und Thrombosen häufiger. Entwicklungsstörungen der Vene und angeborene Stenosen werden als Ursache der sich oft aufpfropfenden Thrombosen angenommen. Es besteht im allgemeinen eine Leukopenie, nur nach Intestinalblutungen kommt es zu Leukocytosen. Die Milzgröße nimmt nach Blutungen stets ab.

Die Milzexstirpation ist als *Therapie* der Wahl anzusehen, da sie meist zur Heilung führt; die Oesophagusvaricenblutungen schwinden, Rezidivblutungen sind extrem selten, die in etwa $^2/_3$ aller Fälle vorhandene Markhemmung wird beseitigt.

Nur selten kommt es trotz Splenektomie zum Fortschreiten der Thrombose in andere Äste des Pfortadersystems (GRÓNN). Bei Erwachsenen ist diese Form des auf die Milzvene und Milz beschränkten portalen Hochdrucks seltener.

Wir selbst haben 3 Fälle beobachtet, davon 2 unter 15 Jahren. In keinem Fall kam es nach der Splenektomie zu Rezidivblutungen (GRUNDLER, VOSSSCHULTE, BÖRGER).

2. Pfortader-Stenosen und Thrombosen (Prähepatischer Block)

Ursachen des partiellen oder totalen Pfortaderverschlusses können entweder in der Pfortader selbst liegen oder durch Druck von außen bei Pankreastumoren, bei Cysten, auch bei retroperitonealen Geschwülsten hervorgerufen sein. Die in der Pfortader selbst gelegenen Hindernisse sind entweder angeborene oder frühzeitig postnatal (z. B. durch Nabelinfektion) erworbene Verschlüsse (GIBSON und RICHARDS, PARKER und SEAL).

Sehr viel seltener sind Verletzungen oder intraabdominelle Infekte Ursache einer Pfortaderthrombose. Histologisch findet sich die Pfortader oft nicht völlig obliteriert, dann nämlich, wenn der Thrombus teilweise organisiert und von feinsten Gefäßen durchzogen ist, so daß das Bild einer sog. kavernösen Transformation besteht. Auch bei intrahepatischen Verschlüssen finden sich solche kavernösen Transpositionen oder randständige Thromben in der Pfortader. Untersucht man die Pfortader histologisch bei Lebercirrhosen und portalem Hochdruck, so ist sie praktisch in keinem Falle unverändert. Auch die Splenoportogramme bei sicherem intrahepatischem Verschluß lassen sehr häufig Wandveränderungen der Pfortader erkennen. Solche kavernösen Umwandlungen der V. portae werden auch in der Folge von Splenektomien wegen Oesophagusvaricen beschrieben. Bei einem Teil der Kranken mögen sie bereits zum Zeitpunkt der Splenektomie vorhanden gewesen sein, bei anderen haben sie sich sicher als Operationskomplikation postoperativ deshalb entwickelt, weil der Blutstrom ganz erheblich verlangsamt wurde, der Druck im portalen System sich senkte und weil evtl. eine Thromboseneigung, begünstigt durch ausgedehnte Cortison-Medikation, bestand. Die fortschreitende Thrombose führt zum Wiederauftreten von höheren Drucken und zu Rezidivblutungen, die dann meist nicht mehr durch eine portocavale Anastomose beseitigt werden können, da die Pfortader auf weiten Strecken Thromben enthält oder obliteriert ist (HUNT und WITTARD, WALKER, UNGEHEUER).

Neben den oben beschriebenen Symptomen — splenomegale Markdepression, Oesophagusvaricen — finden sich bei der Pfortaderthrombose Stauungen im übrigen Intestinaltrakt, mit Darmwandödemen, Blutungen in die Darmwand und Verdauungsstörungen, sowie gelegentlich schwer stillbaren Hämorrhoidalblutungen. Auch ein Caput medusae kann vorhanden sein. Kommt es hierbei beim Durchtreten der Gefäße durch die Bauchwand zu einer Stenose mit poststenotischer Erweiterung, so kann in den außerhalb der Fascie gelegenen paraumbilikalen Venen ein deutlich fühlbares Schwirren vorhanden sein, das auch mit dem Stethoskop zu hören ist *(Cruveilhier-Baumgarten-Syndrom)*. Die Leber ist, zumindest zu Beginn, unverändert, die Funktionsproben sind normal. Das durch die Nabelvene gehende Minutenvolumen, ist groß (s. Tab. 11, S. 143).

Man hat eine Cruveilhier-Baumgartensche Erkrankung, bei der die embryonale Nabelvene persistent geblieben und die Stauung der Pfortader durch angeborene Hypoplasie oder erworbene Stenose zustande gekommen ist, vom Cruveilhier-Baumgartenschen Syndrom, dem eine Lebercirrhose mit Rekanalisation der Nabelvene zugrunde liegt, zu unterscheiden versucht (EPPINGER, BAUMGARTEN, CRUVEILHIER, HENNRICH, WANKE, WALKER).

Ursache der Stenose, ihre Ausdehnung und die Schwere des Krankheitsbildes bestimmen die Art der operativen Therapie. Für den sicheren prähepatischen Block nicht maligner Genese scheint uns die portocavale Anastomose, die jedoch sicher vor dem Hindernis gelegen sein muß, die beste Therapie zu sein. Hierbei kommt auch die splenorenale Anastomose zu ihrem Recht, insbesondere dann, wenn gleichzeitig eine schwere splenopathische Markhemmung vorhanden ist. Intestinaltumoren mit mesenterialen Metastasen, Pankreascarcinome oder Cysten hingegen ergeben keine Indikation für eine Anastomosenoperation; soweit sie beseitigt werden können, sind sie operativ zu beseitigen und die Vene zu befreien. Ebenso sollen Verwachsungen nach Verletzungen, wenn dies möglich ist, gelöst werden, bevor eine Anastomosenoperation durchgeführt wird (BRUGSCH, FRANZAS, KLAGES, KOWAN, LICHTENSTEIN, RAVENNA, SCHMIEDEBERG, SCHREIBER, MANN, WESCHE).

Ohne Portographie ist Sitz und Ausdehnung des Hindernisses nicht zu erfassen. Ist sie nicht präoperativ durchgeführt worden, so ist eine intraoperative Portographie unbedingt erforderlich. Wir führen sie stets durch eine Mesenterialvene unter gleichzeitiger Blutabnahme und Druckmessung durch (s. auch S. 61). Bei etwa 5—10% der Fälle mit Oesophagusvaricen ist ein prähepatischer Block vorhanden. Die Operationsmortalität ist geringer als bei intrahepatischem Block, die Dauerresultate sind jedoch nicht wesentlich besser.

3. Intrahepatische Pfortaderkompression (Intrahepatischer Block)
a) Die Lebercirrhose

α) Klinik und Verlauf. Die Mehrzahl der Fälle von portalem Hochdruck hat eine intrahepatische Ursache, die häufigste ist ohne Zweifel die Lebercirrhose. 70 bis 80% aller Oesophagusvaricen sind nach Statistiken durch sie verursacht. Früher waren Ernährungsschädigung und Intoxikationen bei chronischer Proteinmangelernährung und Alkoholabusus die Hauptursachen von Lebercirrhosen, heute ist die Cirrhose nach Virushepatitis in den Vordergrund getreten. Während des Ablaufes einer Hepatitis ist der portale Druck erhöht, sinkt aber in den meisten Fällen mit Abklingen der Leberschwellung wieder auf normale Werte ab (DIDLE, HIMSWORTH und GLYNN, PALMER und BRICK, REICHMANN und DAVIS). Die Cirrhose entsteht nicht plötzlich, sondern oft im Verlaufe mehrerer Jahre und ist mit Verdauungsstörungen und intraabdominalen Infekten nicht selten vergesellschaftet. Die Erhöhung des Leberwiderstandes nimmt infolge der Bindegewebsvermehrung zu.

Stets kommt es zu Zelluntergang mit allen Formen der Degeneration und zu Wucherungen des regeneratorischen Gewebes, die das histologische Bild der Cirrhose bedingen. Die Leber kann hierbei vergrößert (hypertrophische Cirrhose) oder verkleinert (atrophische Cirrhose) sein. Der feingewebige Umbau führt zu einer Erhöhung des Strömungswiderstandes innerhalb der Lebercapillaren und damit zum Druckanstieg des portalen Systems.

Die vergrößerte Leber bedingt nicht selten einen Zwerchfellhochstand. Die Kranken werden etwas anämisch — auch ohne Milzbeteiligung — sehen blaß, nicht selten subikterisch aus. Die Leistungsfähigkeit geht zurück, Verdauungsstörungen stellen sich ein, unter Umständen auch Schleimhautblutungen durch Gerinnungsstörungen. Die Prothrombinzeit (nach QUICK) ist meist verkürzt, die Leberfunktionsproben werden pathologisch. Die Haut wird pergamentartig dünn, verliert am Stamm die Behaarung (Bauchglatze) und zeigt multiple feinste Venektasien sowie schmutzig gelbgraue Verfärbung. Eine Hodenatrophie mit weiblichem Behaarungstypus bildet sich heraus. Kommt es nun noch zusätzlich zur Dekompensation der portalen Stauung mit Vergrößerung der Milz und der Symptomatologie des Hypersplenismus, so verschlechtert sich der Zustand des Kranken durch die rasch zunehmende Anämie, durch Granulocytopenie und Thrombopenie sehr. Verminderte Blutversorgung der Leber, Infektabwehrschwäche und vermehrte Blutungsneigung sind die Folgen. Ein verhängnisvoller Circulus vitiosus kann durch die Miterkrankung der Milz entstehen, ebenso wie eine vorerkrankte Milz zur Lebercirrhose mit ihren Folgen führen kann (Abb. 64).

Kommt es nun noch zu Ascites, zu Blutungen aus Oesophagusvaricen und Hämorrhoiden, so ist der ohnehin sehr geschädigte Patient in großer Gefahr. Ein Großteil der Kranken (40—60%) erliegt der ersten Blutung (HOLZNER, WELCH u. Mitarb., TANNER). Die Blutung führt zu einem erheblichen Absinken des arteriellen und Pfortaderdrucks und damit zu einer Verminderung der O_2-Versorgung der Leber. Die Therapie muß daher auf die alsbaldige Blutstillung mit sofortigem Ersatz des verlorengegangenen Blutes durch Bluttransfusionen und Sauerstoffgabe gerichtet sein. Einer solchen Therapie wird die Einführung einer Ballontamponade und die Auffüllung des Kreislaufes mit Blut gerecht. Erfolgt sie nicht rechtzeitig, so kommen die Patienten nach der Blutung ins Coma hepaticum, in dem sie zugrunde gehen. Nach BÖRNER starben 33% der an ihrer Cirrhose direkt verstorbenen im Coma hepaticum, 16% im Koma nach Blutung oder Anastomosenoperation; 14,7% starben durch Verblutung. Bei portalen Cirrhosen fand BÖRNER in 42% als Todesursache das Coma hepaticum und nur in 14% war der Tod Folge des portalen Hochdrucks, während bei den postnekrotischen Cirrhosen 41%

der Kranken an der portalen Hypertension und nur 29% im Coma hepaticum zugrunde gingen.

Das Stadium III eines Morbus Banti läßt sich aus der Symptomatologie allein nicht gegen die Lebercirrhose mit Stauungsmilz und portalem Hochdruck abgrenzen, es sei denn, daß die Anamnese Hinweise gibt oder der Verlauf bis dahin beobachtet wurde (s. S. 139). Das Splenoportogramm zeigt einen Lebercirrhosetyp (s. Abb. 68).

β) **Therapie.** Die Behandlung der Lebercirrhose mit portalem Hochdruck ist vor allem eine internistische. Sie erfordert eine gute Führung des Patienten. Daß

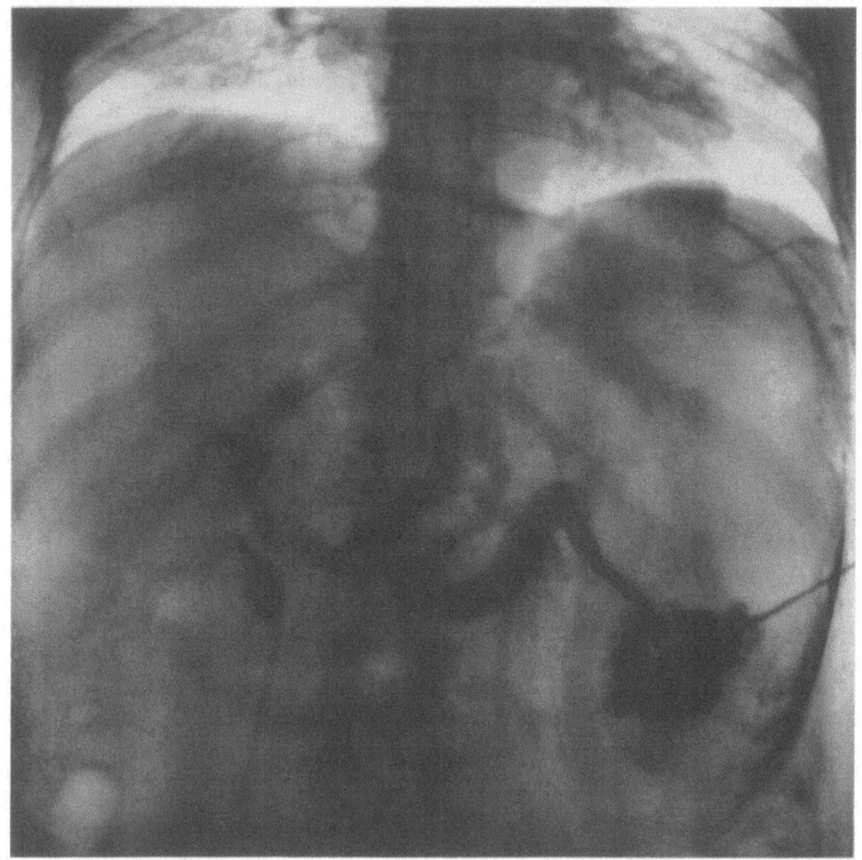

Abb. 68. Splenoportogramm eines Patienten mit Lebercirrhose. Man sieht die aufgestaute Pfortader mit ihren Kollateralen (Vena gastrica sinistra, Vena coronaria ventriculi), die zum Oesophagus hinaufziehen. Die intrahepatischen Pfortaderäste sind plump, eine Aufzweigung in kleinere Gefäße ist nicht zu erkennen. Die beiden Nierenbecken und Harnleiter haben sich durch eine vorangegangene Kontrastmittelgabe mit dargestellt

sie gute Erfolge zeitigen kann, zeigen die über viele Jahre behandelten Lebercirrhotiker, die sogar teilweise eine — wenn auch beschränkte — Arbeitsfähigkeit bewahrt haben. Die Vielzahl der empfohlenen operativen Eingriffe zeigt deutlicher als alle Erfolgsstatistiken, daß es sich bei Lebercirrhose mit portalem Hochdruck stets nur um Palliativeingriffe handelt, die ein lebensbedrohliches Symptom — die Blutung — zu beseitigen vermögen und hierdurch Besserung bringen. Eine ätiologische Therapie gibt es jedoch nicht. Solche Palliativeingriffe dürfen nicht zu

Routineverfahren werden. In jedem einzelnen Fall ist zu entscheiden, ob überhaupt ein chirurgischer Eingriff erforderlich ist und welcher Eingriff am geeignetsten erscheint, die durch den portalen Hochdruck bedingten Komplikationen (Oesophagusvaricen, Markhemmung, Ascites) zu beseitigen oder wenigstens ihre Gefahr zu bannen. Patienten mit Blutungen gehen meist an Rezidivblutungen zugrunde, wenn ihre Wiederholung auch oft viele Jahre — 16-, ja 37 jährige Intervalle sind beschrieben — auf sich warten lassen kann (SMITH und HOWARD).

Je konservativer wir sind, d. h. je später wir operieren, um so schlechter werden unsere Ergebnisse sein und um so größer die Operationsmortalität. Diese Überlegung ließ einige Autoren so weit gehen, bei Lebercirrhosen auch ohne das Vorliegen eines portalen Hochdruckes prophylaktisch operative Eingriffe vorzunehmen. Hier liegt u. E. ein Trugschluß vor, denn einige Patienten haben auch ohne Operation eine große Überlebenszeit, so daß bei ihnen — die zwar gegenüber den Spätfällen verminderte Operationsmortalität — besonders schwer wiegt. Wenn man statt Operationsmortalität in die Statistik die Zeit einsetzt, die der betreffende Patient bei guter internistischer Behandlung noch zu leben gehabt hätte, — man darf sie nicht zu kurz veranschlagen — kommt man zu einer zurückhaltenderen Operationsbereitschaft. Nur die Summe der effektiv durch die Operation gewonnenen Lebenszeiten aller operierten Patienten erlaubt ein Urteil über den Wert einer Operation.

Die bei portalem Hochdruck geübten Operationen werden weiter unten gemeinsam besprochen (s. S. 157ff.).

b) Hämochromatose

Ist eine Lebercirrhose durch eine Pankreassklerose kompliziert, führt dies zum Bronzediabetes. Haut und Schleimhäute sind merkwürdig bronzebraun pigmentiert, was besonders auf der Innenfläche der Hände auffällt. Der Diabetes läßt sich meist schlecht einstellen. Diese Lebercirrhose ist alkoholunabhängig entstanden, auch läßt sich keine Hepatitis in der Anamnese nachweisen, sondern sie verdankt ihre Entstehung der ausgedehnten Ansammlung von Eisen in der Leber. Der Serum-Eisenspiegel ist erhöht. In der Haut, ebenso in den Schleimhäuten, aber auch in Milz und Leber, sowie gelegentlich in der Lunge finden sich eisenhaltige Pigmentablagerungen und Lipofuscin. Pfortaderhochdruck wird nur in einzelnen Spätfällen beobachtet.

c) Hepatolenticuläre Pseudosklerose (Morbus Wilson)

Diese durch hyperplastische Hepatopathie und neurologische, meist spastische Störungen infolge Degeneration in den Stammganglien (hepatolenticuläre Degeneration) gekennzeichnete Krankheit tritt nur im Kindesalter auf und führt innerhalb weniger Monate zum Tode. Typisch ist der Kayser-Fleischersche Cornealring. Der Serum-Kupferspiegel ist erhöht, in der Leber finden sich ausgedehnte Kupferablagerungen. Portale Hypertension kann sich einstellen. Es sind nur wenige Splenektomien bei dieser Krankheit mitgeteilt worden und WALKER berichtet über einen Fall, der eine portocavale End-zu-Seit-Anastomose erhielt. In der postoperativen Beobachtungszeit von einem Jahr trat keine Blutung auf (LUKL und VAHALA, MATZNER u. Mitarb.).

d) Seltene Ursachen eines intrahepatischen Blocks

Eine Bilharziose kann ebenso wie die seltene kongenitale Lebercirrhose oder auch eine biliäre Cirrhose zum portalen Hochdruck führen. Eine operative Behandlung ist hierbei meist nicht möglich.

4. Posthepatischer Block

Ist die Einengung der Strombahn hinter dem Leberparenchym gelegen, spricht man von einem posthepatischen Block, er ist, verglichen mit dem intrahepatischen und prähepatischen, ausgesprochen selten. Das Stromgebiet kann durch Thrombosen im Bereich der Lebervenen verschlossen sein. Diese als Endophlebitis obliterans hepatica bezeichnete Krankheit kommt als besondere Komplikation einer ausgeprägten Endophlebitis vor, aber auch als ein auf die Lebervenen begrenztes Leiden. Man hat versucht, zwei besondere Typen zu differenzieren, einmal die Erkrankung der kleinen Zuflüsse der V. hepatica in der Leber und zum anderen das *Budd-Chiari-Syndrom*, bei dem die großen Venenstämme am Einfluß in die V. cava caudalis thrombosiert und teilverödet sind.

Die klinische Symptomatologie ist bei beiden Syndromen recht ähnlich, es besteht eine erhebliche abdominelle Druckschmerzhaftigkeit, eine Vergrößerung der Leber mit portalem Hochdruck und Splenomegalie sowie Ascites. Ursache dieser seltenen Erkrankung sind einmal fortgeleitete Entzündungen von Leberabscessen, Geschwulstmetastasen, Pleuritiden, zum anderen Vergiftungen, insbesondere mit pflanzlichen Giften, wie STUART und BRAS wahrscheinlich machen konnten. Auch eine Polyglobulie mit vermehrter Gerinnungsbereitschaft wird beim Budd-Chiari-Syndrom beobachtet und könnte evtl. Teilursache der Gerinnungstörung sein (COCCOS, STUCKE, WALKER).

5. Therapie des portalen Hochdrucks

a) Allgemeines

Die Therapie des portalen Hochdrucks richtet sich gegen seine Ursachen, soweit diese durch Behandlung zu beseitigen oder zu bessern sind und gegen seine Komplikationen, soweit sie das Leben akut bedrohen. Die Frage nach der Therapieindikation kann nur dann befriedigend beantwortet werden, wenn eine möglichst vollständige diagnostische Klärung des Krankheitsbildes zuvor erfolgt ist. Nur beim reinen Überfüllungshochdruck, z. B. beim Aneurysma der A. lienalis, bei der AV-Fistel der Arteria und Vena lienalis, sowie bei isolierten Milzerkrankungen (z. B. Stadium I der Milzcirrhose) ist eine kausale Therapie des Pfortaderhochdruckes möglich. Bei allen anderen Fällen — und diese sind in der überwiegenden Mehrzahl — besteht die Haupttherapie in einer internistischen Besserung der Leberfunktion, Ausschaltung akuter Drucksteigerung im Pfortadersystem, Behandlung des Ascites und der splenomegalen Markhemmung.

Eine *operative Behandlung* der portalen Hypertension ist dann indiziert, wenn eine akute lebensbedrohliche Oesophagusvaricenblutung besteht oder chronisch rezidivierende Blutungen das Leben des Kranken bedrohen.

Eine relative Operationsindikation besteht beim Vorhandensein von Oesophagusvaricen ebenso bei Ascites und bei splenopathischer Markdepression, insbesondere, wenn durch internistische Therapie keine wesentliche Besserung dieser Zustände erzielt werden kann.

b) Ballontamponade

Bei akuten Oesophagusvaricenblutungen ist sofortige Hilfe dringend erforderlich, es besteht kein Zweifel und hier auch keine Streitfrage unter den Autoren, daß eine sofortige Blutstillung notwendig ist; im Gegensatz zur Ulcusblutung verträgt der Kranke mit portaler Hypertension den Blutverlust nur sehr schlecht. Auch werden größere Mengen transfundierten Blutes wegen der

Proteinstoffwechselbelastung von der Leber schwer verarbeitet. Hinzu kommt die Resorption von Blut aus dem Darm. O_2-Defizit plus Proteinüberbelastung sind die Ursachen des akuten Leberversagens nach Blutungen. Es ist in dieser Notfallsituation daher sofort rasche und energische Hilfe notwendig. Man soll nicht erst versuchen, die Blutung mit internen Mitteln, mit Frischblut und Plasmatransfusionen, Vitamin K, Prothrombingaben und anderem stillen zu wollen, sondern sollte unverzüglich eine Ballontamponade des Oesophagus durchführen. Diese bietet zwei große Vorteile; einmal ist es mit ihr möglich, in den meisten Fällen eine Stillung der Blutung zu erreichen und zweitens gestattet sie in Zweifelsfällen eine Differenzierung, ob die Blutung aus dem Magen oder aus dem Oesophagus kommt. Unter ihrem Schutz wird Zeit gewonnen, den Patienten mit Blutkonserven vorsichtig zu substituieren und ihn so über den schweren akuten Zustand hinwegzubringen.

Technik der Ballontamponade. Die Sengstaken-Blakemore-Sonde wird am besten durch die Nase eingeführt und bis weit in den Magen — etwa bis zur 50 cm Marke — vorgeführt. Danach wird der untere runde Ballon mit Luft aufgeblasen und die Sonde nun soweit zurückgezogen, daß sie sich von innen gegen die Kardia und das Zwerchfell legt und den Oesophagus abtamponiert. Auf diese Weise ist es nicht mehr möglich, daß Blut vom Oesophagus in den Magen gelangt. Nun wird der zweite zylindrische Ballon aufgeblasen, so daß er den unteren Oesophagus komprimiert; hierdurch werden die Varicen leergedrückt — vorausgesetzt, daß der Druck im Ballon über dem der Oesophagusvaricen liegt — und die Blutung damit gestillt. Der Druck in den beiden Ballons kann mittels eines Manometers kontrolliert werden, er darf nicht zu niedrig, aber auch nicht zu hoch sein; er wird sonst dem Patienten lästig. Die zentrale Sonde liegt mit mehreren Öffnungen im Magen, durch sie kann nun der Mageninhalt abgesaugt werden. Kommt die Blutung aus dem Oesophagus und ist sie richtig tamponiert, so muß nach einiger Zeit die Blutfärbung des Magensaftes nachlassen (Abb. 69).

Unter dem Schutz der so gelegten Ballonsonde kann nun sofort Blut transfundiert werden. Der Kreislauf soll aufgefüllt werden, ohne daß dabei des Guten zuviel getan werden darf, da eine Überlastung der meist ätiologisch zugrunde liegenden Lebercirrhose schadet. Im Notfall ist auch die Darreichung von Sauerstoff von Nutzen. Nichts schadet der cirrhotischen Leber so sehr wie eine Sauerstoffverarmung. Der Patient hält strenge Bettruhe ein und erhält Infusionen (s. auch S. 153).

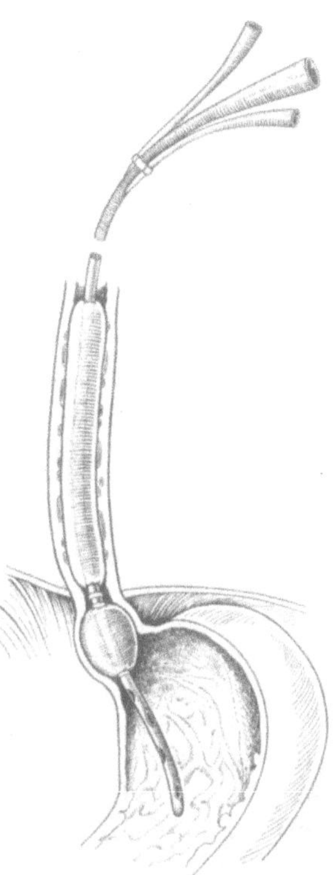

Abb. 69. Ballonsonde nach SENG-STAKEN und BLAKEMORE in situ. Nachdem die Sonde im Magen liegt, wird der untere Ballon aufgebläht und dann die Sonde so zurückgezogen, daß sie die Cardia tamponiert. Danach wird der obere, längliche Ballon zur Tamponade der Varicen des unteren Oesophagus aufgeblasen; durch das zentrale Lumen läßt sich nun der Mageninhalt absaugen

c) Operative Therapie

Erholt sich der Patient nun, das ist bei den meisten Kranken der Fall, so wird Zeit gewonnen zur Fortführung der Bluttransfusionen und der medikamentösen Therapie und, was fast wichtiger ist, Zeit zu einer differenzierten Diagnose des der Blutung zugrunde liegenden Leidens. *Die Oesophagusvaricenblutung allein gibt noch keine Indikation zu irgendeinem operativen Eingriff, weder zu einer Anastomosenoperation noch zu irgendeiner anderen operativen Therapie; es sei denn, daß der Patient sich zu verbluten droht.* Die operative Therapie hat zum Ziel, eine

Wiederholung der Oesophagusvaricenblutung zu verhindern. Dieses Ziel wurde auf verschiedenen Wegen angegangen, ohne daß einer von diesen sich beim Vergleich mit den anderen als so souverän erwies, daß er sich allgemein durchzusetzen vermocht hätte. STUCKE unterteilt die angegebenen operativen Eingriffe bei Oesophagusvaricenblutung in *direkte* Eingriffe mit dem Ziel einer primären Blutstillung und in *indirekte* Methoden zur dauernden Senkung des Pfortaderdrucks und damit zur Entlastung der Varicen. Eine sofortige Ausheilung der Varicen wird bei letzteren nicht erreicht. Die Varicen heilen nicht durch die Senkung des Pfortaderdruckes, sondern einzig und allein durch ihre Thrombosierung und damit durch ihre Verödung aus. Im folgenden seien kurz die Methoden zusammengestellt:

α) Direkte blutstillende Methoden

Steht die Blutung auf Ballontamponade nicht, so bleibt gelegentlich nichts anderes übrig, als die blutenden Varicen selbst anzugehen. Eine *Varicenverschorfung oder -sklerosierung* kann man dadurch erreichen, daß man den Patienten oesophagoskopiert und Varicenverödungsmittel in die Oesophagusvaricen einspritzt oder sie elektrisch verschorft. Die Blutungsgefahr ist hierbei groß. Ein weiterer Therapieversuch besteht darin, die Varicen zu ligieren: dies kann transthorakal erfolgen mit Eröffnung des Oesophagus. Hierbei werden alle erreichbaren mukösen und zuführenden Varicen aufgesucht und umstochen. Bei zwei unserer Patienten stand die lebensbedrohliche Blutung sogleich nach dieser Operation. Auch subdiaphragmal werden seit vielen Jahren Venenligaturen durchgeführt (HENSCHEN, BOEREMA, CRILE, LINDER, NISSEN).

Einige Autoren gaben sich jedoch nicht mit der Ligatur der Varicen zufrieden, sondern hielten eine völlige *Durchtrennung des gesamten Oesophagus* für erforderlich. So hat TANNER eine Methode empfohlen, den unteren Oesophagus längs zu eröffnen und dann eine fortlaufende Catgutnaht rings um den gesamten Mucosaschlauch anzulegen, nachdem dieser zuvor von der Muscularis völlig abgetrennt wurde. VOSSSCHULTE hat eine bemerkenswerte Methode angegeben, eine Unterbrechung der Blutzufuhr zu erreichen, indem er abdominell den oberen Magenanteil und Oesophagus freilegt, eine dreiteilige Prothese durch eine kleine Incision in den Magen, durch die Kardia in den untersten Abschnitt des Oesophagus einführt und diese dort durch eine Umstechungsligatur von außen fixiert, in einigen Tagen wird die Oesophaguswand nekrotisch, die Prothese stößt sich meist innerhalb von 14 Tagen ab und geht — in ihre 3 Bestandteile zerfallend — per vias naturales ab. An der Stelle der Ligatur kommt es zur Nekrose, später zu bindegewebiger Narbe, die den venösen Abfluß von unten nach oben verlegt. Über Stenosen ist nichts bekannt.

TANNER hat seine Oesophagusdurchtrennung wieder aufgegeben und gibt neuerdings eine Transsektion des Magens an. Diese Methode besteht in einer völligen Durchtrennung des Magens etwa 5 cm unterhalb der Kardia und seiner Wiedervereinigung, der Endeffekt ist derselbe wie bei einer Oesophagusdurchtrennung oder bei der Dissektionsligatur nach VOSSSCHULTE.

Von TANNERs im akuten Notfall operierten Patienten starb einer bei der Operation, 6 später. Von 19 im Intervall Operierten ist keiner der Operation erlegen und bisher auch keiner verstorben, es bleibt abzuwarten, wie die Spätergebnisse sind. Bei einem unserer Kranken, der sich wegen eines prähepatischen Blockes aus Varicen zu verbluten drohte — 8 Konserven in 12 Std. waren erforderlich — stand die Blutung nach der als Noteingriff vorgenommenen Splenektomie plus subkardialer Magendurchtrennung. Die subkardiale *Magentranssektion* nach TANNER scheint uns, insbesondere in der Kombination mit einer splenorenalen Anastomose, geeignet, den Verhältnissen entsprechend gute Erfolge zu ergeben. Insbesondere ist sie nicht mit einer so hohen Operationsmortalität wie die portocavale Anastomose behaftet und gibt auch keine so hohe Anzahl an Encephalopathien. Im Krankengut TANNERs finden sich 17 portocavale Anastomosen, von denen 6 eine Encephalopathie (s. S. 163) hatten, 7 Patienten starben in der Zeit der Nachbeobachtung.

Um der gefürchteten Oesophagusvaricenblutung zu entgehen, wurden z. T. sehr große Eingriffe zur Ausschaltung der Anastomosen zwischen Pfortader- und Cavagebiet ausgeführt mit *Entfernung größerer oder kleinerer Abschnitte des Verdauungstraktes*. Diese Eingriffe sind jedoch so schwer, daß die Operationsmortalität sehr hoch ist, insbesondere wenn die Ursache der portalen Stauung eine Lebercirrhose ist, so daß sie im allgemeinen nicht empfohlen werden können und nur in Ausnahmefällen Anwendung finden. Als solche heroischen Maßnahmen zur Stillung der Blutung wurden die subtotale Oesophagusresektion (COOLEY und DE BEKY), die Kardiaresektion (PHEMISTER und HUMPHREY), die subdiaphragmale Magenresektion (NISSEN) und die totale Magenresektion empfohlen.

Bei der totalen Durchtrennung des Oesophagus und des Magens kann es ebenso wie bei Kardiaresektionen zum *Postvagotomie-Syndrom* kommen. Aus diesem Grund muß man stets für einige Tage eine Magensonde einlegen, gelegentlich ist man gezwungen, eine Pyloromyotomie durchzuführen, einige Autoren führen daher mit Durchtrennung des Oesophagus stets gleich die Pyloromyotomie aus.

β) Indirekte, den portalen Druck senkende Methoden

Die Splenektomie soll an erster Stelle genannt werden, da sie zu den ältesten Methoden der Behandlung des Pfortaderhochdrucks gehört. Sie ist neuerdings durch die Anastomosenoperationen so sehr in Mißkredit geraten, daß sie selbst dort nicht mehr angewandt wird, wo sie indiziert ist.

Die Splenektomie ist in allen Fällen angezeigt, in denen ein reiner Überfüllungshochdruck besteht; dabei ist jede andere Operation kontraindiziert, da sie nicht zum gleichen Erfolg führen kann. Weiterhin ist die Splenektomie die Therapie der Wahl bei einer reinen Stenose oder Thrombose der Milzvene.

Bei den übrigen Formen des portalen Hochdrucks kann sie, insbesondere mit einigen Zusatzoperationen, wertvoll sein. Die Splenektomie beseitigt in jedem Falle die bestehende Markhemmung und führt so indirekt zur Besserung des Allgemeinzustandes Außerdem führt sie im Gegensatz zu den portocavalen Anastomosen in vielen Fällen zu einer Besserung der Leberfunktion (s. Abb. 74). Der starke Zustrom zum Pfortadergebiet wird um 30—50% vermindert und damit der Druck im portalen System gesenkt; die Gefahr der Blutung aus Oesophagusvaricen wird hierdurch herabgesetzt, wenn auch nicht vollständig beseitigt.

Die Milzarterie führt normalerweise 10—30% des Gesamtblutvolumens dem Pfortaderkreislauf zu. Die Mengen variieren erheblich je nach funktioneller Lage (s. S. 47). Bei Pfortaderhochdruck wird dieser Zufluß nicht etwa, wie man glauben möchte, vermindert, sondern vermehrt, da die vergrößerte Milz die ihrem Volumen entsprechende arterielle Blutmenge zugeführt bekommt. Auf diese Weise steigert sich die arterielle Blutzufuhr im portalen System auf etwa 30—50%. Außerdem kommt dazu, daß die Druckausgleichsmöglichkeit der Milz durch ihre Sklerosierung verloren ist, so daß die Milz nicht mehr als Puffer dienen kann und der vermehrte Blutzustrom — als Kompensation gegen das Abflußhindernis — unter einem erhöhten Druck in die V. lienalis kommt. Die O_2-Sättigung des Pfortaderblutes ist durch die wie eine arterio-venöse Fistel wirkende Milz stark erhöht. Die APD auf 5—1,6 erniedrigt. Das Gesamtblutvolumen ist bei Lebercirrhose erhöht wie GRÜNERT und SANPRADIT zeigen konnten. Es nimmt auch nach einer portocavalen Anastomose nicht ab, es sei denn, die Milz verkleinere sich (s. S. 49).

Bei dem kleineren Teil der Kranken ist nach Splenektomie die Entlastung des portalen Kreislaufs so groß, daß die Oesophagusvaricen verschwinden, bei anderen Kranken bleiben sie bestehen, so daß Blutungen noch auftreten können.

Rezidivblutungen traten bei 14 Fällen aus der Heidelberger Klinik (s. Abb. 70) nur 2mal auf. Die Überlebenszeiten der Kranken waren lang. Daß die Splenektomie nicht in allen Fällen den Druck in der Pfortader und den Kollateralen soweit

senken kann wie eine portocavale Anastomose, geht schon aus der Zahl der Rezidivblutungen hervor, die häufiger und schwerer sind als die Postanastomosenblutun-
gen (s. Abb. 71) und sich im ersten Jahr am häufigsten einstellen, da die Varicen
dann oft noch nicht thrombosiert und verödet sind. Nach größeren Statistiken
nehmen die Rezidivblutungen im 3., 4. und 5. Jahr wieder zu. Wir führen dies darauf zurück, daß es häufig zu Thrombosen nach Splenektomie im Pfortadergebiet

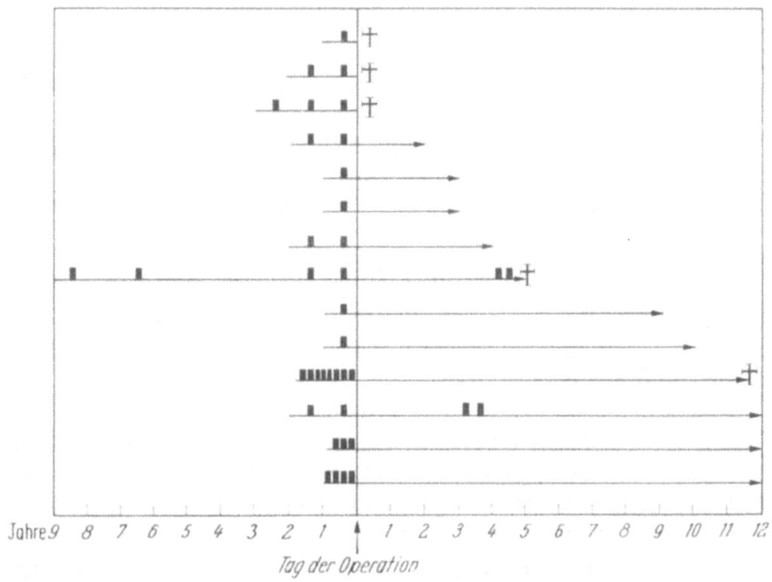

Abb. 70. Überlebenszeiten nach Splenektomie bei Oesophagusvaricenblutung. Links der senkrechten Linie die
präoperativen Blutungen, rechts davon die beobachteten Überlebenszeiten und postoperativen Blutungen.
5 Jahre nach Splenektomie aus Oesophagusvaricen eine tödliche Blutung, 11 Jahre nach Splenektomie aus einem
Ulcus ventriculi. 3 Todesfälle innerhalb des ersten Vierteljahres nach der Operation durch akutes Leberversagen

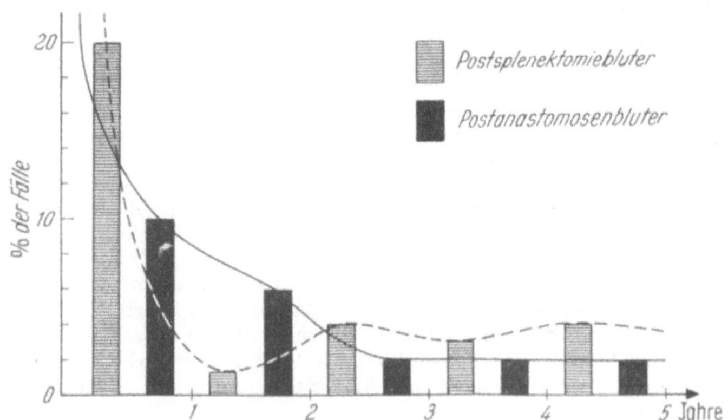

Abb. 71. Rezidivblutungshäufigkeit nach Splenektomie und nach portocavalen Anastomosen

kommt. Damit geht auch eine Verschlechterung der Leberfunktion einher, und der
Pfortaderdruck steigt durch die Ausbildung des prähepatischen Blockes wieder an.
Bei einer erneuten Operation zum Zwecke der Anlegung einer portocavalen Anasto-
mose findet sich in solchen Fällen eine kavernöse Umwandlung des Pfortaderstammes.

Da eine Splenektomie allein den Druck nicht allzusehr senkt, wird sie oft mit anderen Operationen, z. B. mit einer subdiaphragmalen Venensperre, einer subkardialen Magendurchtrennung, einer Anastomose zwischen V. lienalis und V. cava oder V. renalis verbunden (GERMER, LASSEN, HOSS, BLACKMORE und LORD, KAIJSER, SMITH, SERAFIN, STAFINIAK, MONAUNI, u. BARTSCH, GERBER u. Mitarb.).

Arterienligaturen. Ligaturen von Arterien im Bereich des Milz-Leber-Systems können ebenfalls zu einer Druckherabsetzung in der V. portae führen. Ein großer Vorteil dieser Operationen ist, daß sie verhältnismäßig rasch und ohne größeres Risiko durchzuführen sind. Die Milzarterienligatur läßt sich auch dann durchführen, wenn ein anderer größerer Eingriff sich verbietet. Es werden z. T. gute, aber auch schlechtere Ergebnisse berichtet. Der Wirkungsmechanismus der Milzarterienligatur ist ähnlich dem Effekt der Splenektomie: Der Zustrom zum portalen System wird verringert, ohne daß größere Wunden gesetzt zu werden brauchen und natürliche Anastomosen zerstört werden. Nach der Ligatur kommt es zu einer starken Vermehrung der Verwachsungen der Milz und Spontananastomosen, vor allem im Retroperitonealraum. Diese Anastomosen können spätere portocavale Anastomosen erheblich behindern oder gar unmöglich machen. Die Milzarterienligatur zusammen mit der Talmaschen Operation wird als recht günstig zur Beseitigung des Ascites angesehen. Im akuten Blutungszustand können aber selbst Arterienligaturen — auch die der A. lienalis — zu einem Sauerstoffdefizit der Leber und damit zum Leberkoma führen (BENHAMOU u. Mitarb., BOMBI, EVERSON und COLE, PATRASSI, MOORE u. Mitarb., ESPOSITO und UIRSINI, WEGNER).

Die Ligatur der A. hepatica wurde hauptsächlich zur Ascitesbehandlung bei Lebercirrhose angewandt. Man nimmt an, daß der hepatische Druck durch die *Unterbindung der A. hepatica*, mehr noch durch die *Unterbindung der A. coeliaca* gesenkt wird. Die Mortalität ist jedoch hoch, weil der für die Aufrechterhaltung einer Leberfunktion bei der Cirrhose so wichtige O_2-Gehalt herabgesetzt wird. Die Unterbindung der Aa. gastro-duodenalis, coeliaca, hepatica und lienalis unter Erhaltung der A. gastrica sinistra wurde empfohlen (BERMAN, RIENHOFF, WANKE) (s. S. 202 ff.). SAEGESSER hat angeraten, nach Unterbindung der A. hepatica den Stumpf mit der Pfortader zu anastomosieren und hierdurch den Druck in der Leber herabzusetzen und ihre Durchblutung zu verbessern.

Anastomosenoperationen haben zum Ziel, den von der Natur vorgezeigten Weg des Übertritts des Pfortaderblutes in das Cavasystem zu verbreitern.

Die älteste Methode ist wohl die *Talmasche Operation*. Sie führt in zahlreichen Fällen zu einer guten Anastomosierung zwischen dem an das Peritoneum angehefteten Netz und der vorderen Bauchwand, hat jedoch für die Behandlung des Pfortaderdruckes insgesamt heute nur noch historisches Interesse. Daß aber gelegentlich durch solche Anastomosen ein Großteil der Blutmenge aus dem Pfortadersystem abgeführt werden kann, zeigt ein neuerdings von MANFREDI veröffentlichter Fall:

Nach einem beschwerdenfreien Intervall von 6 Jahren nach Splenektomie wegen Banti-Syndrom kommt es zu Ausbildung einer Lebercirrhose mit Ascites. Die internistische Behandlung bessert den Zustand soweit, daß 2 oder 3 Ascitespunktionen pro Jahr für den Patienten ausreichen. Bei einer notwendig gewordenen Appendektomie wird gleichzeitig eine Talmasche Operation ausgeführt. 3 Jahre nach diesem Eingriff kommt es allmählich wieder zum Auftreten eines Ascites, der nach der Talmaschen Operation zunächst ausblieb. Der weiterhin internistisch behandelte Patient ist zum Zeitpunkt des Berichtes noch beschränkt arbeitsfähig. Die Splenektomie lag 20 Jahre zurück.

Durch eine direkte Verbindung zwischen der Pfortader und der V. cava läßt sich der portale Hochdruck ohne Zweifel am besten reduzieren. Nachdem der

Physiologe v. Eck 1887 zu Untersuchungen der Leberfunktionen am Hund eine *Fistel zwischen Pfortader* und *V. cava* angelegt hatte, wurde diese Fistel zur Behandlung des Pfortaderhochdruckes empfohlen; als erste haben sie Tansini (1902), später Vidal, Rosenstein und Kleinschmidt ausgeführt. Sowohl die Auswahl der Kranken als auch die postoperative Nachbehandlung waren nicht sehr gut, so daß die Erfolge nicht überzeugen konnten. Einen neuen Weg ging Serafin, der 1937 nach der Splenektomie die Milzvene zur Anastomose verwandte. Er anastomosierte die Milzvene mit der V. cava. Blackmore griff 1945 diesen Gedanken auf und anastomosierte nach Splenektomie die V. lienalis mit der linken V. renalis, nachdem zuvor auch die linke Niere entfernt worden war. Später wurde die linke Niere erhalten und die V. lienalis mit der V. renalis End-zu-Seit verbunden. Die End-zu-Seit-Anastomose unter Opferung der Niere ist technisch einfacher, die Gefahr des thrombotischen Verschlusses geringer, ebenso die Gefahr der Nahtdehiszenz und Nachblutung, andererseits beraubt sie den Patienten eines Organs, das gerade beim Cirrhotiker durch die Ausscheidung in der Leber nicht abgebauter oder entgifteter Substanzen erheblich belastet ist. Die splenorenale Anastomose als Zusatzoperation zur Splenektomie ist dann angezeigt, wenn sich keine portocavale Anastomose im Hauptstamm durchführen läßt weil dieser thrombotisch verschlossen ist (Blackmore und Lord, Basile, Hallenbeck und Shockett) (s. auch S. 207).

Die Indikation zur portocavalen Anastomose ist sehr streng zu stellen. Das Vorliegen von Oesophagusvaricen allein genügt hierzu nicht. Beim prähepatischen Block im Pfortaderhauptstamm ist sie dann gegeben, wenn das Hindernis dort sicher nachgewiesen werden kann und nicht durch einen malignen Tumor verursacht wird. Die Leberfunktion sollte zuvor ausgeglichen sein, kein starker Überfüllungshochdruck vorhanden sein und auch keine übermäßige splenopathische Markhemmung nachgewiesen werden. Zur Technik (s. auch S. 205) ist zu sagen, daß eine Seit-zu-Seit-Anastomose in der Technik nach Kleinschmidt in einer mittleren Größe (12—14 mm) mehr als eine End-zu-Seit-Anastomose zu empfehlen ist. Führt man eine End-zu-Seit-Anastomose durch, so wird das gesamte Pfortaderblut in die Cava abgeleitet und passiert auch nicht teilweise mehr den Leberfilter. Es ist von Vorteil, daß End-zu-Seit-Anastomosen so gut wie nie sekundär thrombosieren, aber das Auftreten neurologischer und psychischer Störungen *(Postanastomosenencephalopathie)* ist leider nach diesen Anastomosen verhältnismäßig häufig (Hallenbeck und Shocket). Encephalopathien sind auf mangelnde Entgiftung des Pfortaderblutes bei gut funktionierenden portocavalen Anastomosen durch Umgehung der Leber verursacht. Man kann nach Anlage einer Eckschen Fistel die individuelle Verträglichkeit von Proteinkörpern durch Probediät prüfen. Eine ständige Zusammenarbeit mit dem Internisten ist hierbei dringend notwendig, vor allem sollen tierische Proteine nach der Operation nur in sehr geringer Höhe gegeben und beim Auftreten irgendwelcher Anzeichen von cerebralen Störungen ganz aus der Diät eliminiert werden.

Man ist nicht in jedem Falle, in dem sich die Pfortader nicht Seit-zu-Seit an die Cava anlegen läßt, gezwungen, eine End-zu-Seit-Anastomose durchzuführen; der Zwischenraum läßt sich auch durch ein Kunststofftransplantat überbrücken. Wir ziehen die Zwischenschaltung einer Prothese oder die End-zu-Seit-Anastomose einer Leberresektion (lobus caudatus) zur Annäherung der beiden Gefäße vor.

Auch die Ergebnisse der Anastomosenoperationen haben nicht befriedigt, abgesehen von den häufigen Encephalopathien, der Verschlechterung der Leberfunktion, kommt es auch zu Rezidivblutungen. Sie werden, mit mehr oder minder häufigen Wiederholungen im Durchschnitt etwa in einer Höhe von 20% beobachtet (s. Abb. 71).

Ursachen für den Mißerfolg der Anastomosenoperation sind das nur langsame Thrombosieren der Oesophagusvaricen, der thrombotische Verschluß der Anastomosen, der vor allem bei der splenorenalen Anastomose droht, sowie falsche Indikationsstellung. Die Mortalität ist auch bei erfahrenen Operateuren immer noch recht hoch, sie wird mit 10—15% angegeben. Bei mangelhafter Auswahl der Patienten liegt die Mortalitätsziffer zwischen 15 und 30%. Kontraindikationen zur Anastomosenoperation sind vor allem stärkere Ascitesbildung sowie Serum-Albuminwerte unter 30%. Läßt sich der Ascites durch Vorbehandlung zur Resorption bringen, ist die Bromsulphthaleinretension in den ersten 30 min unter 10%, das Serumbilirubin unter 1,0 mg-%, so ist die Operationsmortalität unter 10% und die Prognose günstiger (HALLENBECK und SHOKET, KONCZ, LINTON, SENN und BLACKMORE, UNGEHEUER).

d) Ergebnis der chirurgischen Therapie des portalen Hochdrucks

Überblicken wir die uns heute zugängliche Literatur, so müssen wir zunächst festhalten, daß eine große Zahl von Operationen angegeben ist, die den portalen Druck senken oder wenigstens seine schwersten Komplikationen — Oesophagusvaricenblutung und Ascitesbildung — bessern sollen. Diese Methoden suchen auf ganz verschiedenen Wegen ihr Ziel zu erreichen. Alle haben sie im wesentlichen einen palliativen Charakter. Eine teilweise kurative Wirkung besitzen nur wenige dieser Eingriffe.

Die Anastomosenoperationen, insbesondere die End-zu-Seit-Anastomose der Pfortader mit der V. cava, aber auch die Seit-zu-Seit-Anastomose, senken den Druck in der Pfortader am stärksten ab. Man hat ausgeführt, daß diese Anastomosen ja nichts anderes bewerkstelligen, als einen von der Natur gezeigten Weg zu Ende zu gehen. Dies Argument, die portocavalen Anastomosen verwirklichten eine physiologische Möglichkeit, überzeugt jedoch nicht, da es sich bei den spontanen Anastomosen um Überlaufventile handelt, die nur zum Zeitpunkt stärkster Beanspruchung das Blut ableiten, während gewöhnlich genug Blut durch die Leber fließt. Ein anderer Einwand gegen die Ecksche Fistel gilt den postoperativ auftretenden Encephalopathien. Sie zeigen deutlich an, daß ein Großteil des Blutes, wenn nicht alles, die Leber umgeht. Die Leberfunktion verschlechtert sich.

Der Organismus ist bestrebt, Hindernisse durch einen vermehrten Druck in der Pfortader zu überwinden. Die portale Hypertension stellt eine Kompensation des Organismus dar, um die aufgetretenen Widerstände im Abflußgebiet zu kompensieren und der Leber den notwendigen Sauerstoff zuzuführen und „so die Gesamttätigkeit des Zentrallabors Leber zu gewährleisten" (STUCKE). Der Komplex des portalen Hochdrucks verdankt seine Entstehung dieser Tendenz des Organismus, den im Abflußgebiet der Pfortader aufgetretenen Widerstand zu überwinden (s. S. 48ff.), so daß man fast fragen möchte, ob es sinnvoll ist, den portalen Druck stark zu senken.

SAEGESSER hat mit seiner Methode der Umleitung des Pfortaderblutes in die A. hepatica einen Weg gewiesen, bei dem zwar die Sauerstoffversorgung der Leber vermindert, gleichzeitig aber der Druck in der Pfortader gesenkt wird, und dennoch ein Großteil des Pfortaderblutes die Leber passiert. Man nimmt an, daß bei der Lebercirrhose im Bereich der Lebersinuscapillaren Blut von der A. hepatica in die Pfortader übertritt und hierdurch ein Teil des Pfortaderhochdruckes erklärt werden kann. Dieser Übertritt wird durch die Saegessersche Operation verhindert. Soweit man bisher beurteilen kann, gibt diese Methode keine ungünstigen Erfolge.

Die akute Oesophagusvaricenblutung ist ein so markantes und für den Patienten bedrohliches Symptom — ist sie doch bei 10—15% aller Lebercirrhosen Todesursache — daß sie ohne Zweifel im Mittelpunkt des Interesses steht. Wenn es auch

etwa 10—30% „Postanastomosenbluter" gibt, so gibt es mehr „Postsplenekto-
miebluter" und „Ligaturbluter" (s. Abb. 70 u. 71). Man hat die Häufigkeit der
Rezidivblutung und die Höhe der Drucksenkung als Maßstab für den Wert einer
Operation bei portalem Hochdruck angesehen. Dies war so lange richtig, als uns
nicht ausreichend große Überlebenszahlen zur Verfügung standen. (HALLENBECK
u. Mitarb., MACPHERSON, SEDGWICK u. HUME u. a.).

HALLENBECK u. Mitarb. haben neuerdings einen Vergleich von 75 Splenektomien und 54 portocavalen Anastomosen aus der Mayo-Klinik veröffentlicht. Ihr

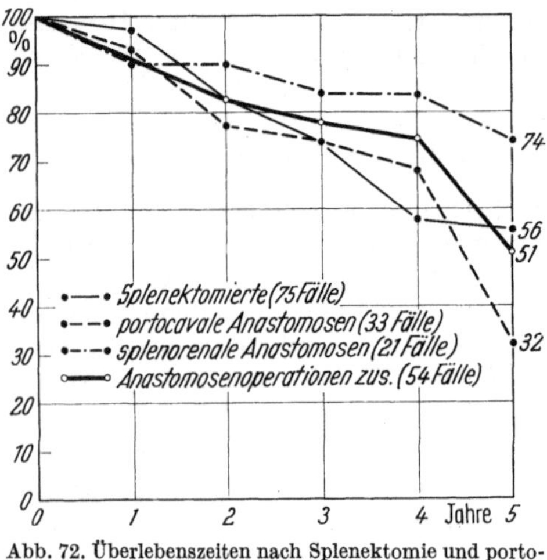

Abb. 72. Überlebenszeiten nach Splenektomie und portocavalen Anastomosen (Mayo-Clinic, nach HALLENBECK
u. Mitarb.,1959)

Bericht zeigt, daß die 5-Jahre-Über-
lebenszeit bei den Splenektomierten
ebenso groß war, wie bei den Patienten, die eine portocavale Anastomose
erhalten hatten, wobei die Ergebnisse
der splenorenalen Anastomosen etwas
besser als die der Splenektomien, die
der portocavalen Anastomosen aber
wesentlich schlechter als beide waren
(Abb. 72). Da wir wissen, daß die
Blutungen nach portocavalen Anastomosen seltener als nach Splenektomien und splenorenalen Anastomosen
sind (s. Abb. 71), müssen andere Ursachen für die kürzere Überlebenszeit
der Kranken entscheidend sein. Während die portocavalen Anastomosen
den Leberstoffwechsel in vielen Fällen
verschlechtern, was sich in einem Anstieg des Serumstickstoffes, des Biliru-

bins (s. Abb. 73) und einem Auftreten der Encephalopathien äußert, bessert sich
häufig die Funktion der Leber nach Splenektomie, eine Verschlechterung tritt
sehr selten ein (s. Abb. 74) (GERMER, KAIJSER, LASSEN, SMITH, STREICHER,

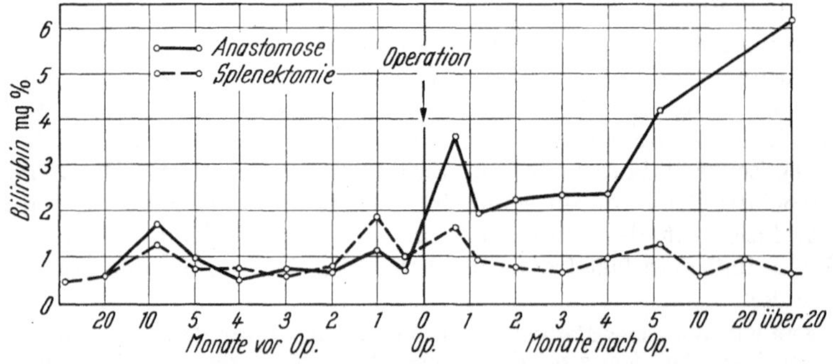

Abb. 73. Prae- und postoperative Bilirubinwerte bei Kranken mit splenomegalen Cirrhosen. Vergleich der splenektomierten Kranken mit denen, die eine portocavale Anastomose erhalten hatten (nach WEINREICH, ergänzt durch
eigene Fälle)

TOMODA, WEINREICH, TANNER). Bedenkt man noch die verhältnismäßig höhere
Mortalität der Anastomosenoperation, so scheint die Splenektomie, besonders
wenn sie mit splenorenaler Anastomose verbunden ist, mehr Patienten eine
5-Jahre-Überlebenszeit zu gewähren als die portocavale Anastomose. Damit gewinnt die internistische Therapie wieder sehr an Bedeutung, denn das Schicksal

der Kranken scheint im Endeffekt doch vom Fortschreiten der Prozesse in der Leber abhängig zu sein.

Bei Shunt-Operationen steht das Coma hepaticum und die Encephalopathie an der Spitze der tödlichen Komplikationen, bei Splenektomie die Rezidivblutung.

Wenn wir nun den heutigen Stand unserer Erkenntnisse zusammenfassen, kann gesagt werden, daß ein akut aus Oesophagusvaricen blutender Patient dringend einer Ballontamponade zur Blutstillung bedarf, mit ausreichenden Bluttransfusionen und O_2-Zufuhr, da akute Leberinsuffizienz durch Sauerstoffmangel droht. Bei jeder Oesophagusvaricenblutung sollte dann unter guter internistischer Therapie die

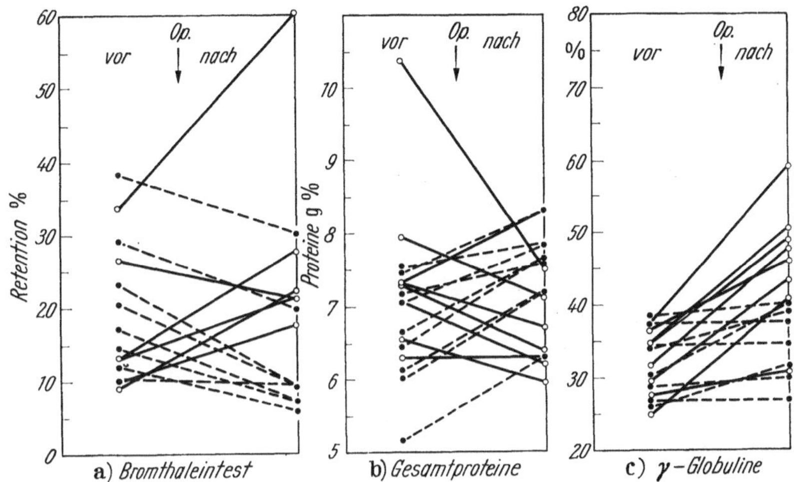

Abb. 74a—c. Vergleich von sog. Leberfunktionsproben bei Kranken mit splenomegalen Cirrhosen prae- und postoperativ (Splenektomie: gestrichelte Linien; ausgezogene Linien: portocavale Anastomosen). Die Befunde nach Anastomosenoperation sind durchweg schlechter als nach Splenektomie (nach WEINREICH, ergänzt durch eigene Fälle)

Ursache der Blutung geklärt werden, bevor irgendein operativer Eingriff ausgeführt wird. Kommt die Blutung nicht zum Stehen, so sind lokale blutstillende — direkte — Methoden zu versuchen (s. S. 158). Exakte präoperative Diagnostik sollte die Beteiligung der Leber und Milz am Krankheitsgeschehen abschätzen, die Art des Hochdrucks und den Sitz des Hindernisses klären.

Bei allen Prozessen mit *überwiegendem Überfüllungshochdruck* möchten wir die Splenektomie, unter Umständen kombiniert mit direkten Methoden empfehlen.

Bei *vorwiegendem Stauungshochdruck*, insbesondere bei Lebercirrhose, senken die Anastomosenoperationen ohne Zweifel den portalen Druck am meisten und verhindern damit am nachhaltigsten eine Rezidivblutung, oft allerdings erkauft mit einer Verschlechterung der Leberfunktion.

Bevor ein endgültiges Urteil darüber abgegeben werden kann, ob nach 5 Jahren nicht mehr Patienten nach Splenektomie in Kombination mit der splenorenalen Anastomose, einer Ligatur des Oesophagus oder subkardialen Magentranssektion als mit einer portocavalen Anastomose am Leben sind, müssen weitere Berichte abgewartet werden.

Die *periarterielle Sympathektomie* der A. hepatica mit zusätzlicher Entrindung des Ductus choledochus (STUCKE) scheint sich auf den Verlauf der Lebererkrankung günstig auszuwirken.

Die vergleichbaren 367 Literaturfälle, bei denen die Operation länger als 5 Jahre zurückliegt, sind eine noch zu kleine Zahl, um endgültig etwas über den Wert der beiden Operationen — Anastomose und Splenektomie — aussagen zu können. Es kann aber soviel schon gesagt werden, daß bei der gegenwärtigen Auswahl keine der anderen wesentlich überlegen ist (s. Abb. 76). Es wird darauf ankommen, die Patienten richtig auszuwählen, die sich besser für den einen oder für den anderen Eingriff eignen und auch darauf, exakte Indikationen für die einzelnen Operationen herauszuarbeiten. *Trotz aller theoretischen Überlegungen ist letztlich entscheidend der Erfolg, dieser aber kann nur durch die Mitteilung exakter Spätresultate und Mitteilung aller Mißerfolge abgeschätzt werden.*

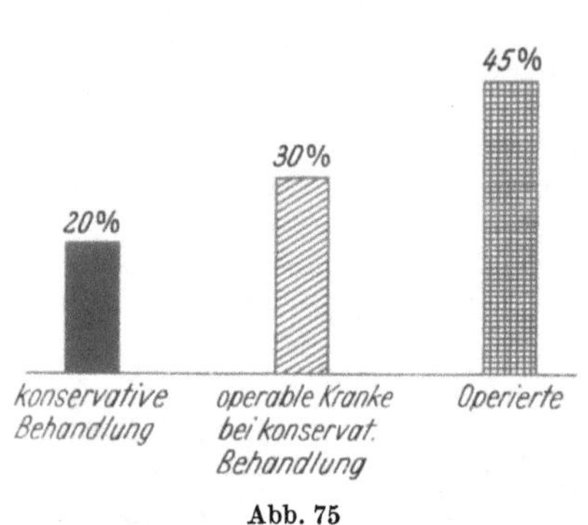

Abb. 75

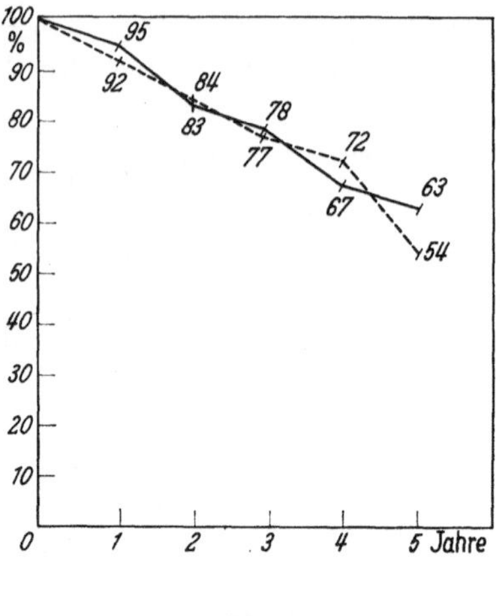

Abb. 76

Abb. 75. Prozentsätze der 5-Jahre-Überlebenszeiten von Patienten mit Oesophagusvaricen

Abb. 76. Überlebenszeiten von Patienten mit blutenden Oesophagusvaricen nach Splenektomie und nach portocavalen Anastomosen (367 Fälle). Der Vergleich zeigt, daß, wenn wir die blutenden Oesophagusvaricen als Operationsindikation ansehen, Splenektomie und Anastomosen etwa gleich gut abschneiden, die beiden Kurven verlaufen fast parallel

XII. Gefäßbedingte Milzerkrankungen

A. Milzinfarkt

Ursachen für den Infarkt der Milz sind vor allem rheumatische Krankheitsbilder, wie das Libman-Sacks-Syndrom, die Endocarditis lenta, oder Mitralstenosen und Atheromatosen der Aorta. Auch alle Formen von Polycythämie oder Leukämie, können zu Infarkten der Milz führen. Die Milzarterien sind Endarterien. Dies und die Nähe des Herzens bedingen das verhältnismäßige häufige Ereignis eines Infarkts. Ist die Ausdehnung des Infarktes in der Milz nur gering, so macht er nur wenige oder gar keine subjektiven Beschwerden. Größeres Ausmaß des Infarktes hingegen, insbesondere, wenn die Kapsel gespannt oder vom Infarkt erreicht wird, verursacht rasches Zunehmen der oft heftigen Schmerzen, die gelegentlich sogar von Erbrechen begleitet und dem „Seitenstechen“ nach schweren Anstrengungen ähnlich sind. Der Schmerz wird in den linken Oberbauch und in die linke Schulter projiziert. Es kann durch ihn zu einer erheblichen Behinderung der Atmung kommen, so daß Verwechslungen mit basalen Pleuritiden oder Lungeninfarkten möglich sind. Über der Milz ist ein Reibegeräusch zu palpieren und machmal auch zu auskultieren, da der Milzinfarkt, wenn er erst die Kapsel erreicht hat, mit einer Exsudation und fibrösen Perisplenitis einhergeht. Bei großen Infarkten kann die Milz sogar palpabel werden, wenn sie nicht zuvor schon, was bei Endokarditis häufig ist, entzündlich verändert war. Absceßbildung im Infarktgebiet kann ein chirurgisches Eingreifen erforderlich machen. Im allgemeinen bedarf der Milzinfarkt jedoch keiner besonderen chirurgischen Therapie.

Infarkte ohne entzündliche Erscheinungen führen zu Nekrosen des betroffenen Bezirks und zu Narbenbildungen, die tief eingezogene Kerben hinterlassen. Auch Kapselverdickung und Verwachsungen bleiben als Residuen abgelaufener Infarkte zurück.

Totale *Milznekrose* tritt nach vollständigem Verschluß des zuführenden Gefäßes, sei es durch einen Totalinfarkt, eine Stieldrehung oder traumatisch nach Milzabriß ein. Die Mehrzahl der bekannt gewordenen Fälle einer Totalnekrose der Milz betraf pathologisch vergrößerte Wandermilzen. Die totale Nekrose geht mit sehr starken Schmerzen im linken Oberbauch einher, die zu peritonitischen Symptomen führen. Die operative Entfernung des Organs ist stets notwendig.

B. Stauungsmilz

1. Akute Stauungszustände. Wir müssen ganz allgemein zwischen akuter und chronischer Stauung unterscheiden. Die akute Stauung durch völlige Unterbindung des Abflusses führt zu einer raschen Überdehnung der Milz. Jede Unterbindung oder Drosselung des venösen Rückflusses führt zu einem Druckanstieg in der Milz und zu einer vermehrten Förderleistung der Arterie, da sie Hindernisse zu überwinden trachtet. Hierdurch wird die Milz maximal aufgebläht, es kann danach zu Überdehnungsrupturen kommen. STEINDL sah nach Unterbindung der Vena lienalis bei einer Pankreasoperation innerhalb von 15 Std. eine „Verblutung in die Milz". Die bei der Operation noch normal groß erscheinende Milz wog bei der Sektion 1235 g. Wir selbst sahen bei der Operation eines Pankreastumors, wobei die Vena lienalis umstochen werden mußte, innerhalb weniger Minuten eine deutliche Blauverfärbung und ständige Größenzunahme der zuvor normalen Milz, so daß das Organ exstirpiert werden mußte. SECRÉTAN beobachtete einen Totalinfarkt der Milz durch Thrombose, zunächst wohl der Vena und später auch der Arteria lienalis infolge eines penetrierenden Ulcus ventriculi. Das Milzgewicht betrug 2250 g. Es scheint also der akute Verschluß der Vena lienalis unter bestimmten Voraussetzungen zu einer Überblähung der Milz und maximalen Blutanreicherung zu führen.

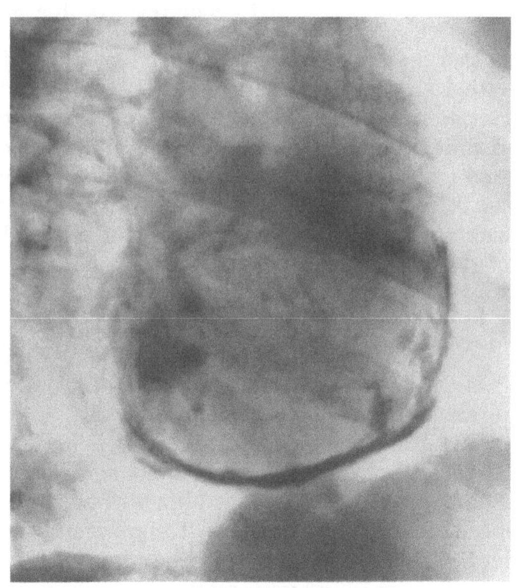

Abb. 77. Ausgeblendete Röntgenaufnahme einer verkalkten Perikardschwiele bei Pericarditis adhaesiva

2. Chronische passive Pfortaderstauung. Zu einer Stauung im Pfortaderbereich kann es fortgeleitet bei Stauungen der Vena cava kommen. Diese treten z. B. bei Herzinsuffizienzen mit Stauungsleber auf, wobei die Milz gestaut und palpabel werden kann, was aber selten und dann meist bei jüngeren Kranken entsteht. Bei der Friedel-Pickschen Pseudocirrhose, meist durch Pericarditis adhaesiva verursacht, kommt es zu Stauungszuständen im Bereiche der gesamten unteren Körperhälfte mit Ödemen und Ascites, nicht selten auch zu einem Pfortaderhochdruck und zu einer Stauungsmilz. Das Krankheitsbild ist gekennzeichnet durch

Lebervergrößerung mit mäßig pathologischen Werten und den beschriebenen Stauungszuständen, durch den typischen Herzbefund mit systolischer Einziehung des Herzspitzenstoßes, fixiertem Herzen auch bei Lagewechsel, geringen oder fehlenden Ausschlägen im Kymogramm und den röntgenologisch deutlich erkennbaren Perikardverschwielungen (Abb. 77). Die Milz ist im Stadium der frischen Stauung erheblich vergrößert und hochrot. Die chronische kontinuierliche Stauung führt, im Gegensatz zur intermittierenden Stauung, nicht zur fibrösen Splenomegalie, sondern zur Atrophie des Organs. Die Behandlung richtet sich gegen die Ursache der Stauungszustände und besteht in der Beseitigung der Perikardschwielen.

3. Die aktive portale Hypertension (s. auch S. 148 ff) ist durch ein Wechselspiel von Stauungszuständen und den Versuch ihrer Überwindung durch die Muskulatur der Pfortader, die Kontraktionsfähigkeit der Milz und durch Volumenzunahme des arteriellen Zustroms gekennzeichnet. Das Wesentliche dieser Form des portalen Hochdrucks ist der wechselnde Druck und damit die Ausbildung von morphologisch faßbaren Veränderungen an der Wand der Pfortaderäste, an der Arteria lienalis und vor allem an der Milz, wobei sich eine große, bindegewebsreiche, cirrhotische Milzschwellung bildet. Die einzelnen Formen des aktiven intermittierenden portalen Hochdrucks sind weiter oben ausführlich besprochen. Es handelt sich um a) den Überfüllungshochdruck, b) den Stauungshochdruck infolge eines prähepatischen, intrahepatischen oder posthepatischen, d. h., in den Lebervenen gelegenen Hindernisses.

C. Aneurysmen der Milzgefäße

1. Aneurysma der Arteria lienalis

Das erste Aneurysma der Arteria lienalis hat BEAUSSIER 1770 beschrieben. Seither sind in der Literatur etwas mehr als 200 Fälle von Aneurysmen der Milzarterien mitgeteilt worden. Hiervon wurde über die Hälfte erst nach einer Ruptur erkannt oder vom Pathologen bei der Sektion zufällig entdeckt. In großen Sektionsstatistiken wird die Häufigkeit von Milzarterienaneurysmen zwischen 0,02 und 0,16 % angegeben (SEIDS u. Mitarb., SPERLING, SHEPS u. Mitarb.). Pathologisch-anatomisch werden 4 Gruppen unterschieden:

    a) kongenitale Aneurysmen
    b) arteriosklerotische Aneurysmen
    c) traumatische Aneurysmen und
    d) infektiöse oder sog. mykotische Aneurysmen.

Meist handelt es sich morphologisch um ein sackförmiges Aneurysma, seltener um ein Aneurysma-Serpentinum.

Das *klinische Bild* ist ausgesprochen symptomarm. Die Beschwerden, die den Patienten zum Arzt führen, sind so allgemeiner Natur, daß sie selten auf ein Aneurysma oder gar auf die Milz hinweisen. Gelegentlich sind Schmerzen im linken Oberbauch, die oft nach Anstrengungen stärker werden und in den Rücken und die Schulter ausstrahlen, vorhanden. Eine Vergrößerung der Milz und bei der Auskultation ein schwirrendes systolisches Geräusch sind nicht in allen Fällen nachweisbar, und wenn sie vorhanden sind, nicht mit absoluter Sicherheit gegen ein Aneurysma der Bauchaorta abzugrenzen (ROUX und BENET). Größere Aneurysmen zeigen Verdrängungen der Nachbarorgane, die sich vor allem bei Röntgenuntersuchungen nachweisen lassen. Eine Kymographie des mit Kontrastmittel gefüllten Magens und Duodenums kann nützlich sein. Auch Usuren der Wirbelsäule wurden beschrieben, sind also nicht den Aortenaneurysmen allein vorbehalten (ESKUCHEN). Frauen sind wesentlich häufiger betroffen als Männer und zwar nach den Angaben in der Literatur etwa doppelt bis dreimal so oft (FRANSCHI, SAND u. Mitarb.). Oft machen die Aneurysmen während der Gravidität die ersten Beschwerden oder treten gar während der Gravidität erst auf. Unter der Geburt, aber auch während der Gravidität kann es leicht zu Rupturen der Aneurysmen kommen. Die Mortalität ist sehr hoch. Man schätzt sie auf etwa 90% (SHERWIN und GORDINGER, CHALMERS, LENNIE und SHEEHAN).

Die Ruptur kann auch zweizeitig erfolgen. Sie hat in jedem Fall eine außergewöhnlich schlechte Prognose, die erst im Zeitalter guter Verkehrsverbindungen (rascher Transport) und der Blutbanken (Blutersatz bei schwerstem Blutungsschock) dem Patienten einige Chancen, zu überleben, läßt. SHERWIN und CORDINGER konnten bis zum Jahre 1950 5 Patienten finden, bei denen ein rupturiertes

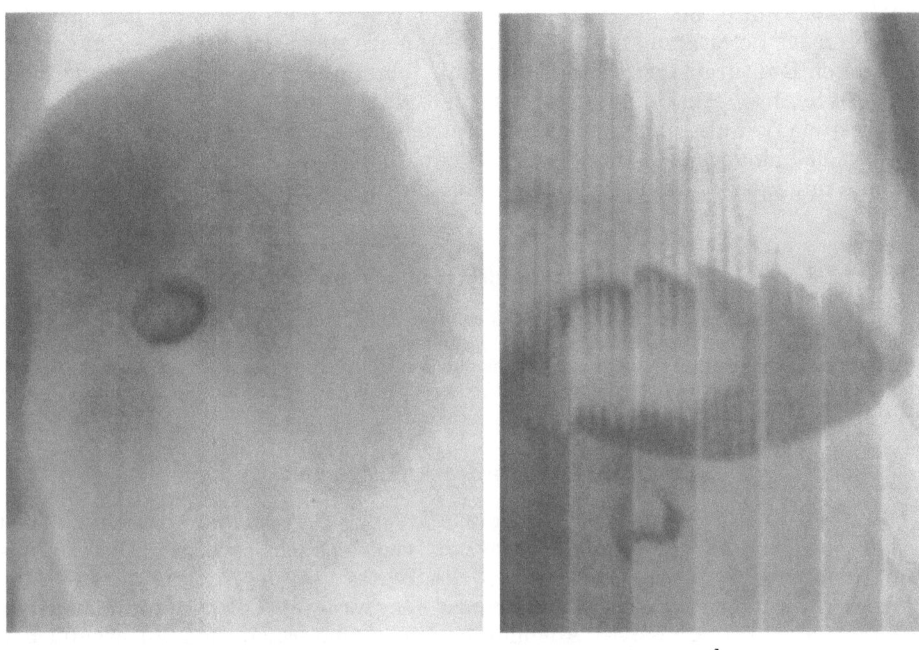

a   b

Abb. 78a u. b. Aneurysma der Arteria lienalis. a) Tomographie links Oberbauch 6,5 cm Tiefe; b) Kymogramm. Pulsationen des Aneurysmas und der Milz erkennbar. (Nach HEIDENBLUT)

Aneurysma erfolgreich operiert werden konnte. Bis zum Jahre 1958 fand JAMES 9 Fälle und fügte einen eigenen erfolgreich operierten Fall hinzu. Skandinavische Autoren (LINDBOE, HAFFNER und SÄFWENBERG) leisteten als erste einen röntgendiagnostischen Beitrag zur Erkennung der nicht rupturierten Aneurysmen. Sie beschrieben 1932—1937 typische kalkdichte, scharf begrenzte, einfach konturierte Ringschatten, mit verwaschenem, wenig dichtem Zentrum im linken Oberbauch bei Aneurysma. Nach diesen Publikationen sind in den letzten Jahren zahlreiche ähnliche Befunde mitgeteilt worden, so daß von Jahr zu Jahr mehr Aneurysmen der Milzarterie vor der Ruptur diagnostiziert und operiert wurden. Der Ringschatten liegt gewöhnlich in der Gegend des Milzhilus oder, wenn das Aneurysma im proximalen Teil der Arteria lienalis sitzt, medial davon. Auf der seitlichen Aufnahme wird der Schatten in den Bereich der Wirbelkörper D 12 und L 1 projiziert. LAMY und AMELINE fanden neben dem rundlichen Kalkschatten noch ein röhrenförmiges Gebilde, in das dieser Kalkschatten überging. HEIDENBLUT konnte durch kymographische Untersuchungen eine pulsatorische Bewegung des Aneurysmas nachweisen (s. Abb. 78). Zur Differentialdiagnose müssen Echinococcuscysten, verkalkende Milzcysten, Pankreascysten, aber auch Kalkeinlagerungen in die Venen sowie

Nierensteine herangezogen und in entsprechend gerichteten Untersuchungen ausgeschlossen werden (SEIDS u. Mitarb., HEATLEY, WARD-MacQUAID, MARINONE und PELLEGRINO, MOLDENHAUER und DIHLMANN).

Nicht selten sind *multiple Aneurysmen* vorhanden. Eine Aortographie kann bei berechtigtem Verdacht die Diagnose sichern. Bei einem Teil der Aneurysmen kann es zu Symptomen des portalen Hochdrucks kommen. In 44% der Fälle ist die Milz vergrößert. Es handelt sich im Beginn um einen reinen Überfüllungshochdruck der Pfortader (s. S. 48 ff).

Die *Therapie* der Wahl besteht in der präliminaren Unterbindung der Arteria lienalis dicht hinter ihrem Abgang aus der Arteria coeliaca. Sie stellt das sicherste Verfahren zur Beseitigung multipler kleiner Aneurysmen dar und beseitigt schlagartig deren Rupturgefahr. Die Splenektomie folgt dann nach. Große Aneurysmensäcke sollten nach Anschlingung des zu- und abführenden Gefäßes als Ganzes entfernt werden, vor allem dann, wenn das Aneurysma hilusfern sitzt. Ist der Sitz des Aneurysmas hingegen milznahe, so muß auch bei großen Aneurysmen die Splenektomie mit Exstirpation des Aneurysmas en bloc erfolgen.

2. Intralienale Aneurysmen

Intralienale Aneurysmen gehören zu den größten Seltenheiten; sie machen ähnliche Symptome wie die Aneurysmen der Arterie. Das Organ ist vergrößert. Man auskultiert über ihm ein typisches pulssynchrones Wirbelgeräusch, das von den Gefäßgeräuschen in vergrößerten Milzen anderer Genese nicht zu unterscheiden ist. Arteriographische Sicherung des Befundes ist vor der Splenektomie zu empfehlen.

3. Arteriovenöse Aneurysmen

Wir selbst konnten einen Fall einer arteriovenösen Fistel der Arteria und Vena lienalis beobachten, der durch SIGWART veröffentlicht wurde. Die Hauptsymptome werden durch den Übertritt des Blutes von der Arterie direkt in die Pfortader verursacht. Es kommt zu einem ausgeprägten Überfüllungshochdruck der Pfortader mit exzessiver Ausbildung von Kollateralen und zu erheblichen Intestinalblutungen. Bei einigen Fällen ließ sich ein Schwirrgeräusch im Oberbauch nachweisen. Die Herzfigur ist meist etwas verbreitert. In der Literatur sind bisher 8 Fälle beschrieben, von denen 4 erfolgreich operiert wurden (s. Tab. 13). Die Therapie besteht in der Unterbindung und Durchtrennung der Fistel; wenn dies nicht möglich ist, in Exstirpation der Milz mit Milzstiel und Fistel. Die Beseitigung der arteriovenösen Fistel führt zur Ausheilung des portalen Hochdrucks und nach Verödung auch zum Verschwinden der Oesophagusvaricen. Bei unserer Patientin entwickelten sich jedoch nach Ablauf von 5 Jahren erneut Oesophagusvaricen, und die Patientin kam hieran auch ad exitum. Wir glauben nicht fehl zu gehen, wenn wir als Ursache hierfür weitere AV.-Fisteln im Sinne eines Weber-Syndroms annehmen. Hierin bestärken uns weitere inzwischen veröffentlichte und insbesondere die zur Sektion gekommenen Fälle, bei denen sich meist multiple Fisteln fanden. Alle bisher veröffentlichten Fälle waren Frauen. Das Alter variierte zwischen 19 und 56 Jahren. BUCHHOLZ veröffentlichte neuerdings einen Fall, bei dem die AV-Fistel 3 Jahre nach Splenektomie aufgetreten war — wohl als Folge einer Gefäßumstechung.

Arteriovenöse Aneurysmen zwischen Arteria hepatica und Vena portae führen zu einer ähnlichen Symptomatologie. DEUBOURG u. Mitarb. teilten 1958 einen solchen Fall mit und ein weiterer ist von STRICKLER und LUPKIN 1952 publiziert worden.

XIII. Amyloidmilz

Die Amyloidose der Milz ist die häufigste Manifestation des Amyloids überhaupt; sie ist häufiger als ein Leber- oder Nierenamyloid. Stets ist die Milz vergrößert, jedoch ist die Splenomegalie nie sehr hochgradig. Das nicht schmerzhafte, verhältnismäßig derbe, oft sogar harte Organ weist eine glatte Oberfläche auf und überragt um ein Geringes den Rippenbogen. Der Mitbefall von Leber und Niere, der von Herden in der Darmwand begleitet sein kann, ist für die Prognose entscheidend. Die isolierte Amyloidose der Milz ist nicht so bedeutungsvoll, doch kann sie die erste Manifestation einer Amyloidablagerung darstellen. Die isolierte Milzamyloidose ist recht schwer zu erkennen; erst die Beteiligung anderer Organe führt zur sicheren Diagnose.

Eine über Jahre bestehende chronische Eiterung, z. B. eine Osteomyelitis, oder Bronchiektasen, Lungenabscesse oder ein Pyopneumothorax, können Hinweise

Tabelle 13. *Literaturzusammenstellung der arteriovenösen Fisteln der A. und V. lienalis*

Autor	Jahr	Alter u. Geschlecht der Patienten	Intestinal-blutung	Ascites	Aneurysmageräusch	Sitz der Fistel	Operation	Portaler Druck mm (H_2O)	Verlauf und Obduktionsergebnis
WEIGERT . .	1886	49 ♀	/	/	/	Milz-hilus	/	/	Multiple AV-Fisteln bei Sektion
GOODHART	1889	49 ♀	rezidivie-rend 5 Mon.	+	+	5 cm v. Milz-hilus	/	/	Hämatemesis +, multiple AV-Fisteln bei Sektion
BLACKMORE	1948	23 ♀	rezidi-vierend 20 Jahre	/	/	/	+	350	Postoperativ +, multiple AV-Fisteln bei Sektion
SIGWART	1953	25 ♀	rezidi-vierend 9 Jahre	/	/	Milz-hilus	+	430	Postoperativ 5 J. beschwerdefrei, Rückgang der Oesophagusvaricen. Dann erneut Varicenbildung. Rezidivblutung n. $5^1/_2$ Jahren +
MENDONÇA	1954	34 ♀	/	/	/	/	+	600	Operation, 3 Aneurysmen, 1 AV-Fistel (4 mm), Milz 650 g
STENER	1955	38 ♀		/	+	Milz-hilus	+	/	Multiple Fisteln. Postoperativ keine Blutung mehr
CASSEL u. Mitarb.	1957	34 ♀	rezidi-vierend 20 Jahre	+	+	2 cm v. Milz-hilus	+	/	Eine AV-Fistel. Ascites postoperativ verschwunden
KREBS	1958	56 ♀	/	/	/	Milz-hilus	+	310	Postoperativ +, multiple Fisteln bei Sektion

geben. So gut wie beweisend ist die Bennholdsche Kongorotschwundprobe. Sie ist dann positiv, wenn mehr als 60% einer 0,5%igen Kongorotlösung nach intravenöser Injektion von 12 cm³ länger als eine Stunde im Körper verweilen.

Nicht nur die oben genannten chronischen Eiterungen, auch andere chronische Infekte, wie Tuberkulose, ja chronische Ruhr und Polyarthritis, sogar maligne Tumoren und die Lymphogranulomatose können Anlaß eines Amyloids sein. Pathologisch-anatomisch wird die diffuse Amyloidose — Speckmilz oder Wachsmilz — und die körnige Ablagerung in und um die Malpighischen Körperchen — Sagomilz — unterschieden.

Eine Milzexstirpation ist bei der Amyloidose nicht angezeigt, es sei denn, daß das Organ ausnahmsweise durch Druck besondere Beschwerden bereitet oder daß einmal ein Hypersplenismus von einer Amyloidmilz ausgeht, der, soweit wir die Literatur übersehen, hier bisher nicht beobachtet werden konnte.

XIV. Milzcysten

Milzcysten stellen eine seltene Indikation zur Splenektomie dar. In unserem Material findet sich bei Splenektomien verschiedenster Indikation unter 231 Fällen eine einzige Cyste (Abb. 79).

1. Klinik

Die kleinen Cysten machen keinerlei Beschwerden oder Symptome, sie werden gelegentlich bei Sektionen als Nebenbefund entdeckt. Bei größeren Cysten sind die Beschwerden oft erheblich, jedoch sind sie sehr allgemeiner Natur. Völlegefühl, Druck auf den Magen oder Darm mit Erbrechen, Obstipation, stärkere, auch anfallsweise dumpfe Schmerzen im linken Oberbauch weisen nicht unbedingt auf die Milz hin. Sie können die einzigen klinischen Zeichen sein. Bei der Untersuchung findet sich dann ein Zwerchfellhochstand mit anfallsweise auftretendem Herzklopfen; Druckerscheinungen von seiten des Herzens können die Symptomatologie vervollständigen. Auch Ausbuckelungen des Zwerchfells kommen vor, ebenso ein Hineinragen in den Retroperitonealraum, was dann zu entsprechenden klinischen und röntgenologischen Symptomen führen kann (SANDER und LESCHKE). Die Mehrzahl der Cysten sitzt im Bereiche des oberen Milzpols. Besteht eine größere Cyste, so wird die Milz palpabel;

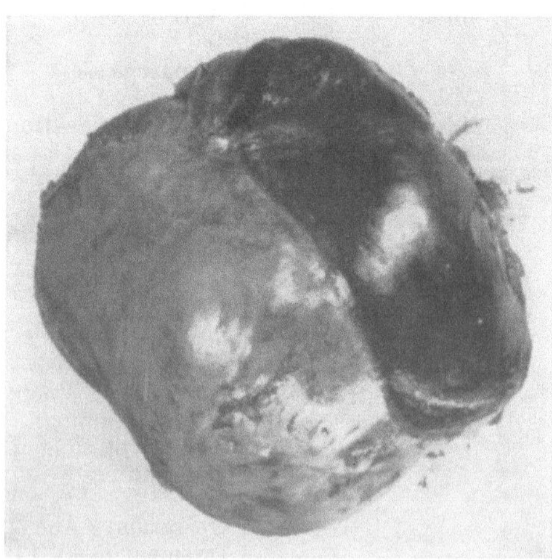

Abb. 79. Milzcyste eines 20jährigen Kranken. Die Milz sitzt der Cyste wie eine Kappe auf. Das Milzparenchym ist histologisch unverändert. Die einkammerige Cyste ist innen von Epithel ausgekleidet und mit cholesterinhaltiger Flüssigkeit gefüllt

die Oberfläche ist nicht immer glatt, gelegentlich ist sie unregelmäßig vorgewölbt, insbesondere dann, wenn mehrere Cysten nebeneinander liegen oder die Cyste gekammert ist. Es ist dann nicht immer einfach, den palpierten, großen, rundlichen Tumor als der Milz zugehörig zu erkennen. Fluktuation ist selten. Selbst bei bimanueller Untersuchung kann eine Abgrenzung gegen Nierentumoren ebenso wie gegen retroperitoneale Tumoren schwierig sein. Auch in dislozierten Milzen können Cysten auftreten. Die Differentialdiagnose ist dann besonders schwierig.

Perisplenische Verwachsungen und Adhäsionen sind nicht selten. Diese können bei der Atmung ein Reibegeräusch verursachen (MONNIER). Blutbildveränderungen kommen im allgemeinen nicht vor. Die Cysten können in Extremfällen große Ausmaße annehmen. Es sind Extremfälle beschrieben worden mit einem Inhalt bis zu 7 l (BERGHAN, FINKELSTEIN, FRANK, MOOY, NEKLUDOWA, RYSTEDT, TILTON, WEBER und SCHLÜTER). Die Röntgenuntersuchung besteht vor allem in einer Kontrastfüllung der Nachbarorgane. Die Differenzierung der Lage der Cyste und ihrer Zugehörigkeit zur Milz ist oft schwierig. Magen und Colon werden verdrängt. Zur Abgrenzung gegen einen Nierentumor ist ein Pyelogramm erforderlich. Es ist empfehlenswert, in solchen Fällen ein retrogrades Pyelogramm anzufertigen. Uns sind 2 Fälle bekannt geworden, bei denen einmal fälschlicherweise eine Milzcyste, beim anderen fälschlicherweise ein retroperitonealer Tumor diagnostiziert war, obgleich es sich um eine Doppelniere mit hydronephrotischer Erweiterung des einen — oberen — Teils gehandelt hatte. Durch die retrograde Füllung wäre die Diagnose präoperativ zu stellen gewesen. Das i.v.-Pyelogramm zeigte lediglich eine Verdrängung. Auch bei einer vergrößerten Kindermilz konnten wir beobachten, daß die linke Niere nach unten verdrängt wurde. LÄWEN teilt ein ebensolches Vorkommnis mit; in seinem Fall war auch die Funktion der Niere behindert. Führt die Füllung der Nachbarorgane und die Leeraufnahme nicht zur Lokalisation, so ist ein Pneumoretroperitoneum mit Schichtaufnahmen, evtl. ein Retropneumoperitoneum, nützlich. Auch die transcutane retrograde Aortographie mit isolierter Darstellung der A. coeliaca und lienalis kann die Differentialdiagnose klären. Wir selbst konnten auf diese Weise im letzten Jahre einen übermännerfaustgroßen, gut palpablen Tumor als dem Pankreasschwanz zugehörig identifizieren. Die diagnostische Punktion hingegen ist streng kontraindiziert bei Verdacht auf eine Cyste oder auf einen Absceß. Trotz aller diagnostischen Möglichkeiten ist es manchmal nicht mit Sicherheit möglich, einen palpablen Tumor im Bereich der Milz als der Milz zugehörig zu erkennen. Die Probelaparotomie klärt dann endgültig den Sachverhalt (BIRCHER, CHILDE, EDGE, KRAMER, MONDRÉ, DOBRZANIECKI, SHERWIN).

2. Verlauf und Behandlung

Der Verlauf ist abhängig von der Art der Cyste und ihrer Behandlung. Es gibt Cysten, die jahrelang getragen werden, ohne daß sie für den Träger eine ernste Gefahr bedeuten. Beim Größerwerden der Cyste besteht jedoch die Möglichkeit der Ruptur ebenso wie die der Blutung in die Cyste hinein. Verkalkungen sind nicht selten (CONSTANTINESCU, GATERSLEBEN, LANG u. Mitarb., WITTER und BRECKE).

Da eine sichere Abgrenzung gegen echte Geschwülste — es gibt auch cystische Tumoren — nicht möglich ist, ist auf jeden Fall bei Verdacht auf Milzcyste die Probelaparotomie angezeigt. Besteht eine Cyste, so ist die Splenektomie durchzuführen. Die früher vielfach geübten Methoden der Incision und Drainage oder die Cystenresektion sind heute zugunsten der Splenektomie verlassen, da das Risiko der Nachblutung und der Infektion viel größer zu veranschlagen ist als das Risiko des Milzverlustes für den Kranken (BIRCHER, DIAS, FISZENKO, FRANK, JONSON, WERTEL).

3. Pathologische Anatomie

Man hat versucht, die Cysten nach verschiedenen Prinzipien einzuteilen. Diese Versuche richteten sich: 1. nach dem makroskopischen Aussehen bzw. nach der Größe der Cyste (FOWLER), 2. nach ihrem Inhalt — blutig, serös, lymphatisch — (ALEXANDROU), 3. nach pathologisch-anatomischen Gesichtspunkten, insbesondere nach der Histogenese (LUBARSCH).

a) Blutcysten oder, vom Entstehungsmechanismus ausgehend, besser *Blutungs-cysten* genannt, sind meist solitär. Sie verdanken ihre Entstehung einer Blutung, sei es, daß infolge eines Traumas in einer gesunden Milz ein Hämatom entstand oder es atraumatisch spontan in einer pathologisch veränderten Milz zur Blutung kam. Dies kann bei Atheromatose der Gefäße bei Infarkten oder Thrombosen, auch bei Morbus Gaucher und bei Amyloidmilzen eintreten (PELIZZOLO, BECKER, BOETTCHER). Die Blutungscyste ist oft tief intralienal oder direkt subcapsulär gelegen. Man spricht hier auch von Pseudocysten, denn das intraliene Hämatom hat keine echte endotheliale Auskleidung, sondern ist durch Bindegewebe mehr oder minder abgekapselt. Bei Frauen scheint diese Art Blutungscysten häufiger zu sein. Ihr Auftreten in der Gravidität ist mehrfach beschrieben (BARLING, HON-GISTO). Gelegentlich sproßt, von den Gefäßendothelien ausgehend, endotheliales Gewebe ein und kleidet die Blutabbauprodukte enthaltende bindegewebige Kapsel aus (BARADULIN, NOVÁK). Nicht vergessen werden soll, daß es auch in Cysten anderer Ätiologie sekundär hineinbluten kann. Der blutige Inhalt wird im Laufe der Zeit durch seröse Flüssigkeit ersetzt, es sei denn, daß es zu rezidivierenden Blutungen kommt. Dann imponiert eine solche Blutungscyste ihrem Inhalt nach als seröse oder lymphatische Cyste (CAMUS, CLOY, CALLAHN, DEREMAU, HOFF-MANN, KREKELER, MAURO, MESSINETTI, NARDI, SALIERI, SANDERS).

b) Lymphcysten sind oft multipel und dann nur mikroskopisch gegen echte Lymphangiome abzugrenzen, *seröse* Cysten oft multiloculär — sie können die ganze Milz durchsetzen — so daß kaum noch normales Milzgewebe vorhanden ist. Man spricht dann von polycystischer Degeneration der Milz. Diese polycystische Degeneration kann Ausdruck einer allgemeinen cystischen Degeneration der parenchymatösen Organe sein, und kommt dann vergesellschaftet mit cystischer Degeneration der Leber, der Niere, des Pankreas, aber auch der Lunge vor (BRAND-BERG, DOTTI, LINDQUIST).

c) Mißbildungscysten oder kongenitale Cysten, auch Epidermoidcysten ge-nannt, sind im Gegensatz zu Blutungscysten, die keinerlei Auskleidung erken-nen lassen, oder zu Lymphcysten und serösen Cysten, die mit Endothel aus-gekleidet sind, mit echtem Epithel ausgestattet. Da die Milz jedoch ein rein mesodermales Organ ist, muß eine solche Epithelauskleidung durch eine Mißbil-dung zustande gekommen sein. Man nimmt an, daß es sich um Coelomepithel han-delt, oder aber um Epitheleinschlüsse, die ihre Herkunft aus dem Wolffschen Gang haben. Die Mißbildungscysten können, ebenso wie andere Milzcysten, eine erheb-liche Größe annehmen. (AUSTONI, HEKTOR) und das übrige Milzgewebe mehr oder minder verdrängen. Der Cysteninhalt ist meist cholesterinreich, die Wand trabekel-artig, mit von Fall zu Fall verschiedenen Epithellagen ausgekleidet. Auch mehr-schichtiges Plattenepithel mit Drüsen nach Art der Littreschen Drüsen im hinteren Harnröhrenepithel sind beschrieben (LINN). Dermoidcysten sind nicht sehr häufig (DINAND, GOSSET u. Mitarb., LEE u. Mitarb., LEREBOULLET u. Mitarb., LEWIS, MARTIN MONTGOMERY u. Mitarb., PISA und SIKI, RADAKOWICH, SHAWAN, SEGEL-MANN, WERNER). Nicht vergessen werden darf jedoch bei allen Versuchen der histologischen Einteilung, daß, wenn Drüsen fehlen, der Beweis der epithelialen Herkunft der Cystenwand sehr schwer zu erbringen ist, da Endothel bei sekun-dären Entzündungsprozessen sehr wohl einmal kubisch, ja sogar unregelmäßig cylindrisch werden kann und dann rein morphologisch wie ein Epithel imponiert (KÜHNE).

XV. Echinokokkose

Infektionen mit Echinococcus sind ein seltenes Vorkommnis. Man trifft die Echinokokkose in allen den Teilen der Erde an, in denen sich ländliche Lebensformen bewahrt haben. Prinzipiell sind zwei Arten zu unterscheiden; einmal die cystische Hydatidose, die durch Infektion mit dem Echinococcus granulosus zustande kommt, zum anderen die Infektion durch den Echinococcus alveolaris.

Jahrzehntelang war man sich nicht darüber einig, ob es sich bei Echinococcus granulosus und bei Echinococcus alveolaris um eine einzige Parasitenart handelte, wie Dévé und Dew annahmen. Sie begründeten ihren Standpunkt damit, daß Zwischen- und Übergangsformen zwischen cystischem und alveolärem Echinococcus bei verschiedenen menschlichen Echinococcusfällen beobachtet worden seien. Dieser Ansicht stand die dualistische Richtung gegenüber, die vermutete, daß es sich um zwei sehr ähnliche Parasiten handle, die aber doch morphologische pathogenetische und epidemiologische Unterschiede aufweisen. Posselt stellte schon 1928 die These von der Existenz zweier Echinococcusarten auf, der wir heute nach den Untersuchungen von Rausch und Schiller an Polarfüchsen und Schlittenhunden und den experimentellen Untersuchungen Vogels beipflichten müssen.

A. Echinococcus cysticus (granulosus)

Der Echinococcus cysticus ist die weitaus häufigere Form. Der Parasit kommt vor allem in den Ländern vor, in denen Schafe gehalten werden, so in den südamerikanischen Staaten, Argentinien und Uruguay, in Australien und Neuseeland, aber auch in den gesamten Mittelmeerrandländern, wie Syrien, Persien, dem Hochland von Anatolien, Sardinien, Griechenland, Jugoslawien und vereinzelt auch in Deutschland, hier vor allem in Mecklenburg, aber auch in Süddeutschland.

Der Bandwurm lebt auf der Dünndarmschleimhaut von Hunden und auch von wilden Caniden. Bei den befallenen Tieren sind oft zahlreiche Würmer vorhanden, die die Schleimhaut des Dünndarmes bedecken. Bis zu mehreren tausend Stück sind bei einem Tier gefunden worden. Der einzelne Parasit ist etwa 4—5 cm lang und besitzt einen mit 4 Saugnäpfen und einem Hakenkranz bewehrten Kopf, dazu meist 3—4 Glieder. Das letzte Glied enthält bis zu 800 Eier, deren Ausscheidung nach 7 Wochen beginnt. Die natürlichen Zwischenwirte sind vor allem Schafe, aber auch Rinder, Schweine, Ziegen und gelegentlich das Pferd. Ebenso wie die Zwischenwirte kann der Mensch infiziert werden. Die Infektion erfolgt durch Verschlucken der Eier; im Darm der Tiere, insbesondere im Duodenum wird aus den Eiern die Larvenform frei, gelangt über das Pfortaderblut in die Leber. Daher ist die Leber auch von allen Organen am meisten befallen, sie stellt das erste Filter dar, das zweite die Lunge, von wo aus noch etwa 15% der Echinokokkenlarven in den großen Kreislauf gelangen und hier in den verschiedensten Organen, Milz, Niere, Gehirn, Muskulatur, Knochenmark, Fuß fassen können und zur Ausbildung der typischen Echinokokkenblasen führen. Wird nun ein Tier, das solche Echinokokkenblasen enthält, von einem Hund gefressen, so entwickeln sich im Hund wieder die regelrechten Würmer, der Kreislauf ist damit geschlossen.

Hydatidencysten der Milz sind entsprechend diesem Infektionsmodus sehr viel seltener als solche der Leber oder Lunge. Sie sind fast stets unilokulär und stellen nach größeren Statistiken 0,8—5% aller Echinococcusinfektionen dar. Die größte Literaturquelle findet sich bei Sabadini, der 1936 288 Fälle von Milzechinococcus zusammenstellte. Man kann ganz allgemein sagen, daß die Leber in etwa $^2/_3$ aller Fälle betroffen ist und die Lunge in $^1/_4$. Das Verhältnis von Milzechinococcus zu Leberechinococcus wird von Albo mit 3 : 375, von Cisnozzi hingegen sehr viel höher mit 4 : 44 angegeben. Gleichzeitiger Echinokokkenbefall von Leber und Milz kommt vor. Die Größe der Cyste variiert von einigen Millimetern Durchmesser bis zu faustgroßen oder noch größeren Cysten. Ja es sind solche mit bis zu 5 l Inhalt beschrieben worden. Je nach Größe und Sitz der Cyste — sie kann zentral, marginal oder, aus der Milz heraus entwickelt, parasplenisch gelegen sein, ist die Deformierung der Milz verschieden stark ausgeprägt. Verwachsungen mit den Nachbarorganen kommen vor. Meist sind sie solitär und unilokulär, multilokuläre Cysten sind in der Milz sehr viel seltener (Barcroft, Becker, Bellroth, Brun, Capecchi, Cavina, Gutierrez, Gurevič, Ivanissevich, Jentzer, Michaux, Pellegrini und Trotta, Repetto, Teichmann, Trinkler, Urrutia, Vegas und

CRANWELL). Der Cysteninhalt beherbergt die bekannten Würmer, ist eiweißarm, NaCl-reich und steht damit im Gegensatz zu den nicht parasitären Milzcysten.

1. Klinik

Die klinische Symptomatologie ist abhängig von der Größe und Lage der Cyste und ebenso wie bei den nicht parasitären Cysten durch Rückwirkung auf die Nachbarorgane und die Umgebung gekennzeichnet. Verdrängungserscheinungen an Magen, Querdarm werden ebenso beobachtet wie Schmerzen, Druckgefühl, ja gelegentlich Stiche unter dem linken Rippenbogen und in der linken Thoraxseite, die sich vor allem beim Einatmen bemerkbar machen. Kolikartige Leibschmerzen, Appetitlosigkeit, Völlegefühl sind andere unbestimmte Zeichen. Selbst bei größeren Cysten können sie auch vollständig fehlen. Die Milz erleidet bei größeren Cysten eine meist partielle Druckatrophie. Bei $^3/_4$ aller Fälle findet sich im peripheren Blut eine Eosinophilie. Die Komplementbindungsreaktion ist in etwa 90 bis 95% aller Fälle positiv. Der Echinococcus selbst kann verkalken, so daß im Röntgenbild (s. Abb. 80 und Abb. 84) ein deutlicher Schatten sichtbar wird. Meist handelt es sich um einen Ringschatten. Ein solcher verkalkter Echinococcus braucht wenig Beschwerden zu machen. Immer wieder wird vom sog. „Hydatidenschwirren" berichtet, das jedoch trotz Anwendung verschiedener Kunstgriffe bei Milzechinococcus äußerst selten nachweisbar ist (BRIANCON, LITTEN, MICHELSON). Die Punktion einer Cyste wird allgemein abgelehnt, da hierdurch Echinokokken verschleppt werden können, oder, wenn der Echinococcus infiziert ist, es zu Peritonitis kommen kann. Ist dennoch einmal in Verkennung der cystischen Erkrankung unter der Diagnose „Splenomegalie unklarer Genese" eine Punktion erfolgt, so sollte eine genaue Untersuchung des Punktates erfolgen. Wir haben es uns zum Grundsatz gemacht, jedes Punktat — gleichgültig, ob es sich um einen Herzbeutelerguß, einen Ascites, einen Gelenkerguß handelt — sowohl chemisch (Elektrolyte, Proteine) als auch mikroskopisch untersuchen zu lassen.

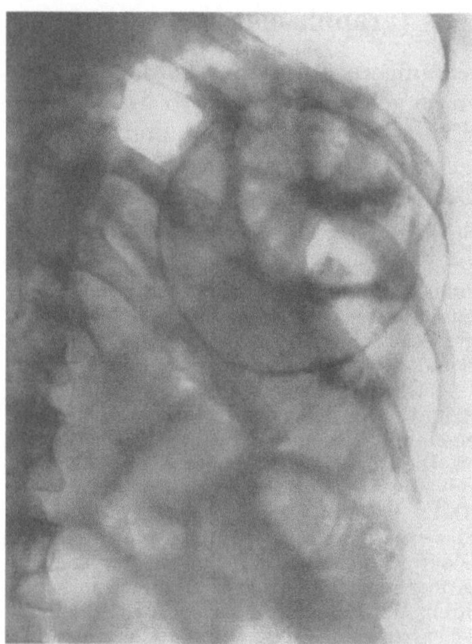

Abb. 80. Die Abdomenübersichtsaufnahme läßt einen großen ringförmigen Schatten im linken Oberbauch erkennen. Es handelt sich um einen Milzechinococcus.

In der Echinococcusblase findet sich dabei ein eiweißarmes, elektrolytreiches Punktat, im Sediment sind die typischen Scolices oder Haken zu finden. Die sofortige Operation ist erforderlich, um ein Auslaufen der Cyste mit Verschleppung des Echinococcus in die Bauchhöhle zu verhindern. Die Prognose eines Milzechinococcus ist durchaus günstig zu stellen, eine Peritoneal-Echinokokkose ist jedoch auf die Dauer so gut wie immer infaust. Sekundärinfektionen finden sich vor allem bei alten verkalkten Cysten. Diese können mit einem subphrenischen Absceß links und einer exsudativen Pleuritis vergesellschaftet sein. Perforationen nicht infizierter Cysten sind selten (FÖLDES, JENTZER, LEVIN).

2. Therapie

Die Therapie besteht in der Splenektomie. Bei starken Verwachsungen wird von einigen Autoren auch der Marsupialisation ein guter Erfolg nachgerühmt (ALESSANDRI, ALEXINSKI, PARINI, XANTOPULIDES). In jedem Falle ist die vollständige Entfernung der 1,5—3 mm starken Echinokokkenmenbran notwendig und absolut zu vermeiden, daß Cysteninhalt in die Bauchhöhle kommt (GANDIN, SANDER und LESCHKE, DE LUCA).

In unserem Krankengut finden sich 2 Patienten mit einem Milzechinococcus (Abb. 80 bis 84). Der erste Patient litt erhebliche Beschwerden: Appetitlosigkeit, gelegentliches Aufstoßen, ja sogar Erbrechen, Druck und Völlegefühl im Leib sowie Atemschmerzen führten ihn zum Arzt. Der Echinococcus wies eine erhebliche Größe auf und war als großer Ringschatten im linken Oberbauch nachweisbar. Kontrastdarstellung des Magens, des Dickdarms sowie der Niere lokalisierten ihn in die Milz. — Aber auch kleinere Echinococcuscysten können dem Träger Beschwerden bereiten, so daß die Operation erforderlich wird. So klagte unser zweiter Patient, ein 61jähriger Mann, über zwei Jahre bestehende unbestimmte abdominelle Beschwerden, wie Druck- und Völlegefühl, Appetitlosigkeit, Schweißausbrüche und erhebliche Gewichtsabnahme. Bei der klinischen Untersuchung war im Abdomen nichts palpabel. Im Blutbild waren bis auf eine geringe Vermehrung der Eosinophilen (7%) und eine sekundäre Anämie keine Besonderheiten nachweisbar. Die Abdomenübersichtsaufnahme (s. Abb. 84a u. b) zeigte bereits

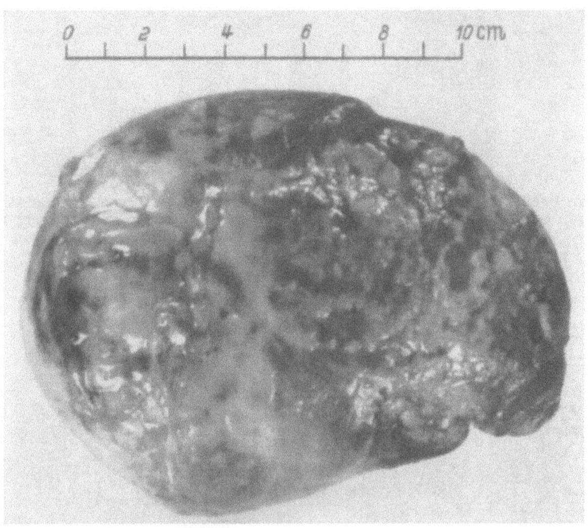

Abb. 81. Die exstirpierte Milz zeigt auf ihrer Oberfläche eine zuckergußartige Verschwielung und Verkalkung entsprechend den Schatten im Röntgenbild (Abb. 80)

einen Schatten im linken Oberbauch, der an seinem Rand stärker konfiguriert war und sich auf den Milzschatten projizierte. Die daraufhin durchgeführte Kontrastfüllung des Magens ließ das Gebilde als eindeutig der Milz zugehörig erkennen. Die Intracutanreaktion nach CASONI mit Hydatidenantigen war positiv (BOTTERI und CASONI). Beide Kranken wurden splenektomiert. Der postoperative Heilungsverlauf war völlig komplikationslos, und bei beiden kam es zur Gewichtszunahme und Wiedereintritt der Arbeitsfähigkeit.

B. Echinococcus alveolaris

Der Echinococcus alveolaris, auch Echinococcus multilocularis genannt, ist in Deutschland verhältnismäßig häufig, wird aber gelegentlich nicht richtig diagnostiziert und selbst bei Probelaparotomien als maligner Tumor oder Tuberkulose verkannt. Er unterscheidet sich von der cystischen Form durch sein infiltrierendes und destruierendes Wachstum. Eine definitive Diagnose ist praktisch nur durch die histologische Untersuchung möglich.

RAUSCH und SCHILLER haben 1951 in Alaska bei Polarfüchsen und Schlittenhunden eine besondere Echinococcusart beschrieben, die für das Zustandekommen des Echinococcus alveolaris verantwortlich gemacht wird. VOGEL hat durch Untersuchungen auf der Schwäbischen Alb nachweisen können, daß der Echinococcus alveolaris, der in diesen Gebieten besonders häufig ist, eine besondere Echino-

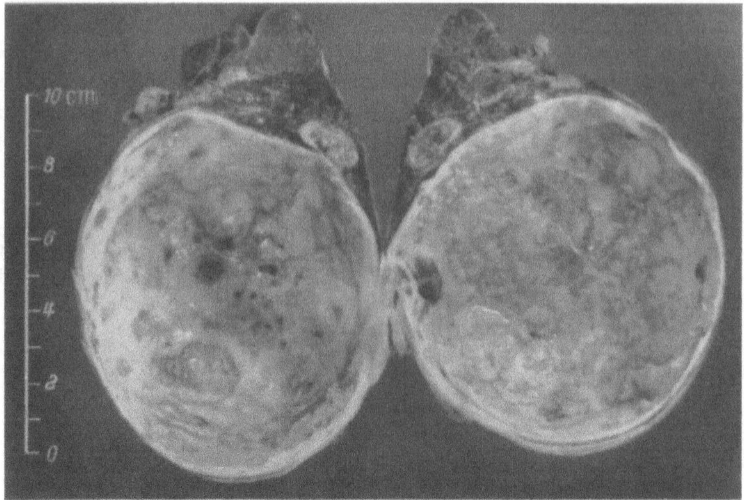

Abb. 82. Das aufgeschnittene Präparat läßt nur noch sehr wenig eigentliches Milzparenchym erkennen. Der Haupt-
teil des Präparates besteht aus der Echinococcuscyste. Dieser sitzt ihm milzkappenartig auf. Man erkennt im
Parenchym eine zweite kleinere Cyste

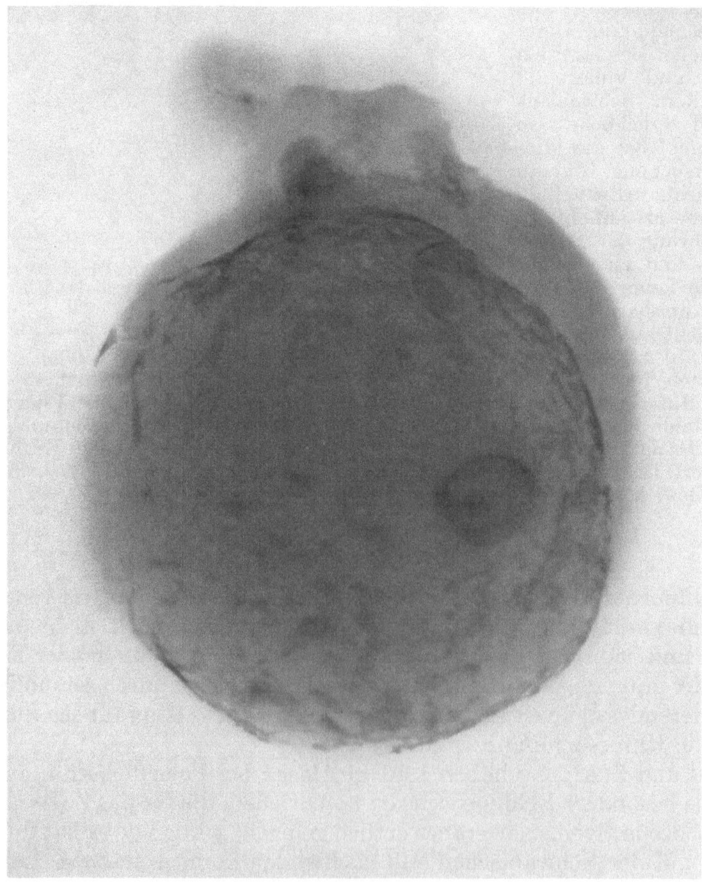

Abb. 83. Das Rö.-Bild des aufgeschnittenen Präparates (Abb. 81 und 82)

coccusart darstellt. Er kommt vor allem bei Füchsen, aber auch bei Hunden und Katzen vor. Zwischenwirte für diesen Parasiten sind Wühlmäuse und Feldmäuse.

Das Verbreitungsgebiet betrifft die gesamten nördlichen kalten und gemäßigten Zonen, Rußland, Sibirien, Alaska, Kanada, aber auch Süddeutschland und Alpengebiete. Die Übertragung auf den Menschen erfolgt durch Hunde und Katzen, die ebenso wie die Füchse durch Fressen der befallenen Mäuse infiziert werden.

Hauptsitz des Echinococcus alveolaris ist die Leber. Es findet sich eine derbe, harte, oft buckelige Vergrößerung meist des rechten Leberlappens, die von einer echten Geschwulst kaum zu unterscheiden ist. Weiterhin ist ein Ikterus und in den

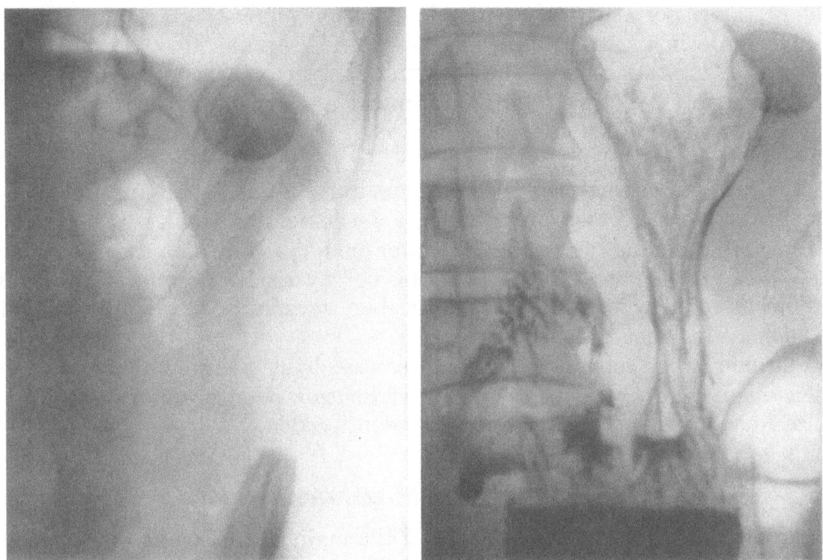

Abb. 84a u. b. Milzechinococcus. a) Rö.-Bild-Leeraufnahme; b) Lokalisation des Ringschattens durch Kontrastfüllung des Magens

meisten Fällen eine Milzschwellung nachweisbar. Die Röntgenaufnahme zeigt im Gegensatz zum Echinococcus granulosus keine Cysten oder Ringschatten, sondern kalkspritzerartige multiple Flecken. Die rechte Leberhälfte ist häufiger befallen als die linke. Der Echinococcus greift oft auf das Peritoneum über. Von der Leber aus kann es zur Streuung in die Lunge, ins Gehirn wie in die anderen Organe des großen Kreislaufs kommen. Perforiert der Echinococcus ins Peritoneum oder wächst er kontinuierlich infiltrierend im Oberbauch weiter, können Pankreas, Magen und auch die Milz befallen werden. Meist ist jedoch die Milzvergrößerung Folge des Befalls der Leber. Die Therapie ist eine operative und besteht in der Entfernung des erkrankten Organabschnittes (z. B. Leberlappen). Ist die Milz isoliert befallen, so kommt selbstverständlich nur die Splenektomie in Frage. Ist der Befund, z. B. an der Leber, weit fortgeschritten, kommen nur noch palliative Eingriffe in Betracht, die jedoch, insbesondere, wenn sie mit einer medikamentösen Therapie kombiniert werden (Thymol), wie STUCKE zeigen konnte, sehr segensreich sind.

XVI. Geschwülste

A. Gutartige Tumoren

Geschwülste der Milz sind nicht sehr häufig. Lymphangiome und Hämangiome sind die wichtigsten. Sie können erhebliche Größenausdehnung erfahren. So sind

Durchmesser von 20 cm und mehr ermittelt worden (REICH u. Mitarb., WICHMANN und BERGZINA). Auch im Rahmen einer allgemeinen Hämangiomatose, insbesondere der Haut, kann die Milz mit beteiligt sein (ECKARDT, SCHEID). Die Differentialdiagnose gegen Blutcysten und gegen Hämatome ist oft nur feingeweblich möglich.

a) Hämangiome. Das kavernöse Hämangiom besteht aus einer Reihe blutgefüllter Räume, die von Endothel ausgekleidet sind, erhebliche Größe erlangen und perforieren können. Die Größe variiert von Markstückgröße bis zu großen, völlig von Hämangiomen durchsetzten Milzen von über 30 cm Durchmesser. Es sind Milzgewichte bis zu 7200 g beschrieben worden. WILSON teilt 1947 32 Fälle mit, von denen 12 erst bei der Obduktion entdeckt, 20 andere operiert wurden; 3 hiervon waren perforiert. Nach der Perforation sind stets größere Bluttransfusionen erforderlich (AKCAKOYUNLU, BIANCHI, FISHER, HOWALD, KIRKLAND, LUKANOV, LUNDELL, MONDOR, MORDASINI, SCHOTTENFELD u. Mitarb., SEVERI). Spontanrupturen sind, soweit wir die Literatur übersehen, bisher 2mal mitgeteilt worden (LUNDELL, MONDOR und BOUTRON). Wir selbst haben einen solchen Fall beobachtet (s. S. 79).

b) Lymphangiome zeichnen sich vor allem durch ihren Inhalt aus und sind meistens mehrkammerige, innen mit Endothel ausgekleidete Hohlräume. Unter dem Namen „Lymphangiom" verbergen sich aber auch multiple kleine Cysten oder isolierte seröse Cysten sowie gelegentlich eine polycystische Degeneration der Milz. Es sind bisher nur sehr wenige Fälle beschrieben worden. FOWLER sammelte seinerzeit 27 sichere Lymphangiome.

c) Fibrome haben selten klinisches Interesse, da sie nie besonders groß werden und meistens nur als Zufallsbefunde bei der Sektion oder in anderweitig erkrankten Milzen nach der Exstirpation aufgefunden werden.

B. Bösartige Milztumoren

In der Literatur sind bisher etwa 200 Fälle maligner Milztumoren beschrieben worden. Ganz prinzipiell gilt es drei Formen zu unterscheiden: einmal die primären, von der Milz ausgehenden Sarkome, zum anderen maligne Systemerkrankungen, wie Reticulosen, Lymphosarkomatosen und schließlich Metastasen als sekundäre maligne Geschwülste der Milz (ANTCHELEVITCH, ASTROV, BREITBART, CAMPERL und LUBCHENKO, CANALI, DEPLATO, DUCHINOVA, FRANK, GOMBKÖTÖ, GORDON und PALEY, HAUSMANN und GARDÉ, KRUMBHAAR, McNEE, MILONE, TAYLOR, WENDT). Ob eine regionale Häufung tatsächlich vorhanden ist, wie BENHAMOU und Mitarb. von Nordafrika berichten, ist bei der Seltenheit der Erkrankung nicht ohne weiteres erweisbar.

Maligne Milztumoren zeichnen sich durch rasches Wachstum, das von Schmerzen im linken Oberbauch begleitet sein kann, aus. Die Milz ist höckrig und sehr derb, wenn sie palpabel wird (BURHARDT, SACCON und WALLEGA). Intermittierendes Fieber zwischen 37,5 und 38° ist nicht selten. Differentialdiagnostisch muß man an Abscesse und septische Milzen denken. Wir beobachteten einen linksseitigen begleitenden Pleuraerguß. Das Blutbild ist hyperchrom, die Leukocyten sind vermehrt, können aber auch vermindert sein. Es sind Fälle beschrieben, bei denen ein echter Hypersplenismus durch eine maligne Geschwulst ausgelöst wurde (LAFORET, SACCON und VALLEGA).

a) Angiosarkome sind besonders rupturgefährdet. Ebenso wie bei Angiomen sind Spontanrupturen beobachtet worden (LAFORET). Histologisch erwiesen sich die malignen Tumoren am häufigsten als Hämangioendotheliome und als Fibrosarkome. 20% sind primäre Retothelsarkome und Lymphosarkome der Milz (LA MANNA und SPINELLI, FILRALO).

b) Sarkomatosen, vom Reticulum oder lymphatischen System ausgehend, verlaufen oft primär mit Metastasen oder entstehen, was ebenfalls diskutiert wurde, multizentrisch. Oft ist jedenfalls bei der Diagnosestellung nur noch die Diagnose einer Retothelsarkomatose oder einer Lymphosarkomatose möglich, da ein Primärtumor nicht mehr ermittelt werden kann (s. a. S. 135).

Bei solchen Sarkomatosen kann ein großer Teil des blutbildenden Gewebes betroffen sein. Übergangsformen zu echten Leukosen sind beschrieben worden (HEILMEYER).

c) Das Plasmocytom (multiples Myelom) ist durch multiple Knochenherde, oft mit Leber- und Milzbeteiligung, und vor allem durch eine Hyperproteinämie mit Veränderungen der Zusammensetzung der Serumproteinkörper, gekennzeichnet. Dies drückt sich vor allem in einer extrem stark ausgeprägten Blutkörperchensenkungsbeschleunigung aus. Schon nach einer halben Stunde können Maximalwerte erreicht werden, es lassen sich auch stets Elektrophoreseveränderungen nachweisen. Man hat exzessive Veränderungen der γ-Globuline und der β-Globuline gefunden. WUHRMAN unterscheidet demnach ein β- von einem γ-Plasmocytom. Weiterhin tritt eine Verschiebung des Weltmannschen Coagulationsbandes ein sowie ein abnormer Ausfall der Kadmium-Reaktion. Beim γ-Plasmocytom genügen 1—2 Tropfen im Reagenzglas, beim β-Plasmocytom wird abnorm viel Reagenz benötigt, bis eine Reaktion eintritt. In etwa der Hälfte aller Fälle findet sich im Urin der bekannte Bence-Jonessche Eiweißkörper, der bei Erwärmen des Urins bei einer Temperatur von 60—70° ausfällt und sich bei höheren und tieferen Temperaturen wieder löst. Die Reaktion wird durch Zusatz von 1—2 Tropfen Pandyreagenz je ml Harn empfindlicher, am deutlichsten ist sie dann mit der Sandkühlerschen Ringprobe nachweisbar und in etwa 60—70% aller Fälle positiv. Sind multiple Herde in den Knochen vorhanden, so leiden die Erkrankten unter Knochenschmerzen. Weiterhin bestehen Allgemeinsymptome, wie Müdigkeit, Anämie, Schwäche. Röntgenologisch gibt es osteolytische Formen, aber auch solche mit einer diffusen Osteoporose. Es bestehen Beziehungen zur Makroglobulinämie (WALDENSTRÖM, s. S. 135). Sind alle Symptome ausgeprägt oder ist gar ein fortgeschrittener Zustand vorhanden, mit urämischen Erscheinungen infolge von Nierenveränderungen, die bei länger bestehender Proteinurie stets auftreten (Myelomniere), so ist die Diagnose nicht schwierig und durch eine Knochenmarkspunktion ohne weiteres zu stellen. Ist dagegen das Skeletsystem nicht oder kaum betroffen oder gar eine isolierte Erkrankung der Milz vorhanden, so ist die Milzpunktion notwendig, um die Diagnose zu stellen. Es finden sich im Punktat die typischen Plasmocytomzellen, die als qualitativ veränderte pathologische Plasmazellen erkennbar sind.

d) Die Therapie der isolierten Milztumoren besteht in der möglichst frühzeitigen Splenektomie. Es erweisen sich jedoch die meisten Fälle, wenn sie diagnostiziert werden, als inoperabel. Die Operationsmortalität ist hoch (20—50%). Von 150 Literaturfällen wurden 58 operiert, davon starben 11 postoperativ, 14 an Rezidiven, während 33 eine längere Überlebenszeit hatten. Rezidive können auch noch nach mehreren Jahren auftreten (ABRAHAM und HOGHES). Dauerheilungen oder Überlebenszeiten von 5 Jahren wurden nur sehr wenige beobachtet (FRITSCH). Generalisierte Sarkomatosen sind operativ nicht zu behandeln, sie müssen einer internistischen, meist kombinierten chemotherapeutischen Behandlung (Stickstofflost, Endoxan) und der Röntgentherapie zugeführt werden.

Keinen guten Rat geben LAHEI und NOKROS, wenn sie empfehlen, die Milzentfernungen bei Tumoren unbekannter Herkunft dann durchzuführen, wenn sich der Tumor innerhalb von 6 Monaten nicht zurückbildet oder gleich groß verharrt und wenn eine genaue Diagnosestellung nicht erfolgen kann. Durch solch eine

Verzögerung wird manchem Patienten, dem durch eine rationelle Therapie geholfen werden könnte, diese Hilfe versagt bis zu einem Zeitpunkt, in dem er in einem desolaten Zustand ist. Die Ursache einer Milzschwellung läßt sich unter Einsatz einer modernen rationellen klinischen Diagnostik so gut wie immer stellen. Sind alle diagnostischen Maßnahmen (s. S. 55 ff.) ergebnislos verlaufen, so ist nach Ausschluß einer Milzcyste und eines Abscesses, was am besten durch die Laparoskopie erfolgt, die diagnostische Punktion zum Zwecke der morphologischen Klärung des Befundes notwendig. Hierbei kann gleichzeitig nach Entnahme des Gewebes zur Untersuchung evtl. eine Splenomanometrie und Splenoportographie angeschlossen werden.

Die Entfernung einer vergrößerten Milz ohne vorherige Diagnosestellung ist in keinem Falle indiziert.

In unserem Material finden sich zwei echte primäre Milzgeschwülste. Beide Male handelt es sich um Retothelsarkome. Der eine Patient kam postoperativ ad exitum, der andere lebte $1^{1}/_{2}$ Jahre nach der Operation noch. Auch die mehr generalisierten malignen Prozesse haben eine hohe Mortalität. 2 operierte Reticulosen überlebten das erste halbe Jahr nach der Operation nicht.

e) **Metastasen** in Milzen sind relativ selten. Man hat daraus geschlossen, daß die Milz eine antiblastische Funktion habe (s. auch S. 41). Eine operative Entfernung ist nur dann angezeigt, wenn keine sonstigen Metastasen gefunden werden, insbesondere wenn die Leber frei ist. Es sind in der Literatur einige wenige Fälle mitgeteilt worden, bei denen meist eine primäre Milzgeschwulst angenommen wurde und sich erst durch die histologische Untersuchung bzw. durch den weiteren Verlauf herausstellte, daß es sich um eine entfernte Metastase gehandelt hat (D'ASTE, GOLDBERG, RABINER).

Dritter Teil

Operationen an Milz und Milzstiel

XVII. Chirurgische Therapie

A. Diagnostische Eingriffe

1. Milzpunktion

Die *therapeutische transcutane Milzpunktion* ist heute allgemein wegen ihrer Gefahren verlassen. Cysten, Abscesse, Echinokokken, Hämatome können durch eine Punktion nicht geheilt werden und auch keine nachhaltige Besserung erfahren. Die Gefahr der Punktion besteht darin, daß Cysteninhalt oder Absceßinhalt ins Peritoneum austreten und zu schweren Komplikationen der Grundkrankheit führen kann. Der Verdacht auf einen cystischen oder einen infektiösen Prozeß ist daher auch als Kontraindikation zur diagnostischen Milzpunktion anzusehen.

Die *diagnostische Punktion* ist ein Eingriff, der am Ende der klinischen Diagnostik steht und wie jede Organpunktion unter exakter Beachtung der Technik nur bei strengster Indikation durchgeführt werden darf. Die diagnostischen Ergebnisse sind gut (Einzelheiten s. S. 67). Die Punktion sollte stets in Operationsbereitschaft durchgeführt werden. Ambulante Punktionen sind abzulehnen. Eine exakte Technik vorausgesetzt, ist der Eingriff nicht gefährlich. MOESCHLIN punktierte mehrere 100 Milzen ohne Zwischenfälle (s. S. 65ff.). Die Ergebnisse der Milzpunktion lassen eine Freilegung des Organs zur Probeexcision nicht mehr gerechtfertigt erscheinen, zumal das lebensfrisch entnommene Punktionsmaterial cytologisch und histologisch verarbeitet werden kann und insbesondere die cytologische Untersuchung hier der Histologie gleichwertige, gelegentlich sogar überlegene Ergebnisse liefert. Indikation, Technik und Kontraindikation sind S. 66 eingehend besprochen.

Diagnostische Punktion während der Laparoskopie. Die Laparoskopie bietet, wenn keine Verwachsungen vorliegen, einen guten Überblick über die Milz. Ein weiterer Vorteil der Laparoskopie ist, daß nicht nur die Milz, sondern gleichzeitig auch die Leber eingesehen werden kann. Bei vielen Erkrankungen ist es von großem Nutzen, nicht nur aus der Milz, sondern gleichzeitig auch aus der Leber eine Probepunktion oder Probestanzung zu erhalten. Die Punktion unter gleichzeitiger Beobachtung des Organs bietet den Vorteil, daß isolierte Organprozesse, wie Tumoren, Metastasen, Cysten, Abscesse, als solche sicher erkannt werden können. Die Punktion unter Leitung des Auges verhindert außerdem das Durchstoßen des Organs, wenn es an einer dünnen Stelle von der Nadel erfaßt wird. Nicht zuletzt ist es von Vorteil, daß Blutstillung möglich ist und Komplikationen (stärkere Blutung, versehentliches Anstechen eines Hohlorgans u. ä.) erkannt werden können.

Das Laparoskop wird in Lokalanaesthesie dicht oberhalb des Nabels links eingeführt und ein Pneumoperitoneum angelegt. Das Instrument besteht aus einem Trokar mit Hülse, in die die Optik eingeführt werden kann. Zusatzgeräte wie Probeexcisionszangen, Coagulationssonden, Fotoeinrichtungen sind angegeben worden und im Gebrauch. Reine optische Betrachtung durch das Laparoskop bringt keine wesentlichen Vorteile, da in vielen Fällen nur von außen, vor allem an der Milz, aber auch an der Leber, sich keine exakte Diagnose stellen läßt: wissen wir doch, daß selbst bei eröffnetem Abdomen grobe Fehldiagnosen möglich sind. Der besondere Wert der Methode liegt in der Kombination von Beobachtung und Punktion zur Entnahme von Material zur morphologischen Untersuchung.

Die Punktion bei freigelegter Milz und gut abgestopftem Abdomen zur letzten Orientierung kann bei stark verwachsener Milz wünschenswert erscheinen, um Entscheidungen zu ermöglichen, ob z. B. ein Absceß vorliegt, der eröffnet und drainiert werden soll, oder ob eine Splenektomie unbedingt erforderlich ist. Weiterhin kann die diagnostische Punktion mit sofortiger histologischer oder cytologischer Untersuchung des gewonnenen Punktats notwendig werden, wenn die Milz bei eröffnetem Abdomen nicht dem zuvor diagnostizierten Bild entspricht oder wenn präoperativ keine genügende Abklärung erfolgte.

2. Die Probeexcision

Eine Probeexcision aus der Milz ist durch die Fortschritte der Diagnostik, insbesondere durch die Möglichkeit einer diagnostischen Milzpunktion, kaum noch indiziert. Auch eine zufällig vergrößert gefundene Milz bei einer Laparotomie aus anderer Ursache wird besser punktiert als probeexcidiert. Wir haben bei all unseren Fällen niemals zu einer Probeexcision Zuflucht nehmen müssen. Soll dennoch einmal ausnahmsweise eine Probeexcision durchgeführt werden, so wird sie ähnlich wie die Probeexcision aus der Leber aus dem Rand der Milz keilförmig entnommen. Die Excision erfolgt wegen des segmentalen Aufbaus der Milz am besten quer zur Längsachse. Man operiert elektrisch und verschließt die Excisionsstelle durch tiefgreifende U-Nähte. Manche Autoren nähen ein Netzstückchen oder ein frei transplantiertes Muskelstückchen mit ein. Fibrin- oder Gelatineschwamm ist ebenso geeignet. Das gewonnene Material sollte stets cytologisch und histologisch untersucht werden. Außerdem ist es zweckmäßig, stets eine Probeexcision aus der Leber mit zu entnehmen. Die Probeexcision aus der Leber wird ebenfalls wie die aus der Milz am besten mittels des elektrischen Messers vorgenommen und der entstandene Defekt nach exakter Blutstillung mit U-Nähten verschlossen. Wir haben bei der Ektomie aller unserer pathologischen Milzen, auch ohne das Vorliegen einer splenomegalen Lebercirrhose, eines Banti-Syndroms oder Bantischer Krankheit, eine Probeexcision aus der Leber entnommen und hierbei nicht nur sehr interessante, sondern auch praktisch wichtige Gesichtspunkte für die Behandlung und Prognose zahlreicher Krankheiten der Milz erhalten.

B. Organerhaltende Eingriffe

Obwohl die Ausfallserscheinungen nach Entfernung der Milz nicht sehr markant sind, wurde immer wieder versucht, das Organ wenn irgend möglich zu erhalten. So wurde bei der Ruptur Kapselnaht und Tamponade, beim Echinococcus die Marsupialisation empfohlen. Ihre Indikationen sind jedoch kaum jemals gegeben.

a) Die Kapselnaht. Früher wurden bei Rupturen häufig Nähte der Milzkapsel durchgeführt (ANTONELLI, BEER, GALM, MICHELSON). Eine Kapselnaht kommt jedoch nur dann in Frage, wenn die Ruptureinrisse ganz oberflächlich sind, nicht stärker bluten und auf die Vorderwand beschränkt bleiben (KÖLE). Ist hingegen die Konkavseite rupturiert, so kommt wegen der Hilusnähe eine Kapselnaht nicht in Frage. Im allgemeinen blutet es aus Querrissen weniger als aus Längsrissen. Man kann sich jedoch hierauf nicht verlassen. Der Begriff „Kapselnaht" könnte dazu verleiten, eine oberflächliche Naht der Milzkapsel für ausreichend zu halten. Es ist jedoch in jedem Falle zu empfehlen, U-Nähte zur Adaptation — auch bei den nur oberflächlichen Rissen, bei denen ja allein eine Naht in Frage kommt — anzulegen. Ist durch solche U-Nähte der Einriß gesichert, so kann die Kapsel selbst mit atraumatischem Nahtmaterial, wie wir es zur Gefäßnaht benutzen, verschlossen werden. Bei allen offenen Milzverletzungen, wie Schußverletzungen, Stichverletzungen, sollten keine Nähte Anwendung finden. Ist die Naht vollendet, so ist eine nochmalige exakte Revision notwendig, damit nicht eine weitere Verletzung, sei es an der Milz selbst, am Milzstiel, an der Leber oder einem anderen Organ, übersehen wird (JORDAN, PERRIN, TROELL). Liegen die beiden Seitenwände der Ruptur nicht dicht beieinander, so kann es zu Hämatomen, Pseudocysten und fortschreitenden Milzvenenthrombosen kommen (NIEWISCH). Weitere Indikationen zur Naht sehen manche Autoren im isolierten Abriß des unteren Pols (JOHANSON, KALLIUS). Ist ein solcher Abriß quer erfolgt, so kann er einer Segment- oder Bisegmentresektion gleichkommen und blutet nach Unterbindung der zu- und abführenden Gefäße nur wenig. Experimentelle Arbeiten haben gezeigt, daß die Splenektomie der Naht bei allen tieferen Rupturen — und in der Mehrzahl handelt es sich um solche — überlegen ist (KASAKOW, STRUCKHOF). Unter unseren 64 Milzrupturen wurde nur ein Patient, der einen kleinen querverlaufenden, oberflächlichen Kapselriß der Konvexseite aufwies, durch Naht versorgt. Der Verlauf war komplikationslos. In allen anderen Fällen wurde die Splenektomie durchgeführt.

b) Die Tamponade, früher bei Rupturen allein oder kombiniert mit einer Netzplastik nach Kapselnaht zusammen durchgeführt, ist heute endgültig verlassen. Sie kann selten einmal nach Ausräumung großer, nicht operabler chronischer Hämatome oder Blutungscysten als Notlösung in Frage kommen (RICCARDI). Doch muß man sich bewußt sein, daß die Prognose eines Patienten nach Tamponade sehr schlecht ist. Nach der Exstirpation von Cysten, auch Echinococcuscysten, ist früher stets tamponiert worden, da die Tamponade hierbei besser als die Naht sei (VOLKMANN, AUSTONI). Man wird heute allgemein der Splenektomie — selbst wenn sie bei verwachsenen Milzen schwer und mit großer Wundsetzung verbunden ist — als der gefahrloseren Methode den Vorzug geben müssen.

c) Die Marsupialisation besteht in der Ausräumung einer Cyste oder eines Milz-Echinococcus und Vernähung des Randes mit der äußeren Haut. Beim Milz-Echinococcus ist die Marsupialisation, vor allem wenn Verwachsungen und Verkalkungen mit der Umgebung bestanden und der Echinococcus infiziert war, immer wieder empfohlen worden. Es hat sich jedoch gezeigt, daß es zu ganz erheblichen Blutungen, sowohl aus der Einnähungsstelle wie aus der Tiefe der Milz kommen kann, nachdem die infizierten und nekrotischen Teile abgestoßen sind. Auch hier hat sich die Splenektomie, selbst wenn sie technisch schwierig sein sollte, als die gefahrlosere Operation durchgesetzt. Die Marsupialisation dürfte nur noch ausnahmsweise bei schwer infizierten Cysten oder Abscessen, die mit den Nachbarorganen verwachsen sind, Anwendung finden und wird durch eine Unterbindung der A. lienalis vervollständigt.

d) Die Splenopexie wird heute nur noch sehr selten ausgeführt. Leichte Fälle einer sog. Wandermilz lassen sich meist konservativ behandeln, zumal sie wenig Beschwerden machen

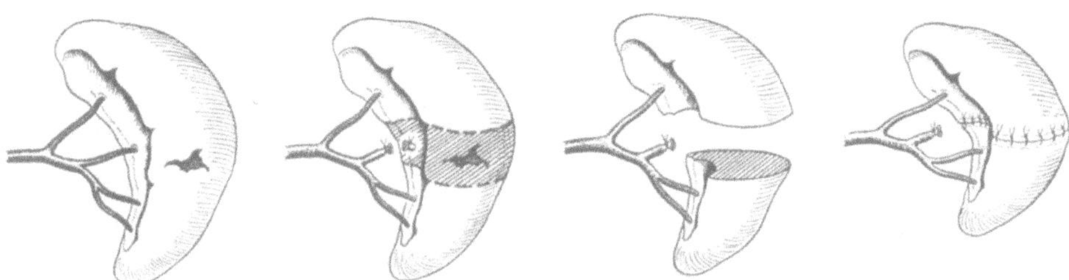

Abb. 85. Segmentresektion der Milz (nach CAMPOCHRISTO) (s. auch Abb. 88)

und als Teilsymptom einer allgemeinen Enteroptose anzusehen sind. Schwere Fälle sollten hingegen splenektomiert werden, zumal die Anfangserfolge nicht von Dauer sind und die Erhaltung eines mehr oder minder geschädigten Organs nicht rechtfertigen. Es sind trotz Splenopexie erneute Verlagerung des Organs, ja Stieldrehungen beschrieben worden, ebenso wie es nach dieser Operation zu Thrombosen kommen kann. Die *Exosplenopexie*, als Vorverlagerung der mobilisierten Milz früher gelegentlich ausgeführt, hat nur noch historisches Interesse. Die aus dem Peritoneum heraus auf die Bauchdecke vorverlagerte Milz führt hierbei über die Pfortader der Leber zunächst noch Abbauprodukte zu und kann zu schweren Leberschädigungen führen. Außerdem kann es nicht selten zu Blutungen und Infekten, wie Phlebitiden, Leberabscessen und Peritonitis kommen (SCHIASSI, STEFANI).

e) **Segmentresektionen.** Die Milzarterien sind Endarterien, die Unterbindung eines ihrer Äste am Hilus führt zur Nekrose eines Milzabschnitts. HUU, CANENA u. Mitarb. konnten in Experimenten zeigen, daß nach Unterbindung einer solchen Arterie die Entfernung des zugehörigen Milzabschnittes unter Erhaltung der anderen möglich ist. Auf eigenen und experimentellen Arbeiten anderer fußend, hat CAMPOCHRISTO neuerdings 3 Fälle mitgeteilt, bei denen er einmal den oberen Pol, einmal den unteren Pol und einmal ein inneres Segment der Milz reseziert hat (s. Abb. 85). Es handelte sich in allen 3 Fällen um offene spitze Milzverletzungen (Messerstich und Pistolenschußverletzungen). Alle 3 Kranken genasen. Irgendwelche postoperative Komplikationen traten nicht auf. Es wird zunächst die zu dem verletzten Abschnitt führende Arterie am Milzhilus exakt herauspräpariert und unterbunden und dann die Resektion vom Hilus aus durchgeführt.

C. Splenektomie

Die Splenektomie ist heute die Therapie der Wahl bei der Milzruptur und bei einer Reihe splenomegaler Zustände. Bei einem Teil der Splenomegalien wird sie mit größerem oder kleinerem Erfolg, wie wir oben im Kapitel der Milzkrankheiten zeigen konnten, angewandt. Ihre technische Ausführung wird verschieden gehandhabt. Sie richtet sich ebenso wie die Vorbehandlung nach dem Krankheitszustand, dessentwegen die Milzexstirpation ausgeführt werden soll, wie nach den anatomischen und pathologischen Zuständen. So wird man eine normal große Milz, z. B. bei einer Ruptur, oder eine wenig vergrößerte Milz anders angehen als ein extrem großes, evtl. erhebliche Verwachsungen aufweisendes Organ.

1. Vorbehandlung und Vorbereitung (s. auch S. 81)

Ist eine *Milzruptur* diagnostiziert, so sollte man unverzüglich zur Operation schreiten. Eine vollständige Schockbehandlung ist in den seltensten Fällen präoperativ möglich. Meist wird wertvolle Zeit durch sie vergeudet. Erst nach Beseitigung der Blutungsquelle läßt sich der Kreislauf ausreichend und dauerhaft auffüllen. Es sollte jedoch eine genügende Menge Blut bereitstehen, um nach Eröffnung des Peritoneums und Absaugung der im Peritoneum enthaltenen Blutmenge den nun nochmals abfallenden Blutdruck auffangen zu können (s. Abb. 42, S. 82). Wichtig ist, daß die Narkoseeinleitung rasch und schonlich erfolgt. Ausreichende Sauerstoffzufuhr bereits zu Beginn und evtl. schon vor Beginn der Narkose sind unabdingbar. Die schlechteste Operationsvorbereitung bei einem Patienten mit Schockzustand und stumpfer Bauchverletzung ist die Zufuhr von sog. „Kreislaufmitteln". Diese Kreislaufmittel führen zu einem rasch vorübergehenden — bei den meisten Medikamenten nur einige Minuten anhaltenden — Anstieg des Blutdrucks, der einen stärkeren Blutverlust aus der rupturierten Milz und in der nachfolgenden Phase bei Nachlassen der medikamentösen Wirkung ein erneutes tieferes Absinken des Blutdrucks zur Folge hat. Werden dann erneut die sog. Kreislaufmittel verabfolgt, so läßt sich dasselbe Spiel noch ein- oder zweimal reproduzieren bis der Patient in einen irreversiblen Schock hineinmanövriert ist und dann am sog. „Herz- und Kreislaufversagen" ad exitum kommt. Sinnvoll ist, die Operationsvorbereitung parallel mit der Schockbekämpfung durchzuführen. Der Patient bekommt eine Infusion und zur vegetativen Dämpfung gleichzeitig eine Prämedikation sowie eine Nasensonde zur Sauerstoffzufuhr. In der Zwischenzeit wird die Blutgruppe festgestellt, eine Blutkonserve angeschlossen und je nach dem Zustand des fortlaufend kontrollierten Blutdrucks und der Pulsfrequenz mehr oder minder rasch infundiert. Die Zeitdauer dieser Vorbereitung richtet sich nach dem Zustand des Patienten.

In unserem Krankengut finden sich 2 Fälle mit stumpfen Bauchverletzungen und intraabdominellen Blutungen, in denen innerhalb weniger Minuten laparotomiert wurde. Das eine Mal handelt es sich um einen 22jährigen jungen Mann, der zwischen LKW und Anhänger gequetscht wurde, sofort kollabierte, innerhalb weniger Minuten in die Klinik verbracht wurde. Bei der Aufnahme war ein peripherer Puls nicht palpabel; Patient im schwersten Schock, nicht ansprechbar. Prellmarke über dem linken Oberbauch und der unteren Thoraxappertur. Diagnose: stumpfes Bauchtrauma, Milzruptur. Patient wird von der Poliklinik sofort in den Operationssaal verbracht und, während Anaesthesie und Infusionen eingeleitet werden, laparotomiert. Massive Blutung aus dem linken Oberbauch. Digitale Kompression des Milzstiels. Anlegen von Klemmen. Etwa 8 min nach Eintreffen in der Klinik steht die Blutung. Bei Revision findet sich nun ein totaler Milzabriß, die Milz wird entfernt, Blutcoagula werden abgesaugt, der Kreislauf wird aufgefüllt, einige restliche Milzpartikel, die noch am Hilus an den Gefäßen hängen, werden ebenfalls sauber abpräpariert, die Gefäße einzeln ordnungsgemäß unterbunden, das Milzbett peritonealisiert, die Wunde verschlossen und drainiert. Als der Patient den Operationssaal verläßt, hat er einen Blutdruck von 120/80 und ist — dank der oberflächlichen Narkose — ansprechbar. Entlassung am 15. Tage nach komplikationslosem Verlauf.

Wesentlich ist die Erfassung der Situation, die sofortige Einleitung der notwendigen Maßnahmen unter Koordination von Anaesthesie, Schocktherapie und Laparotomie, wobei zunächst die Blutung zu stillen ist. Die definitive Versorgung kann dann, wenn der Kreislauf aufgefüllt ist, in aller Ruhe erfolgen. Steht kein Blut zur Verfügung, kann man sich, nachdem der Patient infundiert worden ist, dadurch helfen, daß man im Notfall das Blut aus der Bauchhöhle nach Anlegen einer Klemme an den Milzstiel absaugt, mit Citrat versetzt, durch eine mehrfache Lage von Gaze filtriert und dem Patienten reinfundiert. Dies ist jedoch nur dann möglich, wenn eine reine Milzruptur vorliegt, nicht aber bei Leberrupturen oder gar bei Rupturen eines Hohlorgans. LANG hat einen Liter Blut aus der Bauchhöhle ohne Citratzusatz direkt reinfundiert (OSTASCHITJ).

Ein prinzipieller Unterschied besteht zu den *pathologischen Milzen*, bei denen die Vorbereitung und die wohl überlegte Wahl des Zeitpunkts der Operation mit ausschlaggebend für den Erfolg der Splenektomie sind. Bei allen *hämolytischen Prozessen* soll nicht während einer hämolytischen Krise operiert werden. Bluttransfusionen sind kontraindiziert, da sie eine Krise auslösen können. Insbesondere ist dies bei erworbenen hämolytischen Anämien der Fall. Bei diesen ebenso wie bei Morbus Felty sowie anderen Granulocytopenien und Thrombocytopenien hat sich enie präoperative Nebennierenrindensteroidbehandlung bewährt (s. a. S. 107).

Thrombocytopenien werden, wenn es irgendwie möglich ist, im freien Intervall operiert. Im akuten Schub ist die Operationsmortalität mehr als doppelt so hoch. Primär akute Fälle wurden, wenn man die Literatur überblickt, nur sehr selten durch eine Splenektomie gerettet (s. S. 124). Begleitinfekte und eine Anämie sollten zuvor behandelt werden.

Bei allen Krankheiten, die mit einer *Leberbeteiligung* einhergehen, ist eine sehr gründliche Vorbehandlung erforderlich. Diese zielt vor allem darauf ab, die geschädigte Leber optimal für den Eingriff vorzubereiten; nicht selten wurden bei ungenügender Vorbereitung rasche Zunahme des Leberschadens, ja ein Coma hepaticum beobachtet (s. S. 156ff.).

Gegen Sauerstoffmangel ist die geschädigte Leber besonders empfindlich. Es empfiehlt sich also, das rote Blutbild aufzufüllen und eine leichtere Anämie am besten durch mehrere kleine Bluttransfusionen zu beseitigen. Dabei ist jedoch zu bedenken, daß die Eiweißbelastung durch Bluttransfusionen für die Leber nicht gleichgültig ist. Es gilt abzuwägen, was für den Patienten gefährlicher erscheint, die bestehende Anämie oder mehrere Bluttransfusionen. Der Serumeisenspiegel ist oft so niedrig, daß zur Regulierung des Eisenstoffwechsels und zur erfolgreichen

Anämiebehandlung intravenöse Eisenzufuhr hinzukommen muß. Die Leberdurchblutung ist bei Bettruhe um etwa $^1/_3$ größer als im Stehen oder gar bei Arbeit, so daß eine regelrechte Liegekur vor der Splenektomie bei Kranken mit Leberschaden empfehlenswert erscheint. Eine solche Liegekur, evtl. in mittlerer Höhenlage, unter gleichzeitiger Behandlung der Anämie, der Eisenstoffwechselstörung, der meist erheblichen Hypalbuminämie stärkt die Widerstandskraft des Kranken und beseitigt Schäden. Eine Corticosteroidtherapie wirkt nicht nur auf die oft gleichzeitig vorhandene Markhemmung, sondern auch auf die Leber günstig ein. Eine milcheiweißreiche, kohlenhydratreiche, fett-, fleisch- und ballaststoffarme Diät sowie Zufuhr von Traubenzucker, Methionin, Cholin und Vitaminen tragen weiter zur Besserung des bestehenden Leberschadens bei. Die Vorbereitung soll jedoch nicht zu lange dauern und einen Zeitraum von 3—5 Wochen niemals überschreiten. Besteht Blutungsgefahr aus gestauten Oesophagusvaricen oder aus der Schleimhaut, so soll die Vorbehandlung in ständiger Operationsbereitschaft erfolgen.

2. Anaesthesie

Die Prämedikation bei Eingriffen an der Milz ist dieselbe, die wir auch bei anderen Oberbaucheingriffen geben. $1^1/_2$ Std. vor Operationsbeginn wird ein Vomex A-Supp. verabfolgt. 45 min vorher Dolantin und Atropin entsprechend dem Körpergewicht des Patienten. Besteht gleichzeitig ein Leberschaden, so müssen Prämedikation und Anaesthesie besondere Gesichtspunkte berücksichtigen, da bestimmte Medikamente bei Leberkranken die Leber selbst, oft auch die Milz, in Mitleidenschaft ziehen, so daß Insuffizienzerscheinungen eintreten, insbesondere dann, wenn durch die Medikation ein O_2-Defizit begünstigt wird (s. S. 156). Die Splenektomie führen wir im allgemeinen in Intubationsnarkose durch. Ist die Leber sicher unbeteiligt, so kann mit einem Barbiturat, z. B. mit Trapanal, eingeleitet werden. Die Narkose wird dann durch $N_2O + O_2$ erhalten und Muskelrelaxantien hinzugegeben. Zu Beginn jeder Splenektomie führen wir eine Magensonde ein, die für die ersten 24 Std. liegenbleibt. Besteht die postoperativ stets vorhandene Paralyse weiter, so muß sie länger verweilen. Einige Autoren führen eine Magensonde nur dann ein, wenn der Magen nicht völlig leer oder gar überbläht ist (SINGLETON, WILKE).

3. Freilegung der Milz

Durch die variable Anatomie der Milz und ihrer Gefäße bedingt, kann die Milzexstirpation sehr leicht sein, ebenso aber auch selbst dem Geübten erhebliche Schwierigkeiten bereiten. Insbesondere Milzen mit Verwachsungen können den Operateur vor so schwere Aufgaben stellen, daß es oft scheint, als ließen sie sich nicht bewältigen. Es ist daher nicht verwunderlich, daß versucht wurde, durch besondere Zugangsoperationen das Operieren an der Milz selbst bzw. ihre Exstirpation zu erleichtern. SSOSON-JAROWITSCH stellte 28 verschiedene Schnittführungen zusammen.

Die Forderung nach breiter Freilegung des ganzen Operationsgebietes ist unabdingbar, denn was nützt dem Patienten ein kleiner Hautschnitt, wenn unter ihm unnötige Verletzungen und Traumatisierungen stattgefunden haben, die ihn während der Operation, im postoperativen Verlauf und in seinem späteren Leben — z. B. durch Ahhäsionen — gefährden. Zur Freilegung des Operationsgebietes wurden die drei folgenden Hauptwege beschritten: 1. Zugang durch abdominelle Methoden, 2. die transthorakale, transdiaphragmale Freilegung, 3. die Thorakolaparotomie.

Die Freilegung der Milz per laparotomiam ist als Methode der Wahl anzusehen, während die anderen Verfahren nur bei besonderen Fällen und unter ganz bestimmten Bedingungen angezeigt erscheinen, so z. B. bei Zwei-Höhlenverletzungen, beim Einwachsen eines Milztumors ins Zwerchfell.

a) Abdominelle Methoden

Die Wahl der Schnittführung hängt davon ab, ob die Milz als einziges Organ operativ angegangen werden soll, wie z. B. bei Blutkrankheiten, ob Verwachsungen und Verklebungen mit Nachbarorganen zu erwarten sind, oder ob gar, wie bei Rupturen, andere intraabdominelle Organe mitbetroffen sein können. Bei stumpfen Bauchverletzungen, die einer Laparotomie bedürfen, bei denen aber primär

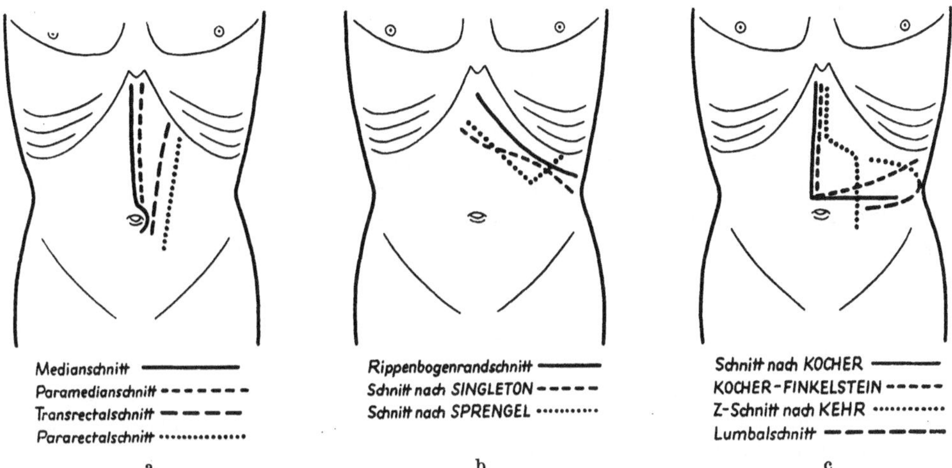

Abb. 86a—c. Verschiedene Schnittführungen zur Laparotomie bei Splenektomie. a) Vertikalschnitte; b) Schrägschnitte; c) Horizontal- und Kombinationsschnitte

nicht feststeht, welches Organ rupturiert ist, legen wir eine mediane Oberbauchlaparotomie zur Orientierung an und setzen, wenn sich eine Milzruptur herausstellt, einen vom unteren Winkel des senkrechten Schnittes aus schräg nach links oben zur Spitze der 11. Rippe zu verlaufenden Winkelschnitt (KOCHER-FINKELSTEIN) auf (s. Abb. 86c).

Der Patient liegt im allgemeinen auf dem Rücken mit leichter Beckenhochlagerung in halbrechter Seitenlage. Zusätzlich wird der Operationstisch etwas nach rechts gekippt, so daß der auf der rechten Seite des Kranken stehende Operateur einen guten Einblick ins freie linke Hypochondrium nach Eröffnung der Bauchhöhle gewinnt.

α) Vertikalschnitte geben im allgemeinen keine gute Übersicht über die Milz und finden nur ausnahmsweise Verwendung, wenn die Milz nicht sehr groß und gut beweglich ist (Abb. 86a).

Der *mediane Oberbauchschnitt* dient zur Orientierung bei allen ungeklärten Verletzungen im Oberbauch. Manche Autoren bevorzugen einen *Paramedianschnitt*, der Transrectalschnitt und der Pararectalschnitt ergeben eine weniger gute Übersicht. Auf der rechten Seite sind sie gelegentlich ausreichend (Cholecystektomie).

β) Schrägschnitte (Abb. 86b). Der *linke Rippenbogenrandschnitt* ist dann zu empfehlen, wenn die Milz als Operationsziel eindeutig feststeht. Er hat sich bei einer großen Zahl von Splenektomien bewährt. Wir haben ihn bei den meisten unserer pathologischen Milzen angewandt (HEYN, SEBENING, ZENKER). Der

Schnitt beginnt in der Medianlinie dicht unterhalb des Schwertfortsatzes und verläuft parallel dem linken Rippenbogen in einem Abstand von etwa 2—3 Querfingern bis zur vorderen Axillarlinie. Bei kleineren Milzen kann er nach der Seite hin kürzer sein, jedoch sollte bei Splenomegalien nie an der Schnittgröße gespart werden. Der Musculus rectus wird durchtrennt, ebenso die schrägen Bauchmuskeln (Musc. obliquus abdominis, externus und internus), diese wenn möglich in Faserrichtung. Der Rippenbogenrandschnitt kann so weit nach der Seite verlängert werden, daß selbst größere Milzen von ihm aus gut entwickelt werden können. Sehr erleichtert wird der Überblick durch die oben beschriebene Lagerung, wenn man sich dazu mit einem stumpfen Haken den Rippenbogen durch die Assistenz etwas anheben läßt.

Der *Schnitt nach* SINGLETON beginnt in der Mitte zwischen Schwertfortsatz und Nabel zunächst quer zur Körperachse, um dann entlang dem Rippenbogen parallel bis zum höchsten Punkt des Darmbeinkammes zu verlaufen (s. Abb. 86b). Die vordere Rectusscheide wird gespalten, der Musculus rectus freipräpariert, nach medial mit einem schmalen Rectushaken abgezogen und dann die hintere Rectusscheide durchtrennt. Der Musculus obliquus internus wird in Faserrichtung möglichst stumpf auseinandergedrängt und der Musculus transversus abdominis mit dem Peritoneum zusammen durchschnitten. Der Schnitt gestattet, ebenso wie der Rippenbogenrandschnitt, eine gute Übersicht über die Organe des linken Oberbauches. Bei sehr großen und festsitzenden Milzen, ebenso bei einer hohen Zwerchfellkuppel, macht sich der erhaltene Musculus rectus jedoch dann störend bemerkbar, wenn er sehr kräftig und gut ausgebildet ist.

Ein von SPRENGEL als besonders „physiologisch" angegebener Schnitt beginnt etwas oberhalb der Mitte zwischen Nabel und Schwertfortsatz, läuft etwa parallel dem Rippenbogen, biegt dann spitzwinklig nach außen oben in Richtung der Fasern des Musculus obliquus externus um. Die Übersicht ist bei diesem Schnitt jedoch nicht so gut wie beim Rippenbogenrandschnitt.

γ) Querschnitte (s. Abb. 86c). *Kombinationsschnitte* beginnen mit einer medianen oberen Laparotomie, die der Orientierung bei unklaren stumpfen Bauchverletzungen dient. Dieser medianen Laparotomie wird, wie wir oben ausgeführt haben, ein Querschnitt nach den bestehenden Bedürfnissen aufgesetzt. Dieser kann mehr horizontal nach KOCHER oder etwas schräger in der Richtung des Musculus obliquus externus geführt werden. Auch zur Entfernung sehr großer Milzen mit Verwachsungen werden solche Kombinations-Querschnitte gern benutzt (GREGOIRE, PATEL). *Der Wellenschnitt oder Z-Schnitt* nach KEHR gibt keine so gute Übersicht. Ihm wird jedoch eine besondere Festigkeit nachgerühmt. Bauchwandhernien sollen nach ihm so gut wie nie vorkommen. Hierbei wird nach einer kleinen medialen oberen Laparotomie der Rectus schräg durchtrennt und dann nach unten ein Pararectalschnitt angefügt.

Der linksseitige Lumbalschnitt zur sog. *posterolateralen Splenektomie* bietet den Vorteil, daß Verwachsungen der Konvexseite der Milz leichter angegangen werden können, doch lassen sich von ihm aus die zuführenden Gefäße nicht so leicht erreichen (ALAMARTINE, BARDENHEUER, HÄRTEL). Bei sehr voluminösen Milzen mit Verwachsungen führen BOURGEON und VIDEAU bei dem halbschräg aufgelegten, im unteren Thoraxbereich unterlegten und herausgedrehten Patienten eine horizontale über das Ende der 11. und 12. Rippe hinweggehende, von paravertebral bis zum Rectusrand reichende Incision durch. Die Muskulatur wird dann schichtweise durchtrennt, die 12. Rippe subperiostal reseziert. Die Milz läßt sich danach von hinten — von der Konvexseite her — herauspräparieren, nach vorne umklappen, wie wir das weiter unten beschrieben haben. Zuletzt wird dann der Hilus präpariert und die Gefäße unterbunden.

b) Transthorakale, transdiaphragmale Milzfreilegung

Ein transthorakales Vorgehen erscheint dann angezeigt, wenn bei schweren Verletzungen neben Milzrupturen Zwerchfell und Lunge mit verletzt sind, oder wenn ein Tumor, der vom oberen Mizpol ausgeht oder diesem aufsitzt, auf das Zwerchfell übergegriffen hat. Von einigen Autoren wird der transthorakale Weg bevorzugt (LONDON). Wir glauben nicht, daß dies routinemäßig gerechtfertigt ist, da die Komplikationsmöglichkeiten beim Zweihöhleneingriff wesentlich größer sind als bei einer Laparotomie. Das transthorakale Vorgehen hat aber außer den Komplikationsmöglichkeiten einen weiteren Nachteil: nach jeder Thorakotomie — auch ohne Zwerchfellverletzung — wird die betroffene Lunge für einige Wochen funktionell mehr oder minder stark beeinträchtigt. Auf der operierten Seite nimmt der Patient, ohne daß an der Lunge selbst irgend etwas geschehen ist, nur noch zwischen 10 und 60% der präoperativ geförderten Sauerstoffmenge auf. Diese funktionellen Nachteile scheinen uns mögliche operationstechnische Vorteile nicht zu kompensieren. Bei Patienten mit Leberbeteiligung verbietet sich eine Thorakolaparotomie wegen der O_2-Depression überhaupt.

Bei der transthorakalen, transdiaphragmalen Milzfreilegung liegt der Kranke auf der rechten Seite mit Unterlage in der oberen Lendengegend. Die Operation wird stets in Intubationsnarkose mit Muskelrelaxantien durchgeführt. Es wird dann eine typische tiefe linksseitige Thorakotomie ausgeführt, entweder durch subperiostale Resektion der 7. Rippe oder durch Eingehen im benachbarten Intercostalraum.

Liegt nun eine gleichzeitige Verletzung des Zwerchfells und der Lunge vor, so kann in den meisten Fällen die Lunge zunächst mit breiten feuchten Kompressen bedeckt zur Seite gehalten werden, es sei denn, daß eine stärkere Blutung vorliegt. Die Zwerchfellwunde wird beiderseits mit Mikoliczklemmen gefaßt, nachdem der in den Thorax prolabierte Abdominalinhalt revidiert ist. Nach Versorgung wird dieser zurück ins Abdomen reponiert. Ist die Zwerchfellruptur nur klein und erlaubt keinen weiten Überblick, so müssen wir sie erweitern, um einen ausreichenden Einblick ins linke Subphrenium zu erlangen.

Ist das Zwerchfell hingegen nicht verletzt, so wird dieses in radiärer Richtung von der Gegend des Übergangs des Nervus phrenicus vom Herzbeutel auf die Oberfläche des Zwerchfells nach lateral vorne gespalten und mit Klemmen gefaßt. Spritzende Gefäße werden unterbunden. Die Milz kann in den meisten Fällen in den Thorax luxiert werden, sie wird dann von ihren Verbindungen mit dem Zwerchfell und von der lateralen Bauchwand gelöst, von hinten beginnend skelettiert, zum Schluß der Hilus präpariert und die Gefäße einzeln unterbunden. Geht ein Tumor auf das Zwerchfell über, so wird dieses lateral davon eingetrennt. Durch die entstandene Lücke lassen sich Ursprungsort und Ausdehnung des Tumors palpieren, gelegentlich sogar übersehen. Der Schnitt wird dann radiär im Gesunden um die Infiltrationsstelle erweitert und der Zwerchfellrand mittels Haltefäden oder Klemmen hochgezogen, bis die infiltrierte Stelle vollständig umschnitten ist. Gelegentlich muß man die Lücke im Zwerchfell nun noch erweitern, vor allem dann, wenn die Milz erheblich vergrößert ist.

c) Die Thorako-Laparotomie

Es sind mehrere Verfahren beschrieben, bei abdominellen Schnitten, die Incision durch Einkerbung oder Eröffnung des Thorax zu erweitern. So beschrieb MARNEDEL eine Methode zum Aufklappen der unteren Thoraxappertur mittels Durchtrennung und extrapleuraler Umklappung der Knorpelanteile der Rippen 7—9.

Der Kirschnersche Angelhakenschnitt eröffnet den linken Oberbauch, geht durch den Rippenbogen in den 8. Intercostalraum und diesem entlang bis in die Axillarlinie. Ebenso verläuft der thorako-abdominelle Schrägschnitt nach HEANEY

und HUMPHREY durch den 9. Intercostalraum, also thorakal beginnend, biegt dann
nach unten, d. h. nabelwärts, um, nachdem zuvor der Rippenbogen durchtrennt
worden ist. Manche Autoren beginnen auch diesen Schnitt als Pararectalschnitt
oder Schrägschnitt, der am Nabel beginnt und dann den Rippenbogen etwas
kranial des 8. Intercostalraums erreicht. Nachdem durch die Laparotomie ein
Überblick gewonnen ist, wird der Rippenknorpel durchtrennt und der 8. Intercostalraum zur mittleren Axillarlinie hin eröffnet (QUENU, CARTER, LEGER und
SOURDILLE).

Diese Schnitte geben einen optimalen Überblick über das linke Hypochondrium, insbesondere dann, wenn große verwachsene Milzen vorliegen und außer
der Splenektomie noch eine Umstechung der zum Oesophagus ziehenden Venen
und eine splenorenale Anastomose ausgeführt werden soll. Andererseits belasten
all diese Schnitte den Patienten allein durch die Größe der Zugangsoperation
erheblich, schaffen zusätzliche Komplikationsmöglichkeiten durch Eingriffe in die
Mechanik der Thoraxwand, durch Eröffnung der Pleura und durch Zwerchfell-
durchtrennung. Allein des besseren Überblicks wegen können diese Operations-
verfahren daher dem Kranken nicht zugemutet werden. Sie stellen Ausnahmen dar
für Fälle, die auf abdominellem oder thorakalem Wege allein nicht zu meistern sind.

KNIERIEM reseziert die 11. Rippe, schiebt die Pleura ab, ohne sie zu eröffnen,
und incidiert das Peritoneum direkt über der Milz. Der Schnitt wird für kombinierte Verletzungen des linken Oberbauchs empfohlen (HUARD und MONTAGNE).

4. Operatives Vorgehen

Ist die Milz freigelegt, was am günstigsten mittels eines Rippenbogenrand-
schnittes links oder durch den Schnitt nach SINGLETON erfolgt, so tastet man mit
der rechten Hand die konvexe Seite der Milz und den oberen Pol ab, um ihre Beschaffenheit zu erfassen und Verwachsungen zu erkennen. Der angehobene linke
Rippenbogen läßt meist auch einen Großteil der Vorderkante überblicken, zumal
dann, wenn man mit der linken Hand den Magen etwas nach vorne unten zieht.
Dünne Verwachsungen werden mit der Schere durchtrennt. Kleinere Milzen lassen
sich dann meist nach vorne kippen und, wenn einige Verwachsungen der Konvexseite und der Rückenkante ebenfalls gelöst sind und eine gelegentlich hier vorhandene Peritonealduplikatur entfernt ist, vollständig aus ihrem Lager herauswälzen. Feuchte, körperwarme Bauchtücher ins Milzlager gebracht, verhindern ein
sekundäres Zurückgleiten.

a) Rupturen (s. auch S. 81 ff). Handelt es sich um eine Milzruptur, so wird, vor
allem wenn es aus der Ruptur zum Zeitpunkt der Operation noch blutet, die Milz
mit der linken Hand gefaßt, der Stiel zwischen Mittel- und Zeigefinger komprimiert
und nach Absaugen des Blutes aus der linken Zwerchfellkuppel die von Fall zu Fall
an Ausdehnung und Stärke wechselnden Bänder und Verwachsungen durchtrennt.
Von unten beginnend werden nun die Gefäße einzeln doppelt ligiert und durchtrennt. Der Pankreasschwanz muß geschont und exakt abpräpariert werden. Bei
starker Blutung kann es notwendig werden, den gesamten Hilus mit einer gut
schließenden, jedoch nicht quetschenden Klemme zu fassen und dann erst die
Gefäße zu isolieren. Man muß hierbei jedoch sehr vorsichtig verfahren, um nicht
das Pankreasschwanzende mit abzuklemmen (Abb. 42).

b) Die wenig vergrößerte Milz. Ist die Milz nicht sehr groß, so läßt sich das oben
angegebene Verfahren meist leicht durchführen.

Ist die Milz aus ihrem Lager herausluxiert, nachdem die meist zarten bindegewebigen, oft nur angedeuteten Bänder durchtrennt und abgeschoben sind, so
wird das Peritoneum auf der Hinterseite eingetrennt, damit es gelingt, die Milz

ganz aus ihrem Lager zu befreien. Die ins Milzlager eingelegten Bauchtücher, manchmal sind mehrere erforderlich, verhindern das Zurückgleiten des Organs, und man kann, von unten und hinten her beginnend, den Milzhilus exakt präparieren, indem zunächst auch hier der Peritonealansatz eingetrennt wird. Die Gefäße werden einzeln unterbunden. Die Arterie wird doppelt ligiert. Sie teilt sich in etwa der Hälfte aller Fälle zwischen Pankreas und Hilus, in 40% im Bereich des Pankreas und nur in 10% dicht vor dem Hilus in einzelne Äste auf. Man hat daher in der Mehrzahl der Fälle nicht nur einen, sondern mehrere Stämme der Arterie zu erwarten. Auch der Verlauf des Stamms der Arteria lienalis ist variabel (s. Abb. 3). Man muß darauf achten, daß das Pankreas sorgfältig geschont wird und bei der Ligatur der oft sehr kurzen oberen Gefäße die Magenwand nicht in eine Ligatur mit eingebunden wird. Nekrosen mit der Gefahr einer Magenperforation wären die Folge hiervon. Es ist bei dieser Methode leichter, sich dicht an den Hilus zu halten als bei der Skelettierung der Milz von vorne (HENRY, KLEPACKIS).

Nicht selten beobachtet man nach Unterbindung der Milzarterie einen Blutdruckabfall von durchschnittlich 10—16 mm Hg., der auch sonst, jedoch nicht so ausgeprägt, durch Zug an abdominellen Organen eintritt. Diese Blutdrucksenkung ist bei vergrößerten blutreichen Milzen besonders stark. GADZIEV führt den Blutdruckabfall auf einen Gefäßreflex zurück, da er nach Novocain-Infiltration des para-arteriellen Gewebes den Blutdruckabfall vermißte. Es ist auch denkbar, daß der Blutdruckabfall durch eine Änderung der Kreislaufverhältnisse zustande kommt. Wir haben gezeigt, daß für den Pfortaderdruck der arterielle Zustrom eine gewisse Rolle spielt. Es wäre denkbar, daß gerade bei sehr großen voluminösen Milzen mit einem erheblichen Blutdurchfluß der Wegfall des Blutdurchflusses für Pfortader und Leber und damit für die Vena cava eine Druckänderung zur Folge hat, was sich in Regulationsstörungen auch auf den großen Kreislauf auswirken kann (s. S. 42ff.).

c) Große Milzen. Im allgemeinen haben große „Milztumoren" nur ganz geringe bindegewebige Adhäsionen, die sich leicht abstreifen lassen. Man umfaßt die Milz dann vorsichtig mit beiden Händen und wälzt sie ohne Anwendung von Gewalt nach vorne unten heraus, wobei die Assistenz mit dem stumpfen Haken den Rippenbogen anhebt. Mehrere feuchte, körperwarme Kompressen im Milzlager verhindern das Zurückgleiten des großen Organs (Abb. 87). Bei solchen Milzen kann ein Abweichen von dem oben beschriebenen Verfahren insofern nützlich sein, als man zuerst das Ligamentum gastro lienale vorsichtig präpariert und die Arterie unterbindet. Ist ein langer Milzstiel vorhanden, so gelingt dies leicht. Ist der Milzstiel jedoch kurz, so bevorzugen einige Operateure die präliminare Unterbindung der Arterie in ihrem Verlaufe im Bereich des Pankreas oder gar, wenn sie dort retropankreatisch verläuft, an ihrer Ursprungsstelle aus der Arteria coeliaca. Es ist empfehlenswert, bei der Präparation der Arterie keine gebogene Rinne, sondern ein Overholdsches Präparierzängelchen zu verwenden, da die begleitenden, meist fingerdicken Venen vor allem vom weniger Geübten mit der Rinnensonde sehr leicht verletzt werden können, was Anlaß zu massiven, die Übersicht gefährdenden Blutungen sein kann.

d) Große Milzen mit Adhäsionen. Sind Adhäsionen vorhanden und ist die Milz von erheblicher Größe, so können sich so große Schwierigkeiten der Mobilisation ergeben, daß selbst erfahrene Operateure eine solche Milz gelegentlich für inoperabel erklären. In diesen Fällen ist es angezeigt, ebenso wie bei großen Stauungsmilzen, die präliminare Milzarterienunterbindung am Tripus halleri nach LAHEY oder nach Durchtrennung des Ligamentum gastrocolicum und Incision der Hinterwand der Bursa omentalis am oberen Pankreasrand nach SINGLETON auszuführen. Diese Methode wird von zahlreichen Autoren wärmstens empfohlen, da dabei eine

größere Blutmenge gespart wird (BOGOLJUBOV, BROZOSOWSKI, SILVESTRINI, MIL-
LER). Ist es zur Blutung gekommen und kann diese nicht rasch gestillt werden, so ist
ebenfalls die zentrale Gefäßligatur angezeigt. Nach der Arterienligatur geben

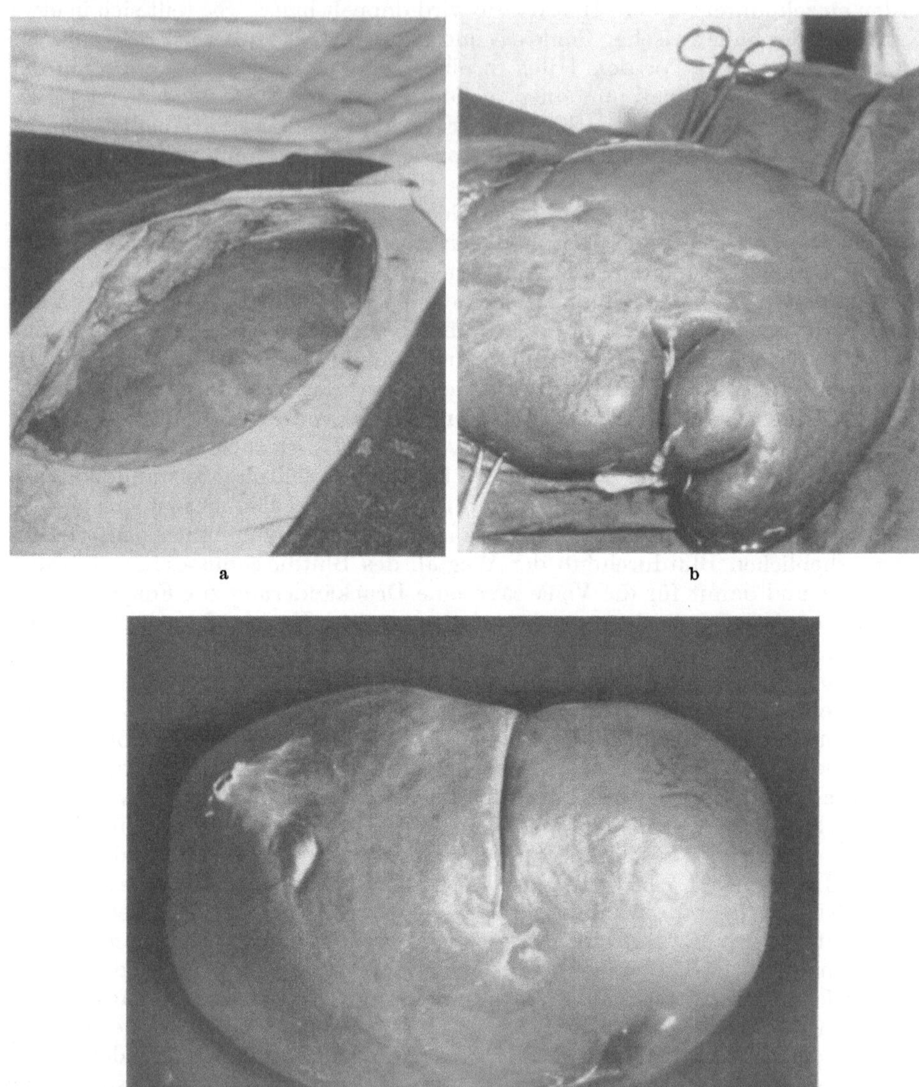

a   b

c

Abb. 87a—c. Splenektomie einer großen Milz. a) Incision, die Milz liegt in der Tiefe frei; b) Herauswälzen des
Organs nach Eintrennung der hinteren peritonealen Umschlagfalte und Einbringen von Bauchtüchern ins linke
Subphrenium; c) die exstirpierte Milz

manche Autoren nach einem Vorschlage HERFARTHs 1 cm^3 Adrenalin in den peripheren Stumpf der Milzarterie oder in die Milz selbst. Daraufhin verkleinert sich

das Organ erheblich, preßt das Reserveblut aus, vorausgesetzt, daß die Venen noch frei sind. Einige Autoren geben Adrenalin auch schon zu Operationsbeginn (ELLIOTT und KANAVEL). Die Adhäsionen werden sehr vorsichtig, stets milznahe, durchtrennt. Ist die Milz flächenhaft mit dem Peritoneum parietale und dem Zwerchfell verwachsen, so wird das laterale Peritoneum am Übergang auf die Milz eingetrennt und die Milz samt Peritoneum mit der Hand stumpf vom retroperitonealen Gewebe getrennt. Bei dieser extraperitonealen Splenektomie muß darauf geachtet werden, daß das Pankreas geschont wird.

Massenligaturen sollten in jedem Falle vermieden werden, da es aus ihnen leicht zu Nachblutungen kommt, außerdem die großen Stümpfe, wenn sie der Nekrose anheimfallen, zu erheblichen Wundheilungsstörungen Anlaß sein können. Ist die Milz entfernt, so ist eine nochmalige exakte Kontrolle des Wundbettes auf etwaige Blutungen nötig. Bei Milzen mit Adhäsionen gelingt es nicht, die sonst von uns angestrebte völlige Peritonealisierung des Milzlagers durchzuführen. Es muß also notgedrungen eine freie Wunde im Peritoneum zurückbleiben. Eine Drainage des Milzlagers führen wir stets durch. Man kann diese Drainage durch den lateralen Wundwinkel, besser noch durch den tiefsten Punkt der lateralen Bauchwand, führen (VASILE). Man sollte jedoch darauf achten, daß die Drainage die Colonflexur nicht beengt oder gar komprimiert.

Ein exakter schichtweiser Wundverschluß erlaubt nicht nur das gefahrlose Frühaufstehen und hält einer postoperativen Darmblähung stand, sondern ist auch die beste Prophylaxe gegen spätere Narbenhernien. Diese sind, wenn mehrere nebeneinanderliegende Drainagen oder Tamponaden nötig gewesen waren, häufiger.

e) **Splenektomie bei Blutgerinnungsstörungen.** Ist mit Blutungen zu rechnen, wie z. B. bei Thrombocytopenien, so ist es angezeigt, elektrisch zu operieren und auch kleinste Gefäße in Bindegewebsadhäsionen zu coagulieren und alle Blutungen exakt zu stillen. Ist die Operation soweit fortgeschritten, daß die Milz aus ihrem Lager luxiert ist, werden auch dort die feinsten Gefäße gefaßt und coaguliert. Größere Gefäße werden unterbunden. Man darf sich nicht scheuen, auch kleinste Gefäße, z. B. im Ligamentum phrenico lienale, zu unterbinden oder zu coagulieren. Dennoch kann es bei Gerinnungsstörungen zu erheblichen parenchymatösen Nachblutungen kommen, die dann durch die stets einsetzende Exsudation verdünnt und vermehrt werden, so daß eine große Menge sanguinolenter Flüssigkeit im Milzlager und im linken Subphrenium retiniert werden kann, wenn nicht drainiert wurde. Ebenso wesentlich wie die Blutstillung ist bei allen Blutgerinnungsstörungen die präoperative Vorbehandlung mit Vitamin K intravenös, Vitamin C und Cortison (s. auch S. 124).

f) **Stauungsmilzen.** Bei allen Stauungszuständen empfiehlt sich eine besonders exakte Präparation. Ebenso wie bei den sehr großen Milzen mit ihren fingerdicken Venen verwenden wir hierbei zur Präparation die Overholdschen Klemmen, mit denen sich ebenso wie am Lungenhilus hier an der Milz die Gefäße sauber herauspräparieren und ligieren lassen. Ist es erst zum Abgleiten einer Ligatur oder zum Einriß einer Vene gekommen, ist die Blutung wegen des sich sofort retardierenden Gefäßes schwer zu stillen. Das sich entwickelnde Hämatom macht das Aufsuchen auch der übrigen Gefäße in dem lockeren retroperitonealen Bindegewebe schwierig und kann eine bis dahin glatt verlaufende Operation sehr erschweren.

g) **Die inoperable Milz.** Ist das Organ in derbe Schwielen eingebettet, vor allem nach Entzündungen oder Abscessen, bestehen Verwachsungen mit dem Magen und dem Quercolon, so kann eine Milz inoperabel erscheinen. Außerdem besteht Inoperabilität, wenn maligne Geschwülste oder ein Echinococcus alveolaris in die

Nachbarorgane eingebrochen sind. Sind Verwachsungen zu den benachbarten Hohlorganen vorhanden und wird die Splenektomie dennoch forciert, so steigt die Operationsmortalität erheblich an. Nach MAYO beträgt sie bis zu 72%. Verwachsungen zur lateralen Bauchwand und zum Zwerchfell hin lassen sich meist leichter, evtl. durch extraperitoneales Vorgehen, meistern. Sind jedoch die Verschwielungen und Verwachsungen mit den Nachbarorganen so hochgradig, daß sie untrennbar erscheinen, darf man sich in solch seltenen Fällen mit der Ligatur der Arteria lienalis ausnahmsweise zufrieden geben. Nach Abstopfen der Bauchdecke muß danach gefahndet werden, ob nicht evtl. ein Absceß die Ursache der starken Verwachsungen ist. Eine Punktion der Milz klärt dies auf. Evtl. muß dann der Absceß entleert und nach außen drainiert werden.

h) Milzabscesse. Auch bei einem Milzabsceß ist die Splenektomie anzustreben. Wenn die Milz mit dem Absceß allseitig einigermaßen beweglich ist, ist die Splenektomie die beste Methode (ANGELESCU und TOVARU, BRESSOT, CALDABERA).

Ist dagegen die Milz so mit der Umgebung verschwielt und verwachsen, wie wir das oben für die inoperablen Milzen beschrieben haben, so ist eine Ausräumung des Abscesses nach Punktion und Unterbindung der Arteria lienalis auch hier empfehlenswert. Man soll dann die Peritonealränder so vernähen, daß das übrige Peritoneum vor einer Infektion gesichert ist.

5. Sog. technische Splenektomie

Eine sog. technische Splenektomie wird von zahlreichen Autoren bei totalen Gastrektomien und Kardiaresektionen der Übersichtlichkeit halber durchgeführt. In den meisten Fällen dürfte hierdurch keine Besserung der Heilchancen und keine erhöhte Radikalität erreicht werden, denn die Magencarcinome streuen, wenn sie Metastasen setzen, hauptsächlich in die parapankreatischen und paraaortalen Lymphknoten, sehr viel seltener in diejenigen des lienalen Lymphstranges. SERY und DVORACEK fanden bei 63 operierten Kranken 40 mit Lymphknotenmetastasen. Hiervon waren bei 12 Kranken Metastasen in den Lymphknoten der Milzregion vorhanden. Am häufigsten waren die suprapankreatischen Lymphknotengruppen befallen, aber nur 41% der dort vorhandenen vergrößerten Lymphknoten enthielten auch bei der histologischen Untersuchung Geschwulstzellen. Die Autoren kommen zu dem Schluß, daß im Endeffekt nicht mehr Patienten überleben, wenn die Milz mitgenommen wird. Das Bestreben, bei Magencarcinomen möglichst radikal zu sein und aus diesem Grunde die Milz mitzunehmen, wenn sie an den Tumor herangezogen ist oder in ihrem Hilusbereich Lymphknotenmetastasen nachgewiesen werden, ist verständlich, auch dann, wenn nur in den seltensten Fällen hierdurch wirklich ein Erfolg erzielt werden kann. Die Splenektomie hingegen, allein der Übersichtlichkeit halber, also aus *technischen Gründen*, erscheint uns in keinem Falle indiziert. Wenn auch die Ausfallserscheinungen nach Splenektomie gering veranschlagt werden, so ist die Milz doch ein sehr nützliches Organ, das der Operateur nicht aus Bequemlichkeitsgründen mitentfernen sollte. Der Eingriff am Magen oder am Quercolon wird hierdurch nicht erleichtert, sondern meist insofern erschwert, als die Komplikationsmöglichkeiten vergrößert werden und die Widerstandskraft des Patienten unnötig beeinträchtigt wird. Wir halten daher eine Milzexstirpation bei Carcinomexstirpationen am Magen oder Quercolon nur dann für indiziert, wenn die Milz selbst oder die sie ernährenden Gefäße mit in die Geschwulst einbezogen sind (HARTENBACH).

6. Splenektomie während der Gravidität

Bei entsprechenden Vorsichtsmaßnahmen können auch Splenektomien während der Gravidität nützlich sein, wenn die Art der Erkrankung beim Abwägen aller für und gegen die Operation sprechenden Argumente die Splenektomie notwendig erscheinen läßt. Unter 58 Literaturfällen finden sich 8 mütterliche und 20 kindliche Todesfälle (McElin u. Mitarb.). Bei einer Milzruptur besteht eine absolute Indikation. Die Prognose ist für Mutter und Kind um so besser, je früher die Diagnose gestellt und die Operation durchgeführt wird. Die Ergebnisse beim familiären hämolytischen Ikterus, bei Morbus Werlhof, sind nach Angaben der Literatur gut, während bei 6 Kranken mit einem Morbus Banti sich 3 mütterliche Todesfälle finden.

Wenn eine Splenektomie notwendig wird, so gibt man am Operationstage 20 mg Proluton intravenös und behandelt mit Depot-Proluton nach. Schonlichstes Operieren ist in solchen Fällen selbstverständlich. Der Schnitt nach Singleton ist in der Gravidität anderen Schnittführungen vorzuziehen.

7. Postoperative Behandlung und Frühkomplikationen

Um Komplikationen zu vermeiden und Schäden vorzubeugen, ist eine sinnvolle postoperative Überwachung und Nachbehandlung nach Splenektomien notwendig. Überflüssige Maßnahmen und Polypragmasie hingegen erhöhen die Komplikationsmöglichkeiten und Gefahren. Manche Einzelheiten, die für eine bestimmte Krankheit notwendig, bei anderen postoperativ nutzlos sind, sind bereits in den entsprechenden Abschnitten abgehandelt worden. Es soll hier nochmals zum Überblick eine Zusammenfassung der wichtigsten Ratschläge für die Nachbehandlung gegeben werden.

a) Die Überwachung des Kranken nach der Operation richtet sich neben der selbstverständlichen Kontrolle von Pulsfrequenz und Temperatur vor allem auf Atmung und Blutdruck. Wir legen Wert darauf, daß der Patient, wenn er den Operationstisch verläßt, wach und ansprechbar ist. Eine darüber hinaus dauernde Narkose, die für Minuten oder gar für Stunden noch anhält, ist für den gesamten postoperativen Verlauf nicht günstig. Der Blutdruck wird zunächst, ebenso wie während der Operation, mehrfach in der ersten Stunde gemessen und in eine Kurve eingetragen. Hat er sich, ebenso wie Pulsfrequenz und Atmung, stabilisiert, so genügt in den ersten Stunden nach der Operation eine Kontrolle alle 20 oder 30 min im Verlaufe des ersten Tages, dann alle 1—2 Std. Ist eine Wachstation vorhanden, so wird ein Splenektomierter für 48—72 Std. dorthin verbracht. Der Urinausscheidung ist vom ersten Tag an Aufmerksamkeit zu schenken. Tagesmenge und spezifisches Gewicht geben wichtige Hinweise. Vor allem bei Patienten mit hepatolienalen Prozessen kann die Kontrolle der Urinausscheidung wichtige Hinweise liefern.

b) Die Kontrolle des Blutbildes. Eine besondere Aufmerksamkeit verdient nach Splenektomien die Kontrolle des Blutbildes. Bereits 2 Std. nach der Operation sind im peripheren Blut — im Knochenmark schon früher — Veränderungen nachzuweisen. Es kommt zu einer Ausschüttung von Proerythrocyten (Reticulocyten), jungen Granulocyten und Thrombocyten. Wir kontrollieren im allgemeinen das Blutbild am Nachmittag oder Abend nach der Operation zum ersten Male, wobei nicht nur ein rotes und ein Differentialblutbild angefertigt werden, sondern auch Thrombocyten und Proerythrocyten gezählt werden. Besteht bei dem Patienten eine Blutungsneigung, so wird außerdem nach 4 Std. und 6—8 Std. nach der Operation ein Thrombelastogramm angefertigt. Das Thrombelastogramm zeigt deutlicher als die Thrombocytenzählung eine Zunahme des Gerinnungspotentials. An den folgenden Tagen wird entsprechend der Grundkrankheit und je nach Verlauf der Werte 1—2mal ein ganzes oder ein kleines Blutbild angefertigt (s. auch S. 85).

c) **Die Magensonde** behält der Patient, wenn sie während der Operation gelegt worden ist, für 24—48 Std. Ist während der Operation keine Sonde eingelegt worden, so legen wir einen dünnen Magenschlauch etwa 6—8 Std. nach der Operation, er soll im Magen und nicht tiefer liegen. Aus der Magensonde wird mehrfach der Mageninhalt abgesaugt, jedoch ist einer kontinuierlichen Absaugung mittels Heberdrainage zu widerraten. Man stöpselt deshalb die Sonde vom 2. Tag an stundenweise ab. Fließt aus der Sonde nichts mehr ab, so kann sie entfernt werden.

d) **Die orale Flüssigkeitszufuhr** hält man in den ersten Tagen so klein wie irgend möglich, da Splenektomierte besonders zu Atonien neigen. Auch parenterale Flüssigkeitsgaben sollen nicht zu groß sein, man darf sie aber auch nicht zu niedrig halten. Blutdruck, Feuchtigkeitsgrad der Zunge und vor allem die Urinausscheidung, gemessen nach Menge und Konzentration, geben einen Anhalt für die notwendige Zufuhr. Die Infusionsflüssigkeit besteht am besten zur Hälfte je aus Lävulose und Elektrolytlösungen. Bei allen den Milzen, bei denen mit einem offenkundigen oder latenten Leberschaden zu rechnen ist, verabfolgen wir reichlich Methionin, reichlich Vitamine sowie Lävocholin und Synkavit in Form des Kalkschen Lebercocktails.

Lebercocktail: Physiologische Kochsalzlösung 500 cm³,
Lävulose 500 cm³,
Lävocholin 2 Amp.,
Lävosan 1 Amp.,
Methionin 4 Amp.,
Cebion forte 1 Amp.,
Betabion 2 Amp.,
Polybion 2 Amp.,
Synkavit 1 Amp.,
Cytobion 1 Amp.,
Pancortex 1 Amp.

Die *Infusion* sollte stets sehr langsam gegeben werden. Vor allzu raschen Infusionen, insbesondere mit der Rotandaspitze, kann nicht genügend gewarnt werden. Auch bei einer Dauertropfinfusion muß man auf langsame Tropfenfolge achten. Der Lebercocktail darf 10—12 Std. benötigen, bis er eingelaufen ist. Vom 2.—3. postoperativen Tage an überprüfen wir auch bei völlig normalem Verlauf Natrium-, Kalium- und Chlorwerte im Blut sowie die Alkalireserve. Kommt es zu Atonien (s. S. 199), so ist sofort eine Überprüfung der Elektrolyte notwendig. Die vor der Operation möglichst normalisierten Serumproteine müssen postoperativ kontrolliert werden. Bluttransfusionen und Plasmainfusionen können bei Hypoproteinämien nützlich werden.

e) **Postoperative Hypotonien.** Häufig kommt es nach Splenektomien zu postoperativen Hypotonien, seltener auch zu einem echten Schock. Ein Ersatz des während der Operation verlorengegangenen Blutes ist dringend notwendig. Länger bestehende Hypotonien führen insbesondere bei vorgeschädigter Leber zu irreparablen Störungen. Es kommt zum Leber- und Nierenversagen in Form des sog. hepatorenalen Syndroms. Daher muß dem Patienten genügend Blut zugeführt werden und solange O_2 angeboten werden, bis eine ausreichende periphere Durchblutung erreicht ist. Der Volumenmangelkollaps ist nach Splenektomie besonders gefährlich, da der portale Kreislauf durch den Milzverlust längere Zeit zu seiner Erholung benötigt. Hinzu kommt eine um etwa 10% niedrigere O_2-Sättigung des Pfortaderblutes und eine Verringerung des Durchflußvolumens, die an sich schon, zusammen mit einem Schock aber die Leber, insbesondere eine geschädigte Leber, gefährlich bedrohen.

Plötzlich eintretende Schockzustände bei vorher ausgeglichenem Kreislauf lassen an eine Nachblutung denken. Liegt eine Drainage, so klärt meist ein Blick unter den Verband die Situation. Die Drainage kann jedoch thrombosiert sein, so daß ein Durchspülen und Absaugen am Drain erforderlich wird.

Ein *Abfall der Urinausscheidung*, ein Anstieg des Serumbilirubins und des Reststickstoffs kennzeichnen das Auftreten eines hepatorenalen Syndroms und stellen eine gefährliche Situation dar. Bluttransfusionen, insbesondere die Transfusion größerer Mengen, sind in solchen Situationen gefährlich. Am besten wirkt Lävulose mit Methionin und Cholin in Form des oben angegebenen Lebercocktails sowie kleine Plasma- oder Bluttransfusionen. Eine Regulation des Elektrolythaushaltes, insbesondere des Kaliumstoffwechsels, kommt, wenn dieser sehr entgleist ist, jetzt meist zu spät. Große Flüssigkeitsmengen intravenös schaden, deshalb empfiehlt sich eine rectale Flüssigkeitszufuhr. Kleine Kurzwellendosen abwechselnd auf beide Nieren, bei älteren Menschen Strophanthin zur Aufrechterhaltung eines ausreichenden Herzminutenvolumens und unter Umständen eine Ampulle Adrenol in die Infusion erhalten den so notwendigen Filtrationsdruck. Sauerstoffdauerbeatmung ist nicht empfehlenswert, dagegen mehrfach täglich eine O_2-Zufuhr für 20—40 min. In einzelnen Fällen mag eine Dialyse zur Überbrückung des schweren Zustands nützlich sein.

f) Atonien sind nach Splenektomien auffallend häufig. Kommt es am 2.—3. Tage nicht zu einer langsam zunehmenden Darmtätigkeit und ist der Leib aufgetrieben, so führen wir eine Magensonde ein und ziehen den grünlich-braunen Mageninhalt ab. Man soll nicht zuwarten, bis der Patient einen Singultus bekommt, unruhig wird und der Puls ansteigt. Eine sofortige Kontrolle der Elektrolyte im Serum, die Bestimmung der Harnmenge und seines spezifischen Gewichtes ist notwendig. Die Tagesmenge, die durch die liegende Magensonde abläuft, wird gemessen, ein Darmrohr eingelegt und der Patient erhält dreistündlich im Wechsel Prostigmin und Bepanthen. Vorsichtige Magenspülungen wirken oft Wunder. Nach Bestimmung der Natrium- und Kaliumwerte des Serums wird der Infusionsflüssigkeit Kaliumlactat und NaCl zugefügt. Ist ein größerer Flüssigkeitsverlust durch die Magensonde festzustellen und geht die Urinausscheidung zurück, so muß mehr Flüssigkeit, insbesondere Kochsalz, ersetzt werden. Der tägliche Kochsalzbedarf, der in Form von hypertonischen NaCl-Lösungen verabfolgt wird, beträgt 10—15 g. Bei großen Flüssigkeitsverlusten kann der tägliche Bedarf noch größer sein. Kleine Blut- oder besser Plasmatransfusionen beseitigen die gelegentlich vorhandene Hypoproteinämie, die gerade nach Splenektomie nur langsam zurückgeht. (s. S. 20ff.). Wesentlich erscheint die sinnvolle Anwendung des Notwendigen unter strenger Kontrolle der Serumkonstanten, und nicht wahllose und überflüssige Infusionen in dem Glauben, daß der „Patient dann alles habe".

Nur selten ist ein mechanisches Hindernis, wie z. B. ein die linke Colonflexur abknickendes, schlecht eingelegtes Drain oder eine nicht abfließende Sekretverhaltung im Milzbett die Ursache der Atonie. Spätatonien sind gefährlicher und therapieresistenter als Frühatonien. Sie stellen in jedem Falle eine lebensbedrohliche Komplikation dar. Waren früher Nachblutung und Peritonitis Hauptgefahren der Splenektomie, so sind es heute das hepatorenale Syndrom und die Atonie (SCHWAIGER, OEHMIG, STAIB).

g) Eine generelle **Thromboseprophylaxe** ist nicht angezeigt. Frühaufstehen, Atemgymnastik, Wickeln der Beine mit elastischen Binden und Bewegungsübungen sind die besten prophylaktischen Maßnahmen. Bei älteren, sehr adipösen Patienten ist gelegentlich eine Prophylaxe nicht zu umgehen. Besteht gleichzeitig ein Leber- und Nierenschaden, so gilt es, sehr sorgfältig die Vor- und Nachteile einer Thromboseprophylaxe gegeneinander abzuwägen. Im allgemeinen gilt sie bei Leber- und Nierenschäden als kontraindiziert. Als Maßstab für die Notwendigkeit gilt das Thrombelastogramm. Eine Dosierung nach dem Quickwert allein ist absolut unzureichend und gefährlich. Neben dem Thrombelastogramm bestimmen wir (s. S. 197) täglich, evtl. sogar zweimal täglich die Thrombocytenzahlen. Man muß dabei bedenken, daß die Thrombocyten langsamer ansteigen als das mit dem Thrombelastogramm gemessene Gesamtgerinnungspotential und daß es Thrombocytenanstiege gibt, ohne daß im Thrombelastogramm ein Anhalt für eine besondere Thrombosebereitschaft sich ablesen ließe.

Thrombosen sind vor allem bei hepatolienalen Prozessen durch Fortleitung vom Milzstumpf aus in die Pfortader zu befürchten. Nicht selten ist eine schleichende Pfortaderthrombose die Ursache für die mangelhafte Erholung des Operierten und für das Leberversagen.

h) Milzfieber. Die Temperatur steigt nach Splenektomien für 1—2 Tage an. Dieses sog. Milzfieber ist, wie wir bei den Operierten unserer Klinik beobachten konnten, abhängig von der Größe des Operationstraumas (s. S. 51). Sind viele Ligaturen notwendig gewesen, und war der Eingriff groß und gewebetraumatisierend, so ist das Milzfieber deutlicher ausgeprägt, höher ansteigend und länger anhaltend als bei leichten Splenektomien. Dieses Milzfieber darf niemals Anlaß zur Gabe eines Antibioticums sein. Gerade dann, wenn außer der Milzschädigung noch eine Leberschädigung vorliegt, scheint uns eine routinemäßige Antibioticabehandlung nach Splenektomien sehr problematisch, die gar nicht so selten Enteritiden mit pathologischer Darmflora hervorrufen. Die Enterocolitiden üben einen sehr ungünstigen Einfluß auf die Leber aus, weil es im Darm zu Gärungs- und Fäulnisprozessen kommt, die die Funktion der Leber erheblich überlasten. Wir führen daher keine grundsätzliche Infektprophylaxe mit Antibiotica durch. Nur nach Ektomien sehr großer Milzen mit Adhäsionen, vor allem solchen an Colon oder Zwerchfell, ist die prophylaktische Gabe von Antibiotica indiziert, ebenso wie bei allen transthorakalen Splenektomien, bei zweizeitigen Milzrupturen und beim Vorliegen von Nebenverletzungen.

Kommt es aber einmal zur Infektion des Wundbettes, so ist unverzüglich eine antibiotische Therapie einzuleiten. Subphrenische Abscesse machen eine Eröffnung und Drainage erforderlich, falls die primär eingelegte Drainage nicht genügt. Bei Milzabscessen ist von vornherein eine antibiotische Therapie angezeigt, wobei die Bakterienresistenz ausgetestet wird. Auch bei rheumatischen Erkrankungen, wie z. B. bei Morbus Felty, ist eine hochdosierte, evtl. intravenöse Penicillinbehandlung nützlich, um einer aufflackernden Endokarditis die Spitze abzubrechen. Die hierbei notwendigen Penicillindosen werden am günstigsten als Dauertropf verabfolgt, um einen kontinuierlich hohen Serumspiegel zu erhalten. Sulfonamide sind bei allen Splenektomien, die eine Markhemmung ausgelöst haben, kontraindiziert.

Bei *Tuberkulosen* der Milz, ebenso auch, wenn sonst im Organismus eine Tuberkulose besteht, ist eine sofortige Streptomycinbehandlung (2 g pro die), am besten bereits einige Tage vor der Operation, einzuleiten. Diese Therapie wird vervollständigt durch Tuberkulostatika, sobald der Patient wieder regelmäßig oral ernährt werden kann.

i) Thoraxorgane. Komplikationen von seiten der Thoraxorgane sind nach Splenektomie häufig. Sei es, daß durch die Operation das Zwerchfell und die Atemfunktion in Mitleidenschaft gezogen wird, sei es, daß der Wegfall einer großen Milz unter dem .linken Rippenbogen Änderungen der Thoraxphysiologie zur Folge hat, oder auch ein subphrenisches Hämatom oder ein Absceß eine Begleitpleuritis auslöst. Stets sind die nachbarschaftlichen Beziehungen der Milz zum Zwerchfell und zur unteren Thoraxappertur die Ursache für die Komplikationen von seiten der Thoraxorgane (s. Abb. 2).

Basale Pleuritiden und Randwinkelergüsse wird man, wenn man darauf achtet, vor allem nach Exstirpationen großer Milzen verhältnismäßig häufig finden, während größere Ergüsse, die eine Punktion erforderlich machen, oder gar Empyeme sehr selten sind. Hypostatische Pneumonien, ebenso wie Bronchopneumonien, sind weitere Komplikationen. Sie sind so gut wie immer zu vermeiden, wenn die Patienten postoperativ bewegt werden und eine leichte Atemgymnastik treiben. Es ist wichtig, die Kranken vom ersten Tage an abhusten zu lassen. Abklopfen, Inhalieren und Husten unter Kompression der unteren Thoraxpartien erleichtern die Atmung. Die Atemgymnastik ist nur dann voll wirksam, wenn sie präoperativ geübt wurde und der Kranke weiß, worauf es ankommt. Wird die Atemgymnastik zum ersten Male postoperativ ausgeführt, so empfindet der Frischoperierte sie zunächst als zusätzliche Belastung. Präoperative Übungen und Aufklärungen über die Wichtigkeit dieser Maßnahmen haben sich uns bei allen thoraxchirurgischen Eingriffen ebenso wie bei allen größeren Eingriffen im Oberbauch bestens bewährt.

Ist erst eine Pneumonie eingetreten, so empfiehlt sich neben der antibiotischen Therapie und den genannten Maßnahmen eine exakte Beobachtung des Kreislaufs und des Herzens. Bei älteren Patienten ist Strophanthin nicht zu entbehren, auch der Kreislauf bedarf einer Stütze. Man muß sich hüten, bei dieser nicht harmlosen Komplikation zuviel Infusionen zu geben, die den kleinen Kreislauf überlasten und bis zum akuten Lungenödem führen können. Anastil, Transpulmin und gelegentlich, vor allem am Abend, kleine Strychningaben haben sich bei postoperativen Pneumonien als nützlich erwiesen.

k) Leber- und Nierenkomplikationen. Auf die engen Beziehungen zwischen Milz und Leber ist bereits mehrfach hingewiesen worden. Bei allen Patienten, bei denen außer der Splenomegalie eine Erkrankung der Leber nachgewiesen wurde oder mit Wahrscheinlichkeit vorliegt, ist es noch wichtiger als bei einfachen Splenomegalien, präoperativ die Serumproteine auszugleichen, die Elektrolyte zu ersetzen und nicht zuletzt das Gesamtblutvolumen, das gerade bei solchen Kranken erheblich vermindert ist, aufzufüllen. Postoperativ gilt der Leber- und Nierenfunktion ein Großteil unserer Sorge. Wir haben weiter oben den Lebercocktail (s. S. 198), wie er von KALK empfohlen wird, angegeben. Ähnlich zusammengesetzt sind die sog. Nierencocktails (STUCKE)..

Nierencocktail: Kochsalz + Traubenzucker 500 cm³,
Natrium sulfuric. 2,5%   10 cm³,
Natrium bicarbon. 3,5%   20 cm³,
Melcain   10 cm³,
Cebion forte 1 Amp.,
Polybion 2 Amp.,
Betabion 1 Amp.,
Euphyllin 0,12 g.

l) Nahtdehiszenz. Eine letzte Komplikation, die Nahtdehiszenz, soll nicht unerwähnt bleiben. Sie ist meist partiell, oft an einer schwachen Stelle, z. B. pararectal oder an der Drainagestelle gelegen. Seltener betrifft sie die ganze Narbe. Oft wird die Nahtdehiszenz plötzlich dadurch bemerkt, daß ein Darm prolabiert. Seltener gehen ihr Schmerzen im Wundbereich voran. Sind diese mit Temperaturanstieg, Übelkeit, ja Erbrechen verbunden, so soll man an eine *subcutane Nahtdehiszenz* denken. Hierbei ist nur noch die äußere Hautnarbe intakt, während Peritoneum, Fascie und Muskeln auseinandergewichen sind und der Darm durch diese Lücke in den Subcutanraum heraustreten kann. Die Haut ist meist nicht vollständig dicht, so daß es, z. B. durch einen Stichkanal oder die ehemalige Drainagestelle, zur Infektion — d. h. zur lokalen Peritonitis kommen kann (s. S. 41).

Auch Einklemmungserscheinungen, Adhäsionen und ein mechanischer Ileus können die Folge sein. Wenn man diese Komplikationsmöglichkeiten nicht außer acht läßt, so wird man sie bei der Palpation sofort erkennen. Operative Revision mit sekundärem Verschluß der Wunde, die durch durchgreifende Bleiplattnähte gesichert wird, ist notwendig. Nahtdehiszenzen sind nach Splenektomie häufiger als nach anderen Laparotomien — die Ursache dafür ist nicht sicher bekannt, doch möchten wir glauben, daß der Wegfall einer Zügelwirkung auf die Nebennierenrinde und die daraufhin überschießende Cortisonausschüttung an dieser Komplikation nicht unbeteiligt sind (s. Abb. 19). Mit HERION zusammen zeigten wir in Tierversuchen, daß die regenerative Phase der Wundheilung nach Splenektomie verzögert ist, während die Epithelproliferation beschleunigt ist.

Eine Cortisontherapie nach Splenektomie ist in der postoperativen Phase nicht ratsam. Einmal kann, wird es verabfolgt, die große stimulierende Wirkung des Milzverlustes auf die Nebennierenrinde ausbleiben. Zum anderen führt die Gabe der Steroidhormone zu einer Veränderung des Gerinnungspotentials. Wir haben vor allem bei Patienten, die Cortison erhalten hatten, Thrombosen und Embolien gesehen, während sie bei einem ausgewählten cortisonfrei behandelten Krankengut trotz des hohen Thrombocytenanstieges nicht häufiger waren als nach anderen Oberbaucheingriffen auch. Wir empfehlen, Cortisondosen präoperativ langsam zu reduzieren, um sie nach der Splenektomie absetzen zu können. Bleibt die Splenektomie dann einmal ausnahmsweise wirkungslos, so muß postoperativ Cortison oder ACTH wieder verabfolgt werden. Lassen sich sehr hohe Cortisondosen präoperativ nicht reduzieren oder absetzen, so muß es über die Operation weiter gegeben werden und kann erst ganz allmählich reduziert werden (MÜLLER).

D. Sogenannte Ersatzoperationen

Die Splenektomie kann durch keine andere Operation ersetzt werden. Ist sie indiziert, so soll sie auch ausgeführt werden. Nur ausnahmsweise, wenn die Milz einmal nicht operabel ist, kann eine Ersatzoperation notwendig werden (s. S. 195).

Als solche Ersatzoperation wurde die Milzarterienunterbindung (s. unten!) und das Einnähen der Milz in die vordere Bauchwand nach ROSSI empfohlen. SZENDY eröffnet nach Verschluß der übrigen Bauchdecken die Milzkapsel, die Arterie ist zuvor unterbunden worden, und löffelt die Pulpa aus, wobei Verletzungen der intraperitonealen Kapsel sorgfältig vermieden werden müssen. Diese sog. Exosplenolyse kann auch nach einigen Tagen mit dem Thermokauter erfolgen (PARLA-VECIO). Auch in die Bauchwand extraperitoneal wurde die Milz eingenäht oder sogar vor die Bauchwand verlagert, was in den seltensten Fällen ohne Mobilisation des Milzstiels gelingt. Wenn aber der Milzstiel schon mobilisiert wird, so läßt sich die Milz in den meisten Fällen wohl auch exstirpieren. Diese Methoden sind nicht ungefährlich und haben daher wenig Nachahmung gefunden (QUENU und BAUDET, SABADINI).

XVIII. Operationen am Milzstiel

A. Arterienligaturen

1. Arteria lienalis

Die Milzarterienligatur erfordert ein Aufsuchen des Arterienstamms, der nach den anatomischen Studien VOLKMANNs und HENSCHENs einen recht verschiedenen

Verlauf haben kann (Abb. 2, 3 und 88). Man sucht die Milzarterie in einem Abschnitt auf, der die Versorgung des Pankreas ungestört läßt, am besten nach Eröffnung der Bursa omentalis im mittleren Bereich oberhalb des Pankreaskörpers. Läuft die Arterie hier nicht kranial des Pankreas oder vor dem Pankreas, so wird das kleine Netz an einer gefäßfreien Stelle durchtrennt, der Magen nach links etwas zur Seite gezogen und die Milzarterie dicht an ihrem Abgang aus der Arteria coeliaca am Tripus halleri unterbunden. Milznahe Ligaturen schließen die Gefahr der raschen Totalnekrose ein und sind deshalb nicht angezeigt. Die aortennahen Ligaturen hingegen können zu Störungen der Pankreasversorgung führen. Nach jeder Milzarterienligatur sollte die Milz, wenn dies möglich ist, mit Netz eingehüllt werden und eine gut daumendicke Drainage eingelegt werden. Eine Milzarteriendrosselung mittels Fascienstreifen ist meist ohne jeden Effekt (HENSCHEN, PAYER, TSCHMARKE).

Die Operation wird bei Milzcirrhose im Stadium III und bei Lebercirrhose von einigen Autoren dann durchgeführt, wenn Ascites besteht oder der Serumalbuminspiegel unter 3,0 g-% liegt, so daß eine portocavale Anastomose oder auch die Splenektomie nicht mehr ratsam erscheint (BASTIANELLI, BLEAIN, BOMBI, COLUCCI, DURANTE, FRANCESCHINI, GALM, HUMMEL, MARQUES, MOORE u. Mitarb., PATRASSI, SCHLEISS, VALDONI, WATSON, WEINERT).

Die Milzfunktion wird hierdurch meist nicht vollständig ausgeschaltet, ebensowenig wie durch die Röntgenbestrahlung, sonst würden ebenso wie nach der Splenektomie oder wie bei völliger Aplasie des Organs Jollykörper in den Erythrocyten auftreten. Die Milzarterienligatur ist keine Ersatzoperation für die Splenektomie oder für eine portocavale Anastomose, die, wenn sie einmal indiziert ist, auch durchgeführt werden soll. Sie stellt hingegen eine Notoperation dar bei inoperabler Milz oder bei fortgeschrittenen Lebercirrhosen, die sich auch nach ausgiebiger interner Therapie nicht so weit bessern, daß eine Splenektomie oder Anastomosenoperation durchgeführt werden könnte.

2. Arteria coeliaca

Die Unterbindung der Arteria coeliaca kann entweder auf abdominellem Wege oder aber auf transthorakalem Wege nach Eröffnung des linken Thorax durch Resektion der 9. Rippe und Incision der Pleura des Sinus aorticooesophageus und Freipräparation von Aorta und Oesophagus erfolgen (CARROZZINI). WANKE führt die Unterbindung der Arteria coeliaca auf retroperitonealem Wege aus und vermeidet dabei eine Eröffnung des meist durch einen Ascites stark belasteten Peritoneums. Es wird die 12. Rippe links subperiostal reseziert und retroperitoneal dicht an der Unterfläche des Zwerchfells stumpf vorgegangen. Man schiebt die Niere nach medial und vorne ab und kommt dann auf die Nervi splanchnici, die bis zum Ganglion solare verfolgt werden. Der Plexus coeliacus liegt dem Tripus halleri auf. Das Ganglion wird durchschnitten und die beiden Splanchnici entfernt, soweit sie zwischen den Zwerchfellschenkeln liegen. Daraufhin wird die Arteria coeliaca direkt an ihrem Abgang aus der Aorta doppelt ligiert.

3. Arteria hepatica

Die Arteria hepatica läßt sich von einem linksseitigen Paramedianschnitt aus oder von einer medianen Oberbauchlaparotomie aus nach Durchtrennung des Ligamentum gastro hepaticum an einer gefäßarmen Stelle am oberen Rand des Pankreas direkt nach ihrem Abgang aus dem Tripus halleri ligieren. Es ist günstig, die Arterie von paraarteriellem Gewebe auf eine Strecke von 1—2 cm zu befreien. Einige Autoren führen nicht nur die Unterbindung der Arteria hepatica, sondern ihre Durchtrennung durch (RIENHOFF).

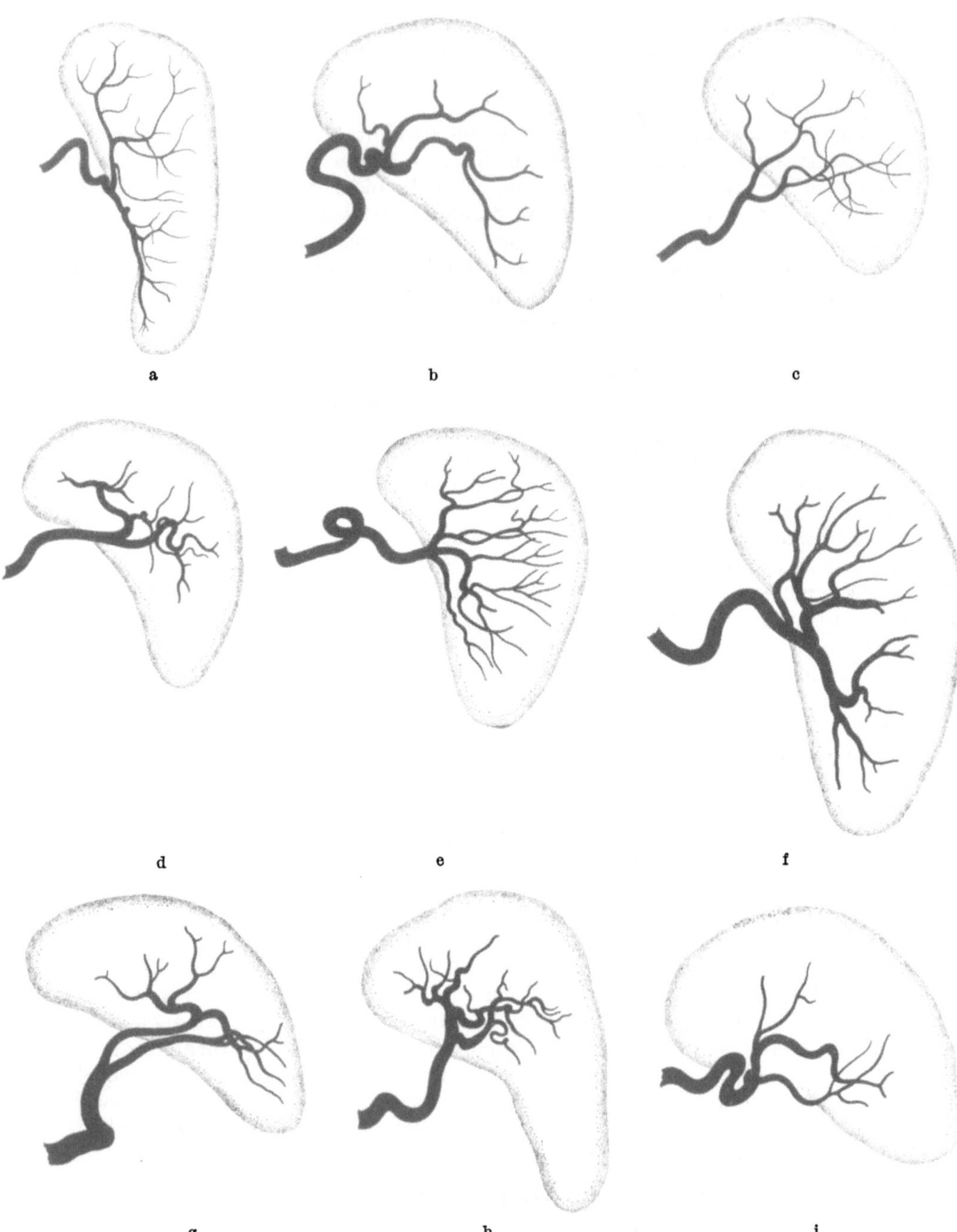

Abb. 88a—p. Verlauf der Arteria lienalis nach Arteriogrammen. Die Arteria lienalis zeigt im Arteriogramm in der Mehrzahl der Fälle einen stark geschlängelten Verlauf bis zu ihrer Aufteilung in eine kraniale und eine caudale Arterie. Diese kraniale und caudale Arterie sind ihrerseits wieder meist zweigeteilt, so daß ein apikales, zwei mediale und ein caudales Segment der Milz nach der Arterienversorgung resultieren. Die Segmentgrenzen verlaufen quer zur Längsachse der Milz. Es kommen aber verhältnismäßig zahlreiche Varianten dieses beschriebenen Grundtypus vor. Dann überschneiden sich die Arterien oder umschlingen sich sogar. Dies ist vor allem dann der Fall, wenn die Segmentgrenzen nicht horizontal auf der Längsachse der Milz sitzen, sondern wenn die Grenzflächen schräg von hinten oben nach vorn unten verlaufen (z. B. g, h, k, m, n). Segmentresektionen sind dann nicht sicher auszuführen (s. Abb. 85)

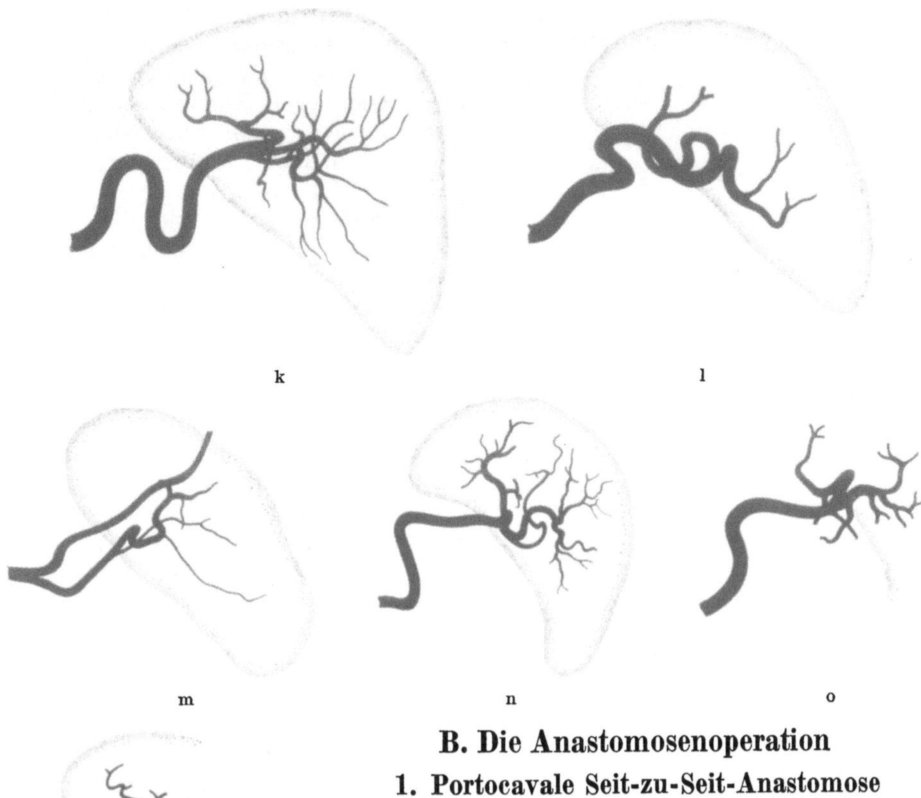

B. Die Anastomosenoperation

1. Portocavale Seit-zu-Seit-Anastomose

Die Seit-zu-Seit-Anastomose der Pfortader mit der V. cava hat sich als die funktionell günstigste Anastomose erwiesen, da sie noch einen Teil des Blutes durch die Leber fließen läßt. Die Operationstechnik richtet sich am besten nach der von KLEINSCHMIDT angegebenen Methode (s. Abb. 89). Eine Thorakotomie oder Thorakolaparotomie ist im allgemeinen nicht notwendig. Man eröffnet das Abdomen mit einem Rippenbogenrandschnitt oder der besseren Übersicht wegen durch einen Schnitt, der dicht oberhalb des Nabels beginnt, den Rectus durchtrennt und entlang dem Rippenbogen bis zur 12. Rippe verläuft. Nach Eröffnung der Bauchhöhle wird das Colon transversum nach unten links zurückgeschoben. Das Ligamentum hepatoduodenale wird gespalten, ebenso wie das Peritoneum im Bereich der rechten Seite des absteigenden Duodenalschenkels. Das Duodenum wird etwas nach links hinübergewälzt, mit einem Haken abgehalten und nun die V. cava freipräpariert, die wenigstens bis auf eine Länge von 6 cm aus dem Bindegewebe herauspräpariert sein muß. Danach wird die Pfortader, die nicht gleichmäßig und daher vulnerabel ist, präpariert. Liegen nun die beiden Gefäße dicht beieinander und lassen sie sich einander annähern, so ist die Anastomose nicht schwierig. Besteht dagegen — dies ist gar nicht selten — ein größerer Abstand zwischen beiden Gefäßen, lassen sie sich nur mit Schwierigkeit aneinander adaptieren, dann muß eine End-zu-Seit-Anastomose durchgeführt, oder wenn ihre Nachteile umgangen werden sollen, eine Kunststoffprothese zwischen Pfortader und V. cava eingesetzt werden.

Liegen die beiden Gefäße aneinander, so werden sie mit 2 feinen doppelten Seitennähten ober- und unterhalb der geplanten Anastomose aneinandergeheftet,

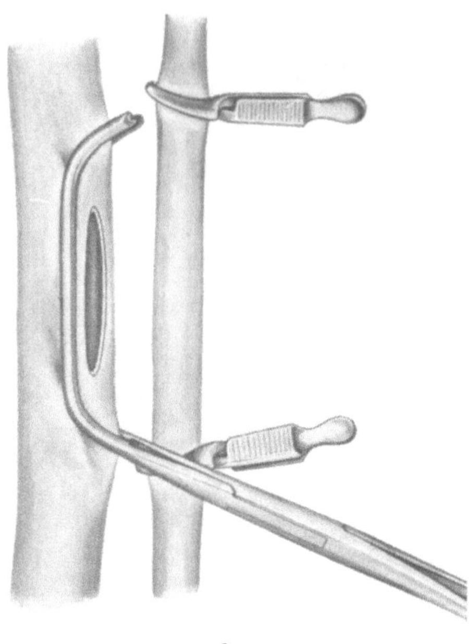

so daß sie über eine Länge von etwa 4 cm aneinander liegen. Nun werden die Klemmen angelegt; man verwendet entweder die von KLEINSCHMIDT angegebene gebogene Klemme, mit welcher beide Gefäße gefaßt werden, oder die Doppelklemme nach UNGEHEUER, oder man setzt an die V. cava eine Statinsky-Klemme und blockiert den Blutstrom in der Pfortader durch zwei umgeschlungene Zügelfäden oder mittels zweier Dieffenbach-Klemmen. Wesentlich hierbei ist, daß der Blutstrom in der V. cava nicht vollständig unterbrochen wird (s. Abb. 89). Beide Gefäße werden nun in Längsrichtung auf eine Länge von etwa 2,5—2,75 cm eröffnet und zunächst die Hinterwand mit atraumatischer Gefäßnaht fortlaufend vereinigt, danach die Vorderwand ebenso verschlossen. Blutet es etwas nach Abnahme der Klemmen, die man am sinnvollsten in der Reihenfolge: Cava, Pfortader lebernah, Pfortader leberfern entsprechend den Druckverhältnissen entfernt, so wird eine mit physiologischer Kochsalzlösung getränkte Platte auf die Anastomose aufgelegt und einige

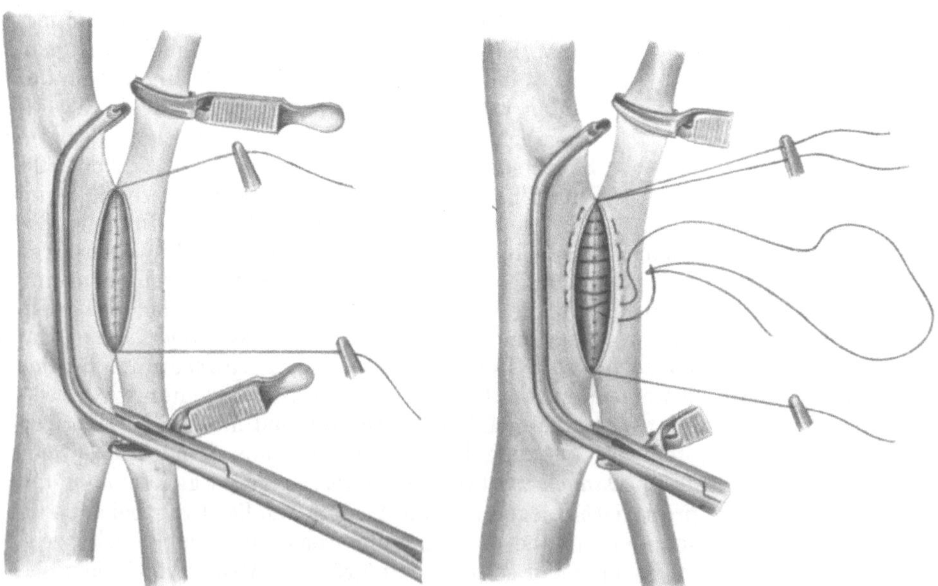

Abb. 89 a—c. Portocavale Seit-zu-Seit-Anastomose. a) Die Vena cava ist mit einer Klemme gefaßt und die Pfortader eröffnet. b) die Hinterwandnaht ist gelegt, die Eckfäden bleiben zur Verknotung mit der Vorderwandnaht lang. c) Naht der Vorderwand.

Minuten gewartet. Wenn man soviel Geduld hat, haben sich in dieser Zeit kleine
Blutungen aus einem Stichkanal meist geschlossen. Es erübrigt sich eine nachträg-
liche zusätzliche Naht, die nur die Gefahr einer Einengung der Anastomose in sich
birgt und oft den Grund legt für sekundäre thrombotische Verschlüsse (KLEIN-
SCHMIDT, NISSEN, STUCKE, UNGEHEUER, WANKE u. Mitarb.).

2. Die portocavale End-zu-Seit-Anastomose

Ohne Zweifel ist die End-zu-Seit-Anastomose sowohl hinsichtlich des postoperativen Verlaufs als auch der Spätergebnisse wegen ungünstiger als die Seit-zu-
Seit-Anastomose der Pfortader mit der V. cava. Es kommt nach End-zu-Seit-
Anastomosen sehr viel häufiger zur Intoxikationserscheinung mit psychiatrischen
und neurologischen Symptomen, die auf die fehlende Entgiftung des an der Leber
vorbeigeführten Blutstroms zurückgeführt werden. Bei Seit-zu-Seit-Anastomose
fließt trotz des erhöhten Widerstandes noch ein Teil des Pfortaderblutes durch die
Leber hindurch.

Lassen sich die beiden Gefäße nicht befriedigend aneinanderlegen, dann ist, wenn
man nicht ein Kunststoffprothese zwischen sie einpflanzen will, eine End-zu-Seit-
Anastomose nicht zu vermeiden. Ein Vorteil der End-zu-Seit-Anastomose ist, daß
sie weniger häufig obliteriert oder thrombosiert als eine Seit-zu-Seit-Anastomose.

Die Pfortader wird dabei lebernahe durchtrennt und mit einer Blalock-Klemme
gefaßt. Die V. cava wird — ähnlich wie wir dies oben beschrieben haben — ebenfalls seitlich gefaßt, wobei bei der End-zu-Seit-Anastomose am besten eine Pottsche
Klemme verwendet wird. Wichtig erscheint uns, daß man aus der Pfortader ein
länglich-ovales längsgerichtetes Stück von etwa 2 cm Länge excidiert und dann die
Anastomose in evertierenden Einzelknopf- bzw. U-Nähten ausführt.

3. Die splenorenale Anastomose

Die neuerdings wieder mehr propagierten splenorenalen Anastomosen zeichnen
sich durch eine geringe postoperative Mortalität und — wie Ergebnisse der Mayo-
Klinik zeigen — auch durch eine größere 5-Jahre-Überlebenszeit gegenüber den
portocavalen Seit-zu-Seit- und End-zu-Seit-Anastomosen aus, obwohl man weiß,
daß die splenorenalen Anastomosen in einem höheren Prozentsatz als jene sich
wieder durch Thrombosen verschließen. Bei praehepatischem Block ist die
splenorenale Anastomose die Therapie der Wahl. Die Vorteile beruhen im Wegfall der auf Knochenmark und Leber toxisch wirkenden Milz, auf einer Besserung
oder zum wenigsten auf einer konstantbleibenden und sich nicht weiter verschlech-
ternden Leberfunktion (s. Abb. 72 bis 76) und auf einer, wenn auch geringeren,
oft auch nur vorübergehenden Senkung des Pfortaderdruckes (s. S. 163 ff.).

Bei der Operation wird zunächst eine Splenektomie durchgeführt, wobei auf
eine besonders exakte Präparation der Hilusgefäße zu achten ist. Die V. lienalis
wird herauspräpariert, wobei man oft den Pankreasschwanz von seiner Unterlage
ablösen muß (s. Abb. 90). Erst wenn dies geschehen ist, wird die Niere im Bereich des Hilus freigelegt und die Nierenvene vorsichtig und ohne dieselbe allzusehr zu traumatisieren frei präpariert. Dabei ist darauf zu achten, daß die Zir-
kulation der Niere möglichst wenig beeinträchtigt wird, um nicht einen Gold-
blatteffekt auszulösen. Die V. lienalis wird End zu Seit mit der Nierenvene anastomosiert.

Bei allen Anastomosen ist streng darauf zu achten, daß die Gefäße nicht unnötig traumatisiert werden. Der durch Traumatisierung gelegte Keim zu einem
thrombotischen Verschluß läßt sich auch durch noch so ausgiebige Hepatinisierung
nicht wieder eliminieren.

Es kann gelegentlich Schwierigkeiten bereiten, die präparierte Milzvene bis zur
V. renalis herunterzubringen. Die Milzvene sollte deshalb möglichst milznahe abgetrennt werden und auch am Ende nicht zuvor durch eine Ligatur verschlossen
sein, die später abgetrennt werden muß. Verhindert die V. gastro epiploica ein
weiteres Herunterziehen der Milzvene, so muß die V. gastro epiploica unterbunden
und durchtrennt werden. Eine ausreichende Mobilisation des Pankreasschwanzes —
nur selten eine Resektion desselben — gestattet schließlich die spannungslose
Anastomose. Betont werden soll noch, daß die Nierenzirkulation nicht länger als

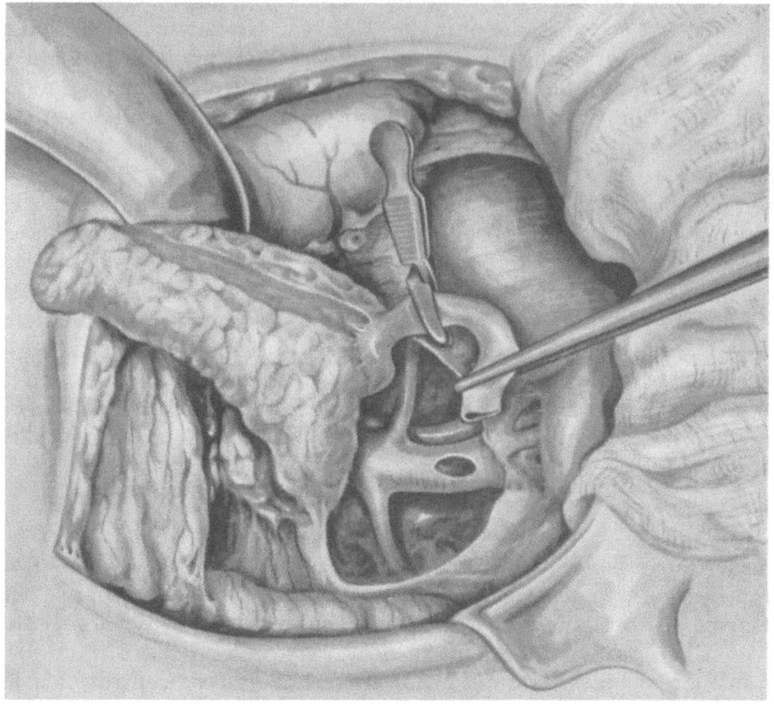

Abb. 90. Splenorenale Anastomose. Nach Entfernung der Milz wird die gut präparierte Vena lienalis End-zu-Seit
mit der linken Vena renalis anastomosiert

30 min ausgeschaltet werden darf, weil es sonst zu irreparablen Schädigungen
kommen kann. Im allgemeinen ist eine splenorenale Anastomose auf abdominellem
Wege mit denselben Zugangsschnitten, wie sie zur Splenektomie verwandt werden,
durchzuführen. Ein transthorakales Vorgehen scheint uns keinen günstigeren
Zugang zu gewähren.

4. Andere Anastomosenoperationen

Außer diesen erfahrungsgemäß erfolgversprechenden Operationen sind noch
Anastomosen zwischen V. mesenterica cranialis und V. cava, zwischen V. lienalis
und V. cava, zwischen V. mesenterica caudalis und V. ovarica sinistra angegeben
worden (LINTON, STUCKE, WANKE).

XIX. Der Splenektomierte

A. Postoperative Beschwerden

In den ersten Wochen und Monaten nach Entfernung der Milz bedarf es einer
erheblichen Umstimmung des Organismus. Entscheidend für das Auftreten von

Komplikationen und Beschwerden im ersten Jahr nach der Milzentfernung ist einmal die Grundkrankheit, derentwegen die Milzexstirpation durchgeführt wurde, zum anderen wesentlich die Größe der Milz. War diese sehr extrem groß und bestanden Verwachsungen, sind die Abdominalorgane der Nachbarschaft verdrängt, kann es nach der Milzexstirpation zu Verwachsungen und Verziehungen z. B. des Colon transversum kommen, was Anlaß zu Passagestörungen geben kann. Auch das Pankreas kann nach der Exstirpation einer großen Milz, gelegentlich aber auch nach Milzrupturen für einige Wochen in Mitleidenschaft gezogen sein. So sind Pankreatitiden, aber auch Kohlenhydratstoffwechselstörungen (s. S. 53) beschrieben worden. Diese Störungen gehen im allgemeinen innerhalb eines halben, längstens eines Jahres zurück.

Die Herabsetzung des Druckes in der Pfortader und die Verminderung des O_2-Gehaltes des Pfortaderblutes ist für die Leber nicht gleichgültig. Die Leber ist zwar in überwiegender Mehrzahl der Fälle in der Lage, diese Störungen zu kompensieren, doch kann es, wenn sie schon vorgeschädigt war, zu weiteren Funktionsstörungen kommen.

Erholen die Patienten sich nicht recht, klagen sie über unbestimmte abdominelle Beschwerden im Oberbauch, zeigen sie leicht pathologische Leberfunktionsproben, eine dauernd erhöhte Blutkörperchensenkungsgeschwindigkeit sowie eine Vermehrung der Urobilin- und Urobilinogenausscheidung im Urin und gesellen sich diesen Symptomen noch abdominelle Beschwerden in Form von Spasmen und Verdauungsstörungen zu — gelegentlich kann es sogar zu Blutungen kommen — so liegt der Verdacht auf eine Thrombophlebitis der Pfortader nahe. Thrombophlebitiden sind vor allem nach der Entfernung pathologischer großer Milzen nicht sehr selten.

Eine weitere Komplikation ist das Zurückbleiben einer oder mehrerer *Nebenmilzen*, die, z. B. beim hämolytischen Ikterus oder auch bei Morbus Werlhof, zu einer beträchtlichen Größe heranwachsen und Anlaß zum unbefriedigenden Ergebnis der Operation sein können. Auch kleinste im Hilus verbliebene Reste wachsen und werden größer und können dann die pathologischen Funktionen der entfernten Milz übernehmen und zum Rezidiv beitragen.

Kommt es nach einer Splenektomie wegen Milzruptur zur Aussaat von Milzpartikelchen ins Peritoneum, so können diese dort anheilen; man findet dann multiple feine — bis zu 600 wurden beschrieben — linsen- bis nußgroße Milzknoten im Peritonealraum zerstreut. Solche Milzimplantate sind selten; nur wenn sie ausgedehnt sind und eine gewisse Größe erreichen, zeigen sie eine funktionelle Leistung. In den ersten Tagen und Wochen komplizieren sie den postoperativen Verlauf und die Erholung des betroffenen Individuums erheblich. Einmal kommt es zu Fibrinausschwitzungen des Peritoneums und damit gelegentlich zu Verwachsungen, zum anderen wird der überwiegende Teil des implantierten Gewebes nekrotisch; die dabei freigesetzten Stoffe wirken auf Leber, Knochenmark und das übrige RES eher depressiv und toxisch als stimulierend.

Im Experiment sind solche Transplantationen reproduziert worden. Es zeigte sich dabei, daß die Implantate nur dann einheilten, wenn sie nicht zu mächtig waren, während sonst die Nekrose überwiegt. Zunächst kommt es zu Abbauvorgängen, vom 6. Tage ab wird, zum Teil von erhalten gebliebenen Zellen der Randzone, zum anderen aber auch von eingewanderten großkernigen Bindegewebszellen ein milzähnliches Gewebe mit reticulärem Bindegewebe, feinsten Follikeln und eingesproßten erweiterten Capillaren, die Sinus ähneln, aufgebaut. Das Gewebe der Implantate ist jedoch nicht als echtes Milzgewebe anzusehen, da der entsprechende Feinaufbau der arteriellen Blutversorgung und Gefäßverteilung fehlt (KNAKE, PERLA, BAYME, STREICHER) (s. Abb. 91).

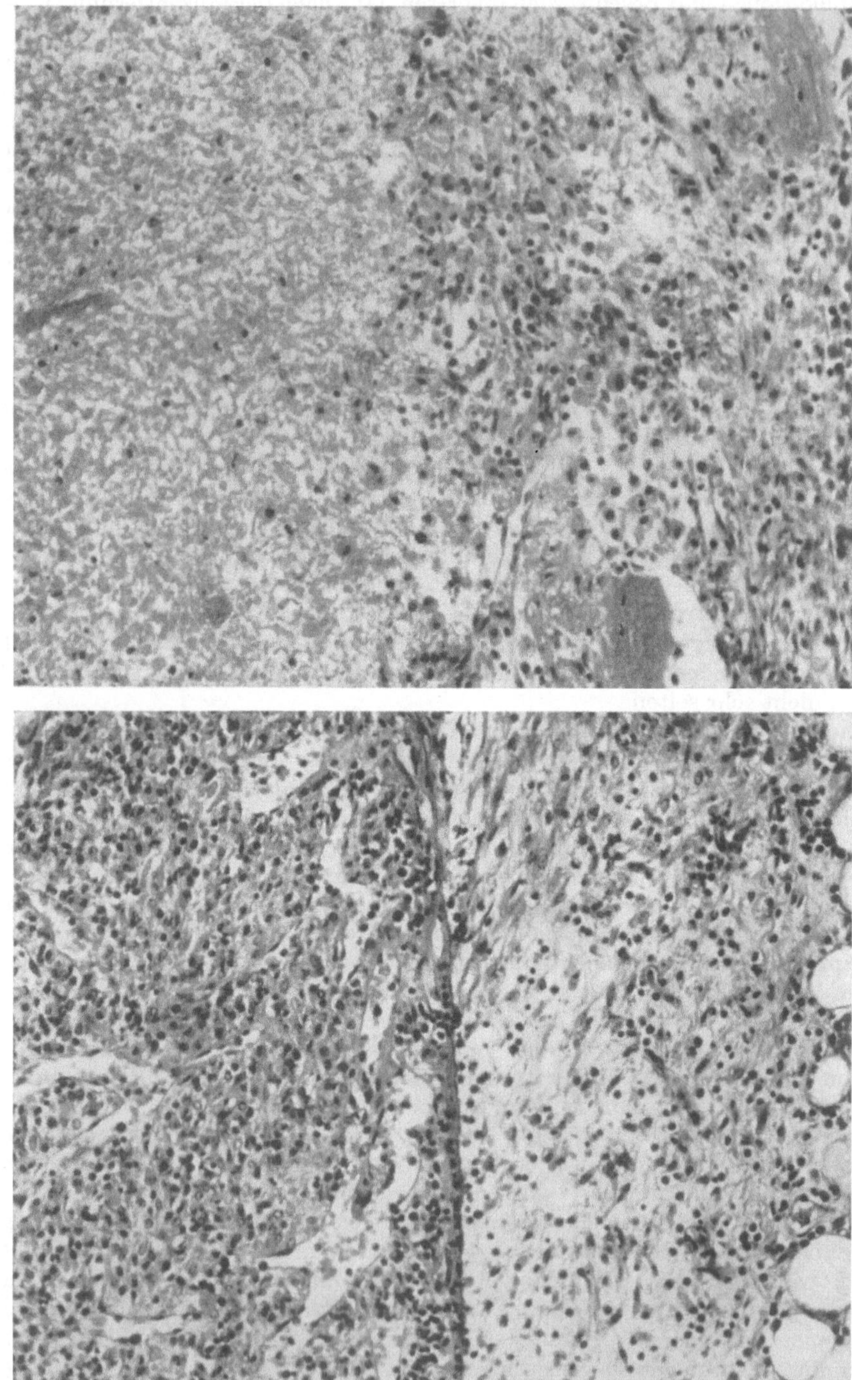

Abb. 91 a u. b. a) Subcutanes Milztransplantat bei der Ratte (6. Tag). Links die nekrotische Milz, rechts oben und unten ein Teil der Kapsel gerade eben sichtbar. In die Kapsellücke wandern großkernige monocytäre Elemente und Fibroplasten ein. Der übrige subcapsuläre Raum ist nekrotisch. Epicapsulär ein zellreiches undifferenziertes Bindegewebe; b) Milztransplantat bei der Ratte (8. Tag). Ebenso wie bei a) ist epicapsulär rechts eine starke Bindegewebsinfiltration zu erkennen. Subcapsulär (linke Bildhälfte) sieht man z. T. nekrotische Bezirke, in denen aber bereits frische reticuläre Elemente gewuchert sind. Große sinusähnliche Gefäße sind vorhanden und reichlich mit Blut gefüllt

Die *Infektabwehr* ist in der ersten Zeit nach Splenektomie offensichtlich vermindert. Dies zeigt sich daran, daß Infektionen postoperativ und in den ersten Monaten nach der Operation häufiger als nach anderen Eingriffen sind und daß sie im allgemeinen schwerer verlaufen. Die Leukocytenzahlen im peripheren Blut sind bei allen Splenektomierten in den ersten Monaten erhöht und die Leukocytenreizkurven (s. Abb. 14 und S. 69) lassen extreme Verläufe erkennen. Nach einigen Monaten, gelegentlich auch erst nach $1^1/_2$—2 Jahren normalisieren sich bei etwa $^2/_3$ aller Patienten die Leukocytenzahlen wieder. Sie sind aber auch nach Jahr und Tag stets an der oberen Grenze der Norm und bei $^1/_3$ aller Splenektomierten dauernd vermehrt. Die Reizkurven lagen bisher bei allen unseren untersuchten Patienten, die länger als 2 Jahre splenektomiert waren, im Bereich der Norm oder waren nur mäßig erhöht (s. Abb. 43).

B. Spätergebnisse und Ausfallserscheinungen

Man muß, wenn man die Spätergebnisse der Splenektomie beurteilen will, prinzipiell die Ursache des Milzverlustes berücksichtigen. Es ist ein Unterschied, ob eine Milz wegen eines Morbus Banti nach chronischer Malaria, wegen einer hämolytischen Anämie, wegen einer Thrombocytopenie, wegen eines portalen Hochdruckes oder wegen einer isolierten Milzkrankheit, z. B. eines Echinococcus, oder gar wegen einer Ruptur entfernt wurde. In vielen Fällen wird die Grundkrankheit durch die Splenektomie nicht beseitigt, sondern nur ihrer gefährlichen Symptome beraubt. Bei diesen Kranken sind nach wie vor Funktionsstörungen nachzuweisen, die man nicht ohne weiteres auf den Milzverlust als solchen zurückführen darf. Die beste Gruppe zur Beurteilung des Milzfunktionsverlustes stellen die Splenektomierten nach Milzruptur dar. Aber auch hier gehen die Meinungen der Untersucher weit auseinander. Eine Reihe von Autoren glaubt, daß nach 2 Jahren sich bis auf einige unbedeutende hämatologische Abnormitäten (Jollykörperchen, Siderocyten, Pagetzellen, Eisenstoffwechselstörungen) keine nennenswerten Ausfallserscheinungen mehr nachweisen ließen. Die immer wieder geklagte Leistungsschwäche und die vegetativ-nervösen Störungen werden als konstitutionell bedingt angesehen, oder — es handelt sich ja in der Mehrzahl der Fälle um versicherte Patienten — auf ein bewußtes oder unbewußtes Rentenbegehren zurückgeführt. Es finden sich solche vegetativen Störungen bei einem Prozentsatz von etwa 40%, 10% zeigen eine ausgesprochene Leistungsminderung. Da sicherlich nicht in einem solch hohen Prozentsatz eine mehr oder minder ausgeprägte Rentenneurose besteht und auch nicht anzunehmen ist, daß Patienten mit einer vegetativen Dystonie leichter eine Milzruptur erleiden als andere, so könnte daraus geschlossen werden, daß die Splenektomie in der Lage ist, die Konstitution zu ändern.

Betrachten wir die beobachteten *Ausfallserscheinungen*, so ist unverkennbar, daß die Infektabwehrschwäche im Abstand zur Splenektomie nachläßt. Die Leistungsschwäche hingegen, die vegetativ-nervösen Störungen, verschlechterte Alkoholverträglichkeit, besteht auch noch viele Jahre nach der Splenektomie. Wenn wir die nach Splenektomie im Tierversuch gefundenen, beim Menschen nicht ohne weiteres reproduzierbaren Befunde berücksichtigen, wie die langsame Regeneration einer verlorenen Blutmenge als Folge einer leistungsschwächeren Serumproteinsynthese, die um 10% gefallene O_2-Sättigung des Pfortaderblutes und das ausgesprochen ungünstige Verhalten des splenektomierten Tieres im Schock (Depotfunktion, Hypoxilienin, Schleusenmechanismus), so scheint uns doch in diesen Befunden eine Erklärung zu liegen für die von splenektomierten Patienten immer wieder geklagten Kreislaufbeschwerden, die orthostatische Kollapsneigung und die Leistungsminderung. Wir glauben jedenfalls, nicht berechtigt zu sein, die Ausfallserscheinungen und Nachteile, die der Milzverlust für das Versuchstier mit sich bringt, für den Menschen zu negieren. Einige diesen Veränderungen zugrunde liegenden Größen (z. B. elektrophoretische Befunde der Serumproteine) verhalten sich bei den milzlosen Patienten ebenso wie beim Tier. Eingreifendere Funktionsuntersuchungen lassen sich beim Menschen nicht durchführen.

Wir glauben, daß sich die fast zum Dogma gewordene Ansicht, daß das milzlose Individuum auf die Dauer keinerlei Funktionsausfälle erkennen lasse, die sich nachteilig auswirken würden, nicht mehr aufrecht erhalten werden kann. Die Milz ist kein überflüssiges Organ. Sie ist zwar nicht lebensnotwendig, doch ist ihr Fehlen bei Belastung für den Betroffenen nicht gleichgültig. Für die Alltagsfunktionen des Menschen unseres Zivilisations- und Klimakreises mag der Milzverlust belanglos sein. Die Widerstandspotenz gegen mögliche Belastungen müssen wir aber als vermindert ansehen (ASK-UPMARK, BAUMECKER, BARCROFT, BREU u. Mitarb., CRELL, FUSS, JÄGER, LAUDA und FLAUM, MEESMANN und SCHMIER, PAROFER u. Mitarb., REIN, SCHÖNLEBE, STÖRMER und KAUTSCH, STREICHER).

C. Begutachtungsfragen

Kommt es durch ein stumpfes Trauma zur Milzruptur, die anschließend operiert oder durch Obduktion gesichert wird, so ist der *Zusammenhang* — Unfall-Milzruptur-Folgen der Ruptur — leicht herzustellen. Sehr viel schwieriger können Zusammenhangsfragen dann zu beantworten sein, wenn sog. zweizeitige Milzrupturen oder echte mehrzeitige Rupturen vorliegen, die in ihrer Folge zu Thrombosen der Pfortader oder ihrer Äste führen. Diese Pfortaderthrombosen verursachen ihrerseits wieder Veränderungen der Milz, so daß nach Jahr und Tag in den meisten Fällen auch histologisch nicht mehr gesehen werden kann, ob eine subcapsuläre oder zentrale Ruptur der Thrombose vorausgegangen ist. Alle zweizeitigen und mehrzeitigen Milzrupturen, ebenso Spontanrupturen müssen exakt histologisch untersucht werden, um auch feingeweblich die zweizeitige Ruptur zu verifizieren. Eine solche exakte Klärung ist vor allem dann notwendig, wenn mehrere Unfälle kurz hintereinander stattfanden.

Die *Folgen des Milzverlustes* werden verschieden beurteilt. Während früher die meisten Untersucher geneigt waren anzunehmen, daß nach spätestens 2 Jahren der Organismus den Milzverlust kompensiert habe, werden neuerdings Bedenken gegen eine solche Auffassung laut. Die Höhe der Berentung wird daher im allgemeinen für eine Übergangszeit auf 25—50% und danach bis zum Ende des 2. Unfalljahres auf 20% festgesetzt (BAUMECKER, FISCHER und MOLLINEUS, FUSS, HENSCHEN, PLANTA, RENFER, TROTT). Eine Dauerrente wird in den meisten Fällen nicht gewährt.

Die Auffassung, daß nach 2 Jahren keine Folgen eines Milzverlustes mehr nachweisbar seien, erklärt sich daraus, daß bei Nachuntersuchungen auch im Tierexperiment meist irgendwelche konstanten Größen vor und nach Splenektomie miteinander verglichen wurden. Solche Größen sind vor allem in Ruhe nicht sehr voneinander different. Dennoch bleiben bei einem Teil der Patienten Dauerstörungen der Leukopoese zurück und bei allen Patienten sind Störungen der Erythrocytenbildung in wechselndem Ausmaße nachweisbar. Die Leukocytenreizkurven zeigen bei den meisten Patienten (s. Abb. 43) nach 1—2 Jahren eine Rückkehr zur Norm. Sie sind geeignet, Funktionsausfälle des RES zu verifizieren. Das RES des übrigen Organismus ist wohl in den meisten Fällen in der Lage, einen großen Teil der Milzfunktionen zu übernehmen.

Die Kreislauffunktion der Milz hingegen ist kaum zu kompensieren (s. S. 42ff und S. 10). Es scheint daher berechtigt, auch über das 2. Jahr hinaus eine Rente zu gewähren, wenn die geklagten Beschwerden sich im Rahmen der nach Milzverlust üblichen Beschwerden halten und wenn mehrere Untersuchungsergebnisse an der Grenze der Norm liegen (Leukocytenzahlen, Elektrophorese, Leukocytenreizkurve, pathologische Erythrocytenformen, Eisenresorptionskurven).

Literaturverzeichnis

Das Schrifttum über unseren Gegenstand ist in den letzten Jahren so angewachsen, daß es kaum noch zu überblicken ist. Die uns zugängliche Literatur umfaßt etwa 4000 Einzelarbeiten. Es übersteigt den Rahmen der vorliegenden Monographie, sie alle hier anzuführen. Wir haben uns daher auf die wesentlichsten, insbesondere auf neuere Arbeiten beschränkt. Die ältere Literatur findet sich bei MICHELSON (1913), HERFARTH (1926) und STREICHER (1959 und 1960). Weitere ausführliche Literatur zusammenfassungen sind in den folgenden *Monographien und zusammenfassenden Arbeiten* enthalten:

BENHAMOU, G.: Exploration functionell de la rate. Paris 1933. — CREMER, J.: Die Erkrankungen der Milz. Stuttgart: Ferdinand Enke 1948. — DAMESHEK, W., and C. ST. WELCH: Hypersplenism and surgery of the spleen. New York: Grune & Stratton 1953. — EKMAN, C.A.: Portal Hypertension. Acta chir. scand. Suppl. 222 (1957). — EPPINGER, H.: Die hepatolienalen Erkrankungen. Berlin: Springer 1920. — FUSS, H.: Milzverletzungen beim Gesunden und ihre Folgen. Stuttgart: Ferdinand Enke 1955. — GELIN, G.: La rate et ses maladies. Paris 1954. — GOINARD, P.: Pathologie chirurgical de la rate. Paris: Masson & Cie. 1939. — GREGOIRE, R.: Les indications opératoires dans les splenomegalies. Paris: J. B. Bailliére et Fils 1938. — HEILMEYER, L., u. H. BEGEMANN: Blutkrankheiten. In: Handbuch der inneren Medizin. Bd. 2. Berlin-Göttingen-Heidelberg: Springer 1951. — HENSCHEN, C.: Die Chirurgie der Milz. St. Gallen: H. Tschudy & Co. 1928. — HERFARTH, H.: Neuerungen und Wandlungen der Milzchirurgie in den letzten 10 Jahren. Ergeb. Chir. Orthop. 19, 217 (1926). — HERRATH, E. v.: Bau und Funktion der normalen Milz. Berlin 1958. — HEYN, B.: Operationen an der Milz. In: Chirurg. Operationslehre von BIER-BRAUN-KÜMMEL. Leipzig 1955. — HIRSCHFELD, H., u. R. MÜHSAM: Chirurgie der Milz. In: Neue dtsch. Chirurgie. Stuttgart: Ferdinand Enke 1930. — KLEMPNER, P.: The spleen. In: Handbook of hematology. New York: P. B. Hoeber 1938. — LAUDA, E.: Normale und pathologische Physiologie der Milz. Berlin u. Wien 1933. — LEGER: La splénoportographie. Paris: Masson & Cie. 1955. — MICHELSON, F.: Die Ergebnisse der modernen Milzchirurgie. Ergeb. Chir. Orthop. 6, 480 (1913). — MOESCHLIN, S.: Die Milzpunktion. Basel: S. Karger 1947. — PATEL, J.: Chirurgie de la rate. Paris: Masson & Cie. 1955. — ROTTER, W., u. W. BÜNGELER: Blut und blutbildende Organe. In: Lehrbuch der speziellen pathologischen Anatomie von KAUFMANN und STAEMMLER. Berlin: W. de Gruyter & Co. 1955. — SCHILLING, F.: Bantisyndrom, Hypersplenismus und splenoportale Thrombose. Inaug.-Diss. Mainz 1954. — SCHÜRER, F. v.: Chirurgie der Milz. In: Die Chirurgie von KIRSCHNER und NORDMANN, Bd. 7, 1942. — STREICHER, H.-J.: Chirurgie der Milz. Ergeb. Chir. Orthop. 42, 392 (1959); — Experimentelle Splenektomie in ihrer Wirkung auf Erythrocytenregeneration. Leukocytenregulation und Blutungsschock. Langenbecks Arch. klin. Chir. 293, 245 (1960). — STUCKE, K.: Leberchirurgie. Berlin-Göttingen-Heidelberg: Springer 1959. — WALKER, M.: The pathology and management of portal hypertension. London: E. Arnold Ltd. 1959. — WANKE, R.: Chirurgie der großen Körpervenen. Stuttgart: G. Thieme 1956. — WEINERT: Die Chirurgie der Milz. In: Die Chirurgie. Wien u. Berlin 1927. — ZENKER, R.: Eingriffe in der Bauchhöhle. In: Operationslehre von KIRSCHNER, GULECKE und ZENKER, Bd. VII/1. Berlin 1951.

Einzelarbeiten

AALTO, J. S., and H. KALLIOLA: Splenic cyste. A case report. Ann. Chir. Gyneac. Fenn. 45, 331 (1956). — ABEATICI, C., e L. CAMPI: Visualizzazione della porta per via splenica. Minerva med. (Torino) 42, 593 (1951). — ABEATICI, C., L. CAMPI e FERRERO: Valore clinico ed indicazioni della splenoportographia transparietale. Minerva med. (Torino) 1952, 1370. — ABRAHAMS, A. M., and J. H. HUGHES: Haemangio-endothelioma of the spleen. Brit. J. Surg. 40, 68 (1952). — ABRIKOSOV, A.: Über Splenomykosen und mykotische Splenomegalie. Moskov. med. Ž. 7, 1 (1928). [Russisch]. — D'AGNOLO: Rilievi flebografici e manometrici prima e dopo legatura dell'arteria splenica. Verh. 5. Kongr. der Europ. Ges. für Hämatol. Freiburg 1955. Berlin-Göttingen-Heidelberg: Springer 1956. — AIGA, Y.: Experimentelle Untersuchungen über die Unterbindung der Milzgefäße. Fukuoka Acta med. 28, 12 (1935). [Japanisch]; — Über Unterbindung der Milzgefäße als Ersatz für Splenektomie bei Blutkrankheiten. Experimentelle Untersuchung. Zbl. Chir. 1935, 2301. — AIGNER, E.: Auffallend verzögerte zweiseitige Milzruptur. Wien. med. Wschr. 1954, 758. — AKIMOV, V.: Über die Milzentfernung bei Morbus Gaucher. Sovet. Chir. 4, 128 (1935). [Russisch]. — ALBERTINI,

A. v., u. J. R. Rüttner: Über das Wesen des großfollikulären Lymphoblastoms (Brill-Symmers-Disease). Dtsch. med. Wschr. 1950, 27. — Albo: Zit. nach Patel. — Alder, A.: Atlas des normalen und pathologischen Knochenmarks. Berlin u. Wien 1939; — Milz und Leber-cirrhose. Bibl. haemat. (Basel) 3, 107 (1955). — Aldrich, R., A. V. Hawkinson, M. Grin-stein and C. S. Watson: Blood 6, 685 (1951). — Alessandri, R.: La legatura dell'arteria splenica. Kongr.ber. Arch. Soc. ital. Chir. 1, 555 (1935); — Sulla chirurgia della milza. J. int. Chir. 1, 139 (1936). — Allgöwer, M.: Neue Erkenntnisse über den Vorgang der Wundheilung. Verh. naturlist. med. Ver. Heidelberg, 20. 6. 1956. — The cellular basis of woundhealing. Springfield 1956. — Angelescu, C., u. S. Tovaru: Therapeutische Studie über Echinococcus-Cysten der Milz. Rev. Chir. 35, 133 (1932). [Rumänisch]. — D'Antona, G. G.: Considerazioni clinico terapeutiche su 82 splenopatie trattate chirurgicamente. Arch. ital. Chir. 73, 191 (1950). Arafa, M. A.: Recent studies on splenomegaly and portal hypertension. Bibl. haemat. (Basel) 3, 131 (1955). — Aravantinos: Modification dans la technique de la ponction de la rate. Bull. Soc. Path. exot. 9, 444 (1916). — Aronson, W., and R. A. Fox: Spontaneous rupture of the pathologic spleen. Amer. J. clin. Path. 10, 868 (1940). — Asher: Der Antagonismus von Milz und Schilddrüse. (Bemerkungen zur Mitteilung von Erwin Schliephake in Klin. Wschr. 1929, 2098.) Klin. Wschr. 1930, 72. — Ask-Upmark, E.: The remote effects of removal of the spleen in man. Svenska Läk.-Sällsk. Handl. 61, 197 (1935); — The fate of splenectomized individuals. Acta med. scand. Suppl. 78, 226 (1936); — Zur Frage der Pathogenese der so-genannten Milzrupturen nebst einigen Bemerkungen zur Symptomatologie. Klin. Wschr. 1937 I, 897. — D'Aste, G.: Contributo alle diagnosi ed alle terapia de la splenopatie. Rass. ital. Chir. Med. 2, 317 (1953). — Atkinson, F. R. B.: Gaucher's disease in children. Brit. J. Child. Dis. 35, 1 (1938). — Atkinson, M., Sh. Sherlock and M. D. Turner: Intrasplenic pressure measurements in the evaluation of the results of portocaval anastomosis. Gastro-enterology 29, 370 (1955). — Auvert, J.: Manométrie veineuse portale et portographie. Presse méd. 1950, 1331; — Des anastomoses portocaves spontanées dans l'hypertension portale par obstacle, veineux extra-hépatique. Rev. int. Hépat. 5, 661 (1955). — Auvert, M. S.: Hypertension portale de l'enfant. J. Chir. 76, 695 (1958).

Bach, F., and J. H. Jacobs: Splenektomy in rheumatoid arthritis. Ann. rheum. Diss. 10, 321 (1951). — Banti: Dell'anemia splenica. Arch. scuola Anat. Pat. Firenze 2, 53 (1883). — Barcroft, J.: Some recent work on the functions of the spleen. Lancet 1926 I, 544; — Die Stellung der Milz im Kreislaufsystem. Ergebn. Physiol. 25, 816 (1926); — Weitere Forschungen über die Milzfunktion. Naturwissenschaften 1926, 797; — Ergebn. Physiol. 25, 818 (1926). — Barcroft, J., and Y. Nisimaru: Cause of rhythmical contraction of the spleen. J. Physiol. (Lond.) 74, 299 (1932). — Barcroft, J., Y. Nisimaru and S. R. Puri: The action of the splanchnic nerves on the spleen. J. Physiol. (Lond.) 74, 321 (1932). — Barnett, T.: Rupture of the spleen in pregnancy. J. Obstet. (Altrincham) 59, 795 (1952). — Basile, A.: Sulla indicazione della splenectomia nelle splenomegalie fibro-congestife. Arch. ital. Chir. 73, 64 (1950). — Basu, A. K.: Chronic splenomegaly and its relation to hepatic pathology. Brit. med. J. 5102, 947 (1955); — Portal hypertension from extrahepatic venous obstruction. (Portale Hypertension durch extrahepatische venöse Obstruktion.) J. roy. Coll. Surg. Edinb. 4, 19—30 (1958); — Chronic "Bengal" splenomegaly and allied states of portal hypertension. Ann. roy. Coll. Surg. Engl. 24, 137—158 (1959). — Baudisch, E., u. J. Wilde: Die Bedeutung der Milz bei Röntgentiefenbestrahlung des Thorax und thoraxchirurgischen Eingriffen. Med. Klin. 54, 1745 (1959). — Bauer, J.: Sickle cell disease. Arch. Surg. (Chicago) 41, 1344 (1940); 47, 553 (1943). — Bauer, K. H., u. E. Klar: Die Elektrokoagulation als Behandlungsmethode von Hypophysentumoren. Bruns Beitr. 180, 321 (1950); — Zur Technik der perkutanen Hypo-physenausschaltung durch radioaktives Gold. Chirurg 29, 145 (1958). — Bauer, R., u. H. Hartweg: Über die wechselseitigen Beziehungen von Milz und Knochenmark bei Strahlen-reaktionen. Fortsch. Röntgenstr. 88, 31 (1958); 89, 740 (1958); 92, 572 (1960). — Baumgarten, P. v.: Über das Offenbleiben fetaler Gefäße. Zbl. med. Wiss. 1877, 721. — Begemann, H., u. W. Gehle: Die Auswirkungen der posttraumatischen Splenektomie. Dtsch. med. Wschr. 84, 449 (1959). — Begemann, H., u. H. G. Harwerth: Praktische Haematologie. Stuttgart: G. Thieme 1959. — Bell, R. P. jr.: Splenic cysts with report of a case of large unilocular cyst of rapid growth. Ann. Surg. 137, 781 (1953). — Belton, C. H.: Ruptur of the spleen in in-fectious mononucleosis. Report of a case. N. Z. med. J. 51, 111 (1952). — Beltran de Heredia Onis, J. M.: Cyiste hidatidico gigante del bazo. Esplenektomia par via toraco-abdominal. Chirug. Ginec. Urol. 6, 573 (1953). — Benhamou, et H. Duboucher: Purpura hémorragique à prédominance de métrorragies. Résultats de la splénectomie. Bull. Soc. nat Chir. (Paris) 59, 442 (1933). — Benhamou, Gille et Jude: Des indications et des résultats de la splénec-tomie dans les formes douloureuses des splénomégalies primitives. Arch. Mal. Coeur 20, 786 (1927). — Benhamou, Ed., R. Bourgeon et B. Ferrand: Les purpuras métrorragiques et les indications de la splénectomie. J. Chir. (Paris) 70, 369 (1954). — Benhamou, Ed., R. Bourgeon et P. Laffargue: La rate de stase. Acta cardiol. (Brux) 6, 759 (1951). — Bennett-Jones, M. J., and C. A. St. Hill: Accessory spleen in the scrotum. Brit. J. Surg. 40, 259

(1952). — Berchtold, R.: Zur Indikation portocavaler Gefäßanastomosen. Helv. chir. Acta 25, 321 (1958); — Über den Pfortaderhochdruck, seine Diagnose, Therapie und Prognose. Schweiz. med. Wschr. 1960, 25; — Das Banti-Syndrom, seine Differentialdiagnose und chirurgischen Indikationen. Dtsch. med. Wschr. 85, 665—667 (1960); 85, 662—664 (1960).— Berci, G., E. A. Allcock and M. R. Ewing: The diagnosis of portal hypertension. Aust. N. Z. J. Surg. 28, 300—308 (1959). — Berger, J. S., J. H. Forsee and J. N. Furst: Splenic arterial aneurysm. Ann. Surg. 137, 108 (1953). — Betke, K.: Die Bedeutung des Eiweißes für die Blutregeneration beim Kinde. Folia haemat. N.F. 70, 113 (1951). — Bock, H., u. B. Frenzel: Splenogene Knochenmarkhemmung (tierexperimenteller Beweis). Klin. Wschr. 1938, 1315. — Bock, H. E.: Zur funktionellen Pathologie der Milz. Folia haemat. N. F. 70, 153 (1951). — Böhler, J.: Wien. med. Wschr. 110, 150—151 (1960). — Börner, P.: Ätiologie und Todesursache der verschiedenen Formen der Leberzirrhose in den Jahren 1955 bis 1959. Dtsch. med. Wschr. 86, 43 (1961). — Börner, W., E. Moll, P. Schneider u. K. Stucke: Zur Problematik der Thorotrastschäden. Fortschr. Röntgenstr. 93, 287 (1960). — Boley, S. J., W. M. P. McKinnon and S. S. Schwartz: Traumatic rupture of the Spleen in children. Surg. Gynec. Obstet. 109, 78 (1959). — Boller, R., u. E. Deimer: Der intrasplenale Adrenalintest, ein einfaches Verfahren zur Feststellung portocavaler Anastomosen. Klin. Wschr. 38, 236—237 (1960; — Die perkutane Splenoportographie und der intrasplenale Adrenalintest bei der Lebercirrhose. Fortschr. Röntgenstr. 94, 199 (1961). — Bourgeon, R., H. Catalano et S. P. Pantin: L'echinococcose splenique. J. Chir. (Paris) 80, 608 (1960). — Bourgeon, R., M. Guntz et G. Videau: La place de la tuberculose dans les hypertension portales d'origine extrahepatique. Afr. franç. chir. 15, 541 (1957). — Bourgeon, R., H. Pietri, M. Guntz et I. Videau: Thrombophlébitis splenoportales chroniques Mém. Acad. Chir. 84, 429 (1958). — Bourgeon, R., et J. Videau: La splénectomie par voie postéro-latérale, dans les volumineuses splenomégalies « bantiennes ». Presse méd. 68, 273—274 (1960). — Bradham, R.: Splenectomy for hypersplenism. Sth. med. J. (Bgham, Ala.) 52, 1544—1547 (1959). — Breu u. Fleischhacker: Über das Feltysche Syndrom. Wien. klin. Wschr. 1938 I, 1081. — Breu, H., E. E. Reimer u. R. Schneider: Spätuntersuchungen nach Milzentfernung beim Gesunden. Med. Klin. 1952, 1176. — Buchholz, R. R.: Arteriovenous fistula of the splenic venels. Rapport of a case following splenectomy. Ann. Surg. 149, 590—592 (1959). — Bücherl, E., u. M. Schwab: Der Einfluß der Milz auf das weiße Blutbild. Klin. Wschr. 29, 731 (1951). — Bühler, F.: Die Differentialdiagnose der Splenomegalien. Med. Welt 1960, 908—910 u. 913. — Büttner: Über die Aspergillose der Milz. Zbl. Chir. 1935, 2074. — Burkhard, R.: Neue Ergebnisse über Funktion und Erkrankungen der Milz. Münch. med. Wschr. 1960, 124. — Burton-Opitz: Über die Strömung des Blutes im Gebiet der Pfortader. Pflügers Arch. ges. Physiol. 129, 199 (1909). — Butturini, U.: Die Wirkung von Milzextrakten auf Hypophysenvorderlappen, Schilddrüse und Nebennierenrinde nach experimenteller Kastration. Sperimentale 95, 557 (1941). — Byford, W. H.: Spontaneous rupture of the normal spleen. Arch. Surg. (Chicago) 20, 232 (1930). — Byrne, R. V.: Splenectomy for traumatic rupture with intraabdominal hemorrhage. Arch. Surg. (Chicago) 61, 273 (1950); — Splenectomy for idiopathic thrombocytopenic purpura. Amer. J. Surg. 79, 446 (1950).

Cabibbo, S.: La splenectomia nella anemia mediterranea. Gazz. int. Med. Chir. 64, 991 (1959). — Calov, L.: Indications for splenectomy. Med. J. Aust. 1950, 644. — Campbell, E. H. jr.: Acuta abdominal pain in sickle cell anemia. Arch. Surg. (Chicago) 31, 607 (1935). — Campbell, H. E., and A. E. Lubchenco: Primary splenic sarcoma. Surgery 26, 847 (1949). — Campi, L., e S. Abeatici: Modificazioni del circolo splenoportale dopo legatura dei rami venosi lienali. Radiol. med. (Torino) 38, 1 (1952). — Campice, P.: Du classement des affections de la rate base sur les indications. Rev. méd. Suisse rom. 70, 657 (1950). — Campochristo, M.: Splénectomies partielles réglées. A propos de 3 cas opérés. Presse méd. 68, 485—486 (1960). — Canena, A., C. Colizzi e L. Servadio: Richerche sperimentali sui territori arteriosi della milza. Chir. gen. (Perugia) 6, 527 (1957). — Carleson, R., and I. Bergström: Hypersplenism in a patient with lymphogranuloma benignum. Acta chir. scand. 98, 356 (1949). — Carlisle, P., and M. M. Shifffman: Spontaneous splenic rupture in mononucleosis. Calif. Med. 86, 257 (1957). — Carlson, E., and J. P. Hudson: Surgical complications of, and splenectomy for, collagen diseases. Arch. Surg. (Chicago) 74, 381 (1957). — Cassel, W. G., J. A. Spittel, F. H. Ellis and A. J. Bruwer: Arteriovenous fistula of the splenic vessels producing ascites. Circulation 16, 1077 (1957). — Castro, F. L. de: De la splénectomie dans la maladie du Gaucher. Arch. Med. infant. 38, 163 (1935). — Catalano, D.: Calcifizione dell'arteria splenica. Radiol. med. (Torino) 38, 953 (1952). — Catalano, D., and A. Giardiello: Splenic venography. Amer. Roentgenol. 73, 971 (1955). — Chalnot, P., et J. Grosdidier: Les sténoses inflammatoires et thromboses du systéme porte. Ann. Chir. (Paris) 12, 867—874 (1958). — Chatterjea, J. B., M. A. Carlos and W. Dameshek: Splenic puncture. Brit. med. J. 1952 II, 987. — Cheitlin, M. D., B. H. Sullivan jr., J. E. Myers jr. and R. F. Hench: Portal hypertension in hepatic sarcoidosis. Gastroenterology 38, 60 (1960). — Chevalier, P.: Splenomegalie und Oesophagusvarizen. Bibl. haemat. (Basel) 3, 114 (1955). — Cisnozzi: Zit. nach Patel. —

CONELL, J. L.: Rupture of the spleen. Med. J. Aust. 1955 I, 676. — CONELL, J. L., and SH.
CLIFTON: Spontaneous rupture of the spleen in infectious mononucleosis. Aust. N. Z. J. Surg.
27, 49 (1957). — CONSTANTINESCU, M. N., u. A. ALEXANDRU: Beitrag zum Studium der Blutcysten der Milz. Zbl. Chir. 1937, 2524. — COOK, S. F., u. ALAFI: Ber. Ges. Physiol. u. exper.
Pharmakol. 1957, 196. — Zit nach MEYTHALER u. Mitarb. — COOLEY, T. B.: Erythroblastic
anaemia. Amer. J. Dis. Child. 43, 705 (1932). — COOLEY, T. B., and P. LEE: Series of cases
of splenomegaly in children with analmia seculair bone change. Trans. Amer. pediat. Soc.
37, 29 (1925). — CORCOS, V., J. CAROLI, A. PARAT et J. ETÉVÉ: Contribution a lé'tude du
syndrome de Budd-Chiari. Rev. int. Hépat. 9, 227 (1959). — CORDEIRO, M.: Un cas d'hémosi-
dérose pulmonaire idiopathique guéri par splénectomie. Helv. paediat. Acta 7, 501 (1952). —
CORNELEAE, E.: Über traumatische Rupturen bei Kleinkindern. Zbl. Chir. 83, 1927 (1958). —
CORTESE, L.: Sulle cisti da echinococco della milza. Minerva chir. (Torino) 5, 317 (1950). —
COSGROVE, G. E., J. C. WATTS and D. H. KAUMPF: Spontaneous rupture of splenic arterial
aneurysms. Amer. J. clin. Path. 17, 372 (1947). — COSTE, F., J. BOYER et R. TOURNEUR:
Ulcères chroniques des jambes, signe révélateur tardif d'une maladie hémolytique congenitale
splénectomie, guérison. Bull. Soc. méd. Hôp. Paris 63, 952 (1947). — COTLAR, A. M., and E. J.
CERISE: Splenosis: The Autotransplantation of splenic Tissue following Injury to the Spleen.
Ann. Surg. 149, 402 (1959). — COVENTRY, W. D.: Cyclic neuropenia. Rapport of case treated
by splenectomy. J. Amer. med. Ass. 153, 28 (1953). — CRELL, H. J.: Die Rolle der Milz im
Kreislauf. Diss. München 1938. — CREMER, J.: Zur Klinik der Milzerkrankungen. Schweiz.
med. Wschr. 1953, 125. — CRILE, G.: Surg. Gynec. Obstet. Zit. nach WALKER. — CRUVEIL-
HIER, J.: Maladies des veins. In: Anatomie pathologique du corp humain. I. Paris 1835. —
CSORDAS, E., E. ENYRÖCZI u. K. LISSAK: Veränderungen der Lymphocytenzahl des Blutes,
ausgelöst durch Reizung der Hirnrinde. Acta physiol. (Budapest) 3, 74 (1952). — CURDY, MC.
S. P., CH. E. RATH and K. MCCOY: Splenectomy in hemolytic anemia. Engl. J. Med. 259,
459 (1958). — CUSHING, E. H., and A. P. STOUT: Gaucher's disease. Arch. Surg. (Chicago)
12, 539 (1926). — CYNMAN, B.: Die isolierte selbständige Miliartuberkulose der Milz. Dtsch.
Z. Chir. 226, 110 (1930). — CZYZEWSKI, K.: L'hypertension portale due a l'hepatite interstitielle. Lyon chir. 54, 516 (1958).

DACIE, S. V., and P. C. MOLLISON: Erythrocytes from a donor with nocturnal hemo-
globinuria. Lancet 1949 I, 390. — DAHLE, M.: Ruptur von normaler Milz ohne bekannte Ursache. Spontanruptur? Acta chir. scand. 75, 519 (1934). — DAMESHEK, W.: Hypersplenismus.
Was er ist, was er nicht ist. Bibl. haemat. (Basel) 3, 64 (1955). — DAMESHEK, W., u. M. BLOOM:
Verlauf eines primären Lymphosarkoms der Milz mit Hypersplenismus. Medizinische 1956,
509. — DAMESHEK, W., u. E. B. MILLER: Megakaryozyten bei idiopathischer thrombocyto-
penischer Purpura. Blood 1, 27 (1946). — DEMLING, L., u. R. GROMOTKA: Portaler Hochdruck.
Dtsch. med. Wschr. 1957, Nr. 43, 1826. — DEMLING, L., F. WACHSMANN u. F. WOLF: Die Bestimmung des Kapillardruckes an der Rectumschleimhaut zur Beurteilung des Pfortaderdruckes. Dtsch. med. Wschr. 81, 1153 (1956). — DERRA, E.: Der heutige Stand der Milzchirurgie. Langenbecks Arch. klin. Chir. 260, 426 (1948). — DESAIVE, P., D. MEWISSEN et
J. CLOSON: Préambule expérimental à l'étude des possibilités théoriques de l'utilisation en
chirurgie des greffes intraspléniques. Acta chir. belg. 50, 173 (1951). — DÉVÉ, F.: A propos
du traitement de l'echinococcose par l'émétique. Ann. Parasitol. 8, 566 (1930); — L'echinococcose primitive. (Maladie hydatique). Paris: Masson & Cie. 1949. — DEW, H.: Secondary
Echinococcosis. J. Coll. Surg. Aust. 1, 337 (1929). — DIBLE, J. H.: Degeneration, Necrosis
and Fibrosis in the Liver. Brit. med. J. 1951 I, 833. — DOAN, CH. A., M. D. BRUCA and K.
WISEMAN: Hypersplenic cytopenie syndromes: a 25 year experience with special reference
to splenectomy. Proc. VI. Intern. Congr. Intern. Soc. Hematol, 429. Boston 1957. New York:
Grune & Stratton 1958. — DOBSON, L.: Rupture of the spleen with particular reference to
delayed hemorrhage. West. J. Surg. 58, 409 (1950). — DOBSON, L., and LAWRENCE: Radio-
isotopes in hematology. 5. Kongr. der Europ. Ges. für Haematol. Dezember 1955 in Freiburg.
S. 27. Berlin-Göttingen-Heidelberg: Springer 1956. — DOENECKE u. ZWIRNER: Psychosen bei
hämolytischem Ikterus. Zit. nach JUNG. — DOGLIONI, L.: I sarcomi primitivi della milza.
Riv. Anat. pat. 8, 643 (1954). — DOHRN, A., u. H. REIN: Über unbekannte Milzfunktionen.
Pflügers Arch. ges. Physiol. 253, 488 (1952). — DOLECKIJ, S. JA.: Rupturen von Zwerchfell
und Milz bei einem Kind von 4 Jahren. Vestn. Chir. 73, 6, 45 (1953). [Russisch]. — DONELLY,
G. H., and R. E. CAMPELL: Surgical aspects of periarteritis nodosa. Arch. Surg. (Chicago)
69, 533 (1954). — DOWIDAR, M. L.: Wandering spleen. Report of a case complicated by a
traumatic cyst. Ann. Surg. 129, 408 (1949). — DREXLER, M., A. MEDGYES u. Z. DÉNES:
Über einige Fragen der mit der vergrößerten Milz verwechselbaren retroperitonealen Ge-
schwülste. Orv. Hetil. 101, 342—344 [Ungarisch mit dtsch. Zusammenfass. (1960]. — DREYER,
B., and O. E. BUDTZ-OLSEN: Splenic venography. Lancet 1952 I, 530. — DUBOURG, G., P.
BROUSTET, H. BRICAUD et F. FONTAN: Anévrisme artério-veineux hépaticoportal. Mém.
Acad. Chir. 84, 770—775 (1958). — DUESBERG, R.: Vortrag an der Bluttransfusionstagung.
Marburg 19/20. 1. 1952; — Milzfunktion und Hypersplenie. Ärztl. Wschr. 1958, 1. — DURAND,

A., L. LEGER, R. UMDENSTOCK et R. ARVAY: Maladie de Banti. Radio-Manometrie. Presse méd. 1950, 1330. DURHAM, R. H.: The results of splenectomy in Banti's syndrome. Ann. intern. Med. 34, 1372 (1951). — DUY, J.: Über einen Fall von zweiseitiger spontaner Milzruptur bei Paratyphus. Wien. med. Wschr. 1932II, 1252. — DYKE and YOUNG: Marcrocytic haemolytic anaemia associated with increased red cell fragility. Lancet 1938I, 817.

ECKART, A.: Diffuse Hämangiomatose der Milz und der Haut. Zbl. Chir. 77, 263 (1952). — EDSMAN, G.: Malign tumor of the spleen diagnoses by lienal arteriography. Acta radiol. (Stockh.) 42, 461 (1954). — EDWARDS, H. C.: The practice and consequences of splenectomy. Lancet 1951II, 601. — EFIMISIN, N. S.: Über Mechanismus und Diagnose subcutaner traumatischer Milzrupturen, Chirurgija 1953, 11, 57 [Russisch]. — EHMANN, C. A.: Portal hypertension and surgical treatment. Acta chir. scand. Suppl. 222, 1 (1957). — ELFVING, G., M. E. PARMALA and M. PERTTILÄ: Splenic abscess. Caused by salmonella paratyphi B perforating retroperitoneally. Ann. Chir. Gyneac. Fenn. 44, 16 (1955). — ELLINGER, F., N. HENDERSON, T. STRIKE, B. LINDSLEY and F. HENRY: Some quantitative and qualitative studies with cell-free radiation protective spleen extracts. Fed. Proc. 19, 356 (1960). — ELLIOTT jr., R., and G. A. HYMAN: Splenectomy, cortisone, and corticotrophin (ACTH) in the treatment of certain blood dyscrasias. Surgery 36, 610 (1954). — ELLIOTT, R. H. E., and J. C. TURNER: Splenectomy for purpura hemorrhagica. Surg. Gynec. Obstet. 92, 539 (1951). — ELLISON, E. H.: Spontaneous rupture of the diseased spleen. Arch. Surg. (Chicago) 59, 289 (1949). — EMERSON u. Mitarb.: Zit. nach MEYTHALER. Schweiz. med. Wschr. 1957, 93. — ENDRÖCZI, E., u. K. LISSAK: Die Wirkung von Thyroxin auf die Lymphocytenreaktion bei leukotomierten Tieren. Acta physiol. (Budapest) 3, 85 (1952). — ENDRÖCZI, E., u. E. MIHALY: Die Rolle der Schilddrüse bei Reaktionen der Lymphocyten. Acta physiol. (Budapest) 3, 79 (1952). — ENDRÖCZI, E., u. D. NAGY: Untersuchungen über die Veränderungen der Lymphocytenzahl des Blutes. Acta physiol. (Budapest) 3, 69 (1952). — ENGLER, H. S., P. CHRISTOPH and W. H. MORETZ: The use of fibrinolysin in the prevention of thrombus formation in small artery anastomoses. Angiology 10, 259 (1959). — ESCHWEY, H.: Nachuntersuchungen über Milzexstirpation. Diss. Heidelberg 1945. — ESCUDERO, P.: Die Splenektomie bei der chronischen myelogenen Leukämie. Rev. Asoc. méd. argent. 40, 851 (1927) [Spanisch]. — ESCUDERO, P., y E. V. MERLO: Die Splenektomie bei der Behandlung der Endocarditis lenta. Rev. Soc. med. interna 1, 361 (1925). [Spanisch]. — ESSELIER, MARTI u. MORANDI: Acta haemat. (Basel) 11, 21 (1954). — ESSELIER, A. F., MORANDI u. STEIN: Milz und Glucocorticoid-Eosinophilie. Dtsch. med. Wschr. 1955, 84. — ESSELIER, J., and MORANDI: The mechanism of glucocorticoid eosinopenia. Blood 9, 531 (1954). — EVANS, T. S., et C. DUAN: Etat actual du diagnostic des syndromes d'hypersplenisme. Rev. N. Hémat. 7, 332 (1952). — EVANS, W. I., and W. M. FOWLER: Effect of splenectomy and other operative procedures on platelets as determined volumetrically. Proc. Soc. exp. Biol. (N. Y.) 32, 512 (1934). — EVERSON, T. C., and W. H. COLE: Ligation of the splenic artery in patients with portal hypertension. Arch. Surg. (Chicago) 56, 153 (1948). — EWERBECK, H.: Die Milz als Organ des Pfortadersystems und ihr Versagen. Ergebn. inn. Med. Kinderheilk. N. F. 1, 318 (1949); — Die Behandlung der dynamischen Milzdekompensation. Dtsch. med. Wschr. 1953, 1340; — Die portale Hypertension im Kindesalter. Dtsch. med. Wschr. 1958II, 1623.

FACKERT, S.: Ein Beitrag zur Klinik der hämodynamischen Milzdekompensation. Bruns Beitr. klin. Chir. 183, 454 (1951). — FASS, H., u. H. EIDENMÜLLER: Klin. Wschr. 1955, 677. — FEJÉR, I.: Durch Splenoportographie nachgewiesener Milzvenenverschluß. Radiol. 8, 40 (1956) [Ungarisch]. — FELKEL, O., u. W. FREISLEDERER: Klinik, Verlauf und therapeutische Beeinflußbarkeit der splenopathischen Panhämocytopenie im Kindesalter. Klin. Wschr. 1958, 720—732. — FENNER, O., u. J. GRÜBER: Über einen Fall von Milzabszeß infolge Paratyphus A-Infektion. Med. Klin. 1949, 147. — FERRIS, D. O., M. M. HARGRAVES and CH. G. H. MENGES: Splenektomy for hypersplenism. Surg. Clin. N. Amer. 37, 1119 (1957). — FICHARDT, TH.: Milzuntersuchungen mit Retropneumographie und Splenovenographie. Med. Klin. 1956, 683. — FIGLEY, M. M.: Splenoportography: some advantages and disadvantages. Amer. J. Roentgenol. 80, 313—323 (1958). — FIGLEY, M.M., W. J. FRY, J. E. OREBAUGH and H. M. POLLARD: Percutaneous splenoportography. Gastroenterology 28, 153 (1955). — FISHER, J. H.: Splenectomy in leukemia and leukosarcoma. New. Engl. J. Med. 246, 477 (1952). — FISHER, J. H., C. S. WELCH e W. DAMESHEK: La splenectomia nella leucemia e nel leucosarcoma. Clin. nuovo 15, 478 (1953). — FLEISCHHACKER, H.: Medikamentös bedingte hämorrhagische Diathesen. In: Hämorrhagische Diathesen. S. 142. Wien 1955. — FLIMM, W.: Über traumatische Milzrupturen und ihre Früh- und Spätfolgen nach der Splenektomie mit besonderer Betrachtung der Lymphocytose. Zbl. Chir. 72, 298 (1947). — FLUHR, WEISS u. GEHLEN: Die Wirkung kleiner Röntgendosen auf Milz und Thymus der Ratte. Strahlentherapie 100 (1956). — FOCKE, W.: Spätuntersuchungen nach Milzentfernung beim Gesunden. Zbl. Chir. 79, 965 (1954). — FOWLER, R. H.: Cystic Tumors of the spleen. Int. Abstr. Surg. 70, 213 (1940). — FRANCHI, B.: Intema di splenoportografia. Fracastoro 51, 312—322 (1958). — FRANK, A., u. M. HUSTEN: Experimentelle Untersuchungen zur Frage der Arbeitshypertrophie des Herzens nach Milzexstirpation. Z. ges. exp. Med. **119**, 450 (1952). — FRANK, E.: Die hämorrhagische Diathese. In: SCHITTENHELMs Handbuch der Krankheiten des Blutes. Bd. II. Berlin: Springer 1925; — Einst und Jetzt: Die essentielle Thrombopenie nach 40 Jahren. Münch. med. Wschr. **1958**, 940. — FRANK, L.: Sarcoma of the spleen. Amer. J. med. Sci. **183**, 77 (1932). — FULLERTON, H. W., and H. L. D. DUGUID: A case of cyclical agranulocytosis with marked improvement following splenectomy. Blood **4**, 269 (1949). — FUSS, H.: Ein Beitrag zur Frage der Milzcysten. Bruns' Beitr. klin. Chir. **162**, 109 (1935); — Milzverletzungen beim Gesunden und ihre Folgen. Hefte Unfallheilk. **1956**, H. 52, 176.

GABAJ, A. V.: Die Splenektomie im Kindesalter bei Morbus Gaucher. Probl. Gemat. Moskva **4**, 39 (1959). — GÄNSSLEN, M.: Der hämolytische Ikterus und die hämolytische Konstitution. Klin. Wschr. **1937**, 1229; — Erbarzt **1935**, 33. — GANDIN, J.: L'echinococcose splénique. Ann. Chir. (Paris) **12**, 1251—1257 (1958). — GARCIA BARÓN, A.: Die Schußverletzungen der Milz. Rev. esp. Med. Guerra **4**, 73 (1941) [Spanisch]. — GELIN, G.: 5. Kongr. der Europ. Ges. für Haematologie Dez. 1955 in Freiburg. S. 302. Berlin-Göttingen-Heidelberg: Springer 1956; — Syndrom de Banti et maladie de Banti. Acta haemat. **15**, 81 (1957); — Zur Frage des Morbus Banti. Acta hepatosplenologica **6**, 5 (1959). — GERMER, W. D.: Milzexstirpation bei splenomegaler Leberzirrhose mit Zytopenie. Dtsch. med. Wschr. **1956**, 1882. — GERSHON-COHEN, J., M. B. HERMEL and L. S. BRINGHURST: Rupture of the spleen: roentgendiagnosis. Radiology **57**, 521 (1951). — GIANNINI, A. P.: Splenectomy for the fulminating episode of essential thrombocytopenic purpura. Surg. Gynec. Obstet. **94**, 229 (1952). — GIBSON, S. B., and R. L. RICHARDS: Cavernous Transformation of the portal Vein. J. Path. Bact. **70**, 81 (1955). — GIESEN, H.: Doppelte traumatische und spontane Milzruptur bei Leukämie. Diss. Zürich 1953. — GILBERT, E. F., K. NISHIMURA and B. G. WEDUM: Congenital malformation of the heart associated with splenic agenesis. Circulation **17**, 72 (1958). — GILBERT, R.: Bestrahlungstechnik und Erfolge. J. belge Radiol. **22**, 577 (1938). — GIPSON, B. F., R. L. CHANCEY and B. CZERNOBILSKY: Milzruptur bei Mononucleosis. Ann. Surg. **144**, 282 (1956). — GIRAUD, G., P. CAZAL, H. LATOUR, A. LÉVY et P. PUECH: Indications de la splénectomie dans la maladie d'Osler. Arch. Mal Cœur **47**, 410 (1954). — GIVOZDANOVIC, A., and E. HAUPTMANN: Further experience with percutaneous lienoportal venography. Acta radiol. (Stockh.) **43**, 177 (1955). — GLEN, J. E.: Accessory spleen in scrotum. J. Urol. (Baltimore) **73**, 1057 (1955). — GLENN, F., G. N. CORNELL, C. H. SMITH and I. SCULMAN: Splenectomy in children with idiopathic thrombocytopenic purpura, hereditary spherocytosis, and mediterranian anemia. Surg. Gynec. Obstet. **99**, 689 (1954). — GLIEDMANN, M. L., R. D. SELLERS, R. W. GRANT, J. S. BURKLE, C. M. LÉVY and B. L. VESTAL: Observations on the effect of portocaval anastomosis upon the hemodynamics of liver. Surg. Gyn. Obstet. **108**, 223 (1959). — GOFFIN, R.: La place de la splénectomie dans le purpura thrombocytopénique. Acta chir. belg. **55**, 67 (1956). — GOLDECK, H., u. H. KASTRUP: Die Anzeige zur Splenektomie. Bruns' Beitr. klin. Chir. **187**, 16 (1953). — GOMBKÖTÖ, B., A. BÁN u. T. FÜLÖP: Angiosarkom der Milz. Dtsch. Arch. klin. Med. **200**, 278 (1953). — GÓMEZ-DURÁN, M.: Fundamentos y estado de la cirugia esplenica. Gac. méd. esp. **26**, 125 (1952). — GONZÁLEZ-BUENO, C.M., y MUNIZ-GONZALEZ: Cirugia de las anemias hemoliticas. Rev. clin esp. **63**, 351 (1956). — GORDON, J. D., and D. H. PALEY: Primary malignant tumors of the spleen. Surgery **29**, 907 (1951). — GORLITZER, V., u. MUNDY: Zur Frage der Splenektomie im Atomzeitalter. Med. Klin. **1958**, 1221. — GRANAAT, D.: Die Milz bei der Steuerung des arteriellen Blutdrucks. J. Physiol. (Lond.) **122**, 209 (1953). — GRASSER, C.: Akute hämolytische Krisen nach Plasmatransfusionen bei dystrophisch-toxischen Säuglingen. Helv. paediat. Acta **1**, 1 (1945). — GRASSMIK, T.: Soll die Milz bei komplikationsloser Milzvergrößerung infolge von Malaria entfernt werden? Vestn. Chir. **55**, 31 (1938) [Russisch]. — GREEF, K., J. KOCH, W. PLEWA u. R. THAUER: Zur Analyse der quantitativen Beziehungen zwischen Blutverlust und Entspeicherungsvorgängen der Milz. Pflügers Arch. ges. Physiol. **259**, 454 (1954). — GREEN, TH. W., C. L. CONLEY, L. L. ASHBURN and H. R. PETERS: Splenectomy for myeloid metaplasia of the spleen. New Engl. J. Med. **248**, 211 (1953). — GRÉGOIRE, R.: Le pronostic de la splénectomie dans les splenomégalies chroniques. Bull. méd. (Paris) **1932**, 749; — Résultats immédiats et tardifs de la splénectomie. Bull. Soc. nat. Chir. (Paris) **59**, 75 (1933); — I risultati lontani della splenectomia nell emogenia. Boll. Soc. piemont. Chir. **4**, 4 (1934); — Pyléthrombose et splénectomie. Sang **9**. 761 (1935); — Le traitement chirurgical de l'ictére hemolytique et ses résultats. Presse méd, **1936 II**, 889; — La splénectomie dans l'ictére hemolytique. Schweiz. med. Wschr. **1936 II**, 889; — Les indications opératoires dans les splénomégalies. Rev. belge Sci. méd. **10**, 103 (1938); — L'indication opératoires dans l'ictére hémolytique. Paris méd. **1938 I**, 449; — Die Behandlung des Ikterus haemolyticus. Presse méd. **1957**, 97. — GREPPI, E.: Splenomegali emolitica con anemia a tipo pernicioso. Policlinico, Sez. med. **34**, 217, 273 (1927); — Il morbo di Banti. Riv. Clin. med. **39**, 103 (1938); **40**, 52 (1939); — Sintesi attuale sui complessi epatosplenici — 35 anni dopo EPPINGER. 5. Kongr. der Europ. Ges. für Haematol. Dez 1955 in Freiburg. Berlin-Göttingen-Heidelberg: Springer 1956. — GRIFFITH, CH. A., and R. J. CRONE: Prognosis of splenectomy in idiopathic thrombocytopenic purpura on basis of marrow studies.

Surgery **27**, 922 (1950). — GRIFONI, V.: Contributio alle conoscenza degli ipersplenismi combinati. Clin. nuova **7**, 333 (1948). — GROB, M.: Lehrbuch der Kinderchirurgie. Stuttgart 1957. — GROSS, E., u. ST. SANDKÜHLER: Eigenarten der Alkoholunverträglichkeit Lymphogranulomatosekranker. 5. Kongr. der Europ. Ges. für Haematol. Dez. 1955 in Freiburg. S. 709. Berlin-Göttingen-Heidelberg: Springer 1956. — GROSS, G. W.: Chirurgie und Tropenkrankheit. Dtsch. med. Wschr. **1956**, 171. — GROSS, J. D., R. C. HARTMANN, J. B. GRAHAM and C. B. TAYLOR: Splenectomy in hemophilia. Bull. Johns Hopk. Hosp. **10**, 223 (1957). — GROSS, K. L.: Die isolierte Tuberkulose der Milz. Diss. Bonn 1932. — GROSS, R.: Erweiterte Indikationen zur Milzexstirpation. Ärztl. Wschr. **1958**, 689; — Polycythaemia vera. Dtsch. med. Wschr. **1958**, 1408; — Pathophysiologie und Klinik der Thrombocytopathien. Verh. dtsch. Ges. inn. Med. **66**, 813 (1960). — GROSSI, T.: Le curve da carico di glucosio prima e dopo splenectomia. Ann. ital. Chir. **28**, 67 (1951). — GRÜNERT, R. D.: Lebervenenkatheterung und Splenoportographie in der Diagnostik des portalen Hochdrucks. Chirurg **31**, 534 (1960). — GRÜNERT, R. D., u. M. M. SANPRADIT: Blutvolumenveränderungen nach Porta-Cava-Anastomose. Acta hepatosplenologica **6**, 358 (1959). — GRUNDLER, E.: Über Milzvenenstenose bei Kindern. Arch. Kinderheilk. **134**, 50 (1947). — GÜNTHER, G. W.: Zur Frage der extra- und intralienalen Aneurysmen der Milzarterie. Bruns' Beitr. klin. Chir. **168**, 457 (1938). — GÜRKAN, K. I., et B. TARCAN: La valeur de la splénectomie dans les splénomegalies d'origine paludéenne. J. int. Chir. **9**, 77 (1949). — GÜTGEMANN, A.: Milzoperationen beim Pfortaderhochdruck. Langenbecks Arch. klin. Chir. **295**, 344 (1960). — GÜTGEMANN, A., G. HENNRICH u. H. W. SCHREIBER: Über die echte Milzvenenstenose. Langenbecks Arch. klin. Chir. **288**, 117 (1958). — GÜTGEMANN, A., G. KARCHER u. A. HOMMELSHEIM: Die Indikation zur Splenektomie. Dtsch. med. Wschr. **1953**, 1059. — GÜTGEMANN, A., W. H. SCHREIBER u. K. H. SCHRIEFERS: Zur chirurgischen Behandlung des Pfortaderhochdrucks, zugleich ein Beitrag zur traumatischen Genese eines praehepatischen Blocks. Chirurg **31**, 97 (1960). — DiGUGLIELMO: La maladie de Banti. Haemat. **3**, 123. Basel: S. Karger 1955. — GUTEL: Etude critique du concept d'hypertension portale. Tèse, Paris 1957. Zit. nach GELIN. — GYNTELBERG, I.: Ein Fall von Feltyschem Syndrom mit Milzentfernung behandelt. Nord. Med. **1942**, 927 u. engl. Zusammenfass. 930 [Dänisch].

HACKL, H.: Über Vorkommen und Entstehung von Nebenmilzen. Bruns' Beitr. klin. Chir. **198**, 129—138 (1959). — HÄNSCH, K.: Befunde nach Milzexstirpation. Inaug.-Diss. Köln 1951 — HALLENBECK, G. A., and E. SHOCKET: An evaluation of portacaval shunts for portal hypertension. Surg. Gynec. Obstet. **105**, 45 (1957). — HALLENBECK, G. A., S. C. MORTON, E. E. WOLLAEGER and R. P. PAGE: Bleeding Varices due to cirrhosis. A. M. A. Arch. Surg. **78**, 779 (1959). — HALPERT, B., and F. GYÖRKEY: Lesions observed in accessory spleens of 311 patients. Amer. J. clin. Path. **32**, 165—168 (1959). — HANSSLER, H.: Experimentelle Untersuchungen über den Einfluß des D-Vitamin auf die Funktion von Thymus und Milz. Z. ges. exp. Med. **126**, 105 (1955); — Folgen der Milzexstirpation für die Funktion der Nebenschilddrüse. Z. ges. exp. Med. **126**, 220 (1955). — HARRIS, M., S. M. McALISTER and T. A. S. PRANKERD: The relationship of abnormal red cells to the normal spleen. Clin. Sci. **16**, 223 (1956). — HARTERT, H.: Die Thrombelastographie in der Differentialdiagnose der haemorrhagischen Diathesen. Schweiz. med. Wschr. **1949**, 318; — Blutgerinnungsstudien mit der Thrombelastographie, einem neuen Untersuchungsverfahren. Klin. Wschr. **1948**, 577; — Thrombelastographische Untersuchungen zur Fibrinolyse. Klin. Wschr. **1950**, 77. — HASCHÉ, E.: Über einen bisher wenig beachteten Abwehrmechanismus gegen belebte und unbelebte Mikroorganismen im bisher unveränderten Vollblut des gesunden Menschen. Z. ges. exp. Med. **122**, 505 (1954). — HAYDN, G.: Über den Einfluß der Milzexstirpation auf die Ausbildung einer experimentellen Herzhypertrophie bei Ratten und Meerschweinchen. Z. ges. exp. Med. **121**, 273 (1957). — HEBERER, G.: Zur Chirurgie von Aneurysmen der Bauchaorta, der Milz- und Leberarterien. Chirurg **30**, 293 (1959). — HECKNER, F.: Cytologische Veränderungen der Kaninchenmilz unter dem Einfluß des Cortisons. 5. Kongr. der Europ. Ges. für Hämat. Sept. 1955. Berlin-Göttingen-Heidelberg: Springer 1956. — HECTOR, A.: Kystes épidermoides multiples de la rate associés à la maladie polykystique du rein. Presse méd. **1952**, 925. — HEIDENBLUT, A.: Kymographische Beobachtungen der pulsatorischen Mitbewegung der Milz Fortschr. Röntgenstr. **93**, 380 (1960). — HEILMEYER, L.: Neuere Forschungsergebnisse über. die Pathogenese des hämolytischen Ikterus. Klin. Wschr. **1939**, 661; — Physiologische Beziehungen zwischen Milz und Knochenmark. Klin. Wschr. **1955**, 689; — Bibl. haemat. (Basel) **3**, 21 (1955); — Funktionsprüfung der Leukopose des Knochenmarks. Dtsch. med. Wschr. **1957**, 644; — Die hämatologischen Indikationen zur Splenektomie und ihre pathogenetischen Hintergründe. Münch. med. Wschr. **102**, 117—123, 193—196 (1960). — HEILMEYER, L., u. L. ALBUS: Die hämolytische Hypersplenie. Dtsch. Arch. klin. Med. **178**, 89 (1935). — HEILMEYER, L., u. A. GITTER: Der Einfluß parenteraler Gaben von Hämoglobin und Hämoglobinabbauprodukten auf den Blutfarbstoffwechsel mit besonderer Berücksichtigung der Harnfarbstoffausscheidung. Z. ges. exp. med. **77**, 594 (1931). — HEILMEYER, L., u. G. STRÖWE: Der Eisen-Kupferantagonismus im Blutplasma beim Infektionsgeschehen. Klin. Wschr.

1938, 925. — HENNEMANN, G.: Erneute schwere Hämolyse nach Milzexstirpation bei erworbenem hämolytischen Ikterus. Medizinische 1955, 184. — HENNRICH, G.: Die Cruveilhier-Baumgartensche Erkrankung und ihre chirurgische Behandlung. Acta Hepatosplenologica 8, 1 (1961). — HENNRICH, G., u. H. BREUER: Funktionsprüfung porto-cavaler Anastomosen mit Hilfe des Ammoniumchlorid-Belastungstestes. Ärztl. Wschr. 1958, 641. — HENSCHEN, C.: Die Bedeutung der Leber in der Chirurgie. Langenbecks Arch. klin. Chir. 175, 488 (1932). — HERCZEL: Über die Ursache des Fiebers nach Milzexstirpation. Z. Chir. 1907, 51. — HERFARTH, H.: Neuerungen und Wandlungen der Milzchirurgie in den letzten 10 Jahren. Ergebn. Chir. Orthop. 19, 217 (1926). — HERMANUZ, N., u. O. WESTERBERG: Das Herz- und Kreislaufsystem nach alten Milz- und Leberverletzungen. Hefte Unfallheilk. 52, 193 (1956). — HERRATH, E. v.: Med. Rdsch. (Mainz) 1947 I, 141. Zit. nach HEILMEYER. Z. Zellforsch. 23, 375 (1936). — HERRLINGER, R.: Das Blut in der Milzvene des Menschen. Anat. Anz. 96, 226 (1947). — HERTEL, E.: Ein Beitrag zu den Pseudocysten, über eine spontane Splenomblutung und zur spontanen Ruptur der Milz. Zbl. Chir. 81, 721 (1956). — HETTLER, M.: Angiographische Probleme und Möglichkeiten. Fortschr. Röntgenstr. 92, 198, 420 (1960). — HEYN, W.: Operationen an der Milz. In: Die chirurgische Operationslehre von BIER, BRAUN, KÜMMEL. Leipzig 1955. — HICKLING, R.: Gigant follicle lymphoma of the spleen. Recovery after splenectomy. Brit. med. J. 1960 II, 1464. — HIMSWORTH, H. P., and L. E. GLYNN: Toxipatic and Trophopatic Hepatitis. Lancet 1944 I, 457. — HITTMAIR, A.: Folgen des Hypersplenismus. Schweiz. med. Wschr. 1940, 963; — Normale und pathologische Milzfunktionen. Bibl. haemat. (Basel) 3, 1 (1955); — Erfolge und Mißerfolge der Milzexstirpation bei Blutkrankheiten. Med. Klin. 1955, 17; — Diffuse Osteomyelosklerose. Folia haematol. N. F. 1, 38 (1956); — Bedeutung der Milz für die Genese der Thrombopathien. In: Haemorrhagische Diathesen, S. 33. Wien 1956. — HODGE, S.: Traumatic ruptur of the spleen associated with liver cirrhosis, portal hypertension and congestiv splenomegaly. Amer. Surg. 25, 214 (1959). — HÖGLER, F.: Kommt in unseren Gegenden der Morbus Banti vor? Wien. Arch. inn. Med. 35, 235 (1941). — HOEPKE, A.: Zit. nach ROTTER u. BÜNGELER. Anat. Anz. 98, 7 (1951); — Milz und Geschwulst-Abwehr. Dtsch. med. J. 3, (1952); — Geschwulstabwehr durch die Milz und das retikulo-endotheliale System. Verh. Anat. Ges. 1953; — Die Rolle des retikulo-endothelialen Systems bei der Abwehr von Reiztumoren. Verh. dtsch. Ges. Path. (37. Tgg.) (1953); — Die Milz von Scyllium canicula. Z. Anat. 117, 226 (1953); — Wehrt sich der Körper gegen Geschwülste? Strahlentherapie 93, 346 (1954); — Die Reaktion von Milz und Thymus beim spontanen Mamma-Carzinom der Maus. Mikroskopie 10, 268 (1955); — Beiträge zur Morphologie und Physiologie des Lymphgewebes. Die Milz winterschlafender Tiere. Z. Anat. Entwickl.-Gesch. 99 (1932); — Milz und Krebs. Neue Z. ärztl. Fortbild. 47, 63 (1958); — Die Stellung des Lymphgewebes im Säure-Basen-Haushalt des Körpers. Klin. Wschr. 1938, 1644; — Die Milzgefäße der weißen Ratte. Z. mikr.-anat. Forsch. 43, 34 (1938); — Die Bedeutung der Lymphozyten. Verh. Anat. Ges. 1938. Anat. Anz. 87, 34 (1939). — HOFF, F.: Milzexstirpation als Behandlungsverfahren bei Blutkrankheiten. Med. Klin. 1938, 1087; — Neurohormonale Regulation des Blutes. 5. Kongr. der Europ. Ges. für Haemat. Freiburg 1955. Berlin-Göttingen-Heidelberg: Springer 1956. — HOFFMANN, E.: Nonparasitic splenic cysts. Amer. J. Surg. 93, 765 (1957). — HOLDER, E.: Wunde und Operation in ihrer Beziehung zum Eiweiß- und Aminosäurestoffwechsel. Langenbecks Arch. klin. Chir. (Kongreßber.) 289, 59 (1958). — HOLZNER, H.: Zur Ätiologie und Todesursache der verschiedenen Formen der Lebercirrhose. Dtsch. med. Wschr. 81, 264 (1956). — HONERT, S.: Klin. Bericht über die Milzexstirpationen und Operationen 1932—1937 und 1942—1947 an der Chirurg. Klin. der Med. Akademie Düsseldorf. Inaug.-Diss. Düsseldorf 1949. — HONGISTO, S.: Cysts of the spleen. Ann. Chir. Gynaec. Fenn. 39, 270 (1950) [Finnisch]. —HORSTER, H. A.: Alkoholschmerz bei Hodgkin. Amer. J. Roentgenol. 64, 913 (1950). Zit. nach GROSS u. SANDKÜHLER. — HÜSER, H.: Über Milzexstirpation beim hämolytischen Ikterus. Diss. Münster 1947. — HULLINGER, L.: Über die unterschiedlichen Entwicklungsfähigkeiten der Zellen des Blutes und der Lymphe in vitro. Diss. Basel 1956. — HUMMEL, B.: Erfahrungen mit Splenomegalie unter besonderer Berücksichtigung eines riesenhaften Lymphangioms der Milz. Münch. med. Wschr. 1955, 1565. — HUNT, A. H., and B. R. WITTARD: Thrombosis of the portal Vein in Cirrhosis Hepatis. Lancet 1954 I, 281. — HUTCHINSON, H. E., and W. D. ALEXANDER: Splenic neutropenia in the Felty-Syndrom. Blood 9, 986 (1954). — HUTT, M. S. R., J. S. RICHARDSON and J. S. STAFFURTH: Feltys' syndrome. Quart. J. Med. 20, 57 (1951). — HUU, N.: Territoires artériels de la rate études expérimentales. La presse Medicale 1956, 1744.

INTROZZI, P.: La splenektomia nella infezione melitense. Haematologica (Pavia) 21, 859 (1940). — ISTOMANOWA u. TSCHILIPENKA: Zit. nach LAUDA. — ISTOMANOWA, F. M.: Experimentelle Untersuchungen über Erythropoese. Z. ges. exp. Med. 52, 140 (1926); 65, 498 (1929). — ISTOMANOWA, T. A., MJASSNIKOW u. A. SWJATSKAJA: Z. ges. exp. Med. 52, 160 (1926). Zit. nach HEILMEYER u. BEGEMANN. — IVERSEN, P.: Milzexstirpation bei einem Fall Piekscher Krankheit. Ugeskr. Læg. 1929 I, 110 [Dänisch].

JAKOBSEN, C. O., E. L. SIMMONS, W. E. NETHARD, E. K. MARKS and M. S. ROBSON: Proc. Soc. exp. Biol. (N. Y.) 73, 455 (1950). Zit. nach LEIBETSEDER. — JAMES, CH. L.: Ruptured aneurym of the splenic artery. Amer. J. Surg. 96, 18 (1958). — JAMRA, M. E., VASCONCELLOS, E. MAURO e D. M. GILLO: Mielose aplastica. Estude de 25 cases. Resultados da esplenectomia em 15. Rev. med. Brasil 1, 35 (1954). — JEDLICKA, V.: Die internistischen Indikationen zur Splenektomie. Münch. med. Wschr. 1957, 1093. — JENTZER, A.: Cystes à échinocoques uniloculaires de la rate. Schweiz. med. Wschr. 1947, 95. — JEOLIJAN, R. O.: Zur Frage über die Milzabszesse bei Malaria. Nov. hir. Arh. 5, 497 (1927) [Russisch]. — JOHNSON, H. M.: Effect of splenectomy in acut systemic lupus erythematosus. Arch. Derm. Syph. (Chicago) 89, 694 (1954). — JOHNSON, S. R.: Indications for splenectomy illustrates by means of spleen exstirpations carried out at the Surgical Clinic of the Karolinska Sjukhuset from 1940—1947. Acta chir. scand. (Stockh.) 99, 1 (1949). — JONSSON, U., O. C. HANSEN-PRUSS and R. W. RUNDLES: Hemolytic anemia in myelogenous leukemia with splenectomy. Blood 5, 920 (1950). — JORDAN jr., G. L., and F. J. HECK: Fate of patients with splenomegaly and hypersplenism not treated by splenectomy. Ann. Surg. 143, 29 (1956). — JÜRGENS, A.: Milzexstirpation beim hämolytischen Ikterus. Inaug.-Diss. Göttingen 1947. — JÜRGENS, R.: Pathophysiologie und Klinik der Thrombopathien. In: Hämorrhagische Diathesen, S. 4. Wien 1955. — JUNG, A.: Indikationen und Resultate der Splenektomie bei Erkrankungen des Blutes. Saarländ. Ärztebl. 6 (1957). — JUSTESEN, V. H., and N. KOOLSBERGEN: Spontaneous rupture of the spleen in malaria. Arch. chir. neerl. 2, 91 (1950). — JUTZ, B., u. A. JACOBI: Spontanruptur der Milz bei Impfmalaria. Münch. med. Wschr. 1931I, 395.

KAISER, S.: Chirurgie der Milz und des Pfortaderhochdruckes. Rev. bras. Cir. 19, 591 (1950) [Portugiesisch]. — KALK, H.: Bemerkungen zur Technik der Laparoskopie und Beschreibung neuer laparaskopischer Instrumente. Med. Klin. 50, 696 (1955). — KALLAY, K., and W. WILTENER: Die Rolle der Milz für die Blutkonzentration im Verlauf des Histaminschocks. Acta physiol. (Budapest) 8, 389 (1955). — KAPLAN, A. A., J. CARBALLO and J. RUMBALL: Clinical evaluation of percutaneous splenoportal venography. Sth. med. J. 51, 1395—1400 (1958). — KARCHER, H.: Über Thorotrastschäden. Dtsch. Z. Chir. 261, 458 (1949). — KAWAKITA, Y.: Über die Wirkung der Splenektomie bei aplastischer Anämie. 5. Kongr. der Europ. Ges. für Haematol. in Freiburg 1955. Berlin-Göttingen-Heidelberg: Springer 1956. — KAZNELSON, P.: Thrombolytische Purpura. Z. klin. Med. 87, 133 (1919). — KELLER, H. M.: Knochenmarksfunktion bei Leberererkrankungen und Splenomegalien, untersucht mit unspezifischem Reizstoff. 5. Kongr. der Europ. Ges. für Haematol. in Freiburg 1955. Berlin-Göttingen-Heidelberg: Springer 1956. — Die Antwort des normalen und pathologischen Knochenmarks auf apyrogene Dosen eines unspezifischen Reizstoffes. 5. Kongr. der Europ. Ges. für Haematol. Freiburg 1955, S. 333. Berlin-Göttingen-Heidelberg: Springer 1956. — KELLER, H. M., u. I. HEILMEYER: Knochenmarksfunktionsprüfungen mit unspezifischen Reizstoffen. Klin. Wschr. 37, 1003 (1959). — KIKUTH, W.: Über den Einfluß der Milz auf die Protozoeninfektion. Klin. Wschr. 1930, 43. — KIKUTH, W., u. R. GÖNNERT: Z. Tropenmed. Parasit 1 (1949). — KIKUTH, W., R. GÖNNERT u. H. MAUS: Miratil, ein neues Chemotherapeuticum gegen Darmbilharziose. Naturwissenschaften 33, 253 (1946). — KIRKLAND, W. G., and J. R. McDONALD: Hamartoma of the spleen. Arch. Path. (Chicago) 45, 371 (1948). — KLAR, E.: Pathophysiologische Untersuchungen bei neurochirurgischen Eingriffen. Langenbecks Arch. klin. Chir. 273, 704 (1953). — KLEINMANN, H.: Zur Pathologie des dissoziierenden Kapselhaematoms der Milz. Zbl. Chir. 40, 1689 (1952). — KLEINSCHMIDT, K.: Ecksche Fistel beim Menschen. Langenbecks Arch. klin. Chir. 160, 452 (1948). — Zbl. Chir. 1935, 1302. — KLINGER, W.: Milzexstirpation und Malaria. Z. Tropenmed. Parasit 1, 195 (1949). — KLOPPER, P. S.: Die Milzfunktion in Beziehung zu Blutdruckänderungen, hervorgerufen durch Rindenreizung. J. Physiol. (Lond.) 129, 547 (1955). — KNEISE, G.: Über die Spätblutung der Milz nach stumpfen Bauchtraumen. Chirurg 1949, 427. — KNIERIEM, W. E.: Über eine neue Schnittführung bei Milzoperationen. Zbl. Chir. 81, 129 (1956). — KOCH, J., u. R. THAUER: Zur Methodik der quantitativen Registrierung der Speicherungs- und Entspeicherungsvorgänge der Milz. Pflügers Arch. ges. Physiol. 258, 461 (1954). — KOĆNEV, M., u. P. MANENKOV: Zur Frage über die Milzruptur während Schwangerschaft, Geburt und Puerperium. Ž. Akuš. 42, 83 (1931) [Russisch]. — KÖHN, K., u. M. RICHTER: Gefäßveränderungen im extrahepatischen Pfortaderstromgebiet bei Lebercirrhosen. Acta hepatospleno 6, 29 (1959). — KÖLE, W.: Die traumatische Ruptur der normalen Milz, eine experimentelle Studie zur Mechanik ihrer Entstehung. Langenbecks Arch. klin. Chir. 278, 343 (1954). — KOLLER, F.: Klinik und Therapie der plasmatisch bedingten hämorrhagischen Diathesen. In: Hämorrhagische Diathesen. S. 89. Wien 1955. — KOMIYA, E.: Die nervöse Regulation der Blutkörperchen. 5. Kongr. der Europ. Ges. für Haematol. Sept 1955. Berlin-Göttingen-Heidelberg: Springer 1956. — KONCZ, J.: Die operative Behandlung der portalen Hypertension. Therapiewoche 8, 67 (1957); — 50. Kongr. der Dtsch. Ges. für Chir. April 1958. Kongreßber.; —Portocavale Anastomosen. Vortr. Dtsch. Ges. Chir. München 12. 4. 1958. — KOPPENSTEIN, E.: Phlebolithen in der Milz. Gyogyaszat 67, 784 (1927) [Ungarisch]. — KORALEWSKI, F.: Beitrag zur spontanen Milzruptur. Med. klin **53**, 2024 (1958). — Kozlovskij, V. S.: Der Einfluß der Entfernung der Milz auf den Calcium- und Natriumgehalt in der Haut und im Muskelgewebe von Tieren. Fiziol. Z. (Mosk.) **38**, 734 (1952) [Russisch]. — Krauss, H., L. Heilmeyer u. J. Weinreich: Ergebnisse und Indikationen der Splenektomie bei verschiedenen Blutkrankheiten. Folia haemat. (Frankfurt) **3**, 243—268 (1959); — Die Indikation zur Splenektomie bei verschiedenen Blutkrankheiten und deren Ergebnisse. Dtsch. med. Wschr. **84**, 639—643 (1959). — Krebs, P.: Über einen Fall von arteriovenösem Aneurysma der Arteria lienalis. Medizinische **1958**, 526. — Krestow, M.: Über den Einfluß von Milzexstirpation und Milztransplantation auf die Leukozytenbewegung. Inaug.-Diss. Heidelberg 1960. — Kümmerle, F.: Die stumpfen Bauchverletzungen. Stuttgart 1959. — Kunz, G.: Die „depressorische Hypersplenie" ein noch gerechtfertigter Begriff? Med. Welt **17**, 913 (1960).

Lacciari, C., E. Pisi e G. Cavalli: Splenoportographia e Splenomanometria. Edizioni Rivista Medica Bologna 1957. — Laederich, L., J. E. Thiery et A. Motte: Les ulcères de jambre dans la maladie hémolytique familiale. Bull. Soc. méd. Hôp. Paris. III. **57**, 808 (1951).— Laforet, E. G.: Primary sarcoma of the spleen. Amer. J. clin. Path. **22**, 46 (1952). — Lahey, F. H., and J. W. Norcross: Splenectomy: when is it indicated? Ann. Surg. **128**, 363 (1948). — Lam, R. C.: Splenectomy for the treatment of sickle cell anemia. Amer. J. Surg. **95**, 150 (1958). — Lambers, K., u. R. Gross: Erythroblastophthise. Z. Kinderheilk. **78**, 577 (1956). — Lamy, M., et. A. Ameline: Un cas d'anévrysme de l'artéres splénique avec splénomégalie et hypertension portale. Mém. Acad. Chir. **80**, 577 (1954). — Lang, H., u. V. Buchtala: Diagnostik und Therapie der Oesophagusvaricen. Ärztl. Wschr. **15**, 241 (1960). — Lang, K.: Milzexstirpation wegen subcutaner Milzverletzung. Zbl. Chir. **76**, 945 (1951). — Lang, V. F., S. A. Morton, J. D. Steele and A. A. Schaefer: Cyst of the spleen. Ann. Surg. **127**, 572 (1948). — Laqua, H.: Vortrag auf der Tagung. südwestdtsch. gewerbl. Berufsgenossenschaften. Kongreßber. Heidelberg 1955. — Larghero, P., and F. Giuria: Traumatic rupture of the spleen. Surg. Gynec. Obstet. **92**, 385 (1951). — Lauda, E.: Über schwere anämische Zustände bei splenektomierten Ratten. Klin. Wschr. **1925**, Nr. 33, 1587; — Zur Frage der inneren Sekretion der Milz. Münch. med. Wschr. **1932**, 7; — Über die Bedeutung der Milz für die Blutkrankheiten. Klin. Wschr. **1937**, 977; — Die Milz — ein innersekretorisches Organ. Bibl. haemat. (Basel) **3**, 3 (1955). — Lauda, E., u. Flaum: Zur Frage der innersekretorischen Funktion der Milz. Wien. klin. Wschr. **1930**, 1105. — La Via, M. F., M. Robson and R. W. Wissler: Modification of Antibody Response in x-radiated rats by Injektion of spleen Homogenates. Proc. Soc. exp. Biol. (N. Y.) **96**, 667—670 (1957). — Layani, F., J. Gatellier, A. Aschkenasy et G. Hamard: Un cas de syndrome de Felty. Bull. Soc. méd. Hôp. Paris **63**, 914 (1947). — Lebon u. Claude: Chirurgie de l'hypertension portale. Algérie Med. **61**, 481 (1957). — Lebon, J., M. Fabregoule et R. Lego: Manométrie splénique. Sériographie portale. Rev. int. Hépat. **5**, 587 (1955).— Lee, R. E., and L. A. Arnspiger: Épidermoidcyst of the spleen. A. M. A. Arch. Surg. **77**, 10 (1958). — Leger, L., G. Albert et N. Arvay: Siehe Durand; — La phlébographie portale dans l'exploration des affections hépatosplénisques. Presse méd. **1951**, 1230. — Leger, L., M. Cachin, Ph. Detrie, P. Guyet et J. A. Ménégaux: Le traitement des cirrhoses du foie par ligature d'un canal hépatique. J. Chir. (Paris) **79**, 249 u. 497 (1960). — Leger, L., et P. Montète: D caractère habituellement non fonctionel des varices oesophagieuses. Lyon Chir. **55**, 515 (1959). — Leger, L., M. Mouktar et P. Guet: Anévrysmes de l'artère splénique. Leur rôle possible dans la détermination d'un syndrome d'hypertension portale. J. Chir. (Paris) **77**, 153 (1958). — Leger, L., et R. Roy-Camille: Anastomose porto-cave. Étude pré- et postopératoire de 12 observations. Presse méd. **66**, 1673—1676 (1958). — Leger, L., et J. Sourdille: Abord de la rate par voie combinée abdomino-thoracique. J. Chir. (Paris) **67**, 143 (1951). — Lehmann, A.: Die Hämoglobinopathien. Dtsch. med. Wschr. **1959**, 1253. — Leibetseder, F.: Die Erythropoese beim hämolytischen Ikterus. Sang **21**, 155 (1955);— Die Pathophysiologie der Milz und die Indikation zur Splenektomie. Wien. med. Wschr. **1955**, 326; — Über Erfahrungen mit der Milzexstirpation in der internen Klinik. Bibl. haemat. (Basel) **3**, 79 (1955); — Vergleich der Erythrozyten-Durchmesser in Milz und peripherem Blut bei Splenomegalien. 5. Kongr. der Europ. Ges. für Haematol. Freiburg 1955. Berlin-Göttingen-Heidelberg: Springer 1956. — Leibetseder, F., u. J. Tuba: Splenektomie bei Lymphosen. Folia haemat. (Frankfurt) N. F. 1, 2 (1956). — Lenggenhager, K.: Beobachtungen an einem Thrombopeniker während der Milzexstirpation. Schweiz. med. Wschr. **1947**, 449. — Lessmann, F. P., and R. Schobinger: Intra-venous venography in portal hypertension. Acta radiol. **51**, 95 (1959). — Lewis, H.: Epidermoid cyst of the spleen. Amer. J. Surg. **99**, 242—243 (1960). — Li, M. H., C. A. Pfeiffer u. W. N. Gardner: Hodenüberpflanzung in die Milz bei kastrierten Mäusen. Proc. Soc. exp. Biol. (N. Y.) **64**, 319 (1947). — Lidskij, A. T., u. J. A. Kampelmacher: Die Splenektomie, eine Therapie einiger Krankheiten des Blutsystems. Chirurgija **1954**, 7, 21 [Russisch].— Lill, H.: Indikationsstellung und Resultate der Milzexstirpation und ihrer Ersatzoperationen. Wien. med. Wschr. **1952**, 201. — Linder, F.: Die intraoesophageale Umstechung blutender Oesophagusvarizen. Langenbecks Arch. klin. Chir. **280**, 66 (1955). —

LINKE, A.: Über die primäre und sekundäre splenogene Panhaemocytopenie. Folia haematol. N. F. 70, 175 (1948). — LINKE, A., R. VAN RANSBEEK u. K. TH. SCHRICKER: Die Antwort des normalen und pathologischen Knochenmarks auf unspezifische Reize. Verh. dtsch. Ges. inn. Med. 62, 543 (1956). — LINKE, A., u. K. T. SCHRICKER: Die Bedeutung von Leber und Milz für die neurohumorale Regulation der Leukozyten. 5. Kongr der Europ. Ges. für Haematol. Freiburg 1955. Berlin-Göttingen-Heidelberg: Springer 1956. — LINN, H. J., and E. P. ELLIAS: Epidermoid Cyst of the spleen. Amer. J. clin Path. 19, 558 (1949). — LINNEWEH, F.: Zur Therapie der thrombopenischen Purpura. Klin. Wschr. 1950, 236. — LINTON, R. R.: The selection of patients for portocaval shunts. Ann. Surg. 134, 493 (1951); — Bleeding esophageal cerices: the emergency and definitive treatment. Amer. Surg. 24, 101 (1958). — LIPPAY, A., G. G. MITCHELL u. E. IRVING: Die rhythmische Aktivität der Milz beim Säugetier. Aust. J. exp. Biol. med. Sci. 11, 267 (1953). — LOEB jr., V., W. B. SEAMAN and C. V. MOORE: The use of thorium dioxide sol (Thorotrast) in the roentgenologie demonstration of accessory spleens. Blood 7, 904 (1952). — LÖFFLER, W., u. D. L. MORONI: Die Brucellose. In: Handbuch der Inneren Medizin von MOHR und STAEHLIN. 4. Aufl. Bd. I, 2. Teil, S. 100 bis 202 (1952). — LÖWEN, C. H.: Über große Milzcysten und ihren Einfluß auf die Funktion der linken Niere. Zbl. Chir. 75, 1632 (1950). — LOGATCHEVA, V. N.: Splenectomy combined with omentonephropexy in the treatment of portal hypertension. Chirurgija 1957, H. 1, 46 [Russisch]. — LONDON, A. G. R.: Surgery of the spleen Ann roy Coll Surg Engl 16, 400 (1955) — LONGMIRE jr., W. P, D. G. MULDER, P. S. MAHONY and S. W. MELLINHOFF: Side to side portocaval anastomosis for portal hypertension.Ann. Surg. 147, 881 (1958). — LORD jr., J., W.: The surgical management of secondary hypersplenism. Surgery 29, 407 (1951). — LOUTIT, J. F., and P. L. MOLLISON: Hemolytic icterus congenital and acquired. J. Path. 58, 711 (1946) — DE LUCA: Osserverzioni su selle casi di cisti echinococco della milza. Minerva chir. 13, 201 (1958). — LUCIA, P. DE: Änderungen des Blutphosphors nach Splenektomie. Bull. Sol. ital. Biol. sper. 17, 143 (1942). — LUCIA, S. P., J. C. LI and M. L. HUNT: The problem of splenectomy in diseases of the spleen. West. J. Surg. 61, 325 (1953). — LUDANY, G, F. OBAL, J. BALOGH u. T. SZANTO: Histamingehalt des Depotblutes der Milz. Arch. int pharmacodyn 89, 15 (1952). — LÜBKE, A.: Perakutes Fleckfieber nach Milzentfernung. Med. Klin. 1947, 459. — LÜCHTRATH, H.: Isolierte Milztuberkulose. Zbl. allg. Path. path. Anat. 87, 15 (1951). — LUND, A. F.: Splenektomie bei einem Hämophilen. mit traumatischer Milzruptur. Nord. Med. 43, 631 (1950) [Dänisch].

MACHEY, W. A.: Splenectomy in its context: pre-operative and post-operative considerations. Med. Press 1952, 510. — MACHOW, N. I.: Die Splenektomie bei thrombophlebitischer Splenomegalie und anderen Krankheiten. Sovet. Med. 15, H. 9, 15 (1951) [Russisch]. — MACPHERSON, A. I. S.: The late results of splenectomy. A review of 243 cases. J. roy. Coll. Surg. Edinb. 4, 304—326 (1959); — Assessment of the results of surgical treatment in portal hypertension. Gastroenterology 38, 142—154 (1960). — MACPHERSON, A. I. S., and J. INNES: Peripheral blood picture after operation for portal hypertension. Lancet 1953I, 1120. — MADDEN, J. L.: Splenectomy. Arch. Surg. (Chicago) 74, 635 (1957). — MADDEN, J. L., J. M. LORÉ, E. P. GERALD and J. M. RAVID: The pathogenesis of ascites and an consideration of its treatment. Surg. Gyn. Obstet. 99, 385 (1954). — MAINZER, R., and W. J. O'CONNOR: Evaluation of splenectomy in the treatment of Cooley's anemia. Ann. Surg. 148, 44—50 (1958). — MALLARMÉ, J.: Les splénomégalies, neutropéniques. Acta haemat. (Basel) 1, 109 (1949). — MALLARMÉ, J., et R. BOIVIN: Etude sur 24 cas de pancytopénie primitive non leucémique et non splénomégalique. Sang 29, 163 (1958). — MANFREDI, D., e. A. FACCENDINI: Su di alcuni casi di splenopatie chirurgiche. Gazz. int. Med. Chir. 59, 1271 (1954). — MANSFIELD, R. D.: Traumatic rupture of the normal spleen. Amer. J. Surg. 89, 759 (1955). — MANSON-BAHR, PH.: Amoebic abscess of the spleen. J. trop. Med. 50, 174 (1947). — MARFISI, A.: Risultati prossimi et a distanza di 86 splenectomie per affezioni varie. Ann. ital. Chir. 33, 900 (1956). — MARION, P., J. PAPILLON, F. PINET, H. VIARD et B. LAHNECHE: La splénoportographie dans l'hypertension portale. Ann. Chir. (Paris) 12, 857—866 (1958). — MARIONI, E., e G. PELLEGRINI: L'aneurisma dell arteria splenica. Arch. ital. Chir. 84, 313 (1959). — MARTIN, J. D., E. L. ZEGA and N. E. ADAMSON: Calcified cyst of the spleen. Ann. Surg. 131, 765 (1950). — MARTIN, J. W.: Congenital splenic cysts. Amer. J. Surg. 96, 302—308 (1958). — MATHÉ, G., J. BERNARD u. J. AUVERT: Die experimentellen splenogenen Cytopenien. Bibl. haemat. (Basel) 3, 71 (1955). — MATOTH, Y., E. ELLIAN, D. NELKEN and A. NEVO: Specificity of lytic factors for erythrocytes, leukocytes and platelets. Blood 11, 735 (1956). — MATZNER, R., W. MENGER u. R. SCHAEFER: Über „dynamische Milzdekompensation" (Bantisches Syndrom) bei hepatolentikulärer Degeneration und die moderne chirurgische Therapie. Arch. Kinderheilk. 147, 141 (1953). — MCCANN, W. J.: Splenosis: Rupture of spleen, with splenic implants. Brit. med. J. No. 4978, 1271 (1956). — MCELIN, TH. W., R. D. MUSSEY and CH. H. WATKINS: Splenectomy during pregnancy, with a report of 5 cases and review of the literature. Amer. J. Obstet. 59, 1036 (1950). — MCFADZEAN, H. J. S., and L. S. DAVIS: Glasg. med. J. 2, 237 (1947). Zit. nach HEILMEYER. — MCFADZEAN, H. J. S., and K. C. TSANG:

On an vascular fragility in cryptogenetic splenomegaly with and without cirrhoses. Brit. J. Haematol. 2, 355 (1956). — MCKINNON, W. M. P., S. J. BOLEY and J. MANPEL: Infection in children following splenectomy for traumatic rupture. A. M. A. J. Dis. Child. 98, 710—712 (1959). — MEESMANN, W., u. J. SCHMIER: Auswirkung einer elektrischen Milzreizung auf die Coronardurchblutung. Pflügers Arch. ges. Physiol. 263, 293 (1956). — MELCHIOR, E.: Erfahrungen mit der Splenektomie, besonders beim palustrischen Banti-Syndrom auf Grund von 80 Fällen. Langenbecks Arch. klin. Chir. 268, 541 (1951). — MELCHIOR, ED., u. E. CORDES: Anämische Infarktnekrose und venothrombotische Stauungsmilz. Bruns' Beitr. klin. Chir. 142, 824 (1928). — MELVILLE, H. J.: Spontaneous rupture of the spleen complicating infectious mononucleosis. Med. J. Aust. 1955 I, 356. — MENDONCA, L. E.: Zit. nach LEGER u. Mitarb. J. Chir. (Paris) 47, 153 (1959). — MENEGAUX, J. G.: La place de la splénoportographie dans le diagnostic des hémorrhagies digestives. J. Chir. (Paris) 73, 391 (1957). — MESSINETTI, S.: Le cosidette cisti ematiche della milza. Ann. ital. Chir. 35, 285—312 (1958). — MEYER, M., W. BORCHARDT u. W. KIKUTH: Die durch Milzexstirpation auslösbare infektiöse Rattenanämie. Beih. Schiff- u. Tropenhyg. 31, 1,4 (1927). — MICHAELS, L.: Spontaneous torsions of spleen involving tail of pancreas. Lancet 1954 II, 23. — MICHEL, D.: Zur Indikation der Milzexstirpation bei primären und sekundären Blutkrankheiten. Ärztl. Wschr. 1951, 125. — MIESCHER, P.: Immunthrombopenie. In: Hämorrhagische Diathesen, S. 37. Wien 1955;— Hypersplenie. Helv. med. Acta 23, 457 (1956). — MILLBOURN, E.: Splenektomie bei einem Fall von Lymphogranulomatosis benigna (SCHAUMANN). Acta med. scand. 137, 20 (1950). — MINO, R. A., A. I. MURPHY and R. G. LIVINGSTONE: Sarcoidosis producing portal hypertension. Ann. Surg. 130, 951 (1949). — MISELLI, L.: Milza e tumori. Arch. ital. Path. Clin. Tumori 1, 49 (1957). — MISRA, S. C.: Spätresultate der Splenektomie und der Ligatur der Milzarterie bei Ascites zirrhotischer Genese. Klin. Med. (Wien) 14, 591 (1959). — MOESCHLIN, S.: Ausreifungszeit, Mitosedauer und täglicher Umsatz der granulierten Leukozyten. Schweiz. med. Wschr. 1946, 1051; — Indikationen der Splenektomie. Bull. Schweiz. Acad. med. Wiss. 12, 226 (1956). — MOESCHLIN, S., u. K. ROHR: Aplastische Anämie mit jahrelangem vollständigem Fehlen der Erythroblasten. Dtsch. Arch. klin. Med. 190, 117 (1943). — MOLDENHAUER, W., u. W. DIHLMANN: Klinik und Diagnostik von Milzarterien-Aneurysmen. Fortschr. Röntgenstr. 90, 594 (1959). — MOORE, C. V., and O. S. BIERBAUM: Splenic neutropenia. Int. Clin. 3, 278 (1939). — MOORE, D. W.: Rupture of the spleen in pregnancy. West. J. Surg. 64, 306 (1956). — MOORE, R. M., A. O. SINGLETON and W. H. PICKETT: Splenic artery ligation in palliation of ascites. Ann. Surg. 131, 774 (1950). — MOORE, S. W.: Portal thrombosis following splenectomy for splenic anemia. Surg. Gynec. Obstet. 63, 382 (1936). — MORETTI, P. H., CASTETS et J. KERMAREC: De l'hypersplénisme critique et recherches expérimentales. Presse méd. 1953, 1620. — MÜHSAM, R.: Familiärer Morbus Gaucher. Zbl. Chir. 54, 3283 (1927); — Die Diagnose und operative Behandlung des Morbus Gaucher. Med. Klin. 1929 I, 585; — Indikation und Technik der Milzexstirpation. Med. Welt 1932, 803, 844. — MÜLLER, J. X.: Die traumatische Spätblutung der Milz. Bruns' Beitr. klin. Chir. 171, 376 (1940). — MUIR, C. S.: Splenic agenesis and multilobulate spleen. Arch. Dis. Childh. 34, 431—435 (1959). — MUSTARD, R. L., and E. M. CHANDLER: Accessory spleens in idiopathic thrombocytopenic purpura. Surgery 34, 101 (1953).

NACHLAS, M. M.: A critical evaluation of venous shunts for the treatment of cirrhotic patients with esophageal varices. Ann. Surg. 148, 169—183 (1959). — NAEGELI, TH.: Die Milzexstirpation als Behandlungsverfahren bei Blutkrankheiten. Med. Klin. 1938 II, 1085, 1119. — NAGY, G. v.: Über die Technik der Milzpunktion und ihren diagnostischen Wert. Klin. Wschr. 1924, 274. — NAPIER, L. E.: Technique of spleen puncture. Lancet 1936 II, 126. — NICOLAJEVA, N. U., u. N. A. PROPATOVA: Veränderungen von Milz und Lymphknoten bei Tieren nach kurzfristiger Röntgenbestrahlung. Prob. gem. Krovi. 5, 29 (1960). — NIHOYANNOPOULOS, J., L. ZANNOS, C. OECONOMOU-MAVROU and E. STATHEROU: Report of a case with congenital absence of the spleen and laevocardia. J. clin. Path. 9, 323 (1956). — NISSEN, R.: Operationen am Oesophagus. Stuttgart: Thieme 1954. — NIXON jr., R. K.: The detection of splenomegaly by percussion. New Engl. J. Med. 250, 166 (1954). — NORTHUP, SP. W.: Concomitant splenectomy and gastrectomy. J. int. Coll. Surg. 17, 338 (1952).

ÖDMANN, P.: Percutaneous selective angiography of the main branches of the Aorta. Acta radiol. 45, 1 (1956); — The radiopaque polyethylene catheter. Acta radiol. 52, 52 (1959). — ORLOFF, M. J., and G. W. PESKIN: Spontaneous rupture of the normal spleen. Surg Gyn. Obstet. 106, 1 (1958). — OSTEN, W.: Verhalten des Splanchnicusgebietes und des Gesamtorganismus im tierexperimentellen hämorrhagischen Schock. J. ges. exp. Med. 131, 30 (1959). — OWENS, J. C., and R. J. COFFEY: Aneurysm of the splenic artery, including a report of 6 additional cases. Surg. Gynec. Obstet. 97, 313 (1953).

PALMER, E., and I. B. BRICK: Varices of the distal esophagus in the apparent absence of portal and of superior caval hypertension. Amer. J. med. Sci. 230, 515 (1955). — PALMER, J. G., I. KEMP, G. E. CARTWRIGHT and M. M. WINTROBE: Studies on the effect of splenectomy on the total leukocyte count in the albino rat. Blood 6, 3 (1951). — PALMER, TH. H.: Aneurysms of the splenic artery. New Engl. J. Med. **243**, 989 (1950). — PALTIA, V., and M. SULAMAN: On the surgical treatment of Banti's syndrome. Acta chir. scand. **109**, 106 (1955). — PALUMBO, L. T.: Primary splenic neutropenia; a specific indication for splenectomy. Ann. Surg. **129**, 131 (1949). — PANKE, W. F., E. G. BRADLEY, A. H. MORENO, F. F. RUZICKA jr. and L. M. ROUSSELOT: Technique hazards and usefulness of percutaneous splenic portographie. J. Amer. med. Ass. **109**, 1032 (1959). — PANKE, W. F., A. H. MORENO and L. M. ROUSSELOT: The place of surgery in cirrhosis of the liver. Surg. Clin. N. Amer. **38**, 1293—1311 (1958). — PANUSKIN, V. S.: Zur Chirurgie der Milz. Vestn. Chir. **77**, 1, 35 (1956). — PAREIRA, M. D., and I. G. PROBSTEIN: Surgical aspects of primary splenic neoplasms. Amer. J. Surg. **81**, 584 (1951). — PARHOFER, R., K. TAUBER u. H. KEYSSLER: Nachuntersuchungen über die körperliche Leistungsfähigkeit nach traumabedingten Splenektomien. Bruns' Beitr. klin. Chir. **200**, 492—500 (1960). — PARKER, R. A., and R. M. E. SEAL: Cavernous transformation of the portal vein. J. path. Bact. **70**, 97 (1958). — PARTINGTON, PH. F.: Experience with shunting procedures for portal hypertension. Surg. Gyn. Obstet. **107**, 37 (1958). — PATEL, J.: Le coté chirurgical de la question de la tuberculose de la rate. Presse méd. **1954**, 114. — PATEL, J., L. LEGER et A. DE FERRON: Probèmes thérapeutiques posés par la repriol des hémorrhagies digestives après splénectomie pour «syndrome de Banti». J. Chir. (Paris) **74**, 437 (1957). — PATEL, J., M. LEOTTA, TH. PAPAYOANNOU, HENSCHEN et LLADO: Chirurgie de la rate. Presse méd. **1926**, 550. — PATRASSI, G.: Su di alcuni aspetti anatomo-clinici degli stati splenoprivi di antica data. Riv. Clin. med. **38**, 325 (1937); — La questione del morbo di Banti. Bologna 1942; — Bantische Krankheit und Bantische Syndrome. Ergebn. inn. Med. Kinderheilk. **62**, 132 (1942); — Erfahrungen mit der Splenoportographie. Bibl. haemat. (Basel) **3**, 98 (1955). — PATRASSI, G., B. D'AGNOLO e N. GALAN: Importanza e limiti della splenoportografia. Acta med. patav. **14**, 173 (1954). — PATTON, T. B., and CH. LYONS: Long time results of the phemister procedure for extrahepatic post-splenectomy portal hypertension. Bull. Soc. int. Chir. **17**, 200 (1958). — PELIZZOLO, G.: Su di una voluminosa pseudocisti da infarto della milza. Minerva chir. (Torino) **8**, 741 (1953). — PELLEGRINI, P., e. R. TROTTA: Su di un caso di cisti da echinococco multiple della milza. Gaz. internaz. Med. Chir. **16**, 1616 (1957). — PENDER, B. W. T.: Traumatic rupture of the normal spleen in children. Lancet **1953 II**, 544. — PETERS, H.: Mitteilung über einen durch Milzexstirpation geheilten Fall einer essentiellen Thrombopenie. Arch. Kinderheilk. **136**, 119 (1949). — PFEIFFER, D. B., J. W. LEVERING and H. B. GROVER: Familial hemolytic anemia and its surgical aspect with special reference to a case complicated by the Rh-factor. Ann. Surg. **126**, 990 (1947). — PFEIFFER, E. F., S. SCHÜTZ u. K. SCHÖFFLING: Über die Rolle der Milz im Mechanismus der Eosinopenie nach ACTH und Adrenalin. Z. ges. exp. Med. **119**, 347 (1952). — PHADKE, G. M.: Late results of hepatic and splenic artery ligation in cirrhosis of the liver. Indian J. Surg. **20**, 319—322 (1958). — PHILIPBORN, H. F., H. S. TRAISMAN and D. GREER: Rupture of the spleen. New Engl. J. Med. **252**, 159 (1955). — PHILIPOWICZ, L.: Drei Beiträge zur Chirurgie der Milz. Langenbecks Arch. klin. Chir. **140**, 528 (1926). — PIETRI, J. H., M. GUNTZ, R. DUMAZER et R. BOURGEON: Splénoportographies et effects de posture, Afr. franç. chir. (Suppl. Algérie med.) **12**, 521 (1954). — PLATO, M. DE: Splenectomia per tumore primitivo maligno della milza. Arch. Arti. Soc. ital. Chir. **2**, 176 (1954). — POMPILI, M.: Considerazioni sul meccanismo patogenetico delle rotture traumatische della milza. Minerva chir. (Torino) **7**, 536 (1952). — POOL, E. H., and R. W. HIPSLEY: The effects and results of splenectomy in a variety of conditions. Surg. Clin. N. Amer. **10**, 429 (1930). — PORTIER, A.: Les indications «médicales» de la splénectomie. Afr. franç. chir. (Suppl. Algérie méd.) **12**, 115 (1954). — POSSELT, A.: Der Alveolar-Echinococcus und seine Chirurgie. In: HOSEMANN, SCHWARZ, LEHMANN u. POSSELT. Die Echinokokken-Krankheit. Neue Deutsche Chirurgie. Bd. 40, 305 (1928). — PUTSCHAR, W. J., and W. C. MANION: Congenital absence of the spleen and associated anomalies. Amer. J. clin. Path. **26**, 429 (1956). — PUYÉ VILLAFANE, E.: Esplenectomia por hiperesplenismo. Sem. méd. (Buenos Aires) **1954**, Nr. 3137, 209.

RADAKOVICH, M.: Epidermoid cyst of the spleen. Ann. Surg. **131**, 268 (1950). — RAUSCH: Zit. nach VOGEL. — REBECK, P.: Splenectomia per poliartrite cronica primaria. Arch. Atti. Soc. ital. Chir. **2**, 197 (1954). — REEMTMA, K., and R. H. E. ELLIOT jr.: Splenectomy in mediterran an anemia: an evaluation of long-term results. Ann. Surg. **144**, 999 (1956). — REICH, W. W., and L. R. VAN TASSEL: Cystic hemangioma of the spleen. Amer. J. Surg. **75**, 840 (1948). — REICHMANN, S., and W. D. DAVIS: The splenic approach to the portal circulation. Gastroenterology **33**, 609 (1957). — REIMER, E. E., u. E. MANNHEIMER: Thrombozytenabsturz nach Blut- und Plasmatransfusion. 5. Kongr. der Europ. Ges. für Hämatol. in Freiburg 1955. Berlin, Göttingen, Heidelberg: Springer 1956. — REIN: Über ein hepatolienales Regulationssystem für den oxydativen Stoffwechsel der Gewebe und besonders des Herzmuskels. Nordwestdtsch. Ges. inn. Med., Göttingen 1949. — REIN, H.: Naturwissenschaften **36**, 233, 260 (1949); — Pflügers Arch. ges. Physiol. **253**, 205, 309, 435 (1951). — REZNIKOFF, P.: Cyclical neutropenia. A case study with bone marrow findings before and after splenectomy. Trans. Ass. Amer. Phys. **59**, 276 (1946). — RICCI, G.: Considerazioni su alcuni casi di splenectomia per sindromi bantiane. Arch. Atti. Soc ital Chir. **2**, 127 (1954). — RICCI-ODDI, F., e R. SESENNA: Emoperitoneo da volvolo di milza. Riv. Anat. **5**, 603 (1952). — RIENHOFF, W. F.: Ligation of the hepatic and splenic arteries in the treatment of portal hypertension. Bull. Johns Hopk. Hosp. **88**, 308 (1951). — ROBERTS, J. C., and M. C. RANG: Sarcoidosis of liver and spleen. Lancet **1958** II, 296. — RODENBURG, N.: Milzruptur, Ned. T. Geneesk. **1954**, 3464. — RÖSCH, J., J. BRET u. M. LISKOVÁ: Die Splenoportographie in der Diagnostik der Splenomegalie. Fortschr. Röntgenstr. **89**, 249—268 (1958). — RÖTTJER, E. A., M. C. LASCALEA y G. LORETTI: Anemia hemolitica macrocitica. Medicina (Buenos Aires) **10**, 309 (1950). — ROGERS u. HALL: Splenopathische Neutropenie. Arch. intern. Med. **125**, 3 (1945). — ROLSHOVEN, E.: Zur Problematik der Vena portae. Vortr. auf dem Anatomenkongr. Sept. 1957 in Freiburg. — ROMACK, H. H., N. KRUMDIECK and D. M. VICKERS: Primary splenic hematocytopenia. Ann. Surg. **131**, 264 (1950). — ROSE, TH. F.: Spontaneous rupture of the apparently normal spleen: report of a case of its occurence in a patient suffering from a generalized illness of doubtful aetiology. Med. J. Aust. **1952** I, 608. — ROSENKRANZ: Einfluß der Milzexstirpation auf mesenchymale Wachstumsvorgänge. Vortr. auf dem Kongr. der Dtsch. Physiol. Ges., Graz 2.—5. Sept. 1955. Ref. Ber. ges. Physiol. **180**, 147 (1956). — ROSIN: Milzruptur. Zbl. Chir. **1950**. 989. — ROSSETTI, M.: Isolierte intrathorakale Milzverlagerung bei Zwerchfellhernie. Schweiz. med. Wschr. **1957**, 458. — ROUS, M., et J. P. BINET: Les anéurysmes de l'artère splènique. Presse méd. **1954**, 400. — RUHENSTROTH-BAUER, G.: Versuche zum Nachweis eines spezifischen erythropoetischen Hormons. Naunyn-Schmiedebergs Arch. exp. Path. Pharmak. **211**, 32 (1950); — Die Steuerung der Eryhtrozytenkonzentration im Blut. 5. Kongr. der Europ. Ges. für Haematol. in Freiburg 1955. Berlin, Göttingen, Heidelberg: Springer 1956. — RUHENSTROTH-BAUER, G., u. H. MAIER: Versuche zum Nachweis eines spezifischen erythropoetischen Hormons. 2. Mitt. Naunyn-Schmiedebergs Arch. exp. Path. Pharmak. **214**, 464 (1951). — RUZICKA jr., F. F., E. G. BRADLEY and L. M. ROUSSELOT: The intrahepatic vasculogram and hepatogram in cirrhosis following percutaneous splenic injetion. Radiology **71**, 175—186 (1958).

SAATHOFF, J., u. U. MERTENS: Tierexperimentelle Untersuchungen über den Reticulozytenanstieg nach kurzfristigem O_2-Mangel. 5. Kongr. der Europ. Ges. für Hämatol. Freiburg. 1955. Berlin, Göttingen, Heidelberg: Springer 1956. — SABADINI, L.: Les kystes hydatiques de la rate. J. Chir. (Paris) **45**, 534 (1935). — SACCON, C., e L. VALLEGA: Considerazioni su un caso di neoplasia maligna primitive della milza. Riv. Chir. **3**, 312 (1951). —SAEGER, H. J.: Röntgendiagnostik gutartiger und bösartiger Milztumoren. Zbl. Chir. **83**, 269 (1958). — SAEGESSER, M.: Der linksseitige Phrenicusdruckpunkt als diagnostisches Merkmal bei Milzverletzungen. Zbl. Chir. **1938**, 2179; — Spezielle chirurgische Therapie. 5. Aufl. Bern u. Stuttgart 1957. — SAMPAIO, P.: Autotransplantation von Milzgewebe in der Bauchhöhle. Rev. bras. cir. **19**, 733 (1950) [Portugiesisch]. — SANDELLA, J. F.: Cyclic acute agranulocytosis. Report of a case with inprovent after splenectomy. Ann. intern. Med. **35**, 1305 (1951). — SANDER, E., u. W. LESCHKE: Zur Diagnostik der Milzcysten. Bruns Beitr. klin. Chir. **197**, 129 (1958). — SANDKÜHLER, ST.: Blutmorphologie. Stuttgart 1949. Siehe auch STREICHER u. GROSS. — SAR, F. V. DER: Die Sichelzellenkrankheit. Ned. T. Geneesk. **1949**, 1867. — SARKISOR, M. A.: Über spontane zweiphasige Milzrupturen. Chirurgija **2**, 80 (1949) [Russisch]. — SASLAW, S. B., A. BOURONCLE, R. L. WALL and C. A. DOAN: Studies on the antibody response in splenectomized persons. New Engl. J. Med. **261**, 120—125 (1959). — SAWYER, K. C., W. A. H. RETTBERG and F. J. McDONALD: Lymphoma of the spleen. J. int. Coll. Surg. **17**, 333 (1952). — SCHEID, P.: Hämangiomatose der Haut, Milz und Niere im Rahmen multipler Mißbildungen. Zbl. Chir. **83**, 422 (1958). — SCHILLING, V.: Die Regulation des morphologischen Blutbildes. 5. Kongr. der Europ. Ges. für Hämatol. Freiburg 1955, S. 196. Berlin, Göttingen, Heidelberg: Springer 1956. — SCHIRMER, H.: Solitäre, verkalkte Milz-„Zyste". Bruns Beitr. klin. Chir. **190**, 146 (1955). — SCHLIEPHAKE, E.: Wien, med. Wschr. **1952**, 100, 980. Zit. nach ROTTER u. BÜNGELER; — Die Milz als Regulier- und Abwehrorgan. Bibl. haemat. (Basel) **3**, 49 (1955). — SCHMIDT, H.: Über den Einfluß der Splenektomie auf die Ausschüttung der weißen Blutzellen aus dem Knochenmark. Inaug.-Diss. Marburg 1961. — SCHMIER, S.: Das Herzversagen bei überkritischer Drosselung der Kranzgefäßdurchblutung und seine Beeinflussung. Bull. schweiz. Akad. med. Wiss. **13**, 396 (1957). — SCHMITT, A.: Die Milztuberkulose. Chir. Prax. **1959**, 43—48. — SCHMORELL, H.: Durch Milzexstirpation geheilte Perforation eines Typhus-Milz-Abscesses. Zbl. Chir. **76**, 583 (1951). — SCHOEN, R.: Klinik und Therapie der Thrombopenien. In: Hämorrhagische Diathesen, S. 23. Wien 1955. — SCHÖNLEBE, H.: Spätergebnisse nach operativer Milzentfernung. Dtsch. med. Wschr. **1950**, 823. — SCHOLZ, O., u. E. KRETZSCHMAR: Fehlerhafte Indikationsstellung zur Splenektomie. Bruns Beitr. klin. Chir. **194**, 416 (1957). — SCHREIBER, H. W.: Über die Milzvenenstenose. Zbl. Chir. **81**, 961 (1956). — SCHRIJVER, H., and P. H. M. SCHILLINGS: Thrombocytopenie purpura with sarcoidosis cured after splenectomy. Acta med. scand. **144**, 213 (1952). — SCHUBERT, H. O.: Spontanruptur einer gesunden Milz. Med. Klin. **1955**, 490. — SCHUBOTHE, H.: Die korpuskulären hämolytischen Erkrankungen. Dtsch. med. Wschr. **1952**, 1515. —SCHULTEN,

H.: Die Indikation zur Splenektomie. Dtsch. med. Wschr. **1954**, 1427. — Schumacher, H. H.: Histochemical distribution pattern of respiratory enzymes in the liver lobule. Science **125**, 501 (1957); — Methodik und Aufgaben histochemischer Fermentnachweise. Hamburger Ärzteblatt **1959**, Nr. 8. — Schumann, D.: Peripheres Blutbild und traumatischer Schock. Bruns Beitr. klin. Chir. **193**, 298 (1956). — Schwaiger, M., H. Oehmig u. I. Staib: Die nichtmechanischen postoperativen Darmunwegsamkeiten. Dtsch. med. Wschr. **1961**, 579. — Schwartz, S. S., S. J. Boley and W. M. P. McKinnon: The roentgen findings in traumatic rupture of the spleen in children. Amer. J. Roentgenol. **82**, 505—509 (1959). — Schwartz, St. O., and H. Hartz: Hypersplenism in geriatrics. J. Amer. Geriat. Soc. **5**, 398 (1957). — Schwartz, St. O., and J. Mason: Mediterranean anaemia in the negro. Blood **4**, 406 (1949). — Schwarz, E.: Atypical giant cells in the spleen of leukemic conditions. Acta med. scand. **150**, 119 (1954). — Schwarz, F.: Über ein primäres Hämangiom der Milz von seltener Größe. Bruns Beitr. klin. Chir. **150**, 130 (1930). — Schwarz, J., F. N. Silverman, S. M. Adriano, M. Straub and S. Levine: The relation of splenic calcification to histoplasmosis. New Engl. J. Med. **252**, 887 (1955). — Sedgwick, C. E., and A. H. Hume: Analysis of fourtytwo shunt procedures for portal hypertension. A. M. A. Arch. Surg. **78**, 359 (1959); — Elechine splenectomy. Ann. Surg. **151**, 163 (1960). — Seldinger, S. I.: Catheter replacement of the needle in percutaneous arteriography. Acta radiol. **39**, 368 (1953). — Senn, A., u. H. H. Blakemore: Neun Jahre Oesophagusvarizenbehandlung durch portale Dekompression. Chirurg **26**, 217 (1955). — Settini, A.: Sulla torsione della milza. Arch. ital. Chir. **76**, 196 (1953). — Shands, W. C., and J. H. Jonston jr.: Aneurysma of the splenic artery. A. M. A. Arch. Surg. **77**, 970 (1958). — Sharma, K. D., S. Argawal and B. Shrivastav: Infoliation cyst of the spleen. Indian J. Surg. **20**, 511 (1958). — Sheps, S. G., J. A. Spittel jr., J. F. Fairbairn II. and J. E. Edwards: Aneurysms of the splenic artery with special reference to bland aneurysms. Proc. Mayo Clin. **33**, 381—390 (1958). — Sherwood, W. A.: Splenectomy for chronic purpura haemorrhagica. Ann. Surg. **91**, 601 (1930). — Shinton, N. K.: Splenectomy in aquired generalized myelosclerosis. Brit. med. J. **1957**, No. 5058, 1395. — Siderius, P.: Die Rolle der Milz auf Veränderungen des weißen Blutbildes nach Adrenalinapplikation an Ratten. Acta endocr. (Kbh.) **12**, 326 (1953). — Skinner, E. F., and Wm. W. Hurteau: Autotransplantation of spleen into thorax. J. thorac. Surg. **33**, 807 (1957). — Smith, J. J., G. F. Flynn, R. A. Grace and H. L. Wang: Die Auswirkung der Splenektomie auf die Sauerstoffsättigung des Leberblutes bei narkotisierten Hunden. Amer. J. Physiol. **180**, 475 (1955). — Sonder, P.: Die späte Milzruptur. Ugeskr. Laeg. **1953**, 1092. — Sondermann, J.: Splenektomie. Klin. Wschr. **1941**, 973. Sotgiu, G., C. Cacciari et A. Frassineti: Splénoportographie. Presse méd. **1952**, 1295. — Sotgiu, G., C. Cacciari e E. Pisi: Le forme microspleniche dell'ostruzione splenoportale. Minerva med. (Torino) **1958**, 3247—3251; — Diagnostischer Wert und klinische Anwendung der Splenoportographie. Acta hepatosplen. (Stuttg.) **6**, 103—106 (1959). — Sousa, A. de, u. J. Celestino DaCosta: Lienoportale Hämodynamik. Reihen-Lienoportographie. Lienoportochemographie. Acta ibér. radiol.-cancer **13**, 393—469 (1957) [Portugiesisch mit französ. u. engl. Zusammenfass.]. — Spohn, K., u. H.-J. Streicher: Die Splenektomie. Ärztl. Prax. **10**, 29—31 (1958). — Stafiniak, O.: Eine neue Methode der chirurgischen Therapie des Ascites und der Blutung aus Oesophagusvaricen bei Lebercirrhose. Zbl. Chir. **1954**, 2013. — States, D., N. Rosenthal and L. R. Wassermann: Hemolytic anemia associated with malignant diseases. Amer. J. Path. **17**, 585 (1947). — Stefanovic, St., et. St. Bukurov: La splénectomie dans le traitement de la leucémie myéloide chronique. Presse méd. **1952**, 1664. — Steinberg, Ch. Le Roy: Splenectomy in rheumatoid arthritis. Ann. intern. Med. **38**, 787 (1953). — Steiner, R. E., S. Sherlock and M. D. Turner: Percutaneous splenic portal venography. J. Fac. Radiol. (Lond.) **8**, 158 (1957). — Stener, B.: Arterio-venous shount in the spleen diagnosed before operation. Acta chir. scand. **108**, 344 (1955). — Stich, W.: Die Vitamintherapie der Porphyrinkrankheit. Dtsch. med. Wschr. **1951**, 967; — Die kongenitale Porphyrie, eine erythroblastische haemolytische Anaemie (Porphyrocytose). Schweiz. med. Wschr. **88**, 1012 (1958). — Stich, W., u. H. Goetz: Über die kombinierte hepatische Porphyrie. Dtsch. med. Wschr. **1957**, 29. — Stodtmeister, R., St. Sandkühler u. A. Laur: Osteosklerose und Knochenmarkfibrose. Stuttgart 1953. — Störmer, A., u. E. Kautzsch: Die mesenchymale Reaktion beim Milzverlust des Gesunden. Med. Klin. **1958**, 628. — Storsteen, K. A., and W. H. ReMine: Rupture of the spleen with splenic implants: splenosis. Ann. Surg. **137**, 551 (1953). — Streicher, H. J.: Indikationen und Ergebnisse der Milzexstirpation bei Splenomegalien. Langenbecks Arch. klin. Chir. **283**, 671 (1957); — Physiologische Grundlagen der Splenektomie. Langenbecks Arch. klin. Chir. 1958 (Kongreßber.); — Über den Blutgehalt hämorrhagischer Ergüsse. Langenbecks Arch. klin. Chir. **288**, 314 (1958); — Chirurgie der Milz. Ergebn. Chir. u. Orthop. **42**, 392 (1959); — Experimentelle Splenektomie in ihrer Wirkung auf Erythrocyten-Regeneration, Leukocyten-Regulation und Blutungsschock. Langenbecks Arch. klin. Chir. **293**, 245—321 (1960); — Die Operationsindikationen bei hepatolienalen Krankheiten. Chir. Prax. **1960**, 409; — Was ist Hypersplenismus? Langenbecks Arch. klin. Chir. **295**, 378, (1960); — Entwicklung und heutiger Stand der Milzchirurgie. Med. Welt **50**, 2643 (1960); — Schock und Pfortaderkreislauf. Langenbecks Arch. klin. Chir. (Kongreßber. 1961). — STREICHER, H. J., u. W. HERION: Hat die experimentelle Splenektomie einen Einfluß auf Wundheilung und Transplantation? Langenbecks Arch. klin. Chir. **292**, 303 (1959). — STREICHER, H. J., u. ST. SANDKÜHLER: Klinische Zytologie. Stuttgart: Thieme 1953. — STUART, K. L., and G. BRAS: Veno-occlusive disease of the liver. Quat. J. Med. **26**, 291 (1957). — STUBENRAUCH, V.: Zur chirurgischen Anatomie des Milzhilus. Zbl. Chir. **55**, 741 (1928); — Untersuchungen und kritische Betrachtungen über die Folgezustände nach Unterbindung der Arteria lienalis. Dtsch. Z. Chir. **215**, 147 (1929). — SULLIVAN, B. H., R. H. HERMAN and J. E. MYERS: Percutaneous splenoportography in portal hypertension. U. S. Arm. Forces med. J. **9**, 1257 (1958). — SULLIVAN, W. D. O., and J. A. EVANS: Splenoportal venography. Surgery **101**, 235 (1955). — DE SUSA-PEREIRA: Zit. nach WANKE u. Mitarb. — SZABO, A. K.: Splenosis. Amer. J. Surg. **101**, 208 (1961).

TAGART, R. E. B.: Ruptured spleen. Brit. J. Surg. **43**, 283 (1955). — TAKEDA, K.: Experimental study of spleen-circulation. J. Kyoto prefect. med. Univ. **63**, Abstr. 41—42 (1958) [Japanisch mit engl. Zusammenfass.]. — TANNER, N. C.: Diagnose und Behandlung der Oesophagus-Blutung. Chirurg. Prax. **1959**, 163. — TANTURI, L., R. H. MESIA, J. F. CANEPA and O. T. GOMEZ: Electrocardiographie and humoral changes in transident occlusion of the portal vein in dog. Surg. Gyn. Obstet. **110**, 537 (1960). — TAPIE, J., J. MONNIER, P. FERRET, Y. LE TALLEC et BOURDIN: Les indications de la splénectomie dans les formes splénomégaliques de la maladie de Besnier-Boeck-Schaumann. Presse méd. **67**, 805—808 (1959). — TAYLOR, F. W., and H. L. EGBERT: Portal tension. Surg. Gynec. Obstet. **92**, 64 (1951). — THIERBACH, R., H. K. BOTHE u. H. LANGER: Spätschäden nach Thorotrastinjektion. Fortschr. Röntgenstr. **93**, 298 (1960). — THOMAS, G., H. A. REINHART and J. GERSHON-COHEN: Ruptured spleen. J. Amer. med. Ass. **149**, 143 (1952). — THOREK, PH., R. GRADMAN and J. S. WELCH: Recurrent primary thrombocytopenic purpura with accessory spleens. Ann. Surg. **128**, 304 (1948). — TISCHENDORF, W.: Diagnostische Drüsenpunktion. Dtsch. Arch. klin. Med. **186**, 98 (1940); — Problematisches von der Milz. Dtsch. med. Wschr. **1946**, 238. — TISCHENDORF, W., u. R. FRANKE: Experimentelle hämolytische Anämien und ihr Ablauf nach Milzentfernung. Z. ges. exp. Med. **116**, 92 (1950). — THOM, H. J., u. K. F. HÜBNER: Milzzellsuspension bei strahlenbedingter Knochenmarkschädigung. Strahlentherapie **108**, 371—382 (1959). — THOMAS, W., u. Mitarb.: Münch. med. Wschr. **1951**, 942. — TISDALE, W. A., G. KLATSKIN and W. W. L. GLEN: Portal hypertension and bleeding esophageal varices. Their occurrence in the absence of both intrahepatic and extrahepatic obstruction of the portal vein. New Engl. J. Med. **261**, 209 (1959). — TÖRNE, H. v.: Über „spontane" Milzkapselrisse bei Fleckfieber. Zbl. Path. **83**, 247 (1947). — TOMASSINI, M.: Rilievi ed aspetti delle splenopatie chirurgiche. Arch. Atti Soc. ital. Chir. **2**, 149 (1954). — TOMODA, M.: Splenopathische Toxikose als ein selbständiges Krankheitsbild (TOMODA). Bruns Beitr. klin. Chir. **185**, 270 (1952); — Bedingungsreaktion als spezifische Funktion der Milz und ihre klinische Bedeutung. Bruns Beitr. klin. Chir. **190**, 222 (1955). — TOMODA, M., A. TETSUO, Y. TAKI and T. MASUDA: A new theory of the conditional reaction of splenic function. Kyushu Mem. Med. Sci. **2**, 13 (1951). — TOMSI, E., u. S. CANDOVA: Splenogene thrombopenische Purpura bei Lymphogranulom. Folia haemat. (Leipzig) **74**, 197 (1956). — TROSSERO, A. I.: Transplantes de tejido esplénico consecutivos a la ruptura del bazo. Bol. Soc. Cir. Rosario **16**, 123 (1949). — TURNER, M. D., S. SHERLOCK and R. E. STEINER: Splenic venography and intrasplenic pressurerement in the clinical investigation of the portal venous system. Amer. J. Med. **23**, 846 (1957). — TURUNEN, M., and H. LAITINEN: Collateral circulation between an spleen transposited into the thoracic cavity and the vena cava superior. Ann. Surg. **149**, 443—447 (1959).

UNDRITZ: Haämatologische Tafeln. Nürnberg: Sandoz 1952. — UNGAR, G.: Biochemische und physiologische Studien über 2 aktive Substanzen aus der Milz. J. Physiol. (Lond.) **39**, 214 (1947). — UNGEHEUER: s. WANKE. — UNGEHEUER, E.: Tierexperimenteller Beitrag zur Messung der portalen Hypertension und deren praktische Auswirkung beim Menschen. Bruns Beitr. klin. Chir. **188**, 129 (1951); — Portale Hypertension und ihre Komplikationen. Ergebn. Chir. Orthop. **39**, 1 (1953); — Erfahrungen bei der chirurgischen Behandlung des Pfortaderhochdruckes. Langenbecks Arch. klin Chir. **282**, 733 (1955); — Diagnose und Therapie des portalen Hochdrucks. Medizinische **1958**, 616 u. 619; — Zur Pathologie und Behandlung des Pfortaderhochdrucks. Acta Hepatosplenologica. **7**, 300 (1960). — UNGEHEUER, E., u. K. H. GASTEYER: Das Problem der sog. Postsplenektomieblutungen. Langenbecks Arch. klin. Chir. **295**, 358 (1960). — UNGERSTEDT, T.: A case of delayed rupture of the spleen. Acta chir. scand. **98**, 105 (1949). — URIBURU jr., J. V.: Gleichzeitige Ruptur der Milz und der linken Niere. Pren. méd. argent **1949**, 68.

VACCARI, F., A. TRALDI and G. C. LEO: Inhibition of Blood Cell glycolysis in Hypersplenism. Acta haemat. **21**, 166 (1959). — VANOTTI, A.: A propos de l'anastomose porto-cave chez le cirrhotique. Présentation de malades. Helv. med. Acta **25**, 298—301 (1958). — VANOTTI, A., u. I. LANINI: Milz und Eisenstoffwechsel. Bibl. haemat. (Basel) **3**, 53 (1955); — Les isotopes radioactifs dans le diagnostik en hématologie. 5. Kongr. der Europ. Ges. für Hämatol. in Freiburg 1955. Berlin, Göttingen, Heidelberg: Springer 1956. — VAUGHAN, A. M., and J. M. COLEMAN: Splenectomy. Surg. Clin. N. Amer. 1955, 93. — VAUGHAN, S. L., J. S. REGAN and K. TERPLAN: Milzruptur bei Mononucleosis. Blood 1, 334 (1946). — VERDEJO VIVAS, J.: Indicaciones de la esplenectomia. Rev. clin. esp. 53, 1 (1954). — VOGEL, H.: Über den Entwicklungszyklus und die Artzugehörigkeit des europäischen Alveolarechinokokkus. Dtsch. med. Wschr. 80, 931 (1955); — Über den Echinokokkus multilocularis Süddeutschlands. Z. Tropenmed. Parasit. 8, 405 (1957); — Biologie und Parasitologie des Echinococcus alveolaris. Vortr. Tagg. Verein. Mittelrhein. Chirurgen, Tübingen 1. 10. 1960. — VOSSSCHULTE, K.: Die chirurgische Behandlung des portalen Hochdrucks. Ther. d. Gegenw. 4, 127 (1955). — VOSSSCHULTE, K., u. G. BÖRGER: Über Indikationen und Wirkung der Milzentfernung mit Ligatursperre der kardialen Venen bei Hypertonie im Pfortaderkreislauf. Langenbecks Arch. klin. Chir. 275, 453 (1953).

WAAS, G.: Zur Kenntnis der Milzarterienaneurysmen. Z. ärztl. Fortbild. 50, 587 (1956). — WALKER, R. M.: The pathology and management of portal hypertension. London: E. Arnold 1959. — WALTER, E., LE ROY and L. CHAFFIN: Splenectomy in infants and children. Ann. Surg. 142, 798 (1955). — Walter, H. E.: Krebsmetastasen. Basel 1948. — WALTER, O., u. E. MÜLLER: Beziehungen zwischen Milz und Innenkörperbildung bei der weißen Maus. Z. ges. exp. Med. 119, 195 (1952). — WANKE, R.: Chirurgie der großen Körpervenen. Stuttgart 1956. — WARD, S. L.: Surgery of the ruptured spleen. West. J. Surg. 59, 390 (1951). — WARD-MCQUAID, J. N.: Splenic arterial aneurysm. Brit. Med. J. 5085, 1448 (1958). — WATSON, E. M.: The haematopathological complications of gold therapie. Canad. med. Ass. J. 69, 27 (1953). — WATSON-WILLIAMS, E. J., A. I. S. MACPHERSON and Sir ST. DAVIDSON: The treatment of idiopathic thrombocytopenic purpura. A review of ninetythree cases. Lancet 1958 II, 221—226. — WEGNER, J.: Beitrag zur operativen Behandlung der Leberzirrhose. Bruns Beitr. klin Chir. 190, 205 (1955). — WEINREICH, J.: Die Splenektomie bei Blutkrankheiten. Acta hepato-splen. (Stuttgart) 6, 261—272 (1959). — WEINREICH, J., W. CREUTZFELDT u. F. KÜMMERLE: Die Einflüsse der Splenektomie auf die Leberfunktion bei Leberzirrhosen. Acta hepato-splen. 7, 272 (1960). — WEISS, H. A., and W. T. COLLINS: Chronic neutropenia: tavorable response following splenectomy. Blood 4, 278 (1949). — WEISSENBORN, W.: Über Milzgefäßrupturen. Chirurg 8, 883 (1936). — WELCH, C. ST., and DAMESHEK: Splenectomy in blood dyscrasias. New Engl. J. Med. 242, 601 (1950). — WELCH, C. ST., J. E. KILEY, S. REVE, E. GOODRICH and H. F. WELCH: Zit. nach TANNER. New Engl. J. Med. 254, 493 (1956). — WENDT, F.: Zur Kenntnis des Milzsarkoms. Zbl. allg. Path. path. Anat. 96, 495 (1957). — WERDER, A. A., and C. A. HARDIN: The effect of splenectomy on the survival rate of homologous skin grafts in C. F. W. mise. Surgery 35, 405 (1954). — WERNER, E.: Zur Kenntnis der Milzcysten (unter Berücksichtigung eines Falles von Dermoidcyste der Milz). Bruns Beitr. klin. Chir. 176, 460 (1947). — WESCHE, R.: Die sog. Milzvenenstenose. Zbl. Chir. 78, 1655 (1953). — WIDMANN, H.: Tierexperimentelle Untersuchungen über die Beziehungen der Leukocytenregulation zum Ausgangswertgesetz von WILDER. Klin. Wschr. 28, 331 (1950). — WILSON, H. E.: The changing indications for splenectomy. Surg. Clin. N. Amer. 1954, 123. — WITTER, J. A., and V. G. BREKKE: Solitary calcified cyst of the spleen. Amer. J. Surg. 76, 315 (1948). — WYMAN, A. C.: Traumatic rupture of the spleen. Amer. J. Roentgenol. 72, 51 (1954).

ZENKER, R.: Die massive Oesophagusblutung. Dtsch. med. Wschr. 1957, 543. — ZENKER, R., u. R. BERCHTOLD: Chirurgie des portalen Gefäßsystems. Dtsch. med. J. 9, 281 (1958). — ZIEVE, L., D. F. MENDELSON and M. GOEPFERT: Shunt encephalomyelopathy. Ann. intern. Med. 53, 33 (1960). — ZILIOTTO, D., e P. CARENZA: La milza e il metabolismo del ferro, Ricerche con Fe 59 su animali splenectomizzati. Acta med. Patav. Suppl. 4, 103 (1958). — ZWICKER, M.: Beitrag zum Einfluß der Splenektomie auf Blutbild und Knochenmarksausstrich. Folia haemat. (Leipzig) 74, 109 (1956); — Splenektomie bei hämolytischen Erkrankungen. Dtsch. Med. J. 11, 592 (1960); — Milzexstirpation bei splenopathischer Markhemmung. Bruns Beitr. klin. Chir. 201, 132 (1960); — Milzexstirpation bei hämolytischen und splenopathischen Erkrankungen. Langenbecks Arch. klin. Chir. 295, 332—344 (1960).

Sachverzeichnis

Die *kursiv* gedruckten Seitenzahlen weisen auf die Hauptbehandlung
des betreffenden Stichwortes hin.

Absceß der Milz *196*
—, paranephritischer 99
—, subphrenischer 57, 99, 176, 200
Abt-Letterer-Siwesche Krankheit *134*, 136
Abwehrmilz 14
ACTH 97, 113, 124
—-Test *69*
Adenoblasten 68
Aderlaß 20
Adnexitis 88
Adrenalektomie 69
Adrenalininjektion, intralienale 32
Adrenalintest *69*
—, intrasplenaler *69*, 150
Afibrinogenämie 123
Agglutinin 59, 112
Agranulocytose 91, *115*, 116
Aktinomykose *98*
Akute Infekte *88*
Alienie 71
Alkalireserve 85, 147, 198
Alkohol-Schmerz 129
Allergie 101
β-Amino-Iso-Buttersäure 103
Aminosäure 65, 103, 146
Aminosäurestoffwechsel 103
Amöbeninfektion 98
Amyloid der Pulpa 54
Amyloidmilz 93, *171*, 174
Amyloidose 32, 52
Anaemia splenica 29, 119, 139
Anämie 4, 89, 95, 146
—, akute febrile hämolytische *112*
—, aplastische *115*
—, erworbene hämolytische *112*
—, Erythroblasten-, chronische familiäre *111*
—, familiäre hämolytische 57
—, hämolytische 4, 18, 29, 40, 55, 72, 96,
    100, 118, 187, 211
—, hypochrome 90
—, kindliche, Milztumor *114*
—, makrocytäre atypische hereditäre hämo-
    lytsche *110*
—, perniziöse 4, *100*
—, splenopathische 30
Anastomose, portocavale 31, 62, 91, 143, 152,
    158, 160, 161, 162, 164, 203
—, splenorenale 152, 164, *207*
Anastomosenoperation 161, *205*
—, portocavale End-zu-Seit-Anastomose *207*
—, — Seit-zu-Seit-Anastomose *205*
—, splenorenale Anastomose *207*
Aneurysma 56

Aneurysma, arteriosklerotisches 168
—, arteriovenöses *170*
— der Arteria lienalis 156, *168*
— der Milzarterie 57
— der Milzgefäße *168*
—, infektiöses 168
—, intralienales *170*
—, kongenitales 168
—, mycotisches 168
— -Serpentinum 168
—, traumatisches 168
Angina 88, 119
Angiographie, cerebrale 36
Angiosarkom *180*
Anisocytose 103, 111, 114
Anticoagulantien 109
Antiglobulintest nach COOMBS 59
Antikörper 18, 27, 35, 59, 101, 105, 112, 117
Antikörperanämie 113
—, Typ Loutit 113
Antikörperbildung *39*, 54
Antimon 92
Antithrombocytenserum 121
Aorta, Atheromatose 166
Aortenaneurysma 67
Aortographie 170
—, transcutane retrograde 173
Aplastische Anämie *115*
Apoplexie 131
Appendektomie 161
Appendicitis 48, 88, 98, 140
—, chronische 139
Arsen 130
Arteria coeliaca 8, 32, 58, 161, 170, 173, 193,
    203
— femoralis 58
— gastro-duodenalis 161
— hepatica 32, 161, 163, 170, 203
— lienalis 8, 32, 43, 71, 83, 90, 161, 170, 173,
    196, *202*
— —, Aneurysma 156, *168*
— —, AV-Fistel 156
Arterienligatur *161*, 202
—, Arteria coeliaca *203*
—, — hepatica 203
—, — lienalis *202*
Arteriogramm 204
Arteriographie 36, 57
— der Milz *58*
Arthritis 96, 97
—, rheumatische 97
Ascites 4, 73, 93, 150, 153, 161, 176, 203
Atheromatose 174

Atheromatose der Aorta 166
Athrombocytose 115
Atonie 85, 198
— nach Splenektomie *199*
Atrophie 72
Ausfallserscheinungen nach Splenektomie*211*
Autoaggressionskrankheit 39, 41, *97*
Auto-Antikörper 40, 41, 112, 122
Autolyse 26
AV-Fistel der Arteria und der Vena lienalis 156

Bakterienmakrophagen 17
Bakterientoxin 69
Ballontamponade *156*
—, Technik *157*
Bantische Krankheit 137, 184
Banti-Syndrom 51, 89, 137, 148, 161, 184, 211
Bartonellensepsis 39
Bauchatmung 75
Bauchdeckenspannung 75
Bauchglatze 153
Bauchverletzung, stumpfe 186
Beckenkammpunktion 60
Begutachtungsfragen *212*
Behandlung, postoperative nach Splenektomie *197*
Bence-Jonesscher Eiweißkörper 181
Bennholdsche Kongorotschwundprobe 172
Benzpyren 41
Bepanthen 199
Bilharzia hämatobia 92
— japonica 92
— mansoni 92
Bilharziose 29, 55, *92*, 155
Bilirubin 17, 32, 102, 144, 164
Bilirubinkristalle 36
Blalock-Klemme 207
Blastomykose *98*
Blepharoplast 28, 89
Block, extrahepatischer 49
—, intrahepatischer 49, 50, 143, 144, 148, *153*, 155
—, posthepatischer 49, 50, 72, 143, 144, 148, 156
—, prähepatischer 49, 50, 143, 144, 148, *151*
—, suprahepatischer 48
Blutbildung, extramyeloische 17
— in der Milz 16
Blutcyste *174*
Blutdruckabfall 193
Blutgerinnung 26
Blutgerinnungsstörung, Splenektomie bei *195*
Blutkrankheiten 100
Blutungsanämie 52
Blutungskollaps 74, 84
Blutungsschock 44, 45, 54, 76
Blutzellbildung 29
Blutzellumsatz *18*
Boecksches Sarcoid 95
Bradykardie 76
Bromsulphophthalein 61
Bromthaleintest 61, 165
Bronchiektasen 171
Bronchitis 119

Bronchopneumonie 89, 201
Bronzediabetes 155
Brucellose 88, *96*
Budd-Chiari-Syndrom 72, 150, 156
Bürstenschädel 111
Bursa omentalis 6, 193, 203

Callusbildung 52, 53
Capillare Endarterie 3
Capillarendothelien 40
Caput medusae 49, 149, 151, 152
Carcinom 41
Casoni, Intracutanreaktion mit Hydatidenantigen 177
Cellularpathologie 1
Cerebrosidspeicherkrankheit 132
Cholangitis 88
Cholecystitis 88, 139, 140
Cholera 89
Cholestase 102
Cholesterin 144
Cholesterinämie 133, 134
Cholesterinspiegel 61
Cholin 146, 188
Chromoblastomykose 98
Chronische Infekte *89*
Cirrhose, atrophische 153
—, biliäre 155
—, hypertrophische 153
—, Laennecsche 142
—, splenomegale 137
Cirrhosemilz 48
Coagulationsband, Weltmannsches 61
Coccidioidose 98
Coeliaca-Arteriographie 58, 150
—, selektive 5
Colibakterien 39
Colon-Carcinom 67
Coma hepaticum 153, 165, 187
Commotio cerebri 76
Contusio cerebri 76
— cordis 76
Coombstest 40, 113
Corticosteroid 107, 147
Corticosteroidtherapie 188
Cortison 39, 84, 97, 113, 123, 124, 152, 195, 202
Cortisontherapie 26
Cruveilhier-Baumgarten-Syndrom 152
Cyste 73
—, hämorrhagische 78
Cystin-Speicherkrankheit 54
Cytologie des Milzpunktats 67
Cytolyse 28, 30
Cytopenie 29, 31
—, splenopathische 30

Darminfektion 88
Darmparalyse 74
Darmperistaltik 46
Darmwandödem 152
Degeneration, hepatolenticuläre 155
Depot-Proluton 197
Dermatomyositis 97
Diabetes mellitus 53, 54, 134

Dialyse 199
Diathese, hämorrhagische 40
Diazoreaktion 129
Dickdarmperforation 87
Dickdarmtumor 56
Dieffenbach-Klemme 206
Diphtherie 89
Dissektionsligatur nach Vossschulte 158
Döhlesche Körperchen 123
Ductus Arantii 151
Duodenalruptur 87
Dysostosis multiplex *134*
Dyspepsie 90
Dysproteinämie 141
Dystonie, vegetative 211
Dystopie 72

Echinococcose *174*
Echinococcus 57, 211
— alveolaris 175, *177*, 195
— cysticus *175*
— granulosus *175*
— multilocularis *177*
Echinococcuscyste 57, 169, 185
Echinokokkenblase 175
Echinokokkenmembran 177
Ecksche Fistel 162, 163
Eisen, radioaktives 52
Eisenmangelanämie 19, 100, 114
Eisenstoffwechsel 18, 19, 22, 52, 54, 187
Eisenstoffwechselstörung 4, 211
Eiweißkörper, Bence-Jonesscher 181
Ektopie 72
Elektrolyte *52*, 85, 146, 176, 198, 201
— im Serum 59
Elektrolythaushalt 199
Elektrophorese 54, 61, 65, 150, 181
— beim Hund 21
Elektrophoresediagramm 20
Elliptocytenanämie *110*
Elliptocytose 100, *110*
Embolie 26, 202
Empyem, metapneumonisches 40
Encephalopathie 158, 162, 163, 164, 165
Endarterie, capillare 3
Endocarditis lenta 88, 97, 166
Endokarditis 96, 97, 130, 166, 200
Endokrines System *33*
Endophlebitis 79, 156
— obliterans hepatica 156
Endoxan 130, 181
End-zu-Seit-Anastomose, portocavale *207*
Enteritis 200
Enterocolitis 200
Enteroptose 72
Eosinopenie 25
Eosinophiles Granulom *134*, 136
Eosinophilie 25, 111, 130, 131, 134, 176
Epidermoidcyste 174
Epitheloidzellen 93, 95
Erkrankung, Abt-Letterer-Siwesche *134*, 136
—, Cruveilhier-Baumgartensche 152
—, hepatolienale *137*
Erythroblasten 13, 90, 104
Erythroblastenanämie, chronische familiäre *111*

Erythroblastose 55, 100, *114*, 118
Erythrocytäres System 19, *100*
Erythrocyten 4, 6, 9, 17, 19, 22, 30, 32
Erythrocytenphagocytose 140
Erythrocytose 142
Erythrodermie 131
Erythroleukämie 114
Erythromakrophagen 17
Erythrophagen 12, 107, 111
Erythropoese 22, 29, 42, 111
Essentielle Thrombopenie 4
Eusplenie 24
Exosplenolyse 202
Exosplenopexie 91, 186
Exsiccose 110

Fanconi-Anämie 114
Febris undulans Bang 96
— undulans Bruce 96
— — Traum 96
Felty-Syndrom *119*
Fette *53*
Fettembolie der Lunge 87
Fettstoffwechselstörung 53
Fibroadenie 54, 119, 140
—, zentrofolliculäre 138
Fibrom *180*
Fibrosarkom 180
Fibrose 48
— der Lunge 142
Fieberschub vom Pel-Epstein-Typ 128
Fistel, arteriovenöse 32, 49
Fleckfieber 88, 98
Fluorescenzmethode 40
Freilegung der Milz *188*
— — —, transdiaphragmale *191*
— — —, transthorakale *191*
Friedel-Picksche Pseudocirrhose 167
Frühkomplikationen nach Splenektomie *197*
Funktionsprüfungen *68*
Funktionsuntersuchungen *68*

Gallensteine 106
Gandy-Gamnasche Körperchen 98
Ganglion coeliacum 32
— solare 203
Ganzkörperbestrahlung 42
Gastrektomie, totale 41, 196
Gastroenteritis 139
Gauchersche Krankheit 111
Gaucher-Zellen 132
Gelbfieber 89
Gelenkerguß 176
Gerinnungsstatus 150
Geschwülste *179*
Giemsafärbung 89
Globulin-Konsumptionstest (nach Coombs) 40
Glykogen 134
— -Speicherkrankheit *134*
Granulocytäres System *22*
Granulocyten 6, 18, 23, 25, 30, 69, 90, 197
Granulocytopenie 30, 89, 95, 115, 137, 141, 187
—, splenogene 29

Granulocytopoese 22, 38
Granulocytose 22, 25
Granulom 29
—, eosinophiles *134*, 136
—, epitheloidzelliges 95
Granulomatöse Reticulose *128*
Gravidität 48, 73, 79, 148, 149, *196*
Grundumsatz 51

Habitus, infantiler 34
Hämangioendotheliom 180
Hämangiom 29, 149, 179, *180*
— der Milz 79
Hämangiomatose 180
—, kavernöse 80
Hämatokrit 59
Hämatom 120
—, chronisches 77
—, intralienales 78
—, subcapsuläres 77, 78, 80, 81
—, subphrenisches 200
Hämatoperitoneum 74
Hämoblastose 17
Hämochromatose 52, 148, *155*
Hämodynamische Milzdekompensation *148*
Hämoglobin 19, 20, 32, 84
Hämoglobinabbau 17
Hämoglobinstoffwechsel 18
Hämoglobinsynthese 17
Hämoglobinurie 113
—, nächtliche paroxysmale 113
Hämolyse *18*, 29, 36, 59, 101
—, akute mit Hämoglobinurie *112*
Hämolysin 59, 112
Hämolytische Anämie 4, 18, *100*, 118
— — mit Osteomyelosklerose 118
Hämolytischer Ikterus 4, 18
Hämophilie 4, 123
Hämorrhoidalplexus 151
Hämorrhoidalvenen 149
Hämosiderin 17, 36
Hämosiderinurie 113
Hämosiderose der Lunge 52
Hashimoto-Thyreoiditis 41
Hauttransplantation, homoioplastische 41
Heinzsche Körperchen 71
Helminthen 92
Hepatitis 48, 149, 153, 155
— epidemica 96
Hepatolenticuläre Degeneration 155
— Pseudosklerose *155*
Hepatolienale Krankheiten *137*
Hepatolienographie *57*
Hepatopathie, hyperplastische 155
Hepatoselektan 58
Hepatosplenomegalie 96, 143
Herde, erythropoetische 17
—, thrombocytopoetische 17
Herdnephritis 97, 112
Herz, O₂-Stoffwechsel 33
Herzbeutel 191
Herzbeutelerguß 176
Herzinsuffizienz 167
Herzminutenvolumen 33, 199
Herzmuskel *33*

Herzmuskel, hypoxämischer 4
Histiocyten 16
Histoplasma capsulatum 98
Histoplasmose 98
Hitzschlag 52
Hochdruck, aktiver portaler 147
—, portaler 143, 211
—, —, Therapie *156*
—, pulmonaler 142
Hodgkin-Sternbergsche Krankheit *128*
Hodgkin-Zellen 130
Höhenhyperglobulinämie 52
Hülsencapillare 9
Humoralpathologie 2
Hydatidenantigen 177
Hydatidencyste 175
Hydatidenschwirren 176
Hydatidose, cystische 175
Hydrämie 76
Hydronephrose 56, 73
Hypalbuminämie 188
Hyperämie 32
Hyperaminoacidurie 103
Hypercholesterinämie 53
Hyperlipämie, familiäre 54
—, symptomatische 53, 134
Hypernephrom 67
Hyperplasie der Splenocyten 29
Hyperplastische Hepatopathie 155
Hyperproteinämie 135, 181
Hypersplenie 24
—, depressive 29, 105, 139
Hypersplemesyndrom 31, 134
Hypersplenismus 25, *26*, 39, 40, 54, 55, 110, 139
—, primärer 29
—, sekundärer 29
Hypertension, aktive portale *168*
—, portale 32, 138, 141, *148*
Hypertonie, essentielle 149
—, portale 49
Hypertrophie, kompensatorische 9
Hypochondrium 55, 189, 192
Hypophyse 34
—, Radiogoldausschaltung der 34
Hypophysektomie 34, 69, 72
Hypophysenvorderlappen 34
Hypophysenvorderlappen-Nebennieren- rindenfunktion 52
Hypophysenvorderlappen-Nebennieren- rindensystem 97
Hypoproteinämie 146, 198, 199
Hyposplenie 71
Hypotonie, postoperative nach Splenektomie *198*
Hypoxämischer Herzmuskel 4
Hypoxie 20
Hypoxylienin 33

Ichthyosis 104
Idiotie, amaurotische 133
Ikterus, familiärer hämolytischer *102*, 197
—, hämolytischer 4, 18, 111, 209
—, kongenitaler hämolytischer 100
Ileus 73, 85

Ileus, mechanischer 202
Immuno-Antikörper-Hypersplenismus 28
Immuno-Hypersplenismus 27
Impfmalaria 88
Impftumor 41
Incisur, frühembryonale 8
Infantilismus 90, 92, 111
—, splenopathischer 90
Infarkt 26, 57, 77
Infarktabscess 98
Infekt, chronischer *89*
Infektion, septische 89
Infektmilz 39, *88*, 93
Influenza 89
Insulin 53
Interposition, gastrodiaphragmale 72
Intestinalblutung 99, 139, 143, 147, 149
Intestinaltrakt 149
Intracutanreaktion nach CASONI mit Hyda-
 tidenantigen 177
Intrahepatische Pfortaderkompression *153*
Intrahepatischer Block 143, 144, 148, *153*
— —, seltene Ursachen 155
— Stauungshochdruck 145
Intrasplenaler Adrenalintest *69*
Intubationsnarkose 83, 191

Jaksch-Hayemsche-Ziegenmilch-Anämie 55,
 112
Jollykörperchen 4, 17, 20, 35, 71, 142, 203,
 211

Kachexie 93
—, splenotoxische 90
Kadmium-Reaktion 181
Kälteagglutinin 112
Kala-Azar 29, 55, *89*, 92, 112
Kaliumgehalt 18
Kaliumhaushalt 53
Kapselnaht *184*
Kardia 49
Kardiaresektion 41, 159, 196
Kardiavaricen 138
Kavernöse Hämangiomatose der Milz 80
— Milzsinus 3
Kayser-Fleischerscher Cornealring 155
Kehrsches Zeichen 75
Keimblatt, mittleres 6
Keimdrüse 34
Keimzentrenzellen 68
Ketosteroide 34
Knochenmark 12
Knochenmarkinsuffizienz 17, 122
Knochenmarksatrophie 119
Knochenmarksfunktionsprüfung 69
Knochenmarkspunktion 60
Koagulationsband, Weltmannsches 181
Körperchen, Döhlesche 123
Kohlenhydrate *53*
Kollagenkrankheit 41, 97
Kollaps 74, 79, 102
Kompensatorische Hypertrophie 9
Komplementbindungsreaktion 176
Konglomerattumor 77
Kongorotschwundprobe, Bennholdsche 172

Kontrastdarstellung *57*
Koproporphyrie 114
Kreislaufmittel 186
Krise, hämolytische 102
Kugelzellanämie *102*, 107
—, kongenitale 113
Kugelzellen 18, 101, 110
Kuhmilch-Anämie 114
Kupferspiegel 61, 129
Kurzschluß-Syndrom, portocavales nach
 HENNING 43
Kurzwellen 199
Kymogramm 168
Kymographie 168

Laboruntersuchungen *59*
Laennecsche Cirrhose 142
Lävulose 146
Lageveränderungen der Milz *71*
Langhanssche Riesenzellen 28, 93
Laparoskopie 182, 183
Leber *31*
—, Stauungscirrhose 49
Leberabsceß 156, 186
Leberamyloid 171
Lebercapillardruck 65
Lebercirrhose 4, 29, 30, 32, 90, 92, 107, 110,
 139, 148, *153*, 203
—, kongenitale 155
—, splenomegale 49, 51, 184
Lebercocktail nach KALK 198
Lebercyste 57
Leberdiagnostik *60*
Lebererkrankung 2
Leberfunktionsprobe 165
Leberinfarkt 87
Leberinsuffizienz 165
Leberruptur 73
Lebervenenkatheter 5, *65*
Leishmania donovani 28, 89
Leishmaniose *89*, 90
Leptospirose 88
Leukämie 166
—, akute lymphatische 118
—, myeloische 4
Leukämiemilz 79
Leukocytäres System *117*
Leukocyten 17, 24, 29
—, jugendliche 17
Leukocytenreizkurve 15, *69*
Leukocytose 22, 24, 26, 56, 99
—, periphere 13
Leukopenie 90, 97, 99, 105, 134
Leukopoese 212
Leukose 112, 115, *117*, 140
—, lymphocytere 68
—, unreife, akute *118*
—, unreifzellige 79, 135
Libman-Sacks-Syndrom 97, 166
Lienes accessoriae 8
— succenturiatae 8
Ligamentum gastrocolicum 193
— gastro hepaticum 203
— gastrolienale 8, 193
— hepatoduodenale 205

Ligamentum phrenicocolicum 8
— phrenico lienale 195
Lipämie 134
Lipofuszin 155
Lipoidämie 36
Lipoidgranulomatose *132*
Lipoidose, hepato-splenomegale *134*
Lipoidspeicherkrankheit 134
Lipoidspeicherung 54
Littresche Drüsen 174
Lues *95*, 139
Luftsichel, subdiaphragmale 76
Lunge, Fettembolie 87
—, Fibrose 49, 142
—, Hämosiderose 52
Lungenabsceß 171
Lupus erythematodes 41, 97
Lymphadenose *118*
—, chronische 55, 135
Lymphangiom 179, *180*
Lymphcyste 174
Lymphknoten 35, 68, 95
—, paraaortaler 196
—, parapankreatischer 196
Lymphoblastoma makrofolliculare *130*
Lymphocyten 6, 9, 12, 16, 35
Lymphocytopoese 6
Lypmhocytose 22, 25
Lymphogranuloma benignum *95*
Lymphogranulomatose 112, *128*, 172
Lympholeuko-Sarkomatose 118
Lymphopenie 130
Lymphosarkom 180

Magen, Transsektion 158
Magencarcinom 196
Magenresektion, subdiaphragmale 159
—, totale 159
Magensonde 198
Magenspülung 199
Makroglobulinämie *135*, 181
Makrophagen 12, 16, 17, 35, 89, 107, 134
Malaria 40, 88, *90*, 92, 98, 112, 139, 140
—, chronische 211
Malariainfektion 2, 34
Malariamilz 2, 73, 79, 96
Malariapigment 35, 90
Malariaplasmodien 90
Malphigisches Körperchen 3, 6, 9, 140, 172
Maltafieber 29, 88
Markdepression 92
—, splenomegale 152
—, splenotoxische 139
Markfibrose 56, 60, 117
Markhemmung 29, 31, 56, 90, 93, 188, 200
—, direkte splenogene 27
—, indirekte splenogene 27
—, sekundäre 30
—, splenomegale 29, 139, 143
—, splenopathische *26*, 29, 70, 100, 150
—, splenotoxische 96
—, symptomatische 30
Markhyperplasie 18
Markreifungsfaktor 27

Marsupialisation 177, 184, *185*
Masern 88
Megakaryocyten 25, 120, 121
Megakaryocytenleukämie 117
Melanodermie 131
Meningitis epidemica 89
Menstruationsblutung 120
Mesenchymatose 32, 142
Mesogastrium dorsale 6
Metaplasie, myeloische 89, 115
Methionin 146, 188
Metrorrhagie 120
Mikrosphärocyten 103
Mikrosphärocytose 104, 106, 107, 110
Miliartuberkulose 30, 88, 93, 121
Milz, ACTH-Test *69*
—, Adrenalin-Test *69*
—, akute Infekte *88*
—, akzessorische 57
—, Anatomie der 1, *6*
—, Antikörperbildung 4, 27, *39*
—, Arteriographie *58*, 150
—, Auskultation 56
—, Blutbildung in der 6, 16
—, Blutzellbildung 1
—, chirurgische Anatomie *6*
—, chronische Infekte *89*
—, Cytologie *12*
—, Cytolyse 30
—, Druckmessung 65
—, Elektrolyte *52*
— und endokrines System *33*
—, Entwicklungsgeschichte der *6*
—, erkrankte, Mortalität 3, 4
—, erythrocytäres System *19*
—, Fettstoffwechselstörung 53
—, Freilegung *188*
—, —, transdiaphragmale *191*
—, —, transthorakale *191*
—, Funktionsprüfungen *68*
—, Funktionsuntersuchungen *68*
—, gastrodiaphragmale Interposition 72
—, Geschichtliches der 2
—, Geschwulst *179*
—, granulocytäres System *22*
—, gutartiger Tumor *179*
—, Hämangiom der 79
—, hämodynamische 14
—, Hämolyse *18*
— und Herzmuskel *33*
—, Histologie *9*
—, Hypersplenismus *223*
—, Hyposplenie 71
—, Innenbau *9*
—, inoperable *195*
—, Kapselnaht *184*
—, kavernöse Hämangiomatose 80
— als Kreislauforgan *42*
—, Laboruntersuchungen *59*
—, Lageveränderungen *71*
— und Leber *31*
—, Leberdiagnostik *60*
—, Lymphosarkom 180
—, Marsupialisation *185*
—, Miliartuberkulose 121

Milz, Mißbildungen *71*
—, Nekrose 46
—, Organ des RES *35*
—, Palpation 55
—, pathologische Physiologie *13*
—, pathologischer Erythrocytenabbau *18*
—, Perkussion 55
—, Phagocytosefähigkeit 1, *35*
—, Physiologie 1, *13*
—, polycystische Degeneration 174, 180
—, portaler Kreislauf 4
—, Probeexcision *184*
—, prolabierte 3
—, Pufferfähigkeit 142
—, Reticulumendothel 17
—, Retothelsarkom 180
—, Röntgenbestrahlung der 15
—, Röntgenuntersuchung *56*
— der Säugetiere 14
— im Schock 32
—, Schock der 5
—, Segmentresektion 185, *186*
—, septische 180
—, splenopathische Markhemmung *26*, 29
—, Splenopexie *185*
—, Spontanruptur *78*, 88, 212
—, Stoffwechsel 4
— und Stoffwechsel *51*
— und Strahlenschäden *42*
—, Tamponade *185*
—, Teilexstirpation *15*
—, Thorako-Laparotomie *191*
—, thrombocytäres System *25*
—, Topographie *6*
—, Totalnekrose 203
—, Untersuchungsmethoden *14*
—, Wasserhaushalt *52*
—, weiße Pulpa der 9
—, Zellabbau *17*
—, Zellabbaufähigkeit der 1
Milzabscess 57, 88, *98*, 182, *196*, 200
Milzagenesie 71
Milzaplasie 20
Milzarterie, Aneurysma der 57
Milzarterienligatur 161, *202*
Milzarterienunterbindung 202
Milzatrophie 20
Milzblockade 30
Milzblutung 78
Milzbrand 88, 98
Milzchirurgie 1, 2
Milzcirrhose 28, 49, 73, 119, *137*, 143, 144, 203
—, luische 96
Milzcyste 57, *172*, 173, 182
—, verkalkende 169
Milzdekompensation, hämodynamische *148*, 149
Milzerkrankung, gefäßbedingte *166*
Milzexstirpation 1, 4, 20, 83, 90
Milzfibrose 139
Milzfieber *51*, 108, 110, *200*
Milzgefäße, Aneurysma *168*
Milzhilus 8, 9, 193
Milzhomogenat 42
Milzhyperplasie, kongestive 48

Milzinfarkt 96, *166*
Milzinsuffizienz, hämodynamische 48
Milzkapsel 9
Milzkrankheiten 55
—, allgemeine Diagnostik 55
—, klinische Untersuchungen 55
Milzkreislauf 3
Milz-Leber-Herzmuskelmechanismus 32
Milz-Leber-Herzmuskel-Prinzip 33
Milz-Lues 29
Milzmetastasen 41
Milznekrose, totale 167
Milzoperation *183*
Milzpunktat 13, 89, 90, 107
—, Cytologie des 67
Milzpunktion 56, 64, *65*, 93, *183*
—, Indikation *66*
—, Kontraindikationen 66
—, Technik 66
Milzruptur 12, 15, 19, 20, 51, 53, 66, 73, 74, 88, 123, 168, 186, 187, 189, 197, 200, 211
—, Begutachtungsfragen *212*
—, einzeitige 81
—, mehrzeitige 212
—, Nachbehandlung *84*
—, Nachblutung 81
—, Operationsindikation *75*
—, Spätblutung 81
—, Spätkomplikationen 85
—, Verlauf *75*
—, zweizeitige 77, 81, 212
Milzrupturnaht *81*
Milzsarkom 29
Milzschwellung 32
Milzsinus 12, 35
—, kavernöse 3
Milzstieldrehung 88
Milzstieloperation *183*, *202*
Milztorison *80*
Milztransplantation *16*
Milztuberkulose 28, 29, 30, 92, *93*, 119, 200
Milztumor 3, 34, 55, 88, 90, 129
—, bösartiger *180*
—, fibröser 148
— bei kindlicher Anämie *114*
—, spodogener 36
—, toxisch-infektiöser 4
Milzvenenligatur 30
Milzvenenstenose *151*, 159
Milzvenenthrombose 29, 81, 148, *151*, 159, 185
Milzverletzung *73*
—, Behandlung der *81*
—, offene *80*
Milzzellumsatz *18*
Minutenblutvolumen 1
Minutenvolumen 142
Mißbildungen der Milz *71*
Mißbildungscyste 174
Mitralstenose 166
Mittleres Keimblatt 6
Mongolismus 133
Monocyten 16
Monocytenleukämie 118
—, Typ Schilling 135

Monocytose 130
Monoliose 98
Mononucleose 79, 88
Mononucleosis infectiosa 96
Morbus Bang 29, 88, 95, 107, 139
Morbus Banti 28, 34, 49, 51, *137*, 154, 197
Morbus Besnier-Boeck-Schaumann *95*
Morbus Boeck 29, 128
Morbus Brill-Symmers 28, 29, *130*
Morbus Bürger-Grütz *134*, 136
Morbus Cushing 114
Morbus Felty 29, 68, *97*, 187, 200
Morbus Gaucher 29, *132*, 136 ,174
Morbus Glanzmann 123
Morbus haemolyticus neonatorum 113
Morbus Hand-Schüller-Christian 133
Morbus Hodgkin 28, 29
Morbus Niemann-Pick 29, *133*, 136
Morbus Pfaundler-Hurler *134*, 136
Morbus Pfeiffer 29
Morbus Waldenström *135*
Morbus Weil 88
Morbus Werlhof 4, 26, 29, 30, 40, 59, 72, 93,
    100, *120*, 125, 197, 209
Morbus Wilson 148, *155*
Morbus Wiseman-Doan *119*
Mortalität bei erkrankter Milz 3, 4
Mumps 88
Musculus abdominis 190
Musculus externus 190
Musculus internus 190
Musculus rectus 190
Musculus sternocleidomastoideus 75
Myeloblastom 118
Myeloblastose 118
Myelocytäre Zellen 12
Myelocyten 12, 17, 90
Myeloische Leukämie 4
— Zellen 12, 13
Myelom 29
—, multiples *181*
Myelomniere 181
Myelopoese 117, 122
Myelose *117*, 118
—, aleukämische 117
—, funiculäre 100
Mykose *98*

Nachblutung 81
Nahtdehiszenz 84, 85
— nach Splenektomie *201*
Narbenhernie 195
Nasenbluten 120
Natriumhaushalt 53
Nebenmilz 4, 8, 71, 72, 122, 125, 130
Nebennieren-Hypophysenvorderlappen-
    system 26
Nebennierenrinde 34, 84
Nebennierentumor 56
Nekrose 89
— der Milz 46
Nephrektomie 23, 145
Nephritis 41
Nervus phrenicus 75, 191
Nervus splanchnicus 203

Netzresektion 23
Neugeborenen-Anämie 114
Neutropenie 30
—, cyclische *119*
—, primäre idiopathische 30
—, splenomegale essentielle *119*
—, splenopathische 29
Nierenamyloid 171
Nierencocktail 201
Nierentumor 56, 73, 173
Normoblasten 20, 71
Normocyten 18, 104, 105, 110
Noxin 35
Nucleolus 68

Obstipation 90
Oesophagoskopie 150
Oesophagus 49, 154, 192
Oesophagusresektion, subtotale 159
Oesophagusvaricen 49, 138, 141, 143, 146,
    148, 149, 152, 153, 165
—, Blutung 142, 156
—, Ligatur 158
—, Ursachen 150
Oestrogeninjektion, intralienale 30
Operation an Milz und Milzstiel *183*
—, Talmasche 161
Operationsindikation bei Milzruptur *75*
Oslersche Krankheit 149
Oslersche Teleangiektasie 123
Osteofibrose 116
Osteomyelitis 89, 171
Osteomyelofibrose 60, 119
Osteomyelosklerose 17, *116*, 118
—, Typ Albers-Schönberg 116
—, Typ Heuck-Assmann 116
—, Typ Vaughan   117
Osteoporose 111, 181
O_2-Stoffwechsel des Herzens 33
Ovarialcyste 113
Ovarialtumor 113
Oxy-Ribonucleinsäure 103

Pagetzellen 211
Pancytopenie 118
Pandyreagenz 181
Pankreascarcinom 152
Pankreascyste 56, 67, 152, 169
Pankreasschwanzgeschwulst 56
Pankreassklerose 155
Pankreastumor 151
Panmyelopathie *115*, 116
Papierchromatographie 103
Pappatacifieber 89
Parabiose 20
Paralyse 88
Paramyeloblastose 118
Paratyphus 39, 88, 98
Pathologischer Erythrocytenabbau der Milz
    18
Pautrier Woringersches Syndrom 131
Pelveoperitonitis 88
Perforationsperitonitis 76
Periarteriitis nodosa 97

Pericarditis adhaesiva 48, 167
— constrictiva 48
Periphere Leukocytose 13
Periphlebitis 79
Perisplenitis 56/88
Peritoneum 6
Peritonitis 46, 89, 99, 186
Perniziöse Anämie 4, *100*
Pest 88
Pfeiffersches Drüsenfieber 96
Pfortader 31, 32, 162, 193, 205, 209
—, Thrombophlebitis 209
Pfortaderdruck 5, 9, 193
Pfortaderhochdruck 5, 16, 42, 65, 137, 139, 167
Pfortaderkatheter, transmesenterialer *61*
Pfortaderkompression, intrahepatische *153*
Pfortaderkreislauf 1, 15, 32, 42
Pfortaderstauung 9
—, chronische passive *167*
Pfortaderstenose 49, 51, *151*
Pfortadersystem 85
Pfortaderthrombose 29, 49, 148, *151*, 200, 212
Pfortaderüberfüllungshochdruck 142
Pfortadervolumenhochdruck 142
Phänomen, Rumpel-Leedesches 120
Phagen 12
Phagocytose 28, 88
Phagocytosefähigkeit *35*, 39
Phlebitis 186
Phlebolithen 57
Phosphatase, alkalische 61
Phosphatid 134
Phosphor, radioaktiver 76
Phosphorspiegel 52
Photodermatitis 113, 114
Pigmentmakrophagen 12, 17, 90, 107
Pigmentphagocytose 140
Pinselarterie 9
Plasmazellen, reticuläre 12
Plasmocytom 134, *181*
β-Plasmocytom 181
γ-Plasmocytom 181
Pleuraerguß 85
Pleuritis, exsudative 176
Plexus coeliacus 9
— lienalis 9
Pneumonie 40, 88
—, hypostatische 201
Pneumoperitoneum 57, 173
Pneumoretroperitoneum 173
Pneumothorax 19
Pocken 89, 98
Poikilocytose 111
Poliomyelitis 36, 89
Polyäthylenkatheter 62
Polyarthritis 89, 172
Polychromasie 114
Polycythämie 108, 109, *114*, 166
—, Typ Vaquez-Osler *114*
Polyglobulie 30, 93
Polymere 30
Polymorphie 135
Porphyria erythropoetica 113
— hepatica 113

Porphyrie *113*
Porphyrinurie *113*
Portaler Hochdruck, Therapie *156*
Portocavale End-zu-Seit-Anastomose *207*
— Seit-zu-Seit-Anastomose *205*
Portographie 62, 152
Postanastomosenencephalopathie 162
Posthepatischer Block 143, 144, 148, *156*
Postoperative Behandlung nach Splenektomie *197*
— Beschwerden des Splenektomierten *208*
— Hypotonie nach Splenektomie *198*
Postvagotomie-Syndrom 159
Pottsche Klemme 207
Prähepatischer Block 143, 144, 148, *151*
— Stauungshochdruck 145
Prednisolon 120
Price-Jonessche Kurve 104, 110, 111
Probethorakotomie 191
Proerythrocyten 18, 30, 59, 104, 197
Proluton 197
Prostigmin 199
Protein *54*, 176
Proteinmangelernährung 153
Proteinstoffwechsel 18, 54, 103
Proteinsynthese 22
Proteinumsatz 18
Proteinurie 181
Prothrombinzeit nach QUICK 60, 153
Protozoen 35
Pseudo-Banti 137, 148
Pseudocirrhose, Friedel-Picksche 167
Pseudocyste 77, 174
Pseudoleucaemia infantum 114
Pseudosklerose, hepatolenticuläre *155*
Pufferfähigkeit der Milz 142
Pulpa, Amyloid der 54
—, rote 17
—, —, Reticulum der 35
Pulpazellen 67, 68, 89
Pulpitis 140
Purpura abdominalis Schönlein-Hennoch 123
—, essentielle thrombocytopenische 26
— fulminans 121
—, hämorrhagische 89
—, idiopathische thrombocytopenische 57, 123
Pyelitis 89
Pyelogramm 57, 173
Pyloromyotomie 159
Pyopneumothorax 171

Quarzstabmikroskop 10
Quickwert 26, 200

Radiogoldausschaltung der Hypophyse 34
Recurrensfieber 98
Reifungsstörung, polyphyle 123
Reiztumor 41
Rentenneurose 211
RES 18, 32, 35, 36, 41, 46, 51, 54, 88, 102, 105, 122, *123*, 134, 209, 212
Rest-N 65, 150
Reticuläre Plasmazellen 12
Reticulocyten 18, 30, 59, 104, 197

Reticulocytose 142
Reticuloendotheliose *135*
Reticulosarkom 130, 135, 137
Reticulose 112, 134, *135*, 180
—, granulomatöse *128*
—, sarkomatöse 29
Reticulum 9, 12, 29, 181
— der roten Pulpa 35
Reticulumendothel 17
Reticulumzellen 17, 28, 89
—, lymphatische 12
Retothelsarkom 180, 182
Retroperitoneum 84
Retro-Pneumo-Peritoneum 57
Rickettsiose 88
Riesenzellen, Sternbergsche 68
Rietti-Greppi-Micheli-Syndrom 112
Ringprobe, Sandkühlersche 181
Röntgenbestrahlung 56
Röntgentherapie 181
Röntgenuntersuchung der Milz *56*
Rückfallfieber 88
Ruhr 89
—, chronische 172
Rumpel-Leedesches Phänomen 120

Säugetiermilz 14
Sagomilz 54, 172
Sandkühlersche Ringprobe 181
Sarkomatose *181*
Schädelbasisfraktur 87
Scharlach 88, 89
Schaumzellen 132
Scheibenzellen 110
Schilddrüse 34
Schilddrüsenfunktion 51
Schillingtest 60
Schinkenmilz 54
Schlafkrankheit 88
Schnittführungen bei der Splenektomie *189*
Schock 44, 74, 76, 198
— des Neugeborenen 74
Schockbehandlung 186, 187
Schockzustand 186
Schönlein-Hennoch, Purpura abdominalis 123
Schulterschmerz, linksseitiger 76
Segmentresektion 185, *186*
Seit-zu-Seit-Anastomose, portocavale *205*
Selektive Coeliacaarteriographie 5
Sengstaken-Blakemoore-Sonde 157
Sepsis 89
Septicopyämie 88, 98
Serienangiographie 62
Serosaendothel 9
Serumalbumin 203
Serumbilirubin 18
Serum-Calciumspiegel 52
Serumeisenspiegel 61, 129, 146, 187
Serumprotein 20, 21, 85, 151, 201
Serumstickstoff 164
Shunt-Operation 165
Sichelzellanämie *111*
Siderocyten 20, 211
Siderophagen 12, 17

Siderose 52
Singultus 199
Sinusendothelien 17, 67, 68
Sinusmilz 14
Situs inversus partialis 71
— — totalis 71
Sjörgensches Syndrom 135
Skleroderma 97
Spätblutung 81
Spätergebnisse der Splenektomie *211*
Speckmilz 54, 172
Speicherkrankheit *132*
Sphaerocytose 100
Splenektomie 2, 3, 4, 14, 15, 18, 20, 22, 24,
26, 29, 31, 83, 86, 92, 96, 159, 165, 170
181, *186*
—, Anaesthesie *188*
—, Atonie *199*
—, Ausfallserscheinungen *211*
—, Begutachtungsfragen *212*
— bei Blutgerinnungsstörung *195*
— bei Milzabsceß *196*
— bei Stauungsmilz *195*
—, Ersatzoperation sog. *202*
—, experimentelle *15*
—, Frühkomplikationen *197*
—, operatives Vorgehen *192*
—, posterolaterale 190
—, postoperative Behandlung *197*
—, — —, Atonie *199*
—, — —, Hypotonie *198*
—, — —, Nahtdehiszenz *201*
—, — —, Thoraxorgane *200*
—, — —, Thrombose *199*
—, — Hypotonie *198*
—, Schnittführungen *189*
—, Spätergebnisse *211*
—, technische sog. *196*
—, Thromboseprophylaxe *199*
—, transthorakale 200
—, Vorbehandlung 186
—, Vorbereitung 186
— während der Gravidität *196*
Splenektomierter, postoperative Beschwerden
des *208*
Splenitis 48, 96
Splenocyten 36
—, Hyperplasie der 29
Splenogene Granulocytopenie 29
Splenogramm 13
Splenomanometrie *61*, 71, 150, 182
Splenomegalie 92, 93
— bei Blutkrankheiten *100*
— bei Erkrankung des RES *128*
—, fibroadenitische 139
—, fibrokongestive 139
—, kongestive 51
—, rheumatische *96*
Splenopathische Anämie 30
— Cytopenie 30
— Markhemmung *26*, 29
— Neutropenie *29*
Splenopathisches Syndrom 30
Splenopexie 73, *185*
Splenoportogramm 141

Splenoportographie 5, *61*, *64*, 70, 145, 150, 182
Splenorale Anastomose *207*
Splenosis 85, 209
Spontanruptur 88, 180, 212
— der Milz *78*
Staphylokokken 39
Statinsky-Klemme 206
Stauungscirrhose der Leber 49
Stauungshochdruck 50, 91, 148
—, intrahepatischer 145
—, passiver 72
—, prähepatischer 145
Stauungsleber 167
Stauungsmilz 9, 48, 79, 139, 143, 144, *167*
—, Splenektomie bei *195*
Stenose der Milzvene 159
Sternalpunktion 60, 118, 120
Sternbergsche Riesenzellen 68, 130
Steroidbehandlung 118, 123
Steroidhormon 109
Stickstofflost 130, 181
Still-Shauffard-Syndrom 97
Stoffwechsel *51*
Stomatitis 119
Strahlenschäden *42*, 115
Strangileus 85
Streptomycin 200
Sulfonamide 200
Sympathektomie, periarterielle 165
Sympathicus 9
Symptom, hämolytisches 29
— splenotoxisches 29
Syndrom, hämolytisches 29
—, hepatorenales 198, 199
—, Pautrier Woringersches 131
—, Sjörgensches 135
—, splenopathisches 30
System, endokrines *33*
—, erythrocytäres *100*
—, leukocytäres *117*
—, reticuloendotheliales 32
—, thrombocytäres *120*

Takata-Ara-Reaktion 61
Talmasche Operation 161
Tamponade *185*
Targetzellen 18, 20
Teleangiektasia anularis majocchi 123
Teleangiektasie, Oslersche 123
TEM 130
Thalassaemia *111*
— minor 112
Thorako-Laparotomie *191*, 205
Thorakotomie 191, 205
Thoraxorgane, postoperative Behandlung nach Splenektomie *200*
Thorotrast 32, 35, 36, 57
Thorotrastablagerung 36
Thrombasthenie 123
Thrombelastogramm 197, 200
Thrombelastographie 26, 59, 60, 110, 120, 150
Thrombocytäres System 25, *120*
Thrombocyten 4, 6, 17, 18, 25, 29, 40, 59, 85, 197

Thrombocytengehalt des Blutes 53
Thrombocytolysin 26
Thrombocytopenie 26, 30, 39, 89, 92, 134, 141, 187, 211
—, essentielle 40
—, primäre 30
Thrombocytose 25
Thrombopathie, Willebrand-Jürgenssche konstitutionelle 123
Thrombopenie 90, 95, 115, 134, 137
—, essentielle 4, 100, *120*
Thrombophlebitis 88
— der Pfortader 209
Thrombose 26, 46, 48, 85, *151*, 202, 207
— der Milzvene 159
— der Pfortader 212
Thromboseprophylaxe nach Splenektomie *199*
Thymus 34
Thyreoidektomie 69
Tibiatrepanation 60
Toxikose, splenopathische 139
Toxin 35, 115
Trabekel 48
Trabekelarterie 9
Trabekelmilz 14
Transsektion des Magens 158
Traubenzuckerbelastung 69
Trepanocytose 100, *111*
Tricuspidalinsuffizienz 48
Tricuspidalstenose 48
Tripus halleri 8, 193, 203
Trypanosomen 39
Tuberkulin 39
Tuberkulose 40, *93*, 95, 99, 128, 172
—, chronische 89
— der Milz 200
Tuberkulostatika 200
Tularämie 88
Tumor, gutartiger *179*
Turmschädel 104, 111
Typhus abdominalis 79, 88, 98
Typhusbacillen 66

Überfüllungshochdruck 49, 50, 145, 148
— der Pfortader 142
Uferzellen, histiocytäre 35
Ulcus cruris 97, 104
— ventriculi 160
— —, penetrierendes 46, 167
Urämie 112
Urethan 130
Urobilin 102, 141, 144
Urobilinogen 102, 114, 141, 144
Uroporphyrie 114

Vagus 9
Valsalvascher Versuch 61, 150
Varicensklerosierung 158
Varicenverschorfung 158
Varicosis 149
Vasoselektan 58
Vena azygos 149
— cava 30, 32, 63, 72, 162, 205, 206, 207, 208
— — caudalis 48, 156

Vena cava superior 149
— coronaria ventriculi 151, 154
— gastricae breves 9
— gastrica sinistra 154
— gastroepiploica 208
— — sinistra 9, 151
— hepatica 63, 65, 156
— lienalis 9, 12, 15, 30, 80, 145, 162, 208
— —, AV-Fistel 156
— mesenterica caudalis 208
— — cranialis 208
— — inferior 9, 47
— ovarica sinistra 208
— portae 9, 152, 161, 170
— renalis 145
— thoracica longitudinalis sinistra 9
Venektasien 153
Venensperre, subdiaphragmale 161
Ventrikulographie 20
Verdauungshyperämie 44, 48
Verletzungen der Milz *73*
Virushepatitis 148, 153
Virusinfekte *96*
Viruspneumonie 96
Vitamin C 195
Vitamin K 195

Volumenhochdruck 45, 148
— der Pfortader 142
Volumenmangelkollaps 198
Vomex-A 188

Wachsmilz 172
Wandermilz 72, 90, 93, 167, 185
Wasserhaushalt *52*
Weber-Syndrom 170
Weltmannsches Coagulationsband 61, 181
Werlhofsche Krankheit 4, 26, 29, 30, 40, 59,
72, 93, 100, *120*, 125, 197, 209
Willebrand-Jürgenssche konstitutionelle
Thrombopathie 123
WISEMAN-DOAN 30
Wolffscher Gang 174
Wundrandnekrose, ischämische 85

Xanthelasma 134
Xanthomatose, hypercholesterinämische 134

Zellen, myelocytäre 12
—, myeloische 12
Zentralarterie 9
Ziegenmilch-Anämie 114